Critical Care of Obstetrics

产科重症监护与治疗

主　编

刘志强　徐振东

主　审

俞卫锋　姚尚龙

上海科学技术出版社

图书在版编目（CIP）数据

产科重症监护与治疗 / 刘志强，徐振东主编. -- 上
海：上海科学技术出版社，2021.3
ISBN 978-7-5478-5229-3

Ⅰ．①产… Ⅱ．①刘… ②徐… Ⅲ．①产科病－险症
－护理②产科病－险症－诊疗 Ⅳ．①R473.71
②R714.059.7

中国版本图书馆CIP数据核字(2021)第026159号

产科重症监护与治疗

主编　刘志强　徐振东

上海世纪出版(集团)有限公司
上 海 科 学 技 术 出 版 社　出版、发行
(上海钦州南路71号　邮政编码200235　www.sstp.cn)
上海雅昌艺术印刷有限公司印刷
开本 889×1194　1/16　印张 25.75
字数 750千字
2021年3月第1版　2021年3月第1次印刷
ISBN 978-7-5478-5229-3 / R·2247
定价：228.00元

内容提要

本书是国内首部专门介绍产科危重症管理的专著，将重症医学与产科进行有机结合，从发病诊断到预后判断，综合产科专科-麻醉科-ICU所有评估及处理，有助于系统地理解相关疾病的演变过程，并做出相匹配的临床决断。

本书图文并茂，内容全面、新颖，简明实用，主要参考最新文献和指南，在讲述相关疾病的流行病学特点、发病机制、诊断和处理的同时，侧重体现当前的进展。文中配有较多图表，便于读者理解和掌握流程。

本书可供产科麻醉和重症医师、产科临床医疗护理人员等医务工作者参考，同时由于包含经典内容以及相关疾病的前沿动态，也可作为相关专业高等教育的辅助用书。

编者名单

主　编

刘志强　徐振东

主　审

俞卫锋　姚尚龙

副主编

应　豪　徐铭军　袁红斌　江　来

主编秘书

陶伟民　杜唯佳

编　委

（按姓氏拼音排序）

包怡榕	曹秀红	杜唯佳	方　昕
李胜华	林　蓉	刘小华	刘永辉
罗　威	马蕊婧	乔　萍	秦学伟
沈富毅	宋玉洁	陶伟民	陶怡怡
邬其玮	余怡冰	张丽峰	张玥琪
周　瑶	周双琼	周显琎	周依露

主编简介

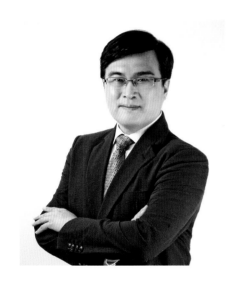

刘志强　医学博士，主任医师，同济大学教授，博士研究生导师。同济大学附属第一妇婴保健院麻醉科主任，同济大学医学院麻醉与脑功能研究所副所长，上海市医学会麻醉学分会委员，上海市医师协会麻醉科医师分会委员，中华医学会麻醉学分会产科麻醉学组委员，中国医师协会分娩镇痛专家工作委员会副主任委员，中国妇幼保健协会麻醉专业委员会副主任委员，中国医师协会麻醉医师分会第三、四届委员，国家卫生健康委员会分娩镇痛试点专家工作组组员，中国心胸血管麻醉学会疼痛学分会常务委员，《中华麻醉学杂志》常务编委，《上海医学》《国际麻醉学与复苏杂志》编委。以第一作者或通讯作者发表SCI论文30余篇、核心期刊论文50余篇；主编专著3部，副主编专著2部。主持承担国家自然科学基金面上项目，上海市科学技术委员会、上海市卫生健康委员会等课题10余项。获得上海医学科技奖三等奖1项（第一完成人）。

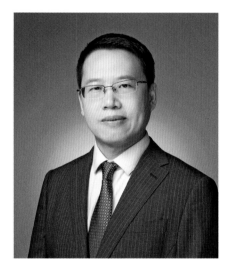

徐振东　医学博士，主任医师，同济大学副教授，博士研究生导师。同济大学附属第一妇婴保健院麻醉科副主任，ICU主任。美国宾夕法尼亚大学医学院访问学者，上海市医学会麻醉学分会青年委员，妇产麻醉学组副组长，上海市科技专家库专家，上海市浦东新区危重病专业委员会委员，中国康复学会外科快速康复专业委员会委员，中国中西医结合麻醉学会疼痛诊疗分会委员，中国心胸血管麻醉学会创新与推广分会委员。《上海医学》杂志通讯编委。以第一作者或通讯作者发表SCI论文16篇、核心期刊论文20余篇；主持承担国家自然科学基金面上项目，上海市科学技术委员会、上海市卫生健康委员会等课题7项。主编、副主编专著各1部。参与获得上海市科技进步奖二等奖1项（第五完成人），上海医学科技奖三等奖1项（第三完成人）。

序 一

当前，我国产科面临一系列新的挑战，尤其在"全面二孩"政策实施后，国内辅助生殖、高龄及高危孕产妇的比例显著上升，各种产科合并症和并发症也随之增多，保证母婴安全的任务将会更加艰巨。而加强对高危孕产妇的预测、识别和管理，提高危重孕产妇抢救水平是避免孕产妇死亡的关键环节。遗憾的是，目前孕产妇的危重症管理以及治疗方案不少还是来自非孕产妇人群，缺乏足够的循证医学证据支持，有关产科重症管理的参考书相对匮乏，在国内更是寥若星辰；且此类图书往往又多由产科医师撰写，侧重手术等专科技术。

很欣喜地看到由刘志强和徐振东两位教授主编的《产科重症监护与治疗》一书付梓。我对该书的编写团队非常熟悉，他们是我的麻醉科和产科同事，我曾多年和他们一起并肩奋战在产科抢救的一线，经历过诸如羊水栓塞、心搏骤停、脑血管意外、大出血抢救等无数惊心动魄的场面。我过去将产科急救需要实施的事宜总结为ABCDE-FUN，分别代表：airway（气道管理），breath（呼吸维持），circulation（循环维持），drugs（及时用药），evaluation（正确评估），fetus（胎儿分娩），uterus（子宫处理），neonate（新生儿复苏）。其中ABCDE应该由麻醉科医师负责，FU应该由产科医师负责，N应该由新生儿科医师负责。可见麻醉科医师在危重孕产妇救治中担当着重要角色。近年同济大学附属第一妇婴保健院重症监护病房（ICU）成立，并由麻醉科实行一体化管理，刘志强教授团队在产科重症管理上更上一个台阶，也为医院的产科安全进一步筑牢了防线。难能可贵的是，在繁忙工作之余，这个团队5年来坚持每月翻译妇产科麻醉与重症的最新文献，不断了解国内外进展。我想今天该书的编写正是基于他们长期的临床经验积累和沉淀。

我阅读了《产科重症监护与治疗》的书稿，语言精练，内容充实。书中既有实战内容，又侧重当前进展，将近年来国内外指南和共识融入其中，还参考了不少最新的临床研究，力求完整体现当前危重孕产妇监护与治疗的进展。该书对了解产科重症管理无疑会有很大帮助，也有助于规范临床处理。主编所在的医院作为上海乃至全国知名的妇产专科医院，年分娩量曾经连续数年高居全国之首，接治的各种疑难危重病例多，积累了丰富的经验。书中所介绍的一些典型病例，均来自该院的真实病例，有很好的借鉴意义。

该书的成功出版填补了国内孕产妇重症监护与管理领域的空白，有助于产科相关的专业人员了解当今产科重症管理的进展。再次祝贺《产科重症监护与治疗》一书的出版。

段 涛

主任医师 教授

同济大学附属第一妇婴保健院

中华医学会围产医学分会第三届主任委员

亚太母胎医学专家联盟主席

2020 年 12 月

序 二

　　降低孕产妇死亡率是世界卫生组织（WHO）千年发展目标中重要的组成部分。随着我国经济以及医疗卫生事业的快速发展，我国孕产妇保健水平得到了极大的提升，已提前实现了WHO的"千年发展计划"。但与发达国家相比，我们仍存在一定差距。2019年世界银行统计数据显示，2017年全球高收入国家孕产妇死亡总数约1 400例，而中国约4 900例，美国和英国分别为720例和52例，我国孕产妇死亡人数相当于全球发达国家孕产妇死亡总数的3.5倍。而国内还存在着医疗资源和技术的地域差异，不少医护人员在继续教育与知识更新上还存在严重的不足。

　　我国在危重孕产妇救治中仍面临许多问题：基层医护人员缺乏规范的继续教育培训，导致部分知识和技能的欠缺；部分妊娠期高危并发症、合并症难以被早发现、早预防和早治疗；不能及时动态评估危重孕产妇病情变化。因此，规范开展危重孕产妇管理、加强临床医护人员知识更新以应对新形势下孕产妇的救治迫在眉睫。

　　由同济大学附属第一妇婴保健院刘志强和徐振东两位教授主编的《产科重症监护与治疗》是一部产科急危重症方面的专著。本书作者活跃于临床一线，经验丰富，他们精心编撰的这本著作既填补了国内相关领域空白，又对临床诊疗提供了丰富借鉴。全书共42章，涵盖疾病范围广，既包含妊娠期特有的病种，如妊娠期高血压疾病、产科出血、妊娠剧吐、羊水栓塞等，又有各种常见的妊娠合并症，如心脏病、神经系统疾病、静脉血栓、脓毒症等。这些疾病发展迅速，处理棘手，严重危害孕产妇安危。本书从妊娠相关的生理基础入手，详尽阐述了一系列临床常见的产科急危重症的病理生理改变、临床表现、诊断和鉴别诊断以及防治要点，并在此基础上解析了一些代表性病例。本书内容权威，问题分析透彻，结合临床实际工作需要，既归纳总结了相关基础知识，又融汇最新的研究结果，体现了较强的临床实用性，对孕期和围产期急危重症的管理有很强的指导意义。

　　总之，这既是一本适合为产科重症患者实施监护和治疗的医护人员的参考书，也是一本非常有价值的工具书。我相信本书必将为广大医师提供有益的指导与帮助。

黄宇光

主任医师　教授

中国医学科学院北京协和医院

中华医学会麻醉学分会主任委员

2020 年 12 月

序 三

孕产妇死亡率是衡量一个国家卫生保健服务水平的重要指标。随着经济水平的不断提高及医疗技术的持续发展，全世界范围内孕产妇死亡的情况正在不断减少，但仍是困扰发展中国家的棘手问题之一。随着国家"二孩政策"的施行，辅助生殖技术的应用推广，以及高龄孕产妇的日益增多，我国的孕产妇保健依旧面临着严峻的形势。由党中央、国务院发布的《健康中国"2030"规划纲要》中明确指出，力争在2030年将我国孕产妇死亡率由2015年的20.12/100 000降低至12/100 000。为达成此目标，不仅需要由上而下的政策制定，各级医疗机构还需要进一步改善孕产妇医疗保健服务的质量。此外，危重孕产妇救治水平的持续提高也变得非常重要。

如今，危重孕产妇的病因往往非产科单一因素引起，疾病发展也表现为变化快、受累器官多的特征。治疗起来错综复杂且时间紧迫，这对医护人员提出了极高的要求。而作为熟谙重症疾病发展病理生理规律的ICU医师，理应在其中发挥重要的作用，并与妇产科、麻醉科等团队一起紧密合作，保持整个救治过程更高效、更合理地运行。

作为分娩量位居全国前列的妇产专科医院，同济大学附属第一妇婴保健院拥有丰富的孕产妇诊治经验，而麻醉科与ICU更是全院危重孕产妇救治的核心力量。本书便是他们在查阅大量最新文献的基础上，结合近年来处理各类产科急危重症之后的心血所得。内容不仅包含妊娠期高血压疾病、脓毒症、产科出血等常见产科危重病，还纳入了妊娠期合并高致病性呼吸道病毒感染等新颖的内容。对各类疾病的发病机制、临床表现、诊断方法以及治疗策略进行了详细介绍，同时纳入生动的个案病例分析。本书可作为从事危重孕产妇救治的重症医学科、麻醉科以及妇产科等临床工作者的参考工具书，可以为各级医师在面对产科危重症时提供指导与帮助，并且为进一步提高我国危重孕产妇的救治成功率做出贡献。

陈德昌

主任医师　教授

上海交通大学医学院附属瑞金医院

中华医学会重症医学分会主任委员

2020年12月

前　言

　　孕产妇死亡率（maternal mortality rate, MMR）是评估一个国家或地区经济、文化、医疗保健水平的重要指标，而改善孕产妇健康也是国际社会于2000年共同签署的联合国千年发展目标之一。在我国政府及医疗界的努力下，MMR下降取得了令世界瞩目的成绩，但由于国内孕产妇基数大，死亡总人数仍占全球孕产妇死亡总数的1%以上。其中，危重孕产妇（maternal near-miss）是主要的死亡人群，因此危重孕产妇管理作为降低孕产妇死亡、保障母婴安全"关口前移"的重要举措，受到世界卫生组织（WHO）高度关注。

　　我国当前的孕产妇保健正面临新的形势，自2016年"全面二孩"政策实施后，累积生育需求集中释放，分娩量增加，高龄及高危孕产妇比例显著上升，病理妊娠、产科合并症和并发症也相应增多。危重孕产妇数量上升的同时病情越趋复杂，救治难度不断加大，对于多学科（multi-disciplinary team, MDT）综合救治的要求也越来越高。因此，规范开展危重孕产妇管理、加强临床医护人员继续教育培训以应对新形势下的孕产妇救治迫在眉睫。但是当前针对产科危重症的参考书却非常匮乏，产科学著作中论及的一些重症，大多为讨论专科疾病所引起的严重情况，且多从专科角度看待，但目前产科危重症往往累及多系统、多器官。因此，迫切需要更多适用于所有危重孕产妇监护治疗，且可供产科医师和ICU医师共同参考的专业图书。

　　《产科重症监护与治疗》是一部围绕产科危重症患者监护与治疗方面的参考书，除了对临床上常见产科危重疾病进行阐述之外，还关注了近年来该领域的进展，引入国内外相关临床指南和专家共识，也注重引用高水平杂志发表的一些创新性的临床研究结果。该书在概论里介绍了产科重症监护病房的建设、产科急危重症的模拟训练等，结合孕产妇特点，对一些通用的血流动力学监测和机械通气等重症知识也进行了介绍。主体部分介绍了常见的妊娠合并神经、呼吸及心血管等系统的急危重症，同时对一些罕见的危重病（如妊娠剧吐合并再喂养综合征等）也进行了讲解。整本书内容系统、精练，注重实用性，同时关注当前的新进展。

　　参与本书编撰的编者均为在临床一线工作的产科麻醉医师、重症医师和产科医师等，他们在日常繁忙的临床、教学和科研工作之余，为本书的撰写付出了巨大艰辛和努力，在此表示衷心的感谢。由于我们的水平和经验有限，书中难免有各种不足和疏漏，诚恳希望读者朋友和同行给予批评指正。

刘志强　徐振东

2020 年 11 月

目 录

第一篇 · 产科危重症概论   *001*

第 一 章 产科危重症的流行病学 *003*

第 二 章 产科重症监护病房的建设 *012*

第 三 章 产科危重症的模拟训练 *017*

第 四 章 产科早期预警系统 *028*

第二篇 · 产科危重症相关知识   *037*

第 五 章 妊娠期循环系统的评估和监测 *039*

第 六 章 危重孕产妇的机械通气管理 *050*

第 七 章 危重孕产妇的水和电解质平衡 *057*

第 八 章 超声技术在产科危重症中的应用 *068*

第 九 章 危重孕产妇的营养治疗 *076*

第 十 章 产科手术的麻醉及并发症的处理 *086*

第十一章 产科患者的镇痛与镇静 *098*

第十二章 危重孕产妇的胎儿监护 *111*

第三篇 · 常见产科危重症的管理   *123*

第十三章 妊娠期神经系统急症 *125*

第 十 四 章　妊娠期高血压疾病　*149*

第 十 五 章　围产期心肌病　*165*

第 十 六 章　妊娠期呼吸系统急症　*175*

第 十 七 章　妊娠期肝脏疾病　*189*

第 十 八 章　妊娠期急性肾损伤　*206*

第 十 九 章　妊娠期重症甲状腺疾病　*217*

第 二 十 章　妊娠合并糖尿病酮症酸中毒　*225*

第二十一章　产后出血　*235*

第二十二章　羊水栓塞　*248*

第二十三章　妊娠合并静脉血栓栓塞性疾病　*262*

第二十四章　产科脓毒症　*275*

第二十五章　妊娠剧吐　*286*

第二十六章　孕产妇心搏骤停和心肺复苏　*298*

第二十七章　妊娠合并严重呼吸道病毒感染　*311*

第四篇 · **产科危重症病例解析** *327*

第二十八章　妊娠早期发生颅内静脉血栓　*329*

第二十九章　妊娠期急性肺血栓栓塞　*333*

第 三 十 章　妊娠合并急性血行播散型肺结核　*337*

第三十一章　妊娠期急性脂肪肝　*341*

第三十二章　妊娠合并高脂血症性急性胰腺炎　*345*

第三十三章　产科脓毒症相关性肾损伤　*350*

第三十四章　妊娠期甲状腺功能亢进症　*354*

第三十五章　妊娠糖尿病并发酮症酸中毒　*357*

第三十六章　严重产后出血伴心搏骤停　*361*

第三十七章　经阴道分娩期间突发羊水栓塞　*366*

第三十八章　胎盘早剥合并弥散性血管内凝血　*371*

第三十九章　抗磷脂综合征合并脓毒性休克　*377*

第 四 十 章　妊娠剧吐合并再喂养综合征　*381*

第四十一章　重度卵巢过度刺激综合征　*385*

第四十二章　HELLP综合征　*389*

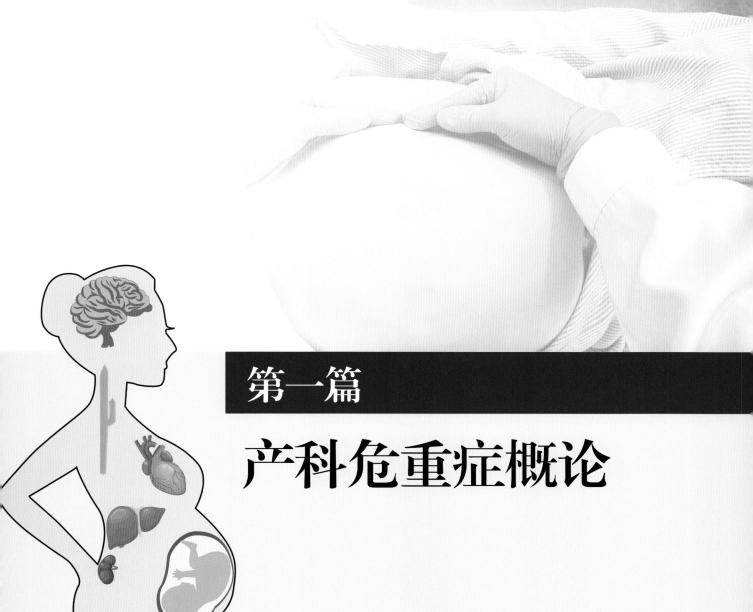

第一篇

产科危重症概论

第一章
产科危重症的流行病学

孕产妇死亡率（maternal mortality ratio, MMR）是指每万例活产或每十万例活产中孕产妇的死亡数。从妊娠开始到产后42天内，因各种原因（除意外事故外）造成的孕产妇死亡均统计在内。MMR是衡量一个国家或地区社会经济、医疗卫生和妇幼保健水平的重要指标。据报道每年妊娠相关的危重疾病造成的孕产妇死亡有近30万。

随着全球卫生资源的逐步改善，特别是抗生素及无菌技术的应用，麻醉技术及输血技术的改进，住院分娩的增加等，MMR有了明显的下降[1, 2]。近年来医学界意识到，尽管全球孕产妇MMR明显下降且发达国家的MMR也很低，但是妊娠伴严重合并症的人数却在逐年升高，产科危重症的发病率也在增加[2, 3]。中国的MMR在近20年有极大幅度的降低，1990年全国MMR为88.8/10万，2018年下降至18.3/10万，较1990年下降了79.4%[4]，但地区之间仍存在显著的差异。2018年，我国东、中、西部地区的MMR分别为10.9/10万、20.0/10万、25.2/10万，西部地区MMR是东部地区的2.3倍，而该数据在1996年甚至高达4.7倍。这些数据表明尽管MMR的地区差距在持续缩小，但不同地区间的医疗水平依然不平衡。另外需要警惕的是，即使在美国这样的发达国家，近些年MMR又出现增加的趋势。

如何进一步减少不良妊娠结局，控制并有效降低MMR，是现今我国医疗卫生发展所面临的一项重大且紧迫的公共卫生难题。2000年前，产后大出血、妊娠期高血压和羊水栓塞为孕产妇前3位的死亡原因。随着经济发展，孕期保健水平的提高，孕产妇死亡原因中的非产科因素比重逐渐增加至几乎与产科因素齐平，非产科因素诸如妊娠期心脏病，妊娠合并重症感染、肺栓塞及重症胰腺炎等甚至占比更高。这可能与孕产妇高龄和肥胖等因素相关。高龄孕妇易伴发高血压和其他相关疾病。随着人工辅助生殖技术的发展，一些高龄或存在基础疾病的患者得以成功怀孕，但其妊娠期容易出现原有基础疾病的恶化，增加了围产期并发症的发生率，其病情往往复杂多变，使治疗难度加大，死亡风险上升[5]。

产科危重症可导致严重的不良预后，其造成的死亡病例数也仅是发病人数的冰山一角。虽然妊娠相关疾病的诊断、预防、早期治疗和风险管理取得了很大的进展，但仍有很多产科相关的危重症亟待探索和了解。

一、产科危重症的概念

产科危重症目前仍没有明确定义，孕产妇由于其生理变化的特殊性，往往病情演变较为迅速，至于病情发展到何种程度可诊断为产科危重症，不同地区尚有争议。对于疑似、进展中或已发生器官功能障碍的孕产妇，在诊断上应具有一定的灵活性，需考虑产科危重症的诊断，积极干预。早期及时识别及重症监护支持可能有利于改善预后[6-10]。

不同学者针对孕产妇致死性疾病的研究中，使用的术语、定义和判断标准不尽一致，这包括：严重孕产妇疾病（severe maternal morbidity），孕产妇疾病（morbidity），危急孕产妇疾病（severe acute maternal morbidity）、严重产科疾病（severe obstetrical morbidity）、危重孕产妇（maternal near miss）等。随着对孕产妇致死性疾病的深入研究，对描述罹患严重致死性疾病孕产妇群体的术语逐渐统一为"危重孕产妇（maternal near miss）"。

大部分危重孕产妇都有良好的妊娠结局，入住重症监护病房（intensive care unit, ICU）的孕产妇只占危重孕产妇的一小部分，它与孕产妇死亡率的比例也许可以让我们更好地了解孕产妇死亡的可预防性，另外"危重孕产妇"是ICU危重症患者的重要组成部分。

迄今为止，很少有国家定期收集关于孕产妇危重症发病率或"危重孕产妇"病例的数据，对孕产妇死亡的调查也很少公开，但这些数据可以提高产科保健能力，因为通过分析当地产科并发症的流行病学数据同时考量文化、环境和重症处理能力等因素可以对孕产妇进行有效干预[11]。

二、孕产妇危重症发病率、入住ICU的概率和孕产妇死亡率

孕产妇危重症目前没有确切标准，总体来说是指在妊娠及分娩期间对孕产妇健康造成短期或长期不良影响的意外结局。一些国家把孕产妇经历子痫、子宫切除、栓塞、输血或者入住ICU超过24小时作为孕产妇危重症的标准，而有些则采用国际器官系统功能标准判定肾功能衰竭、心搏骤停、脓毒血症、休克、弥散性血管内凝血（disseminated intravascular coagulation, DIC）、心肌梗死（myocardial infarction, MI）、辅助通气、输血、肺水肿、子痫等作为孕产妇危重症。也有研究定义产科危重症为孕期或产后入住ICU或输血≥4个单位[12]。美国妇产科医师学会和美国母胎医学会推荐使用这些标准作为筛选工具。

目前由于产科危重症的疾病诊断标准、ICU准入条件的差异及数据库的局限性，关于孕产妇危重症的发病率仍然有争议。在加拿大的一项基于人群的研究中，孕产妇危重症的发病率有增长的趋势[3]；而在美国不管基于哪种指标，其产科危重症的发生率都是上升的。在美国，参照New York标准，其产科危重症约占院内分娩的2.55%；参照疾病控制与预防中心（the Centers for Disease Control

and Prevention, CDC）标准，其概率达到2.47%[13]。而在发展中国家，由于受妇婴保健资源的有效性、预防保健的质量及入院时间等多种因素影响，其产科危重症的发病率竟高达15%[14]。在我国，由于肥胖患者的增加，二孩政策的影响（如瘢痕子宫的增加）以及辅助生殖技术所致的多胎妊娠的增加，我国产科危重症的发病率也随之增长。

2009年，世界卫生组织（World Health Organization, WHO）孕产妇死亡工作小组第一次提出"maternal near miss"概念，即危重孕产妇。定义为"一名女性在妊娠、分娩或终止妊娠后42天内濒临死亡，但最终被成功抢救或由于偶然因素而在并发症中幸存了下来"。换言之，就是在围产期经历了生命威胁（如器官功能障碍等），"maternal near miss"即MNM的发生率开始逐渐成为评估安全孕产的有效指标。根据WHO标准，MNM发生率为每1 000例活产中发生MNM的例数。MNM和死亡孕产妇的总和称为"孕产妇严重不良结局（severe maternal outcomes, SMOs）"，死亡指数（mortality index）指死亡孕产妇与SMOs的比值（以百分数表示），死亡指数越大说明孕产妇死亡比例越高。一篇纳入了来自46个国家共82项研究的系统性分析表明，截至2011年，各文献在诊断"危重孕产妇"病例的标准上仍有较大差异，以致所报道的"危重孕产妇"的发生率有较大差异。以疾病特异性为标准的发生率为0.6%～14.98%；以治疗措施为标准的发生率为0.04%～4.54%；以器官功能障碍为标准的发生率为0.14%～0.92%。抛开这些数据不论，重新调整分析后发现发展中国家的危重孕产妇发生率较高，且每年以8%的速率增长（以紧急子宫切除为标准）[14]。对2012年及以后的研究进行系统分析，发现MNM的发病率仍然比较高，特别是在中低收入国家，其全球总体发病率为18.67/1 000例活产，但不同国家和地区之间差异较大，另外MNM发生率与MMR之间有密切关系[15]。拉丁美洲的一些医学中心报道的危重孕产妇与孕产妇死亡病例比值约为19∶1[16]。当产科危重症患者入住ICU时，必须谨慎对待，因为其中有很多是MNM（危重孕产妇）病例。

评估孕产妇是否有必要入住ICU是产科危重症的管理手段之一。目前各机构有关入住ICU的准入条件有着不同标准，对危重症的识别和ICU准入条

件的差异会影响各种危重症患者的死亡风险，在一些研究中，入住ICU可能被认为是产妇危重症评估的客观指标。不同国家及地区孕产妇入住ICU的标准和概率有很大差别，加拿大一项研究表明入住ICU的孕产妇仅占危重孕产妇的10%[17]。

发达国家总体孕产妇入住ICU的比例为0.7/1 000次分娩，发展中国家此数据为13.5/1 000次分娩，而所有入住ICU的患者中孕产妇的比例为0.4%～16.0%[7]。此后，发达国家又有一系列大型研究分析发现，不同研究之间差异较大，其中孕产妇ICU入住率的范围为（1.5～43.6）/1 000次分娩（表1-1，表1-2），而入住ICU孕产妇的死亡率

表1-1 产科ICU入住情况的大样本研究

研 究	国家	数据采集时期	总体入住ICU	产科入住ICU	分娩数	ICU入住率*	孕产妇死亡数	孕产妇死亡率*
Oud	美国	2001～2010	—	158 410	3 635 581	43.6	414	0.11
Wanderer	美国	1999～2008	—	2 927	698 379	4.2	53	0.08
Zwart	荷兰	2004～2006	—	847	358 874	2.4	29	0.08
Chantry	法国	2006～2009	—	11 824	3 262 526	3.6	154	0.05

注：*每1 000例分娩。引自Einav S, Leone M. Epidemiology of obstetric critical illness[J]. Int J Obstet Anesth, 2019, 40: 128-139.

表1-2 小样本研究中ICU产科患者比例和发病率及孕产妇的死亡率

作 者	医学中心数量	国家和地区	数据收集时期	入住ICU人数（n）	产科入住ICU人数（n）	分娩数（n）	ICU入住率*	孕产妇死亡数（n）	孕产妇死亡率*
Aldawood	单中心	沙特阿拉伯	1999～2009	11 000	75	50 000	1.5	6	0.12
Igbaruma	单中心	尼日利亚、贝宁	2009～2012	870	101	11 308	8.9	43	3.80
Sadler	单中心	新西兰	2010～2011	—	42	15 000	2.8	0	0
Yousuf	单中心	巴基斯坦	2011～2013	—	150	—	—	57	—
Rios	4中心	阿根廷	2008～2010	6 271	242	30 053	8.05	5	0.17
Seppanen	4中心	芬 兰	2007～2011	—	291	—	—	1	—
Crozier	单中心	澳大利亚	2006～2008	—	60	8 151	7.36	1	0.12
Yuqi	单中心	中 国	2009～2016	3 867	487	30 438	16	9	0.3
Ng	单中心	中国（香港特区）	2006～2010	31 993	67	20 130	3.33	2	0.1
Ozcelik	单中心	土耳其	2006～2014	—	57	27 143	2.1	6	0.22
Farr	单中心	奥地利	2011～2014	—	135	9 000	15	6	0.67
Dasgupta	单中心	印 度（加尔各答）	2011～2015	881	205	98 226	2.09	69	0.7
Rathod	单中心	印 度（班加罗尔）	2010～2013	—	765	61 625	12.4	119	1.93
Gombar	单中心	印 度（昌迪加尔）	2007～2012	—	151	21 943	6.88	47	2.14
de Greve	单中心	比利时	2000～2012	—	190	27 418	6.93	2	0.07
Ibrahim	单中心	苏 丹	2012	—	99	5 400	18.33	22	4.07

注：*每1 000例分娩。引自Einav S, Leone M. Epidemiology of obstetric critical illness[J]. Int J Obstet Anesth, 2019, 40:128-139.

为 0.3% ～ 3.5%[18]。一项关于 2008 ～ 2016 年我国北京 ICU 收治产科危重症患者情况的多中心研究指出，我国危重孕产妇 ICU 入住率约为 5.6/1 000 例分娩，其中死亡率为 2%[19]，而葡萄牙的一项研究显示死亡率为 4.3%[20]。

众所周知，患者、体制、专业水准及设施等因素都会影响孕产妇危重症的结局，在美国，一些合并慢性疾病（如高血压、糖尿病、心脏病）的患者会成为孕妇，这部分人往往会增加产科危重症的发病率。另外，高血压、冠心病等基础疾病会增加子痫、心肌梗死甚至死亡的发生率。相关研究表明，产科危重症的发病率通常可以根据产妇的危险因素加以预测，早期识别及重症监护支持有利于改善预后。

三、入住 ICU 治疗的主要产科危重症

对孕产妇入住 ICU 的原因进行分类，可分为与妊娠直接相关的疾病（例如产科出血、妊娠期高血压、围产期脓毒血症、血栓栓塞、急性脂肪肝等）、与妊娠间接相关的疾病（例如因妊娠导致的原发疾病急性恶化）和那些看似与妊娠相关的偶然性事件（如外伤、非围产期脓毒血症）。有的流行病学报告将间接性原因纳入报道（例如英国 MBRRACE 报道），而有的则完全排除它们（例如世界卫生组织的报告）[18]。

目前入住 ICU 的产科患者中以高血压疾病及产科出血最为常见[6, 17, 19, 20]。S. Einav 等[18]总结分析了大样本研究中孕产妇入住 ICU 的主要指征（表 1-3），由于多种因素（包括社会经济、环境、护理质量、剖宫产手术、种族差异、当地 ICU 准入标准等）的影响，不同国家报告的危重症疾病谱有较大差异（表 1-4）。

总体来说，产后出血是产科出血的最常见情况，一项纳入了 26 篇研究的系统性分析表明由于产后出血造成的 "maternal near miss" 概率的中位数为 3/1 000 次活产，死亡指数为 6.6%（范围 0.0% ～ 40.7%），其中低收入国家及中低收入国家的死亡指数最高[21]。另外，一些临床医师认为，医疗措施的优先级影响了部分产科危重症的专业管理，例如：考虑到可能需要反复外科止血，围产期大出血的产妇往往会被快速转移到离手术室较近的麻醉恢复室（postanesthesia care unit, PACU），而不是转去 ICU，这种做法可能造成产妇严重出血的病例统计不全。

心脑血管疾病正成为孕产妇入住 ICU 的另一个主要原因，一项基于我国北京地区的多中心研究表明其比例约为 16%[19]。

产科患者入住 ICU 的另一常见原因是感染和脓毒血症。孕产妇脓毒血症的定义是在 2017 年 WHO 召开的一个共识发展会议上首次提出的。其定义为：在妊娠期间、分娩、流产或产后阶段发生感染引起危及生命的器官功能障碍状态，其中产后阶段指产后 42 天内。由于感染种类的差异，因该疾病入住 ICU 的患者比例在各机构也存在差异，对此类疾病早期诊断有利于改善预后。

麻醉相关并发症也是导致产科危重症的一个重要原因，常见原因有气道管理失败、硬膜外麻醉药物过量和高位脊髓麻醉后的心血管系统崩溃等。

我国北京的一项多中心研究分析了入住 ICU 的主要疾病，其主要发现与上文所列的结果类似，入住 ICU 的主要病因为产后出血（34.62%）、妊娠期高血压（31.77%）和心脑血管疾病（15.9%）。其中

表 1-3　大样本研究中产科危重症患者入住 ICU 的原因

研究	入住 ICU 人数（n）	妊娠期高血压人数 n（%）	产科出血人数 n（%）	脓毒症/感染人数 n（%）	其他产科直接相关并发症 n（%）	间接产科并发症 n（%）	麻醉并发症 n（%）
Oud	158 410	36 978（23.3）	11 005（6.9）	1 746（1.1）	3 140（2.0）	15 550（9.8）	139（0.1）
Zwart	847	224（26.8）	381（45.5）	55（6.6）	13（1.6）	152（18）	12（1.4）
Chantry	11 824	2 636（22.3）	4 043（34.2）	425（3.6）	718（6.1）	3 845（32.5）	66（0.6）
Wanderer	2 927	875（29.9）	551（18.8）	207（7.1）	472（16.1）	1 594（54.5）	66（0.4）

注：引自 Einav S, Leone M. Epidemiology of obstetric critical illness[J]. Int J Obstet Anesth, 2019, 40: 128-139.

产后出血和合并心脑血管疾病的孕产妇入住 ICU 的比例是升高的（分别为23.0% ～ 38.5%，*P*=0.002 和9.8% ～ 17.9%，*P*=0.002），因肺炎入住 ICU 的比例明显下降（9.0% ～ 3.3%，*P*=0.009），序贯器官衰竭评估评分（sequential organ failure assessment score, SOFAS）≥ 3 分的疾病主要有妊娠期急性脂肪肝、羊水栓塞、高血压、系统性红斑狼疮和呼吸心搏骤停（表1-5）[19]。

表1-4　小样本研究中产科危重症患者入住 ICU 的原因

作　者	入住 ICU 人数（*n*）	妊娠期高血压人数 *n*（%）	产科出血人数 *n*（%）	脓毒症／感染人数 *n*（%）	其他产科直接相关并发症 *n*（%）	间接产科并发症 *n*（%）	麻醉并发症 *n*（%）
Aldawood	75	21（28）	16（21）	12（16）	5（0.67）	21（28）	—
Igbaruma	101	42（41.6）	38（37.6）	12（11.9）	2（2）	7（6.9）	
Sadler	42	3（7）	14（33）	10（24）	1（2）	14（34）	
Yousuf	150	80（53.3）	28（18.7）	18（12）	10（6.7）	14（9.3）	
Rios	242	152（62.8）	27（11.1）	12（5）	—	—	
Seppanen	291	166（57）	74（25.4）	3（1）	24（8.2）	24（8.2）	
Crozier	60	9（15）	20（33.3）	6（10）	3（5）	22（36.6）	
Yuqi	487	212（58.7）	133（36.8）	26（20.6）	16（4.4）	100（20.5）	
Ozcelik	57	17（29.7）	9（15.8）	4（7）	2（3.5）	24（42）	1（1.8）
Farr	135	—	—	—	—	—	
Dasgupta	205	55（26.8）	71（34.6）	27（10.8）	5（2.4）	47（30）	
Rathod	765	221（28.9）	337（44）	61（8）		93（12.2）	
de Greve	190	12（6.3）	23（12.1）	13（96.8）	98（51.6）	44（23.2）	
Ibrahim	99	30（30.3）	21（21.2）	7（7.1）	19（19.2）	19（19.2）	3（3）
Ng	67	17（25）	39（58）	1（2）	—	9（13.4）	1（2）
Gombar	151	51（33.8）	37（24.5）	41（27.1）	36（23.9）	6（4）	—

注：引自 Einav S, Leone M. Epidemiology of obstetric critical illness[J]. Int J Obstet Anesth, 2019, 40: 128-139.

四、入住 ICU 的孕产妇死亡的主要原因

孕产妇死亡的主要原因和其入住 ICU 的病因相似，但死亡率与这些疾病的发病率无必然相关性。不同国家孕产妇死亡的主要原因不同，同种疾病造成的死亡率也有可能不同，其差异的原因仍有待进一步探索。人群研究显示孕产妇入住 ICU 后的死亡率为0.3% ～ 3.5%[18]，另有个别报道显示死亡率范围在0% ～ 52%。研究表明，高收入国家的 MMR 较低（表1-2），但该结论缺乏一致性。

1. 心血管疾病　近年来孕产妇死亡的一个重要原因是心血管疾病，美国的一项研究表明心血管疾病（包括心肌病）造成的死亡占孕产妇死亡的26.5%[22]。尽管心搏骤停后的存活率有较大改善，但在发生心搏骤停之前和之后，孕产妇危重症特定原因的死亡率有显著差异。这种差异在出血（1.3% vs 45%）和高血压疾病（1.3% vs 25%）中最为明显。ICU 中血栓栓塞、脓毒血症和心脏病的死亡率分别为23.1%、9.1% 和9.1%，而与这些疾病相关的孕产妇一旦发生心搏骤停，则其死亡率分别为上升为47.5%、53.5% 和35%[18]。

2. 子痫前期　是造成孕产妇死亡的常见原因，

表1-5 2008～2011年及2012～2016年入住ICU的诊断

变量	n=491 [n (%)]	2008～2011 n=122 [n (%)]	2012～2016 n=369 [n (%)]	绝对率差 % (95%CI)	P	死亡数 n=10 [n (%)]	死亡率 (%)	SOFAS 中位数 (IQR)
产科诊断	321 (65.4)							
产后出血	170 (34.6)	28 (23.0)	142 (38.5)	-15.53 (-24.49～-6.57)	0.002	4 (40)	2.4	4 (2～7)
胎盘植入	86	6	80		0.001			
前置胎盘	60	4	56		0.011			
高血压	156 (31.8)	38 (31.1)	118 (32.0)	-0.83 (-10.33～8.67)	0.864	3 (30)	1.9	3 (2～5)
产后	150							
低级别医院	117							
妊娠急性脂肪肝	20 (4.0)	8 (6.6)	12 (3.3)	3.31 (-1.45～8.06)	0.112	2 (20)	10	8 (5～10)
羊水栓塞	14 (2.9)	3 (2.5)	11 (3.0)	-0.52 (-3.77～2.73)	0.764	1 (10)	7.1	8.5 (4.5～12.5)
泌尿生殖道感染	18 (3.7)	6 (4.9)	12 (3.3)	1.67 (-2.58～5.91)	0.396			2 (1～8)
非产科诊断	170 (34.6)							
心脑血管疾病	78 (15.9)	12 (9.8)	66 (17.9)	-8.05 (-14.62～-1.48)	0.035			2 (0～3)
肺炎	23 (4.7)	11 (9.0)	12 (3.3)	5.76 (0.37～11.16)	0.009			2 (2～5)
胰腺炎	24 (4.9)	4 (3.3)	20 (5.4)	-2.14 (-6.06～1.77)	0.342			2 (1～3.75)
外科系统疾病	23 (4.7)	6 (4.9)	17 (4.6)	0.31 (-4.08～4.70)	0.888	2 (20)	2	2 (0～3)
系统性红斑狼疮	10 (2.0)	2 (1.6)	8 (2.2)	-0.53 (-3.23～2.17)	1	2 (20)	20	3 (1.5～8)
心搏呼吸骤停	4 (0.8)	1 (0.8)	3 (0.8)	0.01 (-1.84～1.85)	1			3 (3～7)
其他*	19 (3.9)	7 (5.7)	12 (3.3)	2.49 (-2.02～6.99)	0.217			0 (0～3)
并发症								

（续表）

变　　量	n=491 [n（%）]	2008～2011 n=122 [n（%）]	2012～2016 n=369 [n（%）]	绝对率差 % （95%CI）	P	死亡数 n=10 [n（%）]	死亡率 （%）	SOFAS 中位数 （IQR）
其他感染	91（18.5）	22（18.0）	69（18.7）	−0.67（−8.56～7.23）	0.870			
急性肾损伤	134（27.3）	34（27.9）	100（27.1）	0.77（−8.39～9.92）	0.869			
持续血液透析	25	7	18					
血浆置换	17	7	10					
呼吸衰竭	95（19.3）	32（26.2）	63（17.1）	9.16（0.46～17.86）	0.026			
心力衰竭	84（17.1）	18（14.8）	66（17.9）	−3.13（−10.54～4.28）	0.426			
侵入性操作								
气管插管	196（39.9）	37（30.3）	159（43.1）	−12.76（−22.36～−3.17）	0.013			
机械通气（天）	1（1～3）	2（1～3）	1（1～2）		0.635			
中心静脉置管	176（35.8）	41（33.6）	135（36.6）	−2.98（−12.70～6.74）	0.552			
总感染	123（25.0）	35（28.6）	88（23.8）	4.84（−4.28～13.97）	0.285	6（60）	4.9	3（2～7）

注：* 其他，包括酮症酸中毒、肿瘤和过敏性休克。引自 Zhao Z, Han S, Yao G, et al. Pregnancy-Related ICU Admissions From 2008 to 2016 in China: A First Multicenter Report[J]. Crit Care Med, 2018, 46(10): 1002-1009.

其相关的孕产妇死亡常常与高血压危象和右心衰有关，另外约1%的子痫前期患者发生急性肾功能衰竭。

3. 产后出血　相关研究发现，产后出血的死亡率为6.6%（范围为0.0% ~ 40.7%），其最常见的原因是子宫收缩不良[21]。荷兰的一项关于产后大出血的研究显示需要大量输血的概率为91/10万例分娩，死亡率为0.9%[23]。

4. 围产期感染和脓毒血症　是孕产妇死亡的另一个重要原因，尽管在入住ICU的产科危重症中所占比例较低，但往往与较高的器官衰竭率和费用增加相关。北京的一项多中心研究结果证实，感染是造成ICU孕产妇死亡的主要原因，其造成的死亡占总死亡数的60%[19]。

5. 麻醉相关并发症　在美国，由于麻醉因素造成的孕产妇死亡仅为0.2%[22]，而在发展中国家，总体麻醉相关性死亡为1.2/1 000例产科手术，占产妇死亡的3.5%及剖宫产术后死亡的13.8%[9]。

由于孕产妇危重症的复杂性，尽管明确了孕产妇死亡的主要原因，但几乎所有的病因均与多器官功能衰竭综合征（multiple organ disfunction syndrome, MODS）相关。总之，对产科危重症本质的理解是一个不断发展和深入的过程。目前产科危重症只占ICU患者的很小一部分，即使在发达国家，产科危重症患者也未能充分接受重症监护。目前有关孕产妇危重症治疗潜在的改善方向是对患者的早期识别和多学科会诊，并提供一体化的重症监护治疗。改善的另一个重点是出ICU的时机和出ICU后的管理，因为很多死亡病例发生在出ICU或者再次入ICU后。随着对孕产妇危重症的深入理解及数据库的有效完善，我们可能会对产科危重疾病制定更好的预测、预防机制，采用更完善的治疗方案。

（曹秀红，徐振东）

参·考·文·献

[1] Senanayake H, Dias T, Jayawardena A. Maternal mortality and morbidity: epidemiology of intensive care admissions in pregnancy[J]. Best practice & research Clinical obstetrics & gynaecology, 2013, 27(6): 811−820.

[2] D'Alton ME, Bonanno CA, Berkowitz RL, et al. Putting the "M" back in maternal-fetal medicine[J]. American journal of obstetrics and gynecology, 2013, 208(6): 442−448.

[3] Aoyama K, Ray JG, Pinto R, et al. Temporal Variations in Incidence and Outcomes of Critical Illness Among Pregnant and Postpartum Women in Canada: A Population-Based Observational Study[J]. J Obstet Gynaecol Can, 2019, 41(5): 631−640.

[4] 陈敦金，贺芳. 中国孕产妇死亡率极大程度降低——对世界的最大贡献[J]. 中国实用妇产科杂志，2019，10（10）：1076−1080.

[5] 王娟娟，朱建华. 危重孕产妇治疗的现状与思考[J]. 现代医学，2018，30（4）：427−430.

[6] Wanderer JP, Leffert LR, Mhyre JM, et al. Epidemiology of obstetric-related ICU admissions in Maryland: 1999−2008[J]. Crit Care Med, 2013, 41(8): 1844−1852.

[7] Pollock W, Rose L, Dennis C-L. Pregnant and postpartum admissions to the intensive care unit: a systematic review[J]. Intensive care medicine, 2010, 36(9): 1465−1474.

[8] Souza JP, Gülmezoglu AM, Vogel J, et al. Moving beyond essential interventions for reduction of maternal mortality (the WHO Multicountry Survey on Maternal and Newborn Health): a cross-sectional study[J]. Lancet (London, England), 2013, 381(9879): 1747−1755.

[9] Bateman BT. What's New in Obstetric Anesthesia: a focus on maternal morbidity and mortality[J]. International journal of obstetric anesthesia, 2019, 37: 68−72.

[10] Aoyama K, Pinto R, Ray JG, et al. Association of Maternal Age With Severe Maternal Morbidity and Mortality in Canada[J]. JAMA network open, 2019, 2(8): e199875.

[11] Kaye DK, Kakaire O, Osinde MO. Systematic review of the magnitude and case fatality ratio for severe maternal morbidity in sub-Saharan Africa between 1995 and 2010[J]. BMC pregnancy and childbirth, 2011, 11: 65.

[12] Hirshberg A, Srinivas SK. Epidemiology of maternal morbidity and mortality[J]. Semin Perinatol, 2017, 41(6): 332−337.

[13] Lazariu V, Nguyen T, McNutt LA, et al. Severe maternal morbidity: A population-based study of an expanded measure and associated factors[J]. PLOS One, 2017, 12(8): e0182343.

[14] Tuncalp O, Hindin MJ, Souza JP, et al. The prevalence of maternal near miss: a systematic review[J]. BJOG, 2012, 119(6): 653–661.

[15] Abdollahpour S, Heidarian Miri H, Khadivzadeh T. The global prevalence of maternal near miss: a systematic review and meta-analysis[J]. Health Promot Perspect, 2019, 9(4): 255–262.

[16] De Mucio B, Abalos E, Cuesta C, et al. Maternal near miss and predictive ability of potentially life-threatening conditions at selected maternity hospitals in Latin America[J]. Reproductive health, 2016, 13(1): 134.

[17] Aoyama K, Pinto R, Ray JG, et al. Variability in intensive care unit admission among pregnant and postpartum women in Canada: a nationwide population-based observational study[J]. Crit Care, 2019, 23(1): 381.

[18] Einav S, Leone M. Epidemiology of obstetric critical illness[J]. Int J Obstet Anesth, 2019, 40: 128–139.

[19] Zhao Z, Han S, Yao G, et al. Pregnancy-Related ICU Admissions From 2008 to 2016 in China: A First Multicenter Report[J]. Crit Care Med, 2018, 46(10): 1002–1009.

[20] Oliveira S, Filipe C, Husson N, et al. Obstetric Admissions to the Intensive Care Unit: A 18-Year Review in a Portuguese Tertiary Care Centre[J]. Acta Med Port, 2019, 32(11): 693–696.

[21] Maswime S, Buchmann E. A systematic review of maternal near miss and mortality due to postpartum hemorrhage[J]. International journal of gynaecology and obstetrics: the official organ of the International Federation of Gynaecology and Obstetrics, 2017, 137(1): 1–7.

[22] Creanga AA, Syverson C, Seed K, et al. Pregnancy-Related Mortality in the United States, 2011–2013[J]. Obstetrics and gynecology, 2017, 130(2): 366–373.

[23] Ramler PI, van den Akker T, Henriquez DDCA, et al. Incidence, management and outcome of women requiring massive transfusion after childbirth in the Netherlands: secondary analysis of a nationwide cohort study between 2004 and 2006[J]. BMC pregnancy and childbirth, 2017, 17(1): 197.

第二章
产科重症监护病房的建设

重症医学是研究危及生命的疾病状态的发生、发展规律及其诊治方法的临床学科。重症监护病房（intensive care unit, ICU），或称重症医学科，则是为出现危及生命的器官系统（如心血管、呼吸、肾脏）功能障碍，或具有潜在致命危险因素的患者提供及时、系统、高质量重症医学服务的组织系统，所提供的服务包括较普通病房级别更高的监护、更具针对性的治疗或是特殊的器官功能支持技术。ICU是医院集中收治重症患者的场所，也是体现医院医疗水平高低的专业科室之一。在20世纪50年代的哥本哈根，脊髓灰质炎大流行时期，由麻醉医师Bjorn Ibsen率领一众医护人员在一所体育场内为数十名呼吸衰竭患者进行手控正压通气以及床旁护理，从而将病死率由80%降到了25%，这被认为是现代医学史上第一所ICU，揭开了ICU发展的新纪元。

随着医学的发展和进步，ICU由初期综合性的危重患者监护单位不断向更现代化、专业化、深层次的方向发展。按服务对象，ICU当前分为综合性ICU与专科ICU，专科ICU包括外科ICU、儿科ICU以及心血管病ICU等。近年来，在国内外也有医院根据需要成立了主要以救治产科危重症及严重并发症的产科ICU（obstetric intensive care unit, OICU），在危重孕产妇救治工作中发挥了巨大的作用。

OICU作为专科ICU的一种，主要致力于处理危重孕产妇所发生的严重产科、内科或外科并发症，它与高危产科的医疗服务既有重叠也有区别，因为危重孕产妇处理通常不包含胎儿医学内容，而高危产科或其导致的并发症也未必需要器官功能的支持，需要加以鉴别。

一、设立产科ICU的意义

伴随着高龄孕产妇的增加，辅助生殖技术的广泛开展，以及妊娠合并慢性疾病患者的增多，孕产妇ICU入住率在近十几年出现了明显的增长[1]。患者入住ICU多因产科问题导致，比如产后出血、子痫前期、妊娠急性脂肪肝等；或是原有的内科疾病因妊娠而加重，比如系统性红斑狼疮、原发性肺动脉高压、心肌病等，所有这些均严重威胁到母亲及胎儿的生命安全。在美国、英国等发达国家中，入住ICU的危重孕产妇比例为（1～10）/1 000次分娩，ICU住院天数平均为产前患者2天，产后患者1.1天。总死亡率为2%～3%[2]。发展中国家孕产妇的ICU入住率与发达国家相接近，但死亡率却接近10%。目前我国（北京地区）孕产妇入住ICU比例为5.6/1 000次分娩，住院率相较10年前已增加一倍多（3.05% vs 7.27%），死亡率为2%，其中产后出血、妊娠期高血压与心脑血管疾病为前三位入住原因[3]。

对于ICU在危重孕产妇救治中所起的作用，各国也有着明确的指导意见，美国妇产科医师学会（American College of Obstetricians and Gynecologists, ACOG）的指南中，对于归类为Ⅲ级（母胎医学）、Ⅳ级（区域性围产期医疗中心）（共Ⅰ～Ⅳ四级）的医疗机构，应当具有资源配置合理的ICU以满足危重孕产妇的需求[4]。而我国卫生健康委员会也规定，二级以上综合医院重症医学科要保障危重孕产妇救治床位，二级以上妇幼保健院原则上要设立ICU[5]。妇幼保健院或一些具有较强妇产专科能力的综合医院，均可以根据本院的实际情况建立OICU，从而将危重孕产妇集中救治，最大程度发挥专业所长，保障母婴的安全。

高依赖病房（high dependency unit, HDU），又被称为过渡监护治疗病房（intermediate care unit, IMU），主要收治那些病情较重但未达到ICU标准的患者。作为医疗监护级别略低一级的单元，HDU与ICU互为补充，HDU的患者可能因为病情加重而转入ICU，也可以成为ICU内患者转回普通病房前的过渡阶段。入住HDU可以减少对于ICU的过分依赖，缓解ICU的床位压力，这也是一种合理的资源分配。

二、患者收治标准

ICU床位对于任何国家来说都是稀缺医疗资源，如何进行合理的床位分配需要依靠一套切实可行的转入转出标准。收治前首先需要考量患者是否能够因为接受强化治疗而受益。其次，对于那些无

法获益、不建议收入ICU的患者，还需根据患者病情的优先程度、ICU床位是否紧张、医护人员安排等情况进行综合判断。目前对于危重孕产妇分级尚没有公认的标准，有英国学者根据英国重症监护协会（the intensive care society, ICS）患者病情分级标准（表2-1）[6]，制定出适用于危重孕产妇病情分级的相关标准[7]（表2-2）。其中，达到3级的患者建议收治入有危重孕产妇救治经验的医疗机构的ICU。

此外，美国危重病医学会（Society of Critical Care Medicine, SCCM）也根据病情危重等级，将患者分为0～3级，共4个级别[8]（表2-3），按级别收治于不同程度的医疗单元，并推荐了合适的护士配置比例。按其推荐，2、3级患者应当分别收治于IMU（HDU）或ICU。

同时，SCCM进一步根据病情及预后的不同将患者分为5种优先级[8]（表2-4），前4级应当收治于ICU与IMU，而第5级姑息治疗患者则不建议收入ICU，但姑息治疗组中如有潜在器官捐献者，也可考虑收入ICU（进行器官功能维护）。

虽然SCCM相关推荐并没有专门针对危重孕

表2-1　ICS患者病情分级标准

0级	普通病房可满足照护需求的患者
1级	有病情恶化可能的患者 刚从上一级治疗单元转出的患者
2级	需要更严密监护观察的患者 对单一器官功能衰竭进行支持治疗的患者 大手术后患者 刚从3级降低照护级别的患者
3级	需要单独高级呼吸支持（机械通气） 或基础呼吸支持联合至少两个其他器官功能支持的患者

注：引自 Guidelines for the Provision of Intensive Care Services (GPICS) second edition (2019) https://ficm.ac.uk/standards-research-revalidation/guidelines-provision-intensive-care-services-v2.

表2-2　ICS孕产妇病情分级标准

照　护　级　别	孕　产　妇　情　况
0级：普通病房	低危
1级：需要额外的监护或治疗措施，或刚从更高一级病房转出	有出血风险 催产素输注 口服降血压药物/限制液体的轻度子痫前期患者 合并充血性心力衰竭、糖尿病接受胰岛素输注的患者

（续表）

照 护 级 别	孕 产 妇 情 况
2级：单一器官功能支持	• 基础呼吸支持 面罩吸氧（氧浓度≥50%）以维持氧饱和度满意 持续气道正压CPAP、双向气道正压BiPAP治疗
	• 基础循环支持 静脉输注降血压药物的子痫前期患者 留置动脉导管监测血压或抽血检查者 留置中心静脉导管测压指导液体治疗者
	• 神经功能支持 输注镁剂控制抽搐（非预防） 颅内压监测者 人工肝支持 继发于HELLP综合征或急性脂肪肝的急性爆发性肝衰竭，考虑行肝脏移植者
3级：单独行高级呼吸支持，或同时支持2个以上器官功能	• 高级呼吸支持 有创机械通气
	• 同时支持2个以上器官功能 人工肾与基础呼吸支持 基础呼吸/循环支持再加另一个器官功能支持#

注：#基础呼吸支持和基础循环支持联合进行时，视作对单独一个器官功能进行支持。引自Wheatly S. Maternal critical care: what's in a name?[J]. International journal of obstetric anesthesia, 2010, 19(4): 353-355.

表2-3　SCCM患者病情分级标准

级 别	患者类型	护–患比	医疗措施
入住ICU 极高危 级别3	病情危重需要时刻严密监护和（或）侵入性监测如持续动脉血压监测	1:1～1:2	普通病房无法开展的项目如有创机械通气、CRRT、ECMO、高级血流动力学管理、高颅内压处理等
入住IMU 中高危 级别2	病情不平稳需要护理干预，频繁床旁实验室检查和（或）每隔2～4小时频繁监测	≤1:3	无创通气，持续输液、调整血管活性药物或抗心律失常药物剂量
遥感监测 级别1	适用于需要生命体征监测的平稳患者（如非恶性心律失常正在接受药物治疗时）	≤1:3	持续输液、调整血管活性药物或抗心律失常药物剂量
普通病房 级别0	并不需要频繁监测或检查的平稳患者	≤1:5	输注抗生素、化疗药等简单治疗；实验室或影像学检查

注：CRRT，连续性肾脏替代治疗；ECMO，体外膜氧合。引自Nates JL, Nunnally M, Kleinpell R, et al. ICU Admission, Discharge, and Triage Guidelines[J]. Critical care medicine, 44(8): 1553-1602.

表2-4　SCCM优先分级标准

级 别	优先级	患 者 类 型
入住ICU	优先级1	器官功能衰竭需要生命支持、加强监测、或只能在ICU内实施治疗的危重患者
	优先级2	病情类似于优先级1但恢复概率更低的患者，当发生心搏骤停时首先考虑重症医学治疗而非单纯CPR者

（续表）

级 别	优先级	患 者 类 型
入住IMU	优先级 3	器官功能障碍需要加强监测和（或）治疗，或分诊医师认为可以从ICU转至更低一级单元治疗的患者
	优先级 4	病情类似于优先级3但恢复/生存概率更低，且不愿接受有创抢救措施的患者
姑息治疗	优先级 5	没有恢复可能或临终患者

注：CPR，心肺复苏。引自 Nates JL, Nunnally M, Kleinpell R, et al. ICU Admission, Discharge, and Triage Guidelines[J]. Critical care medicine, 44(8): 1553-1602.

产产妇的意见，但需要注意的是，危重孕产妇在多数情况下并不需要生命支持措施，而是为了获得比普通病房更高级别的监护[2]，例如产后大出血或妊娠期高血压的严重程度基本等同于SCCM分级中的第2级，少部分病情危重者可归类至第3级，还有一小部分第1级的患者可能因院内未设置IMU或其他原因而入住OICU。是否完全按照综合医院ICU的收治标准，应当根据该医疗机构床位以及人员安排的实际情况而定。

因各类原因收治入ICU通常被认为是产科严重并发症之一，但需要注意那些由于受床位安排、人员情况或其他非医疗原因的影响，不能仅以是否收治入ICU评判该机构产科并发症发生率的高低[9]。

三、组织架构（医护人员配置、设计布局、设备配置、管理模式）

1. 人员配置 ICU并非临床专科，将危重患者集中收治于此的目的是为了让母亲与胎儿同时能够获得更好的结局，所以由训练有素的专业人员混合组建团队是非常有意义的，能为患者与家属提供更完善的帮助。团队成员除了医师、护士之外，还可以纳入呼吸治疗师、理疗师、药剂师、微生物学家、社工及其他人员。由于经常需要在紧急的情况下对患者的病情变化做出决断并处理，按照患者数量进行合理并充足地配置医疗人员是非常重要的。

2. 设计布局 由于要满足对患者进行全方位的病情评估、各类仪器设备的安置及使用、院内感染发生的防控以及家属探视甚至陪伴参与治疗的需要，ICU的空间应当尽可能宽敞舒适[10]。此外，设计时需要考虑增加自然光源，减少噪声的传播以降低患者谵妄及躁狂的发生率。并且，独立的中心护士工作站可以对所有患者进行持续有效的监护并反馈，方便的多媒体设备可以进行医疗记录以及查看各类检查结果[10]。如有可能，将患者收治于单独的房间是最理想的。ICU最好拥有1个或数个负压房间，这样便可以对空气传播感染进行有效的预防隔离处置。

3. 设备配置 对患者的生理病理状态进行持续监测的能力是ICU不同于普通病房的核心内容。监护措施主要包含无创及有创两个部分，从最普通的心电监护到有创血流动力学/颅内压监测。器官功能维护则是ICU另一项重要工作内容，所采取的办法也可以从简单的药物应用一直到机械通气、主动脉内球囊反搏（IABP）、体外膜氧合（ECMO）以及连续性肾脏替代治疗（CRRT）等高级体外生命支持系统。对于OICU的患者，二者的配置水平应当根据所在医院的资源情况，以及所收治患者的级别来进行合理配置。例如产科大出血与妊娠期高血压是孕产妇入住ICU的常见原因，就必须重点围绕有创循环功能监测与大量输血方案的设备以及药品完善配置。

4. 管理模式 产科团队理所应当作为孕产妇的主要管理者，而当患者收治入ICU后，其管理角色需要根据孕产妇的情况（如产前或产后）或ICU管理（封闭或是开放）模式重新进行定位。封闭式的管理与患者死亡率降低以及ICU住院天数缩短相关，虽然目前尚无危重孕产妇相关数据的报道，仍值得考虑采纳。但需要注意的是，无论哪种模式，产科医师在整个多学科团队中所起的重要作用不容忽视。查房、制定治疗计划、解读妊娠期特殊的实验室检查或生命体征结果，评估治疗措施或影像学检查所带来的母婴风险都应当有产科医师的积极参与。尤其当孕妇转入ICU后，分娩的方式、地点以及理想的分娩时机应当由ICU医师与产科、新生儿科医师共同商讨后决定，并在必要的情况下将患者及其家属的意见纳入进来[2]。

四、ICU外服务

需要注意的是，有部分孕产妇的死亡并不发生在ICU内，重症医学的服务不应当受限于ICU这个固定场所，而是可以在全院的病房、产房或是急诊室开展。组建一支以ICU医护人员为核心的快速反应团队（rapid response team, RRT），可以为院内有需求的患者提供会诊服务，或是与专科团队共同处理患者的紧急情况，甚至在第一时间内参与病区内的抢救。接受过规范重症医学培训的ICU医护人员，应当与产科专业人员分享彼此的知识与技能，并保持良好有效的沟通，最终形成跨学科多专业的危重孕产妇救治团队体系[6]。这样不但可以减少潜在患者入住ICU的需求，还可以避免部分患者病情进一步恶化，从而降低其病死率[10]。

另外，在危重患者转出ICU后，其认知、心理和生理方面可能会出现新的功能障碍或原有功能障碍的加重，这些障碍称为重症监护后综合征（post-intensive care syndrome, PICS），会对患者之后的生活产生持续的影响。同时，受亲人入住ICU的影响，以及持续照护所带来的各种压力，患者家属也可以在心理、生理方面出现障碍，这些症状称之为家属重症监护后综合征（PICS-F）。尤其对孕产妇来说，本就经历了巨大的生理、心理改变过程，PICS的症状可能会在她们的身上表现得更为严重。对此，除了在ICU入住时期尽早安排患者下床活动、制定合理镇静镇痛方案以及给予早期的心理支持外，还可以由护士与患者的家庭成员一起，将在ICU住院期间发生的事情以简单日记的形式记录下来，以帮助患者在出院后重塑疾病治疗过程中的回忆，出院后还可至由ICU护士占主导地位的ICU后门诊进行随访，联合康复理疗师为患者提供专门的康复计划，以上措施均可以减轻PICS所带来的认知、心理和生理的功能障碍程度[11]。

OICU作为各类ICU中相对较新的领域，还需要一段时间摸索出符合其特色的发展方向，但毋庸置疑的是，其在危重孕产妇救治体系中所承担的重要地位已被越来越多的人所认可。依靠现有理论，并借鉴其他ICU成熟的发展轨迹，相信可以帮助OICU不断完善前行。本文所提供的这些国内外相关经验，希望对大家共同实现这一目标有所帮助。

（陶伟民）

参·考·文·献

[1] Yi HY, Jeong SY, Kim SH, et al. Indications and characteristics of obstetric patients admitted to the intensive care unit: a 22-year review in a tertiary care center[J]. Obstet Gynecol Sci, 2018, 61(2): 209−219.

[2] ACOG Practice Bulletin No. 211: Critical Care in Pregnancy[J]. Obstet Gynecol, 2019, 133(5): 303−319.

[3] Zhao Z, Han S, Yao G, et al. Pregnancy-Related ICU Admissions From 2008 to 2016 in China: A First Multicenter Report[J]. Crit Care Med, 2018, 46(10): 1002−1009.

[4] Levels of Maternal Care: Obstetric Care Consensus No, 9[J]. Obstet Gynecol, 2019, 134(2): e41-e55.

[5] 危重孕产妇救治中心建设与管理指南[J]. 发育医学电子杂志，2018，6（1）：6-11.

[6] ICS. Guidelines for the Provision of Intensive Care Services (GPICS) second edition (2019) 2019.

[7] Wheatly S. Maternal critical care: what's in a name?[J]. Int J Obstet Anesth, 2010, 19(4): 353−355.

[8] Nates JL, Nunnally M, Kleinpell R, et al. ICU Admission, Discharge, and Triage Guidelines[J]. Critical Care Medicine, 44(8): 1553−1602.

[9] Kilpatrick SK, Ecker JL. Severe maternal morbidity: screening and review[J]. Am J Obstet Gynecol, 2016, 215(3): 17−22.

[10] Marshall JC, Bosco L, Adhikari NK, et al. What is an intensive care unit? A report of the task force of the World Federation of Societies of Intensive and Critical Care Medicine[J]. J Crit Care, 2017, 37: 270−276.

[11] Fuke R, Hifumi T, Kondo Y, et al. Early rehabilitation to prevent postintensive care syndrome in patients with critical illness: a systematic review and meta-analysis[J]. BMJ Open, 2018, 8(5): e019998.

第三章
产科危重症的模拟训练

产科危重症管理是一个需要多学科合作的领域，参与处理的人员可能包括产科医师、麻醉医师、重症监护医师及相关的护理人员等。多学科合作的壁垒之一是缺乏对产科患者病理生理、特殊用药以及救治技能之间的共同认知以及良好合作，而且不同学科人员之间的操作及救护技能之间也存在很大差别。由此，在20世纪90年代，部分发达国家首先提出产科模拟训练，即从环境、设备等方面模拟产科临床工作的真实场景，通过模拟产科急危重症的抢救，在无风险的情况下，为受训者提供共同实践操作的机会，锻炼其应对紧急情况的能力及团队配合能力[1]。有学者认为，产科模拟训练能够提升受训者在压力环境下的应急处置能力，提高团队成员应对产科急危重症的处理能力，从而提高患者安全性。国内近年来也开始逐渐重视医学模拟教学工作，本章将主要围绕产科危重症的模拟训练进行阐述。

一、产科模拟训练的历史发展与现状

模拟训练，顾名思义，是将个体或团队置于高度还原真实工作环境及各种应激因素的虚拟场景中，对受训者就一些特殊任务或非常见事件进行培训的一种训练方法；是一种可行而有效地增进目标人群特定工作能力的训练方式，被广泛运用于各种对安全性有极高要求的职业培训中，如驾驶航空飞行器及机动车驾驶培训。医学是一门实践性很强的学科，医学教育强调实践出真知，但试错式及试验式的教学方式已过时。随着舒适化医疗理念的日益强化及对临床医疗安全性要求的不断提高，加上可供学习的典型病例的相对缺乏，传统的床旁教学已无法满足现代医学教育及各级医师的临床培养要求。医学模拟训练可以很好地解决这一问题，以任务为导向的模拟训练兼具实践性和安全性，可以使医学生、实习生及各级临床医师在不增加病患风险的前提下反复学习和巩固临床技能。

产科专业的模拟训练并非新生事物，在无生命物体上进行练习的想法自古有之。250年前，法国国王的助产士库德雷夫人开创了用人体模型对医师及助产士进行教学的先河。但将模拟训练系统化地运用到专业教程中的理念相对较新。自19世纪90年代起，模拟训练在产科专业领域的价值被逐渐重视，模拟训练技术也逐步融入相关专业化培训教程中。目前，可用于产科模拟训练的模拟装置包括高仿真真人尺寸女性人体模型、仿真产科事件场景等。模拟装置的科技含量也较以往大幅提高，如装备有电动驱动装置的分娩模拟器可自动将胎儿模型从产道"娩出"，计算机无线控制使演练场景更趋逼真。这些都有利于优化受训者的团队协作能力，提高危机识别能力，更敏锐地发现错误并改进医疗处置措施。此外，可匹配真人演员的混合性模拟装置可营造更逼真的临床场景，且不会增加过多的额外费用，在资源储备相对短缺的情况下尤为有用。

常见的产科模拟场景包括各种产科急重症处理，如肩难产、围产期出血、产科患者气道建立和气管插管等。2000年后，有关产科模拟训练的同行评议不断被发表，且数量庞大。各种证据显示医学生、住院医师等通过模拟训练提高了业务技能，而患者预后改善的证据也在不断增加[2-5]。例如，一项持续12年的研究证实，通过完成针对肩难产的年度模拟培训，可切实有效地减少新生儿臂丛神经损伤的发生[6]。另一项研究报道了通过侵入性阴道分娩模拟培训，尤其是产钳助产模拟训练，可减少26%的严重会阴部裂伤。同时越来越多的研究显示基于模拟训练的团队训练（multi-disciplinary simulation-based team training, SBTT）可促进团队性技能的发展并明显改善患者预后[7]。例如，研究显示，团队模拟演练提高了相关人员在产科急重症抢救（如脐带脱垂）中的处置能力并改善了患者预后[8]。此外，模拟训练对临床差错识别，改善医疗流程和系统性问题等方面的影响也逐步成为研究的焦点。

2012年，美国妇产科委员会（American Board of Obstetrics and Gynecology, ABOG）在其主办的会议上与美国妇产科医师学会（the American College of Obstetricians and Gynecologists, ACOG）、美国母胎医学会（Society for Maternal-Fetal Medicine, SMFM）及美国国立儿童健康与人类发育研究所（National Institute of Child Health and Human Development, NICHD）达成共识，认可医学模拟训练是传统医学教育方式的一种突破与改进。2017年，ACOG在其主题为产科超声和产科急诊的年度会议上介绍了产科模拟训练课程。类似的，SMFM利用模拟训练给亚专科医师进行侵入性胎儿手术和产科危重症两方面的培训，其中有关母体危重症的场景包括心搏骤停、羊水栓塞、大量出血、高血压危象、酮症酸中毒、围产期心肌病、呼吸窘迫综合征和肺水肿。目前，ABOG已批准数个由ACOG和SMFM主办的产科模拟训练课程作为其医师资质审核项目（maintenance of certification, MOC）的一部分。自此，模拟训练成为医师认证和继续教育的一部分，运用于住院医师培训和专科医师培训。除了美国，其他国家也将部分模拟训练课程纳入医学教育及专科培训。如2004年英国卫生组织提出对产科工作者定期进行产后出血模拟培训的建议；澳大利亚对其边远地区产科部门进行产科危重症模拟训练使新生儿结局得到了改善。目前，尽管我国的医学教育体系并未正式将模拟训练纳入教学大纲，但全国各地均有医疗机构建立了模拟培训中心，并针对产科危重症进行亚专科教学培训和多学科团队模拟演练。

二、模拟训练的优势

传统训练模式主要采用单个技能培训（如按照教学大纲上的项目逐一进行培训）或单一人群培训（如将工作团队中各个群体分开培训，医师与护士分开，不同专业分开）的方式，而在现实工作中，医疗活动尤其是病情复杂的急危重症抢救是需要多部门共同协作完成的。因此，单一的培训方式无法满足提高团队工作效率和处理能力的现实需求[9]。模拟训练的优势之一是培训模式的多元化，从单一人员/技能的培训到多学科团队演练均可覆盖。在进行设计时模拟训练可以将人员的职业素质和可靠性等因素纳入综合考量，由此演变出各种各样的方案以满足不同的培训要求。模拟训练可包括：单一个体技能培训；个体独立完成一项任务或由团队协作完成任务；以探索成功完成任务的技术性、行为性或团队性技巧为目的的训练；以保障医患安全为前提，受训团队在特定场景（原位）或类似的复原环境（模拟中心）中经过不断尝试明确最佳的工作途径[10]。

模拟训练的另一个优势是可提高团队协作性和沟通性技能。由于现实工作中各部门的人员流动性很大，学会团队协作技巧和迅速适应临时团队并在团队中保持高效工作是每个医务工作者的必备能力[9]。其中，为重症患者提供可靠的医疗服务最具有挑战性，诸多因素都会令情况变得复杂，如病情的瞬息万变、可供应变的时间有限、可供参考的信息有限、需要花部分精力来协调多团队工作等[11, 12]。然而，越是复杂多变的状况，越显示出团队效率的重要性，因此作为一个整体进行训练对医疗团队尤其是流动性相对较大的团队很有必要[13]。比如，产科危重症通常起病急、病情发展多变、处置不当则严重影响母婴预后，但对于大多数产科工作者而言，在日常工作中接触危重孕产妇的概率是相对较低的，通过模拟训练可以帮助他们熟练掌握处理危重孕产妇的相应技能，以胜任突发状况下正确处置危重患者的工作。同时，作为整体进行训练的多学科团队可以在反复操练中增进团队成员间相互协作与有效沟通的能力，优化团队工作效率。此外，在模拟训练的过程中，一些隐匿在医疗流程和医院系统中的问题可被发现并因此获得持续性改进。比如，有研究显示，在完成模拟训练计划后一些系统性问题得以改善，如抢救车更易获得、产后出血应对流程更简单、产科配备的简易呼吸球囊更充足。

综上所述，无论是从提高个体专业能力、团队工作能力，还是从优化医疗流程及改进医疗部门服务体系的角度上看，模拟训练相较于传统训练模式都展现出明显的优势。

三、模拟训练的设计与实施

一份成功的模拟训练计划需要包括：提纲挈领性的总体布置；场景营造计划，需以衡量认知、行为和团队技术能力为目标；科目或方案制定，需符合循证医学；时间规划，需要预留全员参与培训的时间段[9, 14]。表3-1是一份常见的模拟训练设计框架，涵盖了训练计划中的主要元素，培训对象可以是住院医师或有经验的产科医师。

表3-1 模拟训练设计框架

常见模拟训练设计框架
背景阅读材料
学习目标
临床场景
模拟前沟通会/情况介绍（针对参与者）
模拟训练步骤（针对教员）
流程图
总结会
评价

参与设计方案的导师需经过模拟培训方法学训练，并充分掌握上述设计技能。具体内容包括如下几个方面。

（一）准备工作

1. 导师团队 导师是设计模拟训练的核心人员，负责计划和组织训练。为确保成功，导师需要接受相关专业培训，并有充足的时间和资源策划和执行训练计划。导师可以来自临床医师，这些医师需要具备重症医学和（或）产科学专业背景，而二者兼具者是最佳人选。由于模拟训练过程中教员团队比较庞大，有时甚至人数与受训者相差无几，成为其被诟病之处，但从另一方面看，若导师团队恰好是受训团队所在部门的工作人员，那么其反复参与组织培训的经历可使其成为相关临床事件方面的专家，当相关急诊或罕见临床事件真实发生时，他们可以迅速成为同事中有力的医疗支援力量。

2. 组织受训团队 应参照现实中相关部门实际人力资源情况（即突发事件发生时实际可调用的医务人员数目及诊疗小组中各学科人员配比），以及可在模拟培训时间段出席的工作人员数量来规划受训者的数量和选择标准，确保演练团队的人员配置与实际工作中的人员配置尽可能一致。在训练过程中，团队可以就以下几方面进行规划：① 划分需要执行的任务；② 工作分派的最佳方式；③ 设立标准化规范为特殊的医疗事件建立诊疗常规；④ 列出所需设备清单；⑤ 决定哪些信息需要常规披露以促进及时的管理工作。

3. 训练目标 模拟培训与传统培训的模式和考核方式截然不同。传统培训的考核方式是计分式的，通过完成技能或理论测试获得评分，有利于通过学员对高分的渴望而调动他们的积极性。而模拟培训的目的是在演练中寻找和发现现存和（或）潜在的差错，以使团队的表现能够更符合预期效果。对于工作作风严谨的医疗机构中的学员而言，模拟训练无疑在精神上对其施加了压力，因此会对其产生回避情绪。导师们有责任严密监察，以防止模拟训练中学员的表现在模拟训练结束后还被继续谈论。无论在模拟训练或是日常工作中，我们都无法避免犯错。模拟训练的目标之一是帮助参与者发现、识别并纠正错误（包括医疗活动的流程性或运行性错误）。团队性技巧如沟通技巧、角色分配（如确定临时领导者）等可有效提高团队工作能力并减少犯错。在模拟训练过程中导师应强调并坚持正面地对待差距与差错，以此鼓励学员们在今后的培训中或日常工作中勇于报告差错。其次，通过模拟训练，我们应着力寻找发生差错的原因并制定相应措施来确保未参加培训的其他工作人员不会犯相同的错误。

4. 面对差错 模拟训练的理想结果之一是探索出尽可能规避差错又易于执行的实践方案和诊疗护理常规，这在对学员进行急重症和罕见病的培训中显得尤为关键。以下举措有助于规范员工行为。制定完成任务的标准化路径，制作清单或其他可反馈流程关键节点的辅助认知工具，以便在需要时获取关键信息。在训练中使用清单工具可帮助学员学以致用，将清单工具融入临床实践。学员关于清单工具的反馈意见也很重要，根据意见进行相应的改进可使该清单工具在临床紧急状况下更易于被掌握及使用。除了清单工具，在训练中运用人类学研究成果可帮助工作人员减少犯错。比如研究显示短期记忆通常只能保存5～7个信息片段，而压力、超负荷工作和个人因素可影响工作表现，尤其是处理多重任务的能力会被削弱。那么，通过相应举措及时发现工作负荷超标，同时设计出常规而简易的方法来保存和提供关键信息便可大幅提高工作效率。又比如，使用便于识记信息的沟通策略如"单线"式沟通或SBAR（situation / background / assessment / recommend，情况/背景/评估/建议）表述方式可促进对患者信息的组织和传达。

5. 规范统一方案　使用统一的方案设计有助于人员流动性大的团队获得必要的团队工作技巧并提高工作效率。模拟培训前举办一个沟通会，向相关人员简要地设定和介绍培训基调。内容包括强调培训的保密性，带学员熟悉模拟训练场地，预习训练中可能涉及的关键概念以及练习将会使用的技巧尤其是团队性或行为性的技能。充分的"热身"有助于加深印象，在实战场景中立即使用刚练习过的技能有助于加深记忆。

（二）建设场景和学习目标

场景主题通常根据训练的内容来设计，可以是某种疾病或患者状况，如妊娠合并二尖瓣狭窄、严重产后出血、脓毒血症、心搏骤停等。所设场景与学员的日常工作相关性越高，学员在训练中就会越投入。可用作场景设计的素材很多，素材的来源可以是学员们反馈的需求、即将收治入院的特殊患者、科室发生过的某次事件或从风险管理及感染控制部门汇总的数据。可以考虑纳入更广泛的人员参与设计，包括员工、科室管理者及医院其他部门，多方采集建议有助于将场景主题设计得更贴近临床实践。

选定主题后，需要仔细确认有待解决的各种细节及培训内容，并制定学习目标和考核量表。更多

地了解学员们的工作经历有助于制定可考量的学习目标以及辅助设计场景。场景的具体内容如患者的病史及病程处理可从真实病例中提取。模拟训练导师也可尝试创造一个合并多种并发症的病例，使整个训练过程涵盖更多项子任务。当然，一个耗时较长、内容较复杂的场景是相对难以运行和总结的，还会导致参与者感到负担过重又干扰学习。训练中学员们会产生一种普遍的抱怨情绪即"这种事情（模拟训练中遇见的情况）永远不会发生"。这时就需要告知学员场景的设计是基于科室中的真实病例或即将收治的患者的情况而定的，这样可以激励学员更多地联系实际并判定完成哪些事情可以纠正错误、弥合差距。

制定可考量的学习目标，然后指定最佳培训场所（工作场地或模拟中心）、使用何种模型或任务训练工具、是否需要演员（标准化患者）以及收集哪些数据。学习目标涵盖三方面，包括认知方面（学员需要知道什么）、行为性或团队技能方面、技术性技能方面（学员需要有能力做什么）。可考量的学习目标是指那些在场景中易于明确的项目（完成或未完成），如"描述肺水肿时的生命体征变化趋势"是可考量的认知学习目标，"以30∶2的比例进行胸外按压和通气"是可考量的技术性技能。将每个方面的学习目标限制在1～2项，可使学员学习更专注，也可优化演练后的总结。

营造的场景越真实，学员的投入度越高，但有时候一个高仿真的场景耗时耗财又没必要。结合学习目标和对培训侧重点的充分理解可帮助决定模拟场景所需的逼真程度（适度或高度逼真）。如果是为了保障工作环境的逼真，模拟训练可以设置在真实的病房中进行（原地模拟，in situ）；如果仅需选用恰当的工具就足够让学员觉得身临其境，比如有些模拟器具可以复原真实场景中的相关物件且会发出病房中常能听见的声音（如胎心），那么在模拟中心进行培训（场外模拟，off-site）即可；如果培训重点是与患者或家属的交流技巧，则需要一名受过相关训练的演员来扮演相应角色；如果是进行操作性训练如气管插管，那么有仿真气道的假人是必需的道具[15]。

（三）量表和录像

量表和录像可用来评价学员表现。模拟训练中

量表可记录任务时间并将团队表现与具体参数进行比较来确认是否完成某任务。时间测量是指从任务行为下达要求的时间点至行为完成时间点的测量，如药物治疗中从要求给药的时间到执行完给药的时间，或抢救时从呼救的时间到救援到达的时间。时间测量可以衡量最佳表现，而通过比较完成任务时间及犯错个数可以评价效率[15]。如果学员以更少的时间零差错地完成某项任务，则有必要仔细分析他们所采取的步骤及行为，因为可能从中发现完成该项任务的最佳途径。通过推广最佳途径可提高其他员工的工作效率。在某些场景，如心肺复苏中，通过与团队分享量表上所记录的结果，可发现并强化训练其中对临床实践具有参考价值的方法。当一个场景中需要数个量表来完成评价时，演练的录像记录可以用来辅助量表测量和分析。录像前需保证影像资料的私密性和知情权。

（四）总结会

模拟训练的总结会通常在完成场景演练后立即进行。总结会由一位导师主持，由受训团队自由交流讨论训练中的特殊事件与学员表现。通过提问的方式来促发讨论，可鼓励参与者分享自己的所思所为，参与讨论的其他人也可以更好地了解分享者的行为依据。在多学科团队如抢救危重孕产妇的小组中展开讨论可促进不同学科学员间的互相理解并增加团队凝聚力，有助于消除误解。在总结会中回播录像资料可协助参与者评价团队技能，学员们可以通过录像观察在急救过程中如何迅速定位自己的角色及所执行的任务分配策略对抢救患者的影响，团队可明确这种策略成功与否及是否适用于实际情况。如果团队认为原先的策略并非最佳，亦可讨论出不同的任务分配策略来优化对患者的医疗救助，理想状况下甚至可重新回到场景中模拟演练新的策略。

总结会是模拟训练中学习与团建的重要环节，需精心挑选和培训主持者[16]。每场模拟训练都要预留足够的时间给总结会。总结会中学员可能会洞察到一些安全隐患和医院系统性问题。系统性问题是指医院系统中固有的一些情况，可能会对医疗活动产生正面或负面影响。安全隐患是指隐匿在医疗活动中的风险和错误，可能使患者和医务人员受到伤害。在实际工作中，我们可能很难发现所有的安全隐患和系统性问题，但通过模拟训练的录像回播，我们可以有充足的时间来观察，并提出整改意见来防差纠错并提升医疗质量。

模拟训练计划设计完成后，可以根据拟定的计划安排工作人员、召集学员、选取并安装所需模拟器具及设备、预定时间及场地等来实施具体的训练。图3-1是一份肩难产演练的流程图，选材自ACOG产科临床课程之急诊科目，场景设置地可以是产房实地（原地模拟）或是模拟训练中心（场外模拟），流程图中具体展示了肩难产演练的具体步骤及各主要事件节点（包括模拟器的设置、演员的安排、场景开始时间和结束时间等）。

四、产科危重症的模拟训练

随着生育年龄的提高，妊娠合并症如妊娠合并心脏病、妊娠期高血压、妊娠糖尿病的发病率不断升高，而各种因素导致的诸如胎盘异常等的并发症发生率上升，使得产科患者的情况日益复杂。这些情况复杂的产科患者是围产期潜在的危重症高危人群，围产期应激因素可能导致其演变为危重症患者，造成母婴灾难性结局。早期的产科模拟训练多侧重于改善新生儿结局并且在临床上获得了良好的结果。随着高危妊娠的比例上升，我们更需要关注孕产妇的转归。产科危重症患者的救治常常需要联合多个学科，涉及的学科包括产科学、麻醉学和重症医学。承担危重孕产妇诊治的医务人员需要具备全面的知识，包括产科生理、产科病理生理、产科药理等，尤其是基础的重症医学。然而来自不同学科的医务人员对这些知识的掌握程度是参差不齐的，且现实工作中较大的人员流动性常常造成临时组建的救治小组成员间缺乏必要的团队协作与沟通技能，这些因素都会影响临床救治的效率和成功率，导致患者的不良转归。

如前所述，模拟培训作为传统医学教育方式的重要突破与进步，不仅可以为学员提供提高个人专业技能及在安全的环境中学习处置罕见复杂患者的机会，还可以在高度仿真的环境中训练提高多学科团队整体的决策、沟通和协调能力。比如，当面临一些产妇死亡率极高的临床急危重症如羊水栓塞、脑血管意外或心搏骤停时，常需要做出终止妊娠以提高孕产妇复苏率的决策，但这些情况在真实工作中很难遇见，模拟训练可以提供理想的机会来培训团队识别症状体征，做出诊断，并决策是否需要进行剖宫产。表3-2为依据不同护理等级的产妇所需要模拟演练的产科救治相关措施。

目前有关产科危重症模拟训练的场景设计很多，从单一的复杂病症如高血压危象、糖尿病酮症酸中毒、甲亢危象到多阶段进展性疾病如肾炎进展至脓毒性休克等。以下几种是较常见的产科危重症模拟训练及其相关研究。

（一）孕产妇心搏骤停

孕产妇心搏骤停是产科危重症模拟训练中的常见场景主题之一，被广泛地应用且获得了明显的临床效益。孕产妇心搏骤停很罕见，由于妊娠期孕产妇的特殊生理性改变加上同时需要救治孕产妇和胎儿，因此更具挑战性。Lipman 等[17]建议为所有妇产科工作人员专门开设孕产妇抢救的产科模拟训练。作者认为现有的成人心肺复苏训练和新生儿心肺复苏训练都不是针对产科患者设计的，未将产科患者的特殊救治措施纳入训练，且每两年一次的培训频率也不足以掌握母体心肺复苏技能。孕产妇心搏骤停的生存率低于非妊娠期患者，常常导致灾难性的结局。及时启动和持续给予高质量的胸外按压是复苏成功的关键。Fisher 等[18]撰文指出完成孕产妇心搏骤停模拟演练课程的专科工作人员在及时启

表3-2　产科病房护理等级

0级：普通病房护理	护理低危产妇
1级：额外监护或干预，或从更高级别护理降级后的护理	• 出血风险 • 输注催产素 • 椎管内麻醉 • 瑞芬太尼镇痛 • 轻度子痫前期口服降压药，液体限制治疗等 • 合并症：先天性心脏病、糖尿病胰岛素治疗
2级：单脏器支持治疗（BRS和BCVS同时发生也视作单脏器支持）	**基础呼吸支持（BRS）** • 面罩吸氧浓度≥50%以维持氧饱和度 • 持续气道正压通气（CPAP），双气道正压通气（BiPAP） **基础心血管支持（BCVS）** • 静脉输注降压药（如柳胺苄心定或肼苯哒嗪）来控制子痫前期血压 • 动脉置管监测血压或采样检测 • 中心静脉置管来液体治疗或留置血管通路 **高级心血管支持** • 同时静脉输注至少2种降压药、抗心律失常药物、血管活性药，其中必须有一种是血管活性药 • 需要测量和控制心输出量 **神经系统支持** • 输注镁剂来控制抽搐 **肝脏支持** • 急性爆发性肝衰竭（如HELLP综合征或急性脂肪肝）考虑肝移植
3级：仅高级呼吸支持，或两种以上上述脏器支持	**高级呼吸支持** • 通过气管导管有创机械通气 **两种以上脏器支持** • 肾脏支持和BRS • BRS/BCVS和另外的脏器支持

注：来自2000年出版的英国卫生部门文件。其中2级护理的适用人群包括产后出血需要有创压力监测联合血管活性药物治疗的产妇，或子痫发作后需要镁剂输注控制抽搐的产妇；3级护理的适用人群包括围产期心肌病合并急性肺水肿需要气管内插管机械通气的产妇。引自Edwards Z, Lucas DN, Gauntlett R. Is training in obstetric critical care adequate? An international comparison[J]. Int J Obstet Anesth, 2019, 37: 96-105.[1]

动心肺复苏上展现出有统计学意义的显著进步。一项前瞻性研究也显示在完成基础的孕产妇心搏骤停模拟训练课程后，妇产科住院医师在处理妊娠晚期心搏骤停时展现出信心、技能和知识运用上的进步[19]。与孕产妇心搏骤停密切相关的另一个场景主题是濒死剖宫产（perimortem cesarean section，PMCS），它同时也是产科危重症模拟训练的主要场景之一。产科急诊与创伤处理（managing obstetric emergencies and trauma，MOET）是在英国开设的一门产科急症课程，包含了 PMCS 训练。一项回顾性分析评估了 15 年间所有濒死剖宫产的新生儿结局，并评估了自 2004 年荷兰引进 MOET 课程以来濒死剖宫产使用率是否上升。结果显示课程引入后 PMCS 的实施率上升了，但没有一例病例在推荐的复苏开始 5 分钟内实施剖宫产；分析其母婴结局后作者再次强调了及时终止妊娠的重要性，而增加 PMCS 模拟训练可以提高及时终止妊娠的实施速度和效率[20]。另一篇文献报道了两例成功实施 PMCS 的案例并将其良好的转归归功于模拟训练，他们同时介绍了包括产科医师、助产士和麻醉医师共同参与的多学科团队演练[21]。

（二）产后出血

产后出血是一项严重的产科并发症，是导致产妇死亡的重要原因之一。临床演练和模拟训练可用来培训相关医疗人员处理产后出血的各项技能。可用于产后出血模拟训练的模拟器具很多。比如，有一项研究中使用了装备一个充气子宫的分娩模型来模拟宫缩乏力。他们通过该模拟训练发现了住院医师在处理产后出血的过程中的一些重要缺陷。研究中，40 名住院医师进行产后出血模拟练习，为达到止血的目的，受训医师们被要求实施子宫按摩、检查伤口和给予两种药物治疗（剂量和给药途径正确）三项措施。大多数住院医师都无法在 5 分钟内纠正出血，与此同时几乎半数人会在用药上犯至少一个错误（剂量或用药途径错误）[22]。另一项研究则展示了另一种产后出血模拟训练装置，他们使用了一个远程控制的高仿真模拟器，该模拟器自带一套出血程序，使其从视觉和触觉上都与真实孕期子宫类似。产后出血模拟训练的学习目标包括提高评估出血量的精确性、优化医学处置能力等[23]。

精确评估出血量对识别和处理产后出血很关键。研究显示临床上实际失血量和评估失血量之间存在差异。一项研究发现在产后出血的处理过程中每间隔一个时间点进行一次出血量评估的精确性要高于一次性统计，可改进临床判断[24]。另一项研究也指出经过产后出血教学干预的参与者在出血量评估上表现会有改进，同时他们发现当出血量较小时会有过度评估而当出血量较大时会有估计不足的现象存在[25]。2019 年来自法国的一项模拟训练研究发现使用集血袋和纱垫来评估出血量往往是低估的，但集血袋的精确度略高[26]。

按摩子宫是处置产后出血的措施之一，在一项研究中使用了一个供双手按压子宫练习的模拟子宫，模拟子宫上分布着 6 个压力感受反馈器，分别由单人或多人组队实施按摩，结果证实单人双手子宫按摩持续 150 秒就会疲劳，但若组队按摩则可持续 5 分钟，作者同时指出经过该模拟训练的产科工作人员双手按摩子宫的技能进步了[27]。除了单一技能模拟培训，多学科联合演练是更加贴近临床实践的模拟训练形式。一项有关多学科原位产后出血模拟训练的研究给予了积极正面的评价，研究结果显示演练增加了学员处理产科急危重症时的自信心，尽管演练过程中学员因场景过于"逼真"而感到有压力，但演练不失为锻炼专业技能的安全有效的途径，同时通过演练该医疗机构优化了原有的医疗流程（大量输血流程）、发现并纠正了数个系统性问题[28]。

（三）子痫

子痫指在子痫前期或无其他神经系统疾病的情况下发生全身抽搐，是罕见但危及生命的产科危重症，常发生于 2% ～ 3% 未接受止痉药物预防性治疗的重度子痫前期孕妇中。子痫模拟训练的道具主要演绎抽搐状态，可以是标准化患者（演员）、人为（工作人员站在幕布后）摇晃的模拟人、或高仿真程序控制抽搐的模拟人。有随机对照研究证实，与传统讲座相比，模拟训练在处理子痫和镁剂毒性方面的教学更具优势[29]。在英国 6 家大型医院进行的一项随机对照队列研究中，研究对象被随机分配入当地医院或模拟训练中心，接受包含或不含团队协作理论的训练教程。研究人员通过录像资料来评价培训前后研究对象在标准化子痫模拟场景中的表现。医院组使用标准化患者（演员），而模拟中心使用高仿真模拟人。结果显示，无论在哪里进行培训，模拟训练均显著提高了研究对象基础任务完成率（87%上升至100%）、缩短了实施硫酸镁治疗的时间（减少116秒）并提高了团队工作能力[30]。此外，子痫模拟演练还引发了数个医疗机构的流程性改进，包括"子痫盒"的发明，子痫盒内有处置子痫的必要设备用品和处置流程。

（四）脐带脱垂

脐带脱垂的诊断一旦成立，需立即进行剖宫产终止妊娠。该操作需要调动多学科人员进行救治，包括麻醉医师、手术室护士、产科医师及提供胎儿支持的儿科医师，并随时准备进行新生儿复苏，从发现到终止妊娠的时间越短越有利于改善母婴结局。在此过程中，沟通是关键，信息必须准确地传递到每一个环节以保障迅速娩出胎儿。脐带脱垂的模拟训练设计很简单，任何一种可用于分娩训练的模拟人都可运用于此场景。英国的一项研究报道了有关脐带脱垂模拟训练项目的有效性，该研究的实施地点是一个大型产科基地。研究者比较了该基地模拟训练项目实施前6年间与实施后6年间所有脐带脱垂患者"诊断-分娩"间隔时间，发现该间隔时间显著减少，由25分钟缩短至14.5分钟；同时他们还发现经过模拟训练，团队给予缓解脐带压迫的行为增加了，由34%上升至82%[8]。

（五）肩难产

相较于其他产科急诊，肩难产模拟训练优化母婴预后的相关研究证据是最多的。2004年，Deering等[31]首次报道了肩难产模拟训练可显著改善住院医师的表现。随后，英国一项大型研究评估了肩难产模拟训练的临床结果，他们回顾了模拟训练项目前后各4年间所有合并肩难产的新生儿结局，结果正如预期的那样，在肩难产发生率未发生明显改变的情况下新生儿损伤减少至原先的近四分之一[32]。在美国，类似的结果也由两家独立机构分别证实。一家报道了完成训练课程后总的阴道分娩过程中及合并肩难产的产后，臂丛神经损伤的发生率均下降（分别为0.4%下降至0.14%，30%下降至10.6%）[33]。另一家的研究也获得了类似的结果[34]。图3-1为肩难产的演练流程示意图。

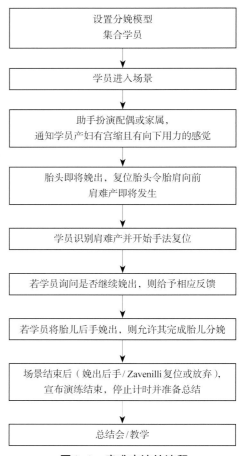

图3-1 肩难产演练流程

五、沟通技能

产科危重症模拟训练中最重要的一部分就是多学科模拟训练，而多学科模拟训练的核心内容之一就是获得高频率且高质量的沟通技能，对人员流动性大的产科科室而言更是必备技能（表3-3）。高质量的沟通是指在交接班、术前、病情变化或分娩计划改变，尤其是急诊操作时能够清晰、有效和准确地传递信息。不幸的是，真实情况下往往难以达到高质量的沟通。有学者指出，手术室内导致可预防性的医疗伤害的第二大原因就是沟通不良[35]。医疗体系的等级性是阻碍高质量沟通的障碍之一，低年资医师往往不敢果断大声地说出他们的真实想法，甚至是在他们已经觉察到患者存在某些潜在风险时[36, 37]。多学科培训可以聚集不同学科和等级的成员，进行开放式交流的培训，并鼓励他们将畅所欲言的氛围带入真实的工作场景中。

有关多学科模拟训练对沟通技能的正面影响

表3-3　多学科沟通策略

产科部门的多学科沟通策略
核对/交接班
设置交接班的时间和地点（包括产科、麻醉科、护理部）
麻醉团队的结构化交接工具如SAFE工具[40] 　S：Sick patients 疾病状况（脓毒症，子痫前期，严重的全身疾病） 　A：At-risk patients 风险状况（紧急剖宫产，出血，麻醉问题） 　F：patients to Follow-up 有待随访（PDPH，严重的产后出血，神经损伤） 　E：Epidurals 硬膜外（正在进行的，任何有问题的）
使用统一的交接班程序，无论是工作日还是休息日
术前核对
理想状态下所有操作前都应实施，但每台剖宫产前必须进行
所有参与手术者（产科、麻醉科、护理部）探讨患者状况、预期问题、特殊准备等
依据紧急程度可适当简化
可使用印制的认知辅助工具和（或）清单工具
"大声说出来"的沟通文化（speaking-up）
要求所有的临床工作者都关注患者安全问题
鼓励公开讨论和问责
利用多学科教育活动促进医疗团队成员间的合作共进
对恐吓、破坏性行为和（或）欺凌零容忍[41]

注：PDPH（post-dural puncture headache），硬脊膜穿破后头痛。引自Kacmar RM. Safety interventions on the labor and delivery unit[J]. Curr Opin Anaesthesiol, 2017, 30(3): 287–293.[42]

也体现在Lutgendorf等的研究中[28]。沟通技能的重要性不仅体现在医务人员之间，也体现在医患之间。一些研究证实通过模拟训练可以获得和提高沟通技能。有研究显示模拟训练可促进临床医师使用闭环式和定向式的沟通方式，提升了患者的"安全感"[38]。在随后的一项跟踪调查中也发现模拟训练改善了医患交流。当医师花更多时间更频繁地与患者交流，他们更有可能向患者解释清楚真实的病情和急需的治疗[39]。

六、总结

模拟训练是医学教育及医疗部门继续教育中的一种有效培训方式，可在充分保障医患安全的情况下使各级医学生和临床医师获得相应的技能及获取处置罕见或危重症患者的经验和能力。在需要收治高危重症孕产妇的医疗部门，对整个医疗团队进行模拟培训，不但可使相关受训人员的临床能力水平获得稳步的提高，还可增强团队协作能力和有效沟通能力，此外在训练过程中可发现隐匿的安全隐患和医疗流程漏洞。产科危重症模拟训练场景主要包括孕产妇心搏骤停、产后出血、子痫、紧急剖宫产等，各方面证据都有力地肯定了模拟训练对临床实践的正面作用。

（张玥琪）

参·考·文·献

[1] Edwards Z, Lucas DN, Gauntlett R. Is training in obstetric critical care adequate? An international comparison[J]. Int J Obstet Anesth, 2019, 37: 96−105.

[2] Draycott T, Sibanda T, Owen L, et al. Does training in obstetric emergencies improve neonatal outcome?[J]. BJOG, 2006, 113(2): 177−182.

[3] Maslovitz S, Barkai G, Lessing JB, et al. Recurrent obstetric management mistakes identified by simulation[J]. Obstet Gynecol, 2007, 109(6): 1295−1300.

[4] Birch L, Jones N, Doyle PM, et al. Obstetric skills drills: evaluation of teaching methods[J]. Nurse Educ Today, 2007, 27(8): 915−922.

[5] Cioffi J, Purcal N, Arundell F. A pilot study to investigate the effect of a simulation strategy on the clinical decision making of midwifery students[J]. J Nurs Educ, 2005, 44(3): 131−134.

[6] Crofts JF, Lenguerrand E, Bentham GL, et al. Prevention of brachial plexus injury-12 years of shoulder dystocia training: an interrupted time-series study[J]. BJOG, 2016, 123(1): 111−118.

[7] Gossett DR, Gilchrist-Scott D, Wayne DB, et al. Simulation Training for Forceps-Assisted Vaginal Delivery and Rates of Maternal Perineal Trauma[J]. Obstet Gynecol, 2016, 128(3): 429−435.

[8] Siassakos D, Hasafa Z, Sibanda T, et al. Retrospective cohort study of diagnosis-delivery interval with umbilical cord prolapse: the effect of team training[J]. BJOG, 2009, 116(8): 1089−1096.

[9] Nguyen N, Watson WD, Dominguez E. An Event-Based Approach to Design a Teamwork Training Scenario and Assessment Tool in Surgery[J]. J Surg Educ, 2016, 73(2): 197−207.

[10] Petrosoniak A, Auerbach M, Wong AH, et al. In situ simulation in emergency medicine: Moving beyond the simulation lab[J]. Emerg Med Australas, 2017, 29(1): 83−88.

[11] Joyce MF, Berg S, Bittner EA. Practical strategies for increasing efficiency and effectiveness in critical care education[J]. World J Crit Care Med, 2017, 6(1): 1−12.

[12] Gardner AK, Scott DJ. Concepts for Developing Expert Surgical Teams Using Simulation[J]. Surg Clin North Am, 2015, 95(4): 717−728.

[13] Brunette V, Thibodeau-Jarry N. Simulation as a Tool to Ensure Competency and Quality of Care in the Cardiac Critical Care Unit[J]. Canadian Journal of Cardiology, 2017, 33(1): 119−127.

[14] Cox T, Seymour N, Stefanidis D. Moving the Needle: Simulation's Impact on Patient Outcomes[J]. Surg Clin North Am, 2015, 95(4): 827−838.

[15] Hoang TN, Kang J, Siriratsivawong K, et al. Hyper-Realistic, Team-Centered Fleet Surgical Team Training Provides Sustained Improvements in Performance[J]. J Surg Educ, 2016, 73(4): 668−674.

[16] Lyons R, Lazzara EH, Benishek LE, et al. Enhancing the effectiveness of team debriefings in medical simulation: more best practices[J]. Jt Comm J Qual Patient Saf, 2015, 41(3): 115−125.

[17] Lipman SS, Daniels KI, Carvalho B, et al. Deficits in the provision of cardiopulmonary resuscitation during simulated obstetric crises[J]. Am J Obstet Gynecol, 2010, 203(2): 171−175.

[18] Fisher N, Eisen LA, Bayya JV, et al. Improved performance of maternal-fetal medicine staff after maternal cardiac arrest simulation-based training[J]. Am J Obstet Gynecol, 2011, 205(3): 231−235.

[19] Adams J, Cepeda Brito JR, Baker L, et al. Management of Maternal Cardiac Arrest in the Third Trimester of Pregnancy: A Simulation-Based Pilot Study[J]. Crit Care Res Pract, 2016, 2016: 5283765.

[20] Dijkman A, Huisman CM, Smit M, et al. Cardiac arrest in pregnancy: increasing use of perimortem caesarean section due to emergency skills training?[J]. BJOG, 2010, 117(3): 282−287.

[21] McDonnell NJ. Cardiopulmonary arrest in pregnancy: two case reports of successful outcomes in association with perimortem Caesarean delivery[J]. Br J Anaesth, 2009, 103(3): 406−409.

[22] Deering SH, Chinn M, Hodor J, et al. Use of a postpartum hemorrhage simulator for instruction and evaluation of residents[J]. J Grad Med Educ, 2009, 1(2): 260−263.

[23] Daniels K, Parness AJ. Development and use of mechanical devices for simulation of seizure and hemorrhage in obstetrical team training[J]. Simul Healthc, 2008, 3(1): 42−46.

[24] Maslovitz S, Barkai G, Lessing JB, et al. Improved accuracy of postpartum blood loss estimation as assessed by simulation[J].

Acta Obstet Gynecol Scand, 2008, 87(9): 929−934.

[25] Dildy GA, 3rd, Paine AR, George NC, et al. Estimating blood loss: can teaching significantly improve visual estimation?[J]. Obstet Gynecol, 2004, 104(3): 601−606.

[26] Lemee J, Scalabre A, Chauleur C, et al. Visual estimation of postpartum blood loss during a simulation training: a prospective study[J]. J Gynecol Obstet Hum Reprod, 2019: 101673.

[27] Andreatta P, Perosky J, Johnson TR. Two-provider technique for bimanual uterine compression to control postpartum hemorrhage[J]. J Midwifery Womens Health, 2012, 57(4): 371−375.

[28] Lutgendorf MA, Spalding C, Drake E, et al. Multidisciplinary In Situ Simulation-Based Training as a Postpartum Hemorrhage Quality Improvement Project[J]. Mil Med, 2017, 182(3): 1762−1766.

[29] Fisher N, Bernstein PS, Satin A, et al. Resident training for eclampsia and magnesium toxicity management: simulation or traditional lecture?[J]. Am J Obstet Gynecol, 2010, 203(4): 371−375.

[30] Ellis D, Crofts JF, Hunt LP, et al. Hospital, simulation center, and teamwork training for eclampsia management: a randomized controlled trial[J]. Obstet Gynecol, 2008, 111(3): 723−731.

[31] Deering S, Poggi S, Macedonia C, et al. Improving resident competency in the management of shoulder dystocia with simulation training[J]. Obstet Gynecol, 2004, 103(6): 1224−1228.

[32] Draycott TJ, Crofts JF, Ash JP, et al. Improving neonatal outcome through practical shoulder dystocia training[J]. Obstet Gynecol, 2008, 112(1): 14−20.

[33] Inglis SR, Feier N, Chetiyaar JB, et al. Effects of shoulder dystocia training on the incidence of brachial plexus injury[J]. Am J Obstet Gynecol, 2011, 204(4): 321−326.

[34] Grobman WA, Miller D, Burke C, et al. Outcomes associated with introduction of a shoulder dystocia protocol[J]. Am J Obstet Gynecol, 2011, 205(6): 513−517.

[35] Young S, Dunipace D, Pukenas E, et al. Can Simulation Improve Patient Outcomes?[J]. Int Anesthesiol Clin, 2019, 57(3): 68−77.

[36] Lyndon A, Sexton JB, Simpson KR, et al. Predictors of likelihood of speaking up about safety concerns in labour and delivery[J]. BMJ Qual Saf, 2012, 21(9): 791−799.

[37] Maxfield DG, Lyndon A, Kennedy HP, et al. Confronting safety gaps across labor and delivery teams[J]. Am J Obstet Gynecol, 2013, 209(5): 402−408.

[38] Siassakos D, Draycott T, Montague I, et al. Content analysis of team communication in an obstetric emergency scenario[J]. J Obstet Gynaecol, 2009, 29(6): 499−503.

[39] Siassakos D, Bristowe K, Hambly H, et al. Team communication with patient actors: findings from a multisite simulation study[J]. Simul Healthc, 2011, 6(3): 143−149.

[40] Dharmadasa A, Bailes I, Gough K, et al. An audit of the efficacy of a structured handover tool in obstetric anaesthesia[J]. Int J Obstet Anesth, 2014, 23(2): 151−156.

[41] Burke C, Grobman W, Miller D. Interdisciplinary collaboration to maintain a culture of safety in a labor and delivery setting[J]. J Perinat Neonatal Nurs, 2013, 27(2): 113−123; 124−115.

[42] Kacmar RM. Safety interventions on the labor and delivery unit[J]. Curr Opin Anaesthesiol, 2017, 30(3): 287−293.

第四章
产科早期预警系统

孕产妇死亡率（maternal mortality ratio, MMR）是考核医疗机构产科质量的重要指标，也是衡量一个国家或地区社会经济发展和妇女健康状况的重要标准。世界卫生组织（World Health Organization, WHO）发布的调查显示，全球每天约有830名妇女死于与妊娠或分娩相关的并发症，仅在2016年就有约36.8万名妇女在妊娠、分娩期间或分娩后死亡。99%的死亡发生在低收入国家，其中绝大部分的孕产妇死亡是可以预防和避免的[1]。发达国家的MMR为12/10万，而发展中国家的MMR为239/10万。依据2019年全国妇幼健康工作会议的信息，在2018年我国的MMR为18.3/10万，2017年则为19.6/10万，妇女健康的核心指标总体上优于中高收入国家平均水平。上海市在孕产妇管理方面处于国内领先地位，2016年上海市的MMR首次低于6/10万，而2018年常住人口的MMR更是降至1.15/10万。相反，近20年来美国MMR以及严重孕产妇并发症的发生率在增加[2]。同样，全球也未能实现旨在1990～2015年间将MMR降低四分之三的千年发展目标。这也提醒我们仍应该采取各种措施努力降低MMR，并防止其反弹。

国家卫生健康委员会在2018年全国妇幼健康工作会议上表示，我国将加强妊娠风险防范、急危重症救治等，全力保障母婴安全。而2019年由党中央、国务院发布的《"健康中国2030"规划纲要》中也明确提到，到2022年和2030年，孕产妇死亡率分别下降到18/10万及以下和12/10万及以下。2018年9月，上海市发布的《上海市母婴安全行动计划（2018～2020年）》也特别强调将保障母婴安全作为第一要务，以高度负责的态度做好孕产妇急危重症救治，巩固优化孕产妇死亡率等核心指标。可见从WHO到国家和各省市都在采取积极的措施保障孕产妇的健康，减少MMR。

美国疾病与预防控制中心（Center for Disease Control and Prevention, CDC）官方网站上就写着，"每5例妊娠相关的死亡中有3例是可以预防的"。实际上大量的孕产妇在死亡前都曾经历识别、诊断和治疗的延迟。北京协和医院ICU有一条科室座右铭：没有突然发生的病情变化，只有突然发现的病情变化。这句话同样适用于产科危重症，尽管孕产妇的病情变化常常急骤，但在骤变之前多有一段病情不稳定的时间或前驱表现，如果能在病情迅速进展前即识别生理预警征象并及早采取干预措施，或将有效改善孕产妇不良结局[3]。美国、英国和爱尔兰等国家为降低MMR及孕产妇并发症的发生率，尝试建立并推广产科早期预警系统（early warning score, EWS），以期通过识别可预测的异常生命体征或实验室检查，快速、有效地启动应答机制，改善孕产妇结局。目前我国尚未建立和实施统一的产科EWS。

产科EWS理论上可以预警潜在的即将发生的危重症，从而维护孕产妇的安全。尽管关于产科EWS研究及应用的文献报道层出不穷，但相关的实践指南数据非常有限。目前，EWS越来越受到人们的关注，并在诊疗中发挥了一定的积极作用，2017年美国母胎医学会（Society of Maternal-Fetal Medicine, SMFM）年会专门开设了一个议题讨论EWS在各种医疗环境下的实施情况。关于EWS结局的研究进展表明，EWS的应用可能会降低孕产妇并发症的发病率和死亡率。实施EWS还可以从各种相关指标中捕捉到导致疾病恶化的线索，为诊疗提供思路。

我国近年也开始关注EWS在产科中的应用，但是相关资料和研究还极为匮乏。本章介绍产科EWS的研究进展及应用现状，希望能为我国制定具有实战意义的产科EWS提供借鉴。

一、产科早期预警系统的研究进展

（一）常用的产科早期预警系统

大部分可预防的产科危急事件的发生，多是由于临床医师没有对一些临床预警的征象做出及时的反应和应对，随之不良事件如同多米诺骨牌一般，一旦启动就导致孕产妇严重并发症进而演变为死亡。产科EWS的目的即在于早期识别异常征象、早期预警和早期干预以改善孕产妇的结局。

过去20年间在临床上已经有很多EWS系统，包括单个参数，多参数以及一些加权综合指数等等，不同的EWS系统也为临床所证实确实可以预测并减少一些高危事件的发生[4]。但是将这些系统应用于产科，却没有得到类似的临床价值，这也说明产科患者是特殊的群体，其病理生理变化与非产科患者可能有显著的不同，需要建立产科的EWS。

一般来说，EWS包括评估参数、计分原则以及响应机制，其中评估参数包括体温、心率、收缩压、呼吸、氧饱和度和意识状态等。每个EWS均设有一个触发点，达到触发点即提示患者病情处于高风险状态，需要高级医疗团队介入对患者进行积极的评估和处置，因此EWS往往伴随快速反应团队或紧急救治团队参与救治，进而达到改善患者结局的目的。计分原则可分为2种类型：一种是颜色预警系统，为单指标/多重指标预警系统；另一种是数字计分预警系统（或者是整合-权重计分系统），对不同参数评分进行计分，通过总分预测患者风险。产科EWS也基本按照这些原则创建，这里介绍国际上常见的几种危重孕产妇EWS。

1. 英国改良产科早期预警系统（Modified Early Obstetric Warning System, MEOWS） 2007年，英国孕产妇及儿童健康信息调查机构（Confidential Enquiry into Maternal and Child Health, CEMACH）推荐常规在妊娠、分娩以及产后使用MEOWS。该预警系统纳入常见的参数，如体温、心率、呼吸次数和收缩压，还纳入氧饱和度、舒张压等。以2个中度（黄色）异常指标或者1个重度（红色）异常指标作为触发点，需要立即进行下一步的评估和快速应答（表4-1）。

英国一家医院在676例孕产妇中应用了MEOWS，以检验其有效性。该研究报道总的敏感性为89%，特异性79%，对产科严重疾病和并发症的阳性预测值为39%，阴性预测值98%[5]。同预期一样，最常见的并发症为出血（43%）、高血压疾病（31%）和感染（20%）。由于该系统的应用，所研究的孕产妇未发生一例心搏骤停、死亡和ICU入

表4-1 英国改良产科早期预警系统（MEOWS）

生命体征	黄色预警	红色预警
体温（℃）	35～36	＜35 或 ＞38
收缩压（mmHg）	150～160 或 90～100	＜90 或 ＞160
舒张压（mmHg）	90～100	＞100
心率（次/分钟）	100～120 或 40～50	＜40 或 ＞120
呼吸频率（次/分钟）	21～30	＜10 或 ＞30
氧饱和度（%）	—	＜95
疼痛评分	2～3	—
意识状态	可发声	无应答，疼痛

住，因此认为MEOWS有助于早期识别危重孕产妇，并及早采用相应的预防措施。

另一项来自加拿大的回顾性研究，比较了MEOWS用于预测孕产妇入住ICU的价值，结果发现MEOWS有很高的敏感性（96%），较低的特异性（54%），但是当采用≥1个红色触发指标时，在维持高敏感性的同时特异性显著提高（73%）[6]。

2. 美国产科早期预警系统（Maternal Early Warning Criteria, MEWC） 美国国家孕产妇安全合作组织（The National Partnership for Maternal Safety）在MEOWS的基础上，制定了母体早期预警系统（MEWC）。MEWC的重要变化是在参数设置上删除了体温和疼痛，增加了少尿的评估，将心动过缓的临界值由40次/分钟改为50次/分钟，在意识评估中加入了激动、烦躁或无应答，高血压患者无法缓解的头痛或呼吸困难（表4-2）[7]。英国MEOWS为不同指标的综合加权触发预警，而MEWC为单指标系统，1个异常指标便会触发应答与临床医师的床旁评估，更加便捷简单。该预警系统强调了早期诊断和治疗在降低孕产妇并发症发生率中的重要性，进行早期床旁评估，及时解决问题[8]。

最近有项回顾性研究[9]检验了MEWC与产科危重症发病率之间的关系，发现单一指标触发预警，其预测产科危重症的敏感性为97%，而特异性为39%，阳性预测值34%，阴性预测值97%。当合并多个指标异常或者一个指标的反复异常，则敏感性为84%，而特异性可以提高到62%，阳性预测值

42%，阴性预测值92%。因此认为作为筛查工具，MEWC与产科疾病有一定相关性，有较好的敏感度和阴性预测价值。但结果也显示仅依靠单一指标预警，其特异性是较差的。

3. 爱尔兰产科早期预警系统（Irish Maternity Early Warning System, IMEWS） 爱尔兰于2013年引入IMEWS，在全国范围内对所有孕妇和围产期住院孕产妇实施标准化的产科EWS，早期识别孕妇病情变化，为其提供安全、高质量、及时的护理。IMEWS的应用时间为从确认妊娠开始，至产后6周，并不应用于产房、手术室、复苏室和重症监护病房。该预警系统为颜色预警系统，纳入的生命体征包括心率、收缩压、舒张压、体温、呼吸、氧饱和度和意识状态，根据其数值不同采用不同颜色进行标记（表4-3）。在该预警系统中，1个黄色指标提示需医护人员在30或60分钟内再次评估；2个黄色指标或1个红色指标提示需产科医师再次检查，并在30分钟内再次评估；＞2个黄色指标或≥2个红色指标提示应请示产科医师再次检查并马上重新评估，并在15分钟内再次评估或进行连续监测。研究显示，应用IMEWS可以提高生命体征记录的完整性。

4. 孕产妇早期预警启动系统（Maternal Early Warning Triggers, MEWT） MEWT是一套临床预警路径，它在美国的Dignity Health医疗系统内的医院以及其他美国一些医院中应用，旨在早期发现、评估孕产妇的异常情况并及时给予治疗。主要关注孕产妇4个常见的合并症：感染、心肺功能不全、

表4-2 美国产科早期预警系统（MEWC）

生 命 体 征	预　　警
收缩压（mmHg）	＜90 或 ＞160
舒张压（mmHg）	＞100
心率（次/分钟）	＜50 或 ＞120
呼吸频率（次/分钟）	＜10 或 ＞30
氧饱和度（%）（海平面，吸空气）	＜95
尿量（mL/h）	＜30

激动、烦躁或无应答

子痫前期患者无法缓解的头痛或呼吸困难

表4-3　爱尔兰早期预警系统（IMEWS）

生命体征	正　常	黄色预警	红色预警
心率（次/分钟）	60～99	50～59或100～119	≥120或<50
收缩压（mmHg）	100～139	90～99或140～159	≥160或<90
舒张压（mmHg）	50～89	90～99或40～49	≥100或<40
体温（℃）	36.0～37.4	35.1～35.9或37.5～37.9	≥38或<35
呼吸频率（次/分钟）	11～19	20～24	≥25或≤10
氧饱和度（%）	96～100	—	≤95
意识状态	清　醒	—	对声音或疼痛有应答或无应答

子痫前期-高血压和出血。反应程度有两个级别。以下一项超过20分钟定义为严重：孕产妇心率>130次/分钟、呼吸>30次/分钟、平均动脉压<55 mmHg、氧饱和度<90%或护士认为患者情况较差。以下异常出现两项且持续超过20分钟定义为较严重：孕产妇体温>38℃或<36℃、血压>160/110 mmHg或<85/45 mmHg、心率>110次/分钟或<50次/分钟、呼吸>24次/分钟或<10次/分钟、氧饱和度<93%、胎心率>160次/分钟、意识状态改变或不成比例的疼痛（表4-4），筛查阳性

表4-4　孕产妇早期预警启动系统（MEWT）

黄 色 预 警	
收缩压（mmHg）	<80或156～160
舒张压（mmHg）	<45或106～110
心率（次/分钟）	<45或111～130
呼吸频率（次/分钟）	<12或25～30
体温（℃）	≤36
氧饱和度（%）（海平面，吸空气）	90～93
意识状态	有异常
红 色 预 警	
护士评估后认为患者情况较差	
收缩压（mmHg）	>160
舒张压（mmHg）	>110
平均压（mmHg）	<55
心率（次/分钟）	>130
呼吸频率（次/分钟）	>30
体温（℃）	≥38
氧饱和度（%）（海平面，吸空气）	<90

即会给予推荐的评估与治疗[10, 11]。

有研究者在6家试点医院试用MEWT工具13个月，并收集了24个月的基线对照数据，且另外选取几家非试点医院（未使用此工具）同期的分娩结局作为对照，结局指标为美国CDC定义的严重孕产妇患病率、综合孕产妇患病率和ICU住院率。试点医院共有36 832例分娩（基线对照期24 221例，试验期12 611例），非试点医院共146 359例分娩（基线对照期95 718例，试验期50 641例）。结果显示使用MEWT工具后可以显著降低孕产妇严重患病率和综合患病率，但ICU住院率无变化。在非试点医院以上结局指标前后无显著变化。试点医院与非试点医院相比，孕产妇严重患病率和综合患病率也显著降低[12]。

有人对几个常见的预警系统的主要差别进行了比较（表4-5）。

表4-5　几个常见早期预警启动系统的比较

项　　目	MEOWS	MEWT	MEWC
评估标准	1个红或2个黄触发预警	1个红或2个黄触发预警	1个红即触发（无黄色预警）
决策支持和监护升级指导	无	有临床路径	无
结局资料	无	有	无

（二）其他产科预警工具

1. CRADLE重要体征简易评估工具　CRADLE重要体征（vital sign alert, VSA）评估工具，简称CRADLE VSA，是一类半自动的测量设备，在测量无创血压和心率同时，会自动计算休克指数（shock index, SI），SI=心率/收缩压。如图所示，在呈现血压、心率和SI同时，屏幕一侧会有类似交通信号灯的红、黄和绿的指示灯，并有相应的箭头指示（图4-1）。红色信号灯伴箭头表示强烈预警，黄色伴箭头表示次级预警，绿色表示安全。该工具简单、耐用、直观，适用于低收入或教育水平较低的国家和地区[13]。工作人员借助该工具完成测量后，根据不同颜色以及箭头的指示即可以知晓是否需要启动预警。

一项大型的组群随机对照研究分别在非洲、印度和海地展开，该研究纳入了2016年至2017年间536 223例产妇，比较CRADLE VSA监测与传统监

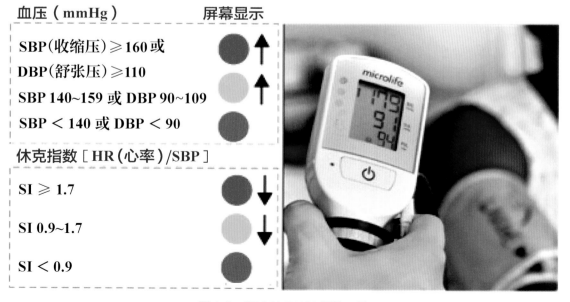

图4-1　CRADLE VSA评估工具

测，结果发现在使用该评估工具后，子痫、紧急子宫切除和孕产妇死亡等不良事件发生率下降了8%[14]。

2. 休克指数（shock index, SI） 当前，产后出血依然是发展中国家产妇死亡的首要原因，如何及时预测、识别和治疗产后出血，对于降低产后出血的发生率和病死率至关重要。SI是心率与收缩压的比值，能够反映即时血流动力学的稳定性情况，是一种无创、简便并且可以反复、动态测量的指标。传统常用其评估创伤性休克、各种出血、严重感染或其他影响循环稳定性疾病的严重程度，也用于简明快速地做急诊患者的分诊、病情评估，以及预后判断等。近些年来SI在产科中的应用逐渐受到重视，不少研究发现SI有助于预警和评估产后出血的程度，便于及早干预。

一项研究调查了958例产后大出血患者，结果显示，SI相较于脉压、舒张压、收缩压，对于预测产后大出血更有意义，是产后大出血各种不良预后的最强预测指标。作者建议，在资源紧缺的地区，可以将SI作为一个简便易用的预警指标，当SI大于0.9时需要给予患者密切关注，大于1.4时需要积极干预，而当SI大于1.7时产妇不良预后显著增高[15]。最近一项研究也显示在严重产后出血需行紧急子宫切除的产妇中，SI明显增高，因此SI可能有助于评估出血的严重性以及决定是否需要采取子宫切除等积极措施[16]。

二、产科早期预警在实施中的困境

1. 多学科合作的困难 预警系统的及时启动有赖于医疗团队的有效沟通和决策制定，团队通常包括护理、医疗以及不同学科的人员，流程则包括预警的启动、疾病的诊断和治疗等一系列医疗行为。护理在该系统中发挥着重要作用，无论是急诊还是病房，尤其在国内，通常由护理人员最早发现或觉察到孕产妇的一些异常生命体征，按照预警系统的标准触发响应，相关医疗人员需快速到达现场进行再评估，做出医疗计划、进行必要的随访等。如患者情况有恶化倾向，需要提升监护级别，必要时转ICU治疗。多学科和多环节就容易导致交流、衔接和合作上的一些困难，影响早期预警系统发挥应有的作用。如何让预警系统发挥理想的作用，需要不同的医疗机构根据自身的特点来进行模拟演练，制定合适的方案和流程，以保证多学科能进行有效沟通和合作。

2. 院内教育的重要性 由于预警系统的实施需要不同人员的有效合作，所以对于人员的教育培训至关重要。首先要教育产科的相关成员认同预警系统，并知晓系统实施的目的和重要意义。其次应该有一定的侧重点，产科涉及的工作人员众多，而这些人员往往变动频繁，如交接班、轮转等等，所以最好建立相对固定的院内快速反应团队，定期对团队成员进行培训与演练，以应对突发状况。再者，教育和培训也需要适时变化，不断地收集信息、评估该系统的效率，根据所在医院的具体情况做出适当的调整。

3. 医院文化与实践对预警系统的阻碍 预警系统还是一个新生事物，涉及的环节和人员众多，人们更适应传统的医疗管理模式，难免会对其有抵触情绪。特别是该系统在实践中会面临诸多问题，比如一些频繁的假预警（心率一过性增快、血压测定误差）导致相关人员的响应疲劳，生命体征监测间隔的确定，黄色或红色预警启动后工作量的大幅增加等等。还有一些传统的医疗实践是护理人员将相关生命体征输入到系统内，待医师发现异常才启动预警，护理人员没有发挥一线的预警启动作用，这样就会丧失救治的良机。

4. 领导支持力度 医院领导及职能部门的支持力度也是EWS实施的关键环节之一。医院资源有限，EWS又涉及多个学科和多个环节，只有领导重视和支持，才有利于EWS的协调、落地和实施。因此产科应该向医院和职能部门解释并说明EWS在孕产妇安全中的重要作用，以争取支持以及获得相关资源。

5. 信息系统与电子病例的更新 如何将病例信息系统与EWS进行整合，实现预警的自动化和诊断的决策支持，也是亟须解决的问题。最近也有文章[17]提出，传统的EWS是采用一小部分离散的生命体征（氧饱和度、血压、心率、体温和意识等）为依据，具体临界值的确定又是来自专家的观点，缺乏大数据的支持，也缺乏以结局为指导的循证依据。未来基于大数据的自动化实时采集系统设计的预测模型，可能会有更高的准确性。

三、快速反应团队的建立

早期预警系统有助于在产科患者出现病情恶化征兆时进行预警和启动抢救，但是启动抢救后，如何有效救治患者也是一个重要问题。正如我们前面提到的，在启动抢救后一个多学科团队能否有效合作和沟通可能会影响预警系统的作用。产科的快速反应团队（rapid respond team, RRT）的建设是近年来受到关注的一个方向。RRT最早建立于2004年12月，其理念来源于1952年丹麦哥本哈根成立的全球第一家ICU单元中医疗紧急救治团队模式。RRT则是指在医院普通住院病区建立由经验丰富的护士及少量医师组成的团队，主要职责为尽早发现患者病情变化和及时呼叫相应医师进行有效处置。

RRT是一个由受过特殊训练的，能在医院发现患者出现病情恶化征兆时迅速做出反应的医务人员所组成的团队，其目标并不是取代其他医师或者护士管理患者的责任，而是侧重在管理患者的过程中快速识别患者病情变化、迅速处理、防止患者病情进一步恶化，避免心搏骤停事件的发生[18]。

RRT组建后，主要开展以下工作：① 评估患者情况。当患者病情发生变化时，RRT应利用现有通信手段和主管医师讨论患者的情况，识别病情变化及其可能原因，评估症状的严重程度，并对患者进行检查和询问以获取更多有关症状的信息，回顾任何可能导致患者这次病情发生的住院记录。② 初步稳定患者病情。识别出患者存在的问题后，RRT按照已经建立好的临床路径配合医师迅速治疗和稳定患者的病情。③ 呼叫专科医师并配合专科医师迅速进行患者救治。如果需要找医师交流，使用情景-背景-评估-建议的交流方式来进行患者病情交流，确保交流的完整和简洁。同时RRT将会和护士以及其他医护人员一起协作，准备必要的病程资料。④ 对护理人员进行教育培训和支持。为提高患者救治成功率，RRT中的护士应进行急诊方面的教育培训。⑤ 必要时辅助运送患者至更高级别的治疗区，例如重症监护病房。

危重孕产妇突发情况多、病情变化快，RRT的建设有助于在管理患者的过程中快速识别患者病情变化并迅速处理，防止患者病情进一步恶化。目前认为RRT可能提高患者生存率，减少收治ICU概率，在为产科住院患者提供早期干预和降低孕产妇及围生儿死亡率方面发挥积极作用[19]。但是国内目前似乎还没有成熟的产科RRT模式。

总之，产科EWS是一个系统工程，其成功实施有赖于医院领导的重视和行政管理部门的支持，需要行政与临床之间的密切合作、大量医疗资源的投入、不断优化信息技术，并且要开展有效的培训与演练，不断评估和改进医院文化与执行力度等。我们国家还没有自己成熟的产科预警系统，各个医疗机构或参照国外现有系统，或制定自己的内部规定，亟须投入相关人力和资源研究制定适合我们自己国情的产科EWS，但可以预见，我们还有很长的路要走。

（徐振东）

参·考·文·献

[1] Umar A, Ameh CA, Muriithi F, et al. Early warning systems in obstetrics: A systematic literature review[J]. PLoS One, 2019, 14(5): e0217864.

[2] Petersen EE, Davis NL, Goodman D, et al. Vital Signs: Pregnancy-Related Deaths, United States, 2011-2015, and Strategies for Prevention, 13 States, 2013-2017[J]. MMWR Morb Mortal Wkly Rep, 2019, 68(18): 423-429.

[3] 苏明连，鲍晨怡，刘兴会，等. 危重孕产妇早期预警研究进展[J]. 实用妇产科杂志，2018，34（9）：661-665.

[4] Mathukia C, Fan W, Vadyak K, et al. Modified Early Warning System improves patient safety and clinical outcomes in an academic community hospital[J]. J Community Hosp Intern Med Perspect, 2015, 5(2): 26716.

[5] Singh S, McGlennan A, England A, et al. A validation study of the CEMACH recommended modified early obstetric warning system (MEOWS)[J]. Anaesthesia, 2012, 67(1): 12-18.

[6] Ryan HM, Jones MA, Payne BA, et al. Validating the Performance of the Modified Early Obstetric Warning System Multivariable Model to Predict Maternal Intensive Care Unit Admission[J]. J Obstet Gynaecol Can, 2017, 39(9): 728-733 .e3.

[7] Mhyre JM, D'Oria R, Hameed AB, et al. The maternal early warning criteria: a proposal from the national partnership for maternal safety[J]. Obstet Gynecol, 2014, 124(4): 782-786.

[8] 厉跃红，郭娜菲，庄薇. 国外产科早期预警系统发展现状及对我国的启示[J]. 中华围产医学杂志，2017，20（12）：855-858.

[9] Arnolds DE, Smith A, Banayan JM, et al. National Partnership for Maternal Safety Recommended Maternal Early Warning Criteria Are Associated With Maternal Morbidity[J]. Anesth Analg, 2019, 129(6): 1621-1626.

[10] Friedman AM, Campbell ML, Kline CR, et al. Implementing Obstetric Early Warning Systems[J]. AJP Rep, 2018, 8(2): e79-e84.

[11] Zuckerwise LC, Lipkind HS. Maternal early warning systems-Towards reducing preventable maternal mortality and severe maternal morbidity through improved clinical surveillance and responsiveness[J]. Semin Perinatol, 2017, 41(3): 161-165.

[12] Hedriana HL, Wiesner S, Downs BG, et al. Baseline assessment of a hospital-specific early warning trigger system for reducing maternal morbidity[J]. Int J Gynaecol Obstet, 2016, 132(3): 337-341.

[13] Nathan HL, Vousden N, Lawley E, et al. Development and evaluation of a novel Vital Signs Alert device for use in pregnancy in low-resource settings[J]. BMJ Innov, 2018, 4(4): 192-198.

[14] Vousden N, Lawley E, Nathan HL, et al. Effect of a novel vital sign device on maternal mortality and morbidity in low-resource settings: a pragmatic, stepped-wedge, cluster-randomised controlled trial[J]. Lancet Glob Health, 2019, 7(3): e347-e356.

[15] El Ayadi AM, Nathan HL, Seed PT, et al. Vital Sign Prediction of Adverse Maternal Outcomes in Women with Hypovolemic Shock: The Role of Shock Index[J]. PloS one, 2016, 11(2): e0148729.

[16] Maneschi F, Perrone S, Di Lucia A, et al. Shock parameters and shock index during severe post-partum haemorrhage and implications for management: a clinical study[J]. J Obstet Gynaecol, 2020, 40(1): 40-45.

[17] Escobar GJ, Gupta NR, Walsh EM, et al. Automated early detection of obstetric complications: theoretic and methodologic considerations[J]. Am J Obstet Gynecol, 2019, 220(4): 297-307.

[18] 彭方亮，漆洪波. 产科快速反应团队在重症孕产妇管理中的作用[J]. 中华产科急救电子杂志，2015，4（2）：68-70.

[19] Dalby PL, Gosman G. Crisis Teams for Obstetric Patients[J]. Crit Care Clin, 2018, 34(2): 221-238.

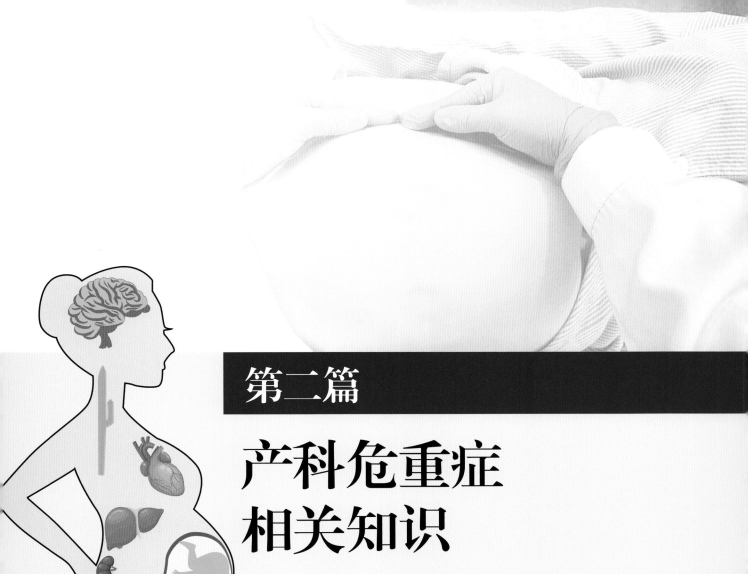

第二篇

产科危重症
相关知识

第五章
妊娠期循环系统的评估和监测

妇女在妊娠期，心血管系统会发生一系列的适应性变化，了解这些生理性变化有助于临床医师对孕产妇的临床管理以及对监测结果的解读[1]。近年来在产科麻醉及危重症管理中，血流动力学监测手段也在不断进展。因此在临床中面对危重孕产妇，临床医师必须基于孕产妇本身的病理生理特点，对血流动力学参数做出正确解读，进行合理的判断和处理。本章将围绕妊娠期循环系统的评估和监测逐一介绍。

一、妊娠期心血管系统的适应性改变

妊娠通常伴有心血管系统的明显改变，包括血容量、心率、每搏输出量（stroke volume, SV）、心输出量（cardiac output, CO）、血管阻力和血压，主要特征可以概括为"高排低阻"。

血容量在单胎孕妇可以增加1 600 mL，而在双胎孕妇大约增加2 000 mL。一般从妊娠12周开始增加，在32～34周达到高峰，此时血容量比未孕时高40%～50%，且一直持续到分娩时。血浆容量增加约1 300 mL，而红细胞仅增加400 mL左右，由此导致生理性或称稀释性贫血。在产后一周，机体第三间隙容量减少2 L左右，因此在产后2～5天会有多尿表现。

CO从妊娠10周开始增加，到妊娠32周达到顶峰，比基础状态增加30%～50%。CO增加是由于SV和心率增加所致，而SV受前负荷和后负荷的影响。妊娠早期，CO增加主要由于SV增加所致（血容量增加导致前负荷增加，外周血管阻力降低导致

后负荷降低），而在妊娠晚期，CO增加受心率影响较大，妊娠足月时，心率每分钟将增加15～20次。在分娩后的2周内CO逐渐恢复到正常范围（孕前水平），但如果合并其他疾病（如子痫前期），恢复时间可能延长（图5-1）。血压通常在妊娠中期下降5～10 mmHg，在妊娠足月时增高至孕前水平。妊娠会导致外周血管阻力（systemic vascular resistance, SVR）降低，这可能与孕期前列环素和孕酮水平增加有关，同时稀释性贫血也改善了血液流变学。同样肺循环阻力也会降低。然而，中心静脉压和肺毛细血管楔压不变[2]。

此外，围产期循环的变化还受到妊娠子宫的影响。在仰卧位时，巨大的子宫压迫下腔静脉（inferior vena cava, IVC）导致静脉回流受阻、右房充盈受限、CO降低，最终导致血压下降，即"仰卧位综合征"，一般发生在妊娠20周以后[3]。孕产妇体位从左侧卧位变换至仰卧位，CO减少可达25%。在产科重症监护病房中，在孕妇右髋下方放置楔形垫，可以使子宫左倾，预防其压迫IVC。虽然IVC受压的症状可能不明显，但是为了预防子宫胎盘血供减少，建议孕周大于20周的孕妇保持子宫左倾[4]。

在妊娠早期，孕妇心脏发生结构重塑，舒张末期容积增加，心肌收缩力增强。与非妊娠妇女相比，其超声下心脏的体积稍有增加。通过测量左室流出道或肺动脉血流流速积分（velocity time integral, VTI），可以看到虽然SV增加，但是射血分数仍然保持在孕前水平[2]。随着孕周增加，除主动脉瓣以外的心脏瓣膜均有轻度的返流增加。在妊娠

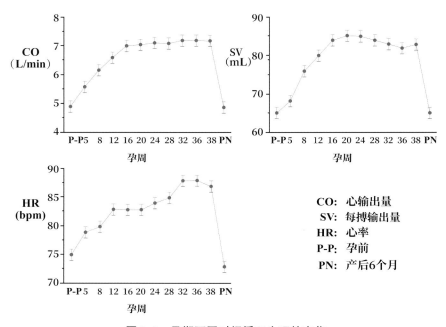

图5-1 孕期不同时间循环生理的变化

注：引自Robson SC, et al. Serial study of factors influencing changes in cardiac output during human pregnancy.Am J Physiol, 1989, 256: 1060-1065.

足月时，可能会出现少量、非活动性的心包积液。超过90%的孕产妇在心前区能闻及收缩期杂音、第一心音增强，有时可以闻及第三心音。可能是由于异位心搏或外周水肿[5]。孕产妇心电图也有许多异常改变，包括：① 室性或房性早搏；② III导联出现Q波低平和T波倒置；③ V1和V2导联出现ST段压低和T波倒置；④ QRS电轴左偏。

同妊娠适应性改变相比，妊娠期高血压对循环系统有不同的影响，尤其以重度子痫前期影响最大。一些研究发现，重度子痫前期会导致右室充盈压增高，左心房扩大，左心室舒张功能异常，左心室壁增厚，左室充盈压升高（图5-2）。重度子痫前期孕妇中有13%存在 II 度以上的心室舒张功能障碍。新近的一项病例对照研究比较了重度子痫前期孕妇与正常血压孕妇的心脏超声，结果进一步证实该类孕妇存在舒张功能障碍和左心室重塑[6]。因此，在临床中要特别当心重度子痫前期孕妇，其可能存在心脏功能的异常及相关并发症。

可见，妊娠期心血管系统发生了诸多的适应性改变，正确解读这些临床数据具有非常重要的意义，否则这些结果可能被误认为是病理性因素所致。孕产妇心血管系统结构性和功能性的改变为胎儿正常的生长发育提供了一个适宜的内环境[7]。大多数的孕产妇都能承受这些适应性改变，反之将意味着发生一系列的妊娠合并症，如子痫前期、妊娠期高血压（pregnancy-induced hypertension, PIH）、妊娠糖尿病、早产和宫内发育迟缓（intrauterine growth restriction, IUGR）。因此，对于这类危重孕产妇，需要通过合理的血流动力学监测评估，指导一系列的治疗措施以维持循环的稳定，从而保证氧的供需平衡。

二、危重孕产妇行血流动力学监测的适应证

虽然大多数健康孕产妇可以耐受妊娠相关循环和代谢的变化，但是对于一些高危人群，特别是合并心血管疾病和危重症的孕产妇，可能会造成预后不良。对于此类高危孕产妇，管理的目的在于密切监护和循环支持。合理有效的血流动力学监测手段有助于临床医师分析患者病情和制定医疗决策。危重孕产妇往往由于产科和非产科的原因需要行血流动力学监测[8]，必要时需采用有创的监测手段，常见的适应证如表5-1。

重症监护病房中需要严密监护和治疗的最常见产科疾病是妊娠期高血压，如子痫前期和子痫，其次是产后出血、产前出血、HELLP综合征和胎盘早剥等[9]。有创血流动力学监测对于有严重妊娠期高血压伴肺水肿、持续性少尿或循环不稳定患者的

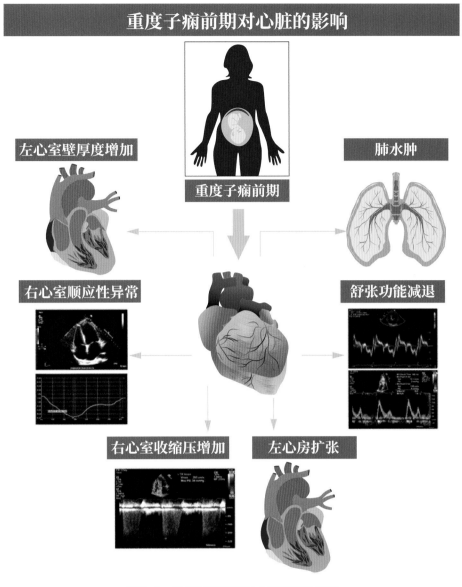

图5-2　重度子痫前期对心脏影响示意图

注：引自 Vaught AJ, et al. Acute Cardiac Effects of Severe Pre-Eclampsia. J Am Coll Cardiol, 2018, 72: 1-11.

表5-1　危重孕产妇行有创血流动力学监测的适应证

项　　目	有创血流动力学监测的适应证
心血管系统疾病	严重的瓣膜疾病（主动脉瓣狭窄或二尖瓣狭窄伴肺动脉高压） 心肌病，射血分数＜15%～20% 急性心血管衰竭（疑似羊水栓塞或肺栓塞）
呼吸系统疾病	急性呼吸窘迫综合征，PEEP＞15 mmHg 严重肺部疾病伴继发性肺动脉高压 重度子痫前期伴肺水肿
肾脏疾病	液体复苏无效，持续性少尿（如重度子痫前期）
不明原因	脓毒性休克，液体复苏和血管活性药物治疗后效果不佳

管理和治疗有一定的意义。但是，对于有妊娠期高血压的孕产妇，不建议常规行有创监测[10]。加拿大妇产科医师学会（Society of Obstetricians and Gynecologist of Canada, SOGC）最新发布的临床指南中指出当血压难以控制或严重出血的情况下，建议行连续性有创动脉压监测（证据级别Ⅱ-3B）。不建议常规行CVP监测，如果放置了中心静脉导管，建议观察动态变化趋势而非孤立数值（证据级别Ⅱ-2D）。除非有特殊的相关指征，否则不建议放置肺动脉导管（pulmonary artery catheter, PAC）进行监测（证据级别Ⅲ-D），如需行PAC监测，必须在重症监护病房监护下进行（证据级别Ⅲ-B）[11]。

休克/低血压和呼吸衰竭是危重孕产妇最常见的临床表现，往往需要使用血管活性药物、强心药物和机械通气[9]。这类患者治疗的首要目标是优化和维持一定的CO，确保组织和胎盘灌注[12]。需动态监测和评估产妇对治疗的反应和病情进展。微创和有创监测技术适用于此类危重孕产妇。美国妇产科医师学会（American College of Obstetricians and Gynecologists, ACOG）发表的声明指出有创监测可以用来指导脓毒血症伴难治性低血压，以及未明确诊断的心衰或休克的治疗和疗效观察[13]。

妊娠合并心脏病的孕妇在妊娠期心血管风险增高，围手术期的管理具有一定的挑战，需在高依赖病房（High Dependency Unit，HDU）或重症监护病房（Intensive Care Unit, ICU）密切监护。对于有瓣膜性心脏病的孕妇建议行危险分层[14]。妊娠合并心脏病患者的心血管风险有多种评估方法。2018年欧洲心脏病学会（European Society of Cardiology, ESC）推荐世界卫生组织（WHO）修订了预测系统，其比较全面、详细地介绍了孕前、孕期心血管事件发生的基本评估条件[15]。在WHO分级中，Ⅲ级和Ⅳ级的孕妇为高危人群，整个孕期、分娩以及围产期都需接受严密的心脏和产科监测[16]。由于妊娠特别是分娩会加重心功能恶化，对这些高危人群需要进行预防性的血流动力学监测，在心功能失代偿早期识别、诊断并给予干预措施。然而，目前没有相关的临床试验或证据支持预防性监测在临床中常规开展。ACOG声明[13]中指出，产科重症患者实施有创血流动力学监测的意义在于：① 有助于心衰患者的治疗；② 有助于早期诊断和管理术中或产时发生的心功能失代偿；③ 有助

于心功能Ⅲ或Ⅳ级（NYHA分级）慢性心脏病或围产期/围手术期冠心病患者的管理。最近研究发现，妊娠合并心脏病的高危孕妇围产期管理的关键在于心功能的监测和评估[17]。

难治性妊娠期高血压及其并发症、妊娠合并心脏病和产科出血是围产期行血流动力学监测的相对适应证[18]。然而，常规使用肺动脉导管、中心静脉监测或通过脉搏曲线监测CO并不能降低重度子痫前期产妇并发症的发病率[19]。目前，缺乏证据支持血流动力学监测可以改善妊娠期高血压产妇及胎儿的预后[20]。合并瓣膜性心脏病的产妇在分娩过程中也不建议使用肺动脉导管。有创的血流动力学监测仅适用于特殊、危重和复杂的患者，并在临床医师的指导下合理实施[19]。

三、无创/微创血流动力学监测技术在产科的应用

近年来，各种现代化的无创和微创血流动力学监测技术在临床中涌现，特别是心输出量监测。此类先进技术有助于临床医师迅速、准确、实时地评估孕产妇的心功能、血容量状态，指导液体管理以及血管活性药物的使用。但是在临床应用中仍然存在诸多的挑战，特别是用于产科患者。无论是自然分娩还是剖宫产，产妇大多都是清醒的，四肢活动会对数据读取造成一定的干扰，而各种产科、麻醉和护理干预亦会影响数据的准确性。虽然无创监测技术的可靠性和准确性有待改善，但它的安全性及操作的简便性为临床广泛使用提供了可能。

（一）超声多普勒技术

经胸超声心动图（transthoracic echocardiography, TTE）或经食管超声心动图（transesophageal echocardiography, TEE）可以在不同的解剖部位（左心室流出道、升主动脉、肺动脉干、右心室流出道、二尖瓣和三尖瓣）获取监测数据。但TTE和TEE都不能通过降主动脉监测到心输出量。TTE的探头放置在患者胸部（图5-3），TEE的探头需要放置在患者食道内（图5-4）。TTE和TEE都能监测到各种功能性（如充盈状态，心肌收缩性）和结构性参数（瓣膜异常和心室壁厚度）。但是，TTE用于产科患者更有优势，因为它的完全无创性和

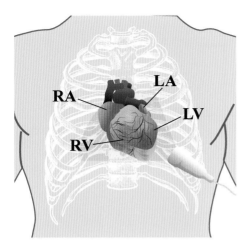

图5-3　经胸超声心动图（TTE）

安全性，对产妇和胎儿无任何风险[21]。TTE用于产科麻醉和产科重症均有一定的临床意义[22]。而TEE的优势在于图像更加清晰，不受胸壁、主动脉、瓣膜结构和冠状动脉的影响。此外，TEE可更好地明确心房和房间隔的结构，对于心房栓子诊断的敏感性很高。但TEE的缺点在于使用不便，需在镇静甚至全麻下进行，产妇需禁食，因此在产科中的应用有一定的局限性。但对于严重心脏疾病及危重症患者（爆发性心肌炎，肺栓塞和羊水栓塞）的诊治仍有一定的临床价值[21]。然而，通过心脏超声仅仅获得图像和数据是不够的，临床医师需要结合产妇的妊娠生理（结构性和功能性）变化去解读这些数据，才能获得可靠的信息，

制定正确的临床决策。

多普勒流速测定是通过监测局部血流流速和血管结构性参数后经数据分析和计算而获得的一系列监测数据。目前，产科较常用的是经胸骨上主动脉流速测量，临床上常见的有两种：USCOM（ultrasonic cardiac output monitoring）和SupraQ® Cardiac Function Monitor（Deltex Medical Limited, Chichester, UK）。USCOM通过经胸超声测量主动脉及肺动脉流出道横截面的相关参数及血流的流出速度（图5-5）。将这些测得值与根据被测试者的身高、体重算得的瓣膜面积相结合，计算出患者的心输出量。研究表明，用于测量产妇心输出量，USCOM与TTE有较好的相关性（$r = 0.9$），通过USCOM测得的心输出量有较好的可信度[23]。最近一项研究采用USCOM监测，比较去甲肾上腺素和去氧肾上腺素对剖宫产腰麻后产妇血流动力学的影响，结果显示去甲肾上腺素能更好地维持血压，同时不减慢心率[24]。SupraQ®是通过主动脉弓血流速度测量血流动力学变化。SupraQ®监测可用以研究腰麻剖宫产术中的去氧肾上腺素的量效反应关系[25]，比较晶体液和胶体液对剖宫产中产妇低血压的影响[26]。虽然USCOM和SupraQ®的图像和数据读取在不同的操作者之间有一定的差异性，操作技能的熟练掌握也需要通过专门的培训，但这两种技术的绝对无创性和安全性使其在产科患者中的应用有一定的前景。

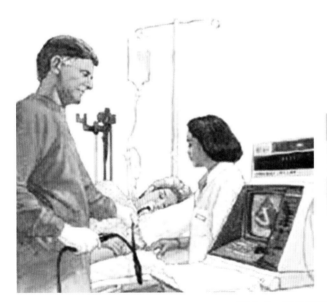
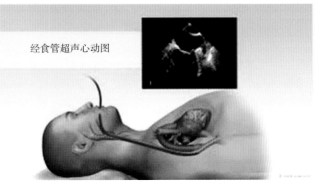

经食管超声心动图

图5-4　经食管超声心动图（TEE）

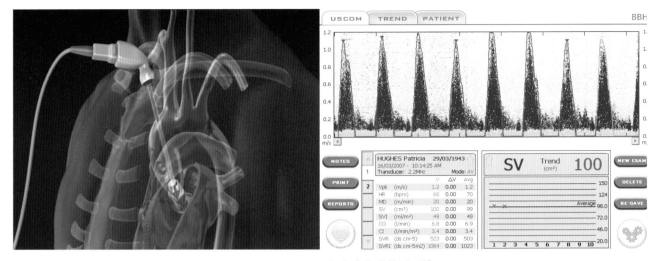

图5-5　USCOM血流动力学监测系统

（二）胸阻抗法原理

胸阻抗法是血管内血流量随着心脏舒缩发生变化，电流通过胸部的阻抗也产生相应变化，通过计算阻抗变化测得心输出量、心脏指数、每搏输出量、外周血管阻力等参数。目前临床上常用的NICOM（Cheetah Medical, Portland, OR, USA）就是利用了此技术原理。NICOM作为新型生物反应器，提高了检测的抗干扰能力和准确性（图5-6），它是对胸阻抗法的一种改进。研究证实，NICOM与PAC有较好的相关性（r=0.82），其灵敏性和特异性均为93%[27]。不少产科麻醉的研究也都采用NICOM监测指导，获得良好的结果。如用NICOM指导去氧肾上腺素在剖宫产产妇腰麻后的应用[28]，指导围产期严重心肌病产妇的治疗[29]，监测妊娠期高血压和子痫前期产妇的血流动力学变化[30]。妊娠期血流动力学监测对疾病的预测也有一定的临床价值，最近一项研究通过NICOM监测妊娠14周孕妇的循环参数，发现对一些胎盘疾病、妊娠期高血压和子痫前期有一定的预测价值[31]。

（三）被动抬腿试验（passive leg raising test, PLR）

PLR是一种非常有用的床旁检查方法，它的作用等同于自体输液，通过被动抬腿向腓静脉注入约250 mL液体，这些液体大部分都回流到心脏，用以评估机体血容量状况。PLR能够快速检测，并且安全可逆。一个完整的PLR测试只需6分钟，即可评估患者的液体反应。在NICOM中就内置了PLR的检测方法，可以根据程序提示来进行测试，结果以图表的形式显示，如果操作正确，则得到的数据是准确的。NICOM的PLR对于测定液体反应具有较高的敏感性和特异性，敏感性为86%～100%，特异性为80%～86%。已有采用该方法评估孕产妇血容量的报道。虽然电阻抗技术具有无创、简便、经济的优点，在产科中的应用有一定的优势，但是目前相关的临床研究仍然较少，而且数据受产妇活动的干扰也较大。

（四）脉搏波形分析技术

无创的脉搏波形分析技术近年来受到产科、麻醉医师的青睐，它是一种动态逐搏的心输出量监测，不仅可以用于危重（如复杂的重度子痫）孕产妇的监护，还能用于临床试验（如观察补液、血管活性药物和子宫收缩药物的作用）。其数据有一定的可靠性和准确性，也不受外周血管阻力变化的影响，且可以通过液体反应性参数（如SV和SVV）的变异度预测心室对前负荷的反应性。目前，应用于产科的有LiDCO系统（图5-7）和Flotrac-Vigileo系统（图5-8）。

1. LiDCO系统（LiDCO, Cambridge, UK） 采用锂基染料稀释技术及校准脉冲轮廓分析技术，以氯化锂为指示剂监测CO，准确性较高（图5-7）。LiDCOplus为LiDCO系统的第一代产品，研究表明LiDCOplus监测的结果与PAC相关性较好[32]。Dyer等[33]通过LiDCOplus监测，研究子痫前期产妇剖宫产

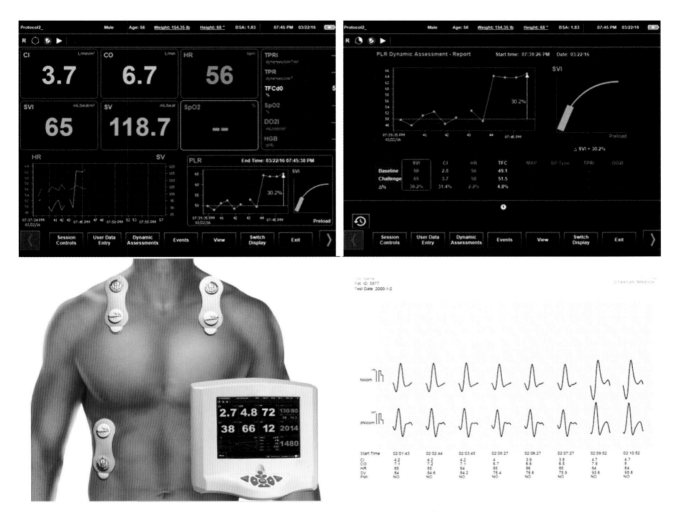

图5-6　NICOM血流动力学监测系统

腰麻后的血流动力学变化以及去氧肾上腺素和缩宫素对血流动力学的影响。一些研究通过LiDCO观察重度子痫前期产妇对缩宫素的血流动力学改变[34, 35]。但是，由于该系统操作复杂，需要每8小时人工校正1次，且锂迅速从室温转移到血中，可引起血压波动，需等到血压稳定后测量结果才可靠，故临床应用受限。LiDCOrapid是LiDCO系统的第二代产品，无须锂基染料稀释，利用PulseCO脉搏能量法，将患者的身高、体重、性别、年龄通过计算得出随着动脉压而改变的动脉功能常数，从而计算出SV、CO等，相比动脉压力波形分析法可抵消反射波的影响，更有优势。研究表明通过LiDCOrapid指导的目标导向液体治疗（goal-directed fluid therapy，GDFT）有利于改善妊娠合并高血压疾病的产妇和胎儿的预后[36]。用PulseCO观察催产素、卡贝缩宫素及安慰剂对产妇血流动力学的影响，发现催产素和卡贝缩宫素能明显增加心脏前负荷，导致SV增加。其监测数据不受血管活性药物影响，能够准确地提供实时连续血压监测、心输出量趋势变化，及时调整容量管理措施，在孕产妇中有广泛的应用前景。

2. Flotrac-Vigileo　通过基于动脉脉搏的新运算法则自动计算各种血流动力学参数，无须校准，有自身校准装置（图5-8）。但是用于产科的研究较少，通过Flotrac-Vigileo监测剖宫产术中产妇的血流动力学变化，发现腰麻10分钟后心率增快，SV降低[20]。但是有研究表明，与TEE相比，Flotrac-Vigileo测量中SV错误率为58%，超过了临床可接受程度（30%），并指出以往15篇研究只有3篇错误率小于30%[37]。Flotrac-Vigileo与PAC用在去氧肾上腺素对血流动力学影响的研究中亦发现，二者相关性较差[38]。由于其不可标准化，可靠性较低，受外周血管阻力变化的影响较大，故较少用于产妇血流动力学的监测。

随着无创监测技术的发展，每一种监测技术都

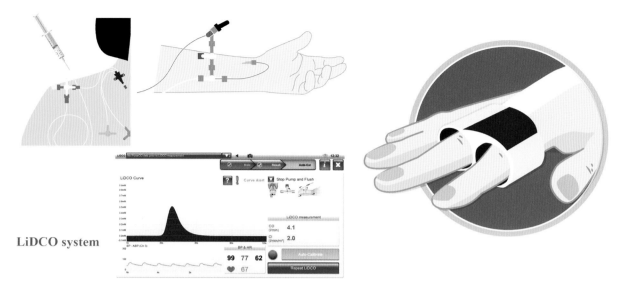

图 5-7 LiDCO 血流动力学监测系统

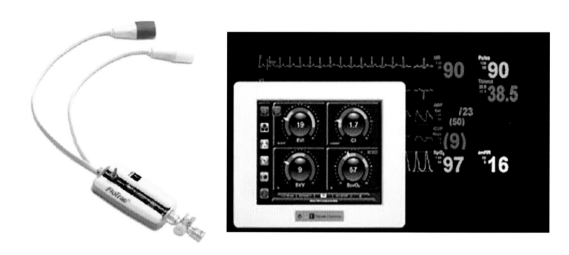

图 5-8 Flotrac-Vigileo 血流动力学监测系统

有其自身的优势及局限性，为临床医师提供了更多的选择。然而 PAC 仍然是血流动力学监测的金标准，但由于会给患者带来一定的创伤、增加并发症的发生率且费用昂贵，故不适用于长期监测。综合分析各种无创血流监测设备，TTE 由于其数据的高度准确性，在产科中的应用价值最高，但是对操作者有一定的要求，需要经过专门的培训和实践，因此在产科中常规开展带来一定的困难。脉搏轮廓监测技术使用方便，数据易于校准，而且可以评估液体反应性，与 PAC 相比准确性也得到了证实，似乎在产科中的应用更具有广泛的前景。因此要了解不同无创监测方法的原理、优势及局限性，才能更为合理地选择监测方法，准确评估血流动力学状况，

正确指导液体治疗，改善患者的预后。

四、如何选择合适的血流动力学监测手段？无创、微创或有创

血流动力学监测手段的合理选择主要根据监测指标的要求（数据的精确性或数据的变化趋势）、监测目的（用于临床研究或指导治疗）以及医疗资源的可获得性。虽然一些基础的参数可以提供孕产妇基本的生命体征信息，包括心率、血压、呼吸频率、氧饱和度和体温。然而仅依靠这些数据无法对疾病进行正确的评估，特别是一些疾病发展的早期，机体自身的代偿机制可能会掩盖病情。当心输

出量减少时，机体的代偿机制发挥作用，导致儿茶酚胺大量释放，心率增快，心肌收缩增强和血管收缩。然而，仅仅根据血压和心率的数据往往会给临床医师的决策带来困难，血压升高可能是疾病直接导致的结果，但也可能是一种代偿机制。因此，需要进一步的监测手段来评估心输出量降低的原因，从而指导后续的诊断和治疗[7]。有创监测技术（如肺动脉导管）在近几十年被广泛地使用，虽然有创监测仍然是金标准，但考虑到相关的并发症、费用及其对预后影响甚微，目前在产科很少应用，而无创监测技术近几年受到广泛关注。研究证明，连续性的无创监测技术有助于我们深入认识正常妊娠和子痫前期孕产妇的血流动力学变化[35, 39, 40]。通过动态参数的观察还可以评估液体反应性从而指导围产期合理的液体管理[41]。目前，除了心脏超声，无创监测技术都可以提供连续的动态监测。但是，孰优孰劣，很难定论。理想的血流动力学监测技术需具备的特征：可以提供相关动态参数，准确性和可重复性好，数据易于读取，方便使用，反应快，创伤性小，成本效益高，能指导临床治疗，可以改善患者预后[39]。

目前，产科血流动力学监测的相关指南有限。ACOG临床公告中对于现代化血流动力学监测技术的广泛应用也未作推荐[42]。英国国家卫生与临床优化研究所（The National Institute for Health & Care Excellence, NICE）[43]建议通过无创多普勒超声监测心输出量变化，但是能否在各个医疗机构中广泛开展应用，以及对患者预后的影响（包括住院时间，后续被收治入ICU进行进一步诊治或行有创监测的发生率），费用问题等，目前仍缺乏有效证据支持。而重症监护和麻醉协会有关血流动力学监测最新指南的指导意见也都是基于专家意见而非严谨的科学研究，证据级别较低。

五、血流动力学监测能否改善重症患者预后

虽然血流动力学监测在重症患者的监测和治疗中有重要的作用，但其是否能改善重症患者的预后仍然有待临床研究证实，对妊娠合并心血管疾病患者的受益或是否有助于改善预后也缺乏相关研究。研究发现，妊娠合并心脏疾病的孕妇围产期心血管事件和胎儿并发症的发生率增高，其中25.5%孕妇在妊娠中晚期心功能进一步恶化，而血流动力学监测可能有助于对此类患者心功能失代偿的早期诊断和临床干预。需要强调的是，血流动力学监测本身不能改善产科患者的预后，但根据监测结果不断调整治疗方案无疑会给患者康复带来帮助[44]。

（杜唯佳，沈富毅）

参·考·文·献

[1] Meah V L, Backx K, Davenport M H, et al. Functional hemodynamic testing in pregnancy: recommendations of the International Working Group on Maternal Hemodynamics[J]. Ultrasound Obstet Gynecol, 2018, 51(3): 331−340.

[2] Gaffney A. Critical care in pregnancy — is it different?[J]. Semin Perinatol, 2014, 38(6): 329−340.

[3] Kinsella S M, Lohmann G. Supine hypotensive syndrome[J]. Obstet Gynecol, 1994, 83(5 Pt 1): 774−788.

[4] Bedson R R A. Physiology of pregnancy: clinical anaesthetic implications.[J]. Contin Educ Anaesth Crit Care Pain, 2014, 14(3).

[5] Soma-Pillay P, Nelson-Piercy C, Tolppanen H, et al. Physiological changes in pregnancy[J]. Cardiovasc J Afr, 2016, 27(2): 89−94.

[6] Vaught A J, Kovell L C, Szymanski L M, et al. Acute Cardiac Effects of Severe Pre-Eclampsia[J]. Journal of the American College of Cardiology, 2018, 72(1): 1−11.

[7] Troiano N H. Physiologic and Hemodynamic Changes During Pregnancy[J]. AACN Adv Crit Care, 2018, 29(3): 273−283.

[8] Karim Hm M J, Bhattacharyya P, Roy J. Significance of Hemodynamic Monitoring in Perioperative and Critical Care Management in Obstetric Practice[J]. Astrocyte 2015, 1(5).

[9] Gupta S, Naithani U, Doshi V, et al. Obstetric critical care: A prospective analysis of clinical characteristics, predictability, and fetomaternal outcome in a new dedicated obstetric intensive care unit[J]. Indian J Anaesth, 2011, 55(2): 146−153.

[10] Health N Y S D O. Hypertensive Disorders in Pregnancy Guideline Summary[J]. 2013.

[11] Magee L A, Pels A, Helewa M, et al. Diagnosis, evaluation, and management of the hypertensive disorders of pregnancy:

executive summary[J]. J Obstet Gynaecol Can, 2014, 36(5): 416−441.

[12] Casey E H N, Ross A. Resuscitation of the haemodynamically compromised patient[J]. Obstetric Critical Care; Clinical Problem PACT Module, ESICM, 2013, 9.

[13] Invasive hemodynamic monitoring in obstetrics and gynecology. ACOG Technical Bulletin Number 175− December 1992[J]. Int J Gynaecol Obstet, 1993, 42(2): 199−205.

[14] Nanna M, Stergiopoulos K. Pregnancy complicated by valvular heart disease: an update[J]. J Am Heart Assoc, 2014, 3(3): e000712.

[15] Regitz-Zagrosek V, Roos-Hesselink J W, Bauersachs J, et al. 2018 ESC Guidelines for the management of cardiovascular diseases during pregnancy[J]. Eur Heart J, 2018, 39(34): 3165−3241.

[16] Elkayam U. How to Predict Pregnancy Risk in an Individual Woman With Heart Disease[J]. J Am Coll Cardiol, 2018, 71(21): 2431−2433.

[17] Levin H, Lasala A. Intrapartum obstetric management[J]. Semin Perinatol, 2014, 38(5): 245−251.

[18] Schmidt Ap A J J. Evidence-based obstetric anesthesia: An update on anesthesia for cesarean delivery[J]. In: Salim R, editor Cesarean Delivery Croatia: InTech Publisher, 2012, 73.

[19] American Society of Anesthesiologists Task Force on Obstetric A. Practice Guidelines for Obstetric Anesthesia: An Updated Report by the American Society of Anesthesiologists Task Force on Obstetric Anesthesia and the Society for Obstetric Anesthesia and Perinatology[J]. Anesthesiology, 2016, 124(2): 270−300.

[20] Auler J O, Jr., Torres M L, Cardoso M M, et al. Clinical evaluation of the flotrac/Vigileo system for continuous cardiac output monitoring in patients undergoing regional anesthesia for elective cesarean section: a pilot study[J]. Clinics (Sao Paulo), 2010, 65(8): 793−798.

[21] Armstrong S, Fernando R, Columb M. Minimally- and non-invasive assessment of maternal cardiac output: go with the flow![J]. Int J Obstet Anesth, 2011, 20(4): 330−340.

[22] Dennis A T. Transthoracic echocardiography in obstetric anaesthesia and obstetric critical illness[J]. Int J Obstet Anesth, 2011, 20(2): 160−168.

[23] Mcnamara H, Barclay P, Sharma V. Accuracy and precision of the ultrasound cardiac output monitor (USCOM 1A) in pregnancy: comparison with three-dimensional transthoracic echocardiography[J]. Br J Anaesth, 2014, 113(4): 669−676.

[24] Ngan Kee W D, Lee S W, Ng F F, et al. Randomized double-blinded comparison of norepinephrine and phenylephrine for maintenance of blood pressure during spinal anesthesia for cesarean delivery[J]. Anesthesiology, 2015, 122(4): 736−745.

[25] Stewart A, Fernando R, Mcdonald S, et al. The dose-dependent effects of phenylephrine for elective cesarean delivery under spinal anesthesia[J]. Anesth Analg, 2010, 111(5): 1230−1237.

[26] Mcdonald S, Fernando R, Ashpole K, et al. Maternal cardiac output changes after crystalloid or colloid coload following spinal anesthesia for elective cesarean delivery: a randomized controlled trial[J]. Anesth Analg, 2011, 113(4): 803−810.

[27] Squara P, Denjean D, Estagnasie P, et al. Noninvasive cardiac output monitoring (NICOM): a clinical validation[J]. Intensive care medicine, 2007, 33(7): 1191−1194.

[28] Doherty A, Ohashi Y, Downey K, et al. [Non-invasive monitoring based on bioreactance reveals significant hemodynamic instability during elective cesarean delivery under spinal anesthesia][J]. Rev Bras Anestesiol, 2011, 61(3): 320−325.

[29] Lorello G, Cubillos J, Mcdonald M, et al. Peripartum cardiomyopathy: postpartum decompensation and use of non-invasive cardiac output monitoring[J]. International journal of obstetric anesthesia, 2014, 23(1): 66−70.

[30] Gyselaers W, Tomsin K, Staelens A, et al. Maternal venous hemodynamics in gestational hypertension and preeclampsia[J]. BMC Pregnancy Childbirth, 2014, 14(212).

[31] Monteith C, Mcsweeney L, Breatnach C R, et al. Non-invasive cardiac output monitoring (NICOM((R))) can predict the evolution of uteroplacental disease-Results of the prospective HANDLE study[J]. Eur J Obstet Gynecol Reprod Biol, 2017, 216(116−124).

[32] Langesaeter E, Gibbs M, Dyer R A. The role of cardiac output monitoring in obstetric anesthesia[J]. Curr Opin Anaesthesiol, 2015, 28(3): 247−253.

[33] Dyer R A, Piercy J L, Reed A R, et al. Hemodynamic changes associated with spinal anesthesia for cesarean delivery in severe preeclampsia[J]. Anesthesiology, 2008, 108(5): 802−811.

[34] Langesaeter E, Rosseland L A, Stubhaug A. Haemodynamic effects of oxytocin in women with severe preeclampsia[J].

International journal of obstetric anesthesia, 2011, 20(1): 26−29.

[35] Dyer R A, Piercy J L, Reed A R, et al. Comparison between pulse waveform analysis and thermodilution cardiac output determination in patients with severe pre-eclampsia[J]. Br J Anaesth, 2011, 106(1): 77−81.

[36] Rosseland L A, Hauge T H, Grindheim G, et al. Changes in blood pressure and cardiac output during cesarean delivery: the effects of oxytocin and carbetocin compared with placebo[J]. Anesthesiology, 2013, 119(3): 541−551.

[37] Chatti R, De Rudniki S, Marque S, et al. Comparison of two versions of the Vigileo-FloTrac system (1.03 and 1.07) for stroke volume estimation: a multicentre, blinded comparison with oesophageal Doppler measurements[J]. British journal of anaesthesia, 2009, 102(4): 463−469.

[38] Suehiro K, Tanaka K, Funao T, et al. Systemic vascular resistance has an impact on the reliability of the Vigileo-FloTrac system in measuring cardiac output and tracking cardiac output changes[J]. British journal of anaesthesia, 2013, 111(2): 170−177.

[39] Sullivan J T. Applications of Noninvasive Hemodynamic Monitoring in Obstetric Management[J]. Clin Obstet Gynecol, 2017, 60(2): 375−383.

[40] Andreas M, Kuessel L, Kastl S P, et al. Bioimpedance cardiography in pregnancy: A longitudinal cohort study on hemodynamic pattern and outcome[J]. BMC Pregnancy Childbirth, 2016, 16(1): 128.

[41] Kuwata S, Suehiro K, Juri T, et al. Pleth variability index can predict spinal anaesthesia-induced hypotension in patients undergoing caesarean delivery[J]. Acta Anaesthesiol Scand, 2018, 62(1): 75−84.

[42] Gynecology. A C O O A. Available at: http: //www.acog.org/Resources-And-Publications/Task-Force-and-Work-Group-Reports/Hypertension-in-Pregnancy. 2017.

[43] Excellence. N I F H a C. Available at: https: //www.nice.org.uk/guidance/mtg3/chapter/1-Recommendations. 2017.

[44] Vincent J L, Rhodes A, Perel A, et al. Clinical review: Update on hemodynamic monitoring− a consensus of 16[J]. Crit Care, 2011, 15(4): 229.

第六章
危重孕产妇的机械通气管理

器官功能支持是危重症医学临床实践的重要内容。机械通气是利用机械装置来代替、控制或改变自主呼吸运动的一种通气方式。机械通气不仅支持肺的通气功能，还涉及气体交换、呼吸做功、肺损伤、胸腔内器官压力及容积环境、循环功能等多个方面，通过提高氧的输送、肺保护和改善内环境成为治疗危重症的重要手段。但是，由于妊娠妇女呼吸生理变化，当前缺乏针对孕产妇的机械通气管理方案。本章将基于机械通气的一般原理，结合孕产妇特点进行相关内容的介绍。

一、机械通气指征

在出现以下严重呼吸功能障碍时应实施机械通气：① 严重意识障碍；② 呼吸形式严重异常、呼吸节律异常、自主呼吸微弱或消失；③ 严重通气和（或）氧合障碍，即血气分析$PaO_2 < 50$ mmHg，$PaCO_2$进行性升高，pH动态下降。常见妊娠期呼吸衰竭的原因包括产科和非产科因素（表6-1）[1]。

需要注意的是，以下情况机械通气可能加重病情：气胸或纵隔气肿未引流，肺大疱和肺囊肿，低血容量性休克未补充血容量，严重肺出血，气管-食管瘘等。在出现致命性的通气和氧合障碍时，尽快积极处理原发病，适时实施机械通气。

二、常用通气模式

孕妇具有与正常人不同的呼吸生理和引起呼吸衰竭的病因，目前没有专门针对孕妇的机械通气指导方案。一般来说，孕产妇也遵循非产科患者的机

表6-1　常见妊娠期呼吸衰竭的原因

产 科 因 素	非 产 科 因 素
妊娠期高血压	静脉血栓栓塞
羊水栓塞	心血管疾病
卵巢过度刺激综合征	肺动脉高压
妊娠急性脂肪肝	支气管哮喘
围产期心肌病	呼吸系统感染
化学性肺炎	神经肌肉功能障碍
宫缩抑制剂所致肺水肿	脓毒血症
流产感染，绒毛膜羊膜炎，子宫内膜炎	

械通气原则。

（一）无创通气

无创正压通气（non-invasive positive pressure ventilation, NPPV）是指在无须建立人工气道的情况下对患者进行正压通气，常使用鼻/面罩。其优点在于避免了气管插管或气管切开及其并发症，可减少痛苦，保持上呼吸道的正常生理功能，可正常进食、讲话。缺点包括憋闷感，需良好人机配合，死腔量较大，漏气，误吸风险高，应用不当或配合不佳反可增加氧耗量。越来越多的证据表明NPPV在妊娠中得到成功应用[2]。NPPV临床上主要应用于意识状态良好的轻、中度呼吸衰竭患者，或自主呼吸渐恢复、准备脱离呼吸机的呼吸衰竭患者。

持续气道正压（continuous positive airway pressure, CPAP）和双向气道正压通气（bi-level positive airway pressure, BiPAP）是NPPV常用的通气模式。

（二）有创通气

人工气道是为了保持气道通畅而在生理气道和气源之间建立的连接，有助于清除呼吸道分泌物和进行机械通气。人工气道可分为上人工气道和下人工气道，上人工气道包括口咽气道和鼻咽气道，下人工气道包括气管插管和气管切开。

据估计，在孕产妇中插管失败的发生率是非妊娠期患者的8倍[3]。导致孕产妇气管插管困难的因素包括气道水肿、氧耗增加以及解剖学改变，如体重增加和乳房增大。妊娠期反流或误吸的风险增高也加大了气管插管的困难。

（三）常用通气模式

1. 辅助控制通气（assist-control ventilation, ACV） ACV是辅助通气（assist ventilation, AV）和控制通气（control ventilation, CV）两种模式的结合，当患者自主呼吸频率低于预设频率或患者吸气努力不能触发呼吸机送气时，呼吸机将以预设的潮气量及通气频率进行正压通气，即CV；当患者的吸气能触发呼吸机时，将以等于或高于预设频率进行通气，即AV。ACV为ICU患者机械通气的常用模式，通过设定的呼吸频率及潮气量（或压力），提供通气支持，使患者的呼吸肌得到休息，CV确保最低的每分钟通气量。随病情好转，逐步降低控

制通气设置条件，允许患者自主呼吸，呼吸功由呼吸机和患者共同完成，呼吸机可与自主呼吸同步。

2. 同步间歇指令通气（synchronized intermittent mandatory ventilation, SIMV） SIMV模式是自主呼吸与控制通气相结合的呼吸模式。在触发窗内，患者可触发和自主呼吸同步的指令正压通气，在两次指令通气之间、触发窗外，允许患者自主呼吸。指令呼吸是以预设容量或预设压力的形式送气，应用于患者准备脱机、为使患者感到舒适或者减少患者对镇静剂的需求。SIMV的缺点是：指令通气外的自主呼吸也通过呼吸机进行，并没有得到机械辅助，需要克服按需阀开放和呼吸回路阻力做功。如果按需阀功能不佳，那么持久应用SIMV就可能加重呼吸肌疲劳，增加氧耗，甚至使循环功能恶化。

3. 压力支持通气（pressure support ventilation, PSV） 仅使用于存在自主呼吸的患者，属部分通气支持模式，是由患者触发、压力目标、流量切换组成的一种机械通气模式，即由患者触发通气，呼吸频率、潮气量及吸气时间由患者决定，当气道压力达预设的压力支持水平时，吸气流速降低至某一阈值水平以下，由吸气切换到呼气。压力支持适当时大部分呼吸做功由患者自己完成，可降低呼吸肌失用性萎缩程度。与完全自主呼吸相比，获得相同的潮气量情况下患者做功较少，相同的吸气强度可获得较大的潮气量。PSV常单独或与其他模式配合用于撤机。缺点在于当患者气道阻力增加或肺顺应性降低时，如不及时调整压力支持水平，就不能保证足够潮气量；当管路有大量气体泄露时，可引起持续吸气压力辅助，呼吸机不能切换到呼气相。对呼吸中枢驱动功能障碍的患者，也可导致每分钟通气量的变化，甚至呼吸暂停或窒息，故不宜使用该模式。因此，呼吸力学不稳定或患者病情在短时间内可能迅速变化者，应慎用PSV。

4. 持续气道正压（CPAP） CPAP用于有自主呼吸的患者，起辅助呼吸的作用。患者通过持续正压气流或启动按需阀系统进行吸气，正压气流大于患者吸气气流；同时对呼出气流给予一定的阻力，使吸气期和呼气期的气道压均高于大气压，允许患者在一定的气道支持压力上进行自主呼吸。CPAP适用于通气功能正常的低氧患者，可提高肺泡内压和功能残气量，增加氧合，防止肺萎陷，改善肺顺应性，降低呼吸功，对抗内源性PEEP。CPAP过高

增加气道压，减少回心血量，对心功能不全患者的血流动力学产生不利影响。

5. 双向气道正压通气（biphasic positive airway pressure, BiPAP）　BiPAP模式是呼吸机根据设定的参数在每次潮气呼吸情况下给予患者吸气相和呼气相不同水平的气道正压，以确保有效的吸气支持和维持呼气相肺的有效氧合，在呼吸过程中压力是可变的，环路中气流由传感器感受并校正到预设水平，吸气和呼气周期的压力切换由患者的呼吸或预设参数触发。BiPAP通气时患者的自主呼吸受干扰少，当高压时间持续较长时，增加平均气道压，可明显改善患者的氧合。BiPAP通气时可由控制通气向自主呼吸过度，不用变更通气模式直至呼吸机撤离。该模式具有压力控制模式特点，但在高压水平又允许患者自主呼吸。与PSV合用时，患者容易从控制呼吸向自主呼吸过渡。因此，该模式既适用于氧合障碍型呼吸衰竭，亦适用于通气障碍型呼吸衰竭。

6. 高频振荡通气（high-frequency oscillation ventilation, HFOV）　高频振荡通气是一种肺保护性通气形式[4]，频率可达 $15 \sim 17Hz$。由于频率高，每次潮气量接近或小于解剖死腔。其主动的呼气原理（即呼气时系统呈负压，将气体抽吸出体外），保证了二氧化碳的排出。HFOV通过提高肺容积、减少呼气和吸气相的压差、降低肺泡压、避免高浓度吸氧等以改善氧合，减少肺损伤。

7. 压力调节容量控制通气（pressure-regulated volume control, PRVC）　PRVC是一种压力控制通气。呼吸机连续测定患者的顺应性，在患者当前的肺顺应性条件下以最小的气道压力达到预设的潮气量并避免峰压。该模式始终在安全的气道压力范围内进行通气，最大程度减少肺损伤。动态监测气道阻力和肺顺应性的改变，精准调节压力，保证通气效率。

8. 体外膜氧合（extracorporeal membrane oxygenation, ECMO）　本质是一种改良的人工心肺机，其中膜肺和血泵分别起人工肺和人工心的作用。如果孕妇发生难治性的急性呼吸衰竭，建议尽早启动ECMO，可以挽救母亲的生命，但同时也使胎儿暴露于全身肝素化和体外循环引起的并发症中。在患者进行ECMO时实施剖宫产风险很大。若停用肝素，血栓形成的风险增加；若继续输注肝素，则出血的风险增加[5]。

（四）呼吸机参数的调整

妊娠期患者呼吸机使用策略与非妊娠期患者无明显差异，但应考虑孕产妇和胎儿氧合，需要保持孕产妇 $PaO_2 \geqslant 70$ mmHg，$SaO_2 \geqslant 95\%$，以避免对胎儿的有害影响[6, 7]。妊娠期是否施行允许性高碳酸血症仍有争议[8]。胎儿高碳酸血症可能与胎儿酸中毒和氧离曲线右移有关，导致胎儿氧合功能受损。有限的研究显示机械通气的孕产妇动脉血二氧化碳分压（arterial partial pressure of CO_2, $PaCO_2$）应保持在 $45 \sim 55$ mmHg[1]。

1. 潮气量　在容量控制通气模式下，潮气量的选择应保证足够的气体交换及患者的舒适性。孕产妇潮气量通常设定 $\leqslant 6$ mL/kg，并结合呼吸系统的顺应性、阻力进行调整，保持气道平台压 $\leqslant 30$ cmH_2O[9]。在压力控制通气模式时，潮气量主要由预设的压力、吸气时间、呼吸系统的阻力及顺应性决定，最终应根据动脉血气分析进行调整。

2. 呼吸频率　呼吸频率的选择根据每分钟通气量及目标 $PaCO_2$ 水平，成人通常设定为 $12 \sim 20$ 次/分钟，急/慢性限制性肺疾病时也可根据每分钟通气量和目标 $PaCO_2$ 水平将频率调整至超过20次/分钟，应依据动脉血气分析结果的变化综合调整潮气量与呼吸频率。

3. 吸气峰值流速　理想的峰流速应能满足患者吸气峰流速的需要，成人常用的流速设置在 $40 \sim 60$ L/min 之间，根据每分钟通气量、呼吸系统的阻力和肺的顺应性调整，流速波形在临床常用减速波或方波。压力控制通气时流速受选择的压力水平、气道阻力及患者的吸气努力影响。

4. 吸入氧浓度（fraction of inspiration O_2, FiO_2）　机械通气初始阶段，可给高 FiO_2（100%）以迅速纠正严重缺氧，以后依据目标动脉血氧分压（arterial partial pressure of O_2, PaO_2）、呼气末气道正压（positive end expiratory pressure, PEEP）水平、平均动脉压（mean artery pressure, MAP）水平和血流动力学状态，酌情降低 FiO_2 至50%以下，并设法维持动脉血氧饱和度（arterial saturation of O_2, SaO_2）> 95%，若不能达上述目标，即可加用PEEP、增加平均气道压；若适当PEEP和MAP可以使 SaO_2 > 90%，应保持最低的 FiO_2。

5. 触发灵敏度 一般情况下，压力触发常为－0.5至－1.5 cmH$_2$O，流速触发常为2～5 L/min，合适的触发灵敏度设置将明显使患者更舒适，促进人机协调。若触发敏感度过高，会引起与患者用力无关的误触发，若设置触发敏感度过低，将显著增加患者的吸气负荷，消耗额外呼吸功。

6. 吸气时间/吸呼气时间比 设定吸呼气时间比需综合考虑患者的自主呼吸水平、氧合状态及血流动力学，适当的设置能保持良好的人机同步性。机械通气患者通常设置吸气时间为0.8～1.2秒或吸呼气时间比为1：（1.5～2）。控制通气患者适当延长吸气时间及吸呼气时间比可以改善氧合，但应注意患者的舒适度及对心血管系统的影响。

7. 呼气末气道正压（PEEP） 机械通气时于呼气末期在呼吸道保持一定正压可避免肺泡早期闭合，使萎陷的肺泡复张，增加平均气道压，改善氧合。缺点是影响回心血量及左心室后负荷，为克服PEEP可引起患者呼吸功的增加。不同病种常规所需PEEP水平差别很大，慢性阻塞性肺病（chronic obstructive pulmonary disease, COPD）约在3～6 cmH$_2$O，成人呼吸窘迫综合征（acute respiratory distress syndrome, ARDS）可高达10～15 cmH$_2$O甚至更高，而对于支气管哮喘，倾向给予较低水平PEEP，甚至零PEEP。由于胸壁顺应性增加和子宫增大导致的腹内压升高，妊娠期患者应设定更高的吸气峰压和PEEP[10]。

三、机械通气对循环系统的影响及危害

机械通气改变了呼吸的生理过程，胸腔内压（intrathoracic pressure, ITP）与肺容积的改变通过心肺感受器或大血管内的压力感受器反射性地引起心血管自主神经活动性的改变，从而对循环系统产生了复杂的影响[11]。

机械通气为正压通气，可以减少呼吸功，在改善组织缺氧的同时，使气道压升高，肺被动性扩张，ITP由生理性负压变为正压。ITP的改变通过心肺反射和心血管反射使机体原有的自主神经系统平衡性被打破。ITP升高导致胸腔内的右房舒张末压升高，同时膈肌下降使得腹内压增加，体循环中静脉回流的压力梯度变小，左心室和右心室的前、后负荷均降低，其综合效应是心输出量降低，血压降

低。同时，由于左心室充盈不足导致室间隔左偏，损害左心室功能。一般患者心血管状态的特点是前负荷依赖性，因此在低血容量患者以及右心衰伴肺过度充气的患者中，气管插管和正压通气可迅速引起心血管功能不全，需要大量的液体复苏，或通过调整通气模式降低胸腔内压来改善低血压。相对应的，在慢性心力衰竭患者中，除非发生过度充气，正压通气不损害心输出量，且由于机械通气减少了全身和心肌氧需求，从而改善整体器官功能。类似，在心血管储备功能受损的患者中应该缓慢地撤离通气支持，因为增加的心脏负荷可能导致心力衰竭和肺水肿。妊娠晚期当孕妇处于仰卧位时，下腔静脉受压可导致低血压。正压通气可能进一步加重低血压。使孕20周以上的患者左侧卧位，或将楔形枕置于右髋部下方，使子宫向左倾斜，可能是有益的方法[9]。

此外，机械通气时肺容积过高会压迫心脏，增加肺血管阻力和肺动脉压，阻碍右心室射血。肺容积减少会引起肺萎陷和缺氧，缺氧会刺激肺血管收缩。肺复张、PEEP和CPAP可逆转低氧性肺血管收缩并降低肺动脉压。

四、脱机标准

如何适时撤离呼吸机，一直是临床中面临的重要挑战。呼吸机的撤离是一个将呼吸机的做功逐渐向患者转移的过程，也是机械通气成败的关键。过早撤离呼吸机可导致撤机失败，增加再插管率和死亡风险[12]。机械通气的不必要延长可增加患者感染和其他并发症的风险[13, 14]。孕妇的脱机标准尚未确定，但遵循与非孕妇相同的指导方针[1]。

机械通气的撤离是一个完整的过程，首先要判定患者是否具备撤机条件，患者能否耐受自主呼吸，最后拔除气管插管。为了使撤机过程顺利进行，近年来提出了程序化撤机的概念，用客观的标准衡量并指导撤机过程的每一个步骤。

（一）撤机条件

Macintyre[15]等制定的撤机指南建议应每天对机械通气的危重患者进行评估，如达到以下标准，则认为患者具备了撤机的条件。

（1）导致机械通气的病因好转或去除。

（2）氧合指标：$PaO_2/FiO_2 > 150 \sim 200$；$PEEP \leqslant 5 \sim 8\,cmH_2O$；$FiO_2 \leqslant 0.4 \sim 0.5$；$pH \geqslant 7.25$。

（3）COPD患者：$pH > 7.30$，$PaO_2 > 50\,mmHg$，$FiO_2 < 0.35$。

（4）血流动力学稳定，没有心肌缺血动态变化，没有显著的低血压（不需要血管活性药的治疗或只需要小剂量的血管活性药物）。

（5）有自主呼吸的能力。

（二）自主呼吸试验（spontaneous breathing trial, SBT）

符合撤机的患者并不一定能够成功的撤机，需要对患者自主呼吸的能力作出进一步的判断，目前较准确的预测撤机的方法是自主呼吸试验，包括T管试验、CPAP和PSV试验。三分钟自主呼吸试验期间医师应在患者床旁密切观察患者的生命体征，当患者情况超出下列指标时应中止自主呼吸试验，转为机械通气。

（1）呼吸频率/潮气量（L）（浅快指数）< 105。

（2）呼吸频率应> 8次/分钟或< 35次/分钟。

（3）自主呼吸潮气量应$> 4\,mL/kg$。

（4）心率应< 140次/分钟或变化$< 20\%$，没有新发的心律失常。

（5）氧饱和度应$> 90\%$。

三分钟SBT通过后，SBT继续30～120分钟，如患者能够耐受（表6-2），可以预测撤机成功，准备拔除气管插管。

机械通气大于24小时尝试撤机失败的患者，应寻找所有可能引起撤机失败的原因，尤其是那些潜在的、可逆的原因尤为重要，常见的原因包括如下。

（1）神经系统因素：结构性、药物性或代谢性因素导致脑干呼吸中枢功能失常；代谢性或药物性因素导致外周神经功能失常。

（2）呼吸系统因素：呼吸肌功能障碍；呼吸负荷增加（如通气需求增加、肺的顺应性下降、气道阻力增加等）。

（3）代谢因素：营养、电解质和激素影响呼吸肌功能。

（4）心血管因素：心功能储备较差的患者，降低通气支持可诱发心肌缺血或心力衰竭。

（5）心理因素：恐惧和焦虑。

首次SBT失败患者应再行机械通气，找寻SBT失败的原因，每24小时进行一次SBT。

（三）气道评估

对通过SBT的患者应评估气道通畅程度和保护能力。

1. 气道通畅程度的评价 患者气管插管时，充盈的气囊会对气道壁造成压迫，使气道壁发生血运

表6-2 常用的耐受SBT的标准

标　　　准	描　　　述
SBT成功的客观指标	• 动脉血气指标 $FiO_2 < 40\%$；$SpO_2 \geqslant 85\% \sim 90\%$；$PaO_2 \geqslant 50 \sim 60\,mmHg$；$pH \geqslant 7.32$；$PaCO_2$增加$\leqslant 10\,mmHg$
	• 血流动力学稳定 $HR < 120 \sim 140$次/分钟；HR改变$< 20\%$ 收缩压$< 180 \sim 200\,mmHg$并$> 90\,mmHg$ 血压改变$< 20\%$，不需要用血管活性药
	• 呼吸 $RR \leqslant 30 \sim 35$次/分钟；RR改变$\leqslant 50\%$
SBT失败的主观临床评估指标	• 精神状态的改变 嗜睡、昏迷、兴奋、焦虑
	• 出汗
	• 呼吸做功增加 使用辅助呼吸肌，矛盾呼吸

障碍，甚至使毛细血管血流发生中断，缺血缺氧以及酸中毒等则引起气管黏膜水肿、气道局部炎症，即使患者已具备脱机指征，拔管后仍会出现呼吸困难、喘鸣和上气道阻塞（upper airway obstruction, UAO）。

对符合拔管标准，并被认为拔管后喘鸣发生高风险的机械通气患者可进行气囊漏气试验（cuff leak test, CLT）。发生拔管后喘鸣的风险因素包括接受创伤性气管插管、插管＞6天、气管导管管径较大、女性或意外拔管后再插管[16-18]。CLT可以用来评估上气道的开放程度。气囊漏气指气管导管气囊抽气后，气管导管周围出现正常的气流。如果没有漏气说明气管导管和喉周围的间隙变小。这可能是由于喉头水肿、喉头损伤、分泌物、导管较大引起的。CLT阴性的患者拔管后喉鸣的发生率增高。对于未能通过CLT但准备拔管的患者，建议在拔管前至少4小时给予全身糖皮质激素治疗[18, 19]，应将再插管的设备（包括气管切开设备）准备好，即使拔管失败也可以及时成功再插管。

2. 气道保护能力的评价　患者的气道保护能力对拔管成功是至关重要的。对患者的气道评估包括吸痰时咳嗽的力度、有无过多的分泌物和需要吸痰的频率。拔管成功和自主咳嗽力量正相关，与分泌物的量负相关[20]。

3. 拔管指征

（1）患者清醒，可完成简单指令动作。

（2）吞咽反射恢复，握力好，可持续抬头5秒。

（3）$FiO_2 < 0.4$，$SpO_2 > 95\%$，$PaO_2 > 80$ mmHg，动脉血二氧化碳分压（$PaCO_2$）< 50 mmHg。

（4）循环功能稳定。

（邬其玮）

----------------------------------- 参·考·文·献 -----------------------------------

[1] Bhatia P K, Biyani G, Mohammed S, et al. Acute respiratory failure and mechanical ventilation in pregnant patient: A narrative review of literature[J]. J Anaesthesiol Clin Pharmacol, 2016, 32(4): 431-439.

[2] Allred C C, Matias Esquinas A, Caronia J, et al. Successful use of noninvasive ventilation in pregnancy[J]. Eur Respir Rev, 2014, 23(131): 142-144.

[3] Quinn A C, Milne D, Columb M, et al. Failed tracheal intubation in obstetric anaesthesia: 2 yr national case-control study in the UK[J]. Br J Anaesth, 2013, 110(1): 74-80.

[4] Netteburg D, Bsat F, Healy A, et al. The use of high-frequency oscillatory ventilation in a patient with H1N1 pneumonia[J]. J Matern Fetal Neonatal Med, 2011, 24(2): 264-266.

[5] Nair P, Davies A R, Beca J, et al. Extracorporeal membrane oxygenation for severe ARDS in pregnant and postpartum women during the 2009 H1N1 pandemic[J]. Intensive Care Med, 2011, 37(4): 648-654.

[6] Mehta N, Chen K, Hardy E, et al. Respiratory disease in pregnancy[J]. Best Pract Res Clin Obstet Gynaecol, 2015, 29(5): 598-611.

[7] Cole D E, Taylor T L, Mccullough D M, et al. Acute respiratory distress syndrome in pregnancy[J]. Crit Care Med, 2005, 33(10 Suppl): 269-278.

[8] Chan A L, Juarez M M, Gidwani N, et al. Management of critical asthma syndrome during pregnancy[J]. Clin Rev Allergy Immunol, 2015, 48(1): 45-53.

[9] Gaffney A. Critical care in pregnancy- is it different?[J]. Semin Perinatol, 2014, 38(6): 329-340.

[10] Schwaiberger D, Karcz M, Menk M, et al. Respiratory Failure and Mechanical Ventilation in the Pregnant Patient[J]. Crit Care Clin, 2016, 32(1): 85-95.

[11] Pinsky M R. Cardiovascular issues in respiratory care[J]. Chest, 2005, 128(5 Suppl 2): 592-597.

[12] Epstein S K, Ciubotaru R L, Wong J B. Effect of failed extubation on the outcome of mechanical ventilation[J]. Chest, 1997, 112(1): 186-192.

[13] Fagon J Y, Chastre J, Hance A J, et al. Nosocomial pneumonia in ventilated patients: a cohort study evaluating attributable mortality and hospital stay[J]. Am J Med, 1993, 94(3): 281-288.

[14] Ely E W, Baker A M, Evans G W, et al. The prognostic significance of passing a daily screen of weaning parameters[J]. Intensive Care Med, 1999, 25(6): 581-587.

[15] Macintyre N R, Cook D J, Ely E W, JR., et al. Evidence-based guidelines for weaning and discontinuing ventilatory support: a collective task force facilitated by the American College of Chest Physicians; the American Association for Respiratory Care; and the American College of Critical Care Medicine[J]. Chest, 2001, 120(6 Suppl): 375−395.

[16] Darmon J Y, Rauss A, Dreyfuss D, et al. Evaluation of risk factors for laryngeal edema after tracheal extubation in adults and its prevention by dexamethasone. A placebo-controlled, double-blind, multicenter study[J]. Anesthesiology, 1992, 77(2): 245−251.

[17] Kriner E J, Shafazand S, Colice G L. The endotracheal tube cuff-leak test as a predictor for postextubation stridor[J]. Respiratory care, 2005, 50(12): 1632−1638.

[18] Girard T D, Alhazzani W, Kress J P, et al. An Official American Thoracic Society/American College of Chest Physicians Clinical Practice Guideline: Liberation from Mechanical Ventilation in Critically Ill Adults. Rehabilitation Protocols, Ventilator Liberation Protocols, and Cuff Leak Tests[J]. Am J Respir Crit Care Med, 2017, 195(1): 120−133.

[19] Mort T C. Continuous airway access for the difficult extubation: the efficacy of the airway exchange catheter[J]. Anesth Analg, 2007, 105(5): 1357−1362.

[20] Khamiees M, Raju P, Degirolamo A, et al. Predictors of Extubation Outcome in Patients Who Have Successfully Completed a Spontaneous Breathing Trial[J]. Chest, 2001, 120(4): 1262−1270.

第七章
危重孕产妇的水和电解质平衡

人体正常代谢及器官功能的维持都有赖于内环境的稳定，即正常的血管内及组织间隙内的体液容量、稳定的各种电解质成分及渗透压、正常的酸碱状态等。当体内水、电解质变化超出机体的调节能力和（或）调节系统本身功能障碍时，都可导致水、电解质的失衡。妇女在妊娠期间，内环境会发生相应的适应性变化。一些疾病如子痫前期、出血、感染等可造成孕产妇自身的调节功能受损，从而干扰内环境稳定，甚至对孕产妇及胎儿生命形成威胁。本章就孕产妇水和电解质平衡相关知识做出介绍，并对常见的一些内环境紊乱以及容量补充等进行说明。

一、妊娠期血液系统的变化

妊娠期血液系统呈现出血容量增加、血液黏滞度下降、血细胞正常或轻度降低、血浆蛋白降低、血液呈高凝状态的改变。

1. 血容量　孕妇从妊娠6～8周起血容量开始增加，32～34周达高峰，并维持此水平直至分娩[1]。血容量增加包括血浆及红细胞增加，血浆增幅多于红细胞，从而出现血液稀释、血黏度下降以及血细胞比容降低（图7-1）。

2. 血液成分　妊娠期骨髓不断产生红细胞，网织红细胞轻度增多。但相较于红细胞计数，血红蛋白浓度及血细胞比容更具有临床指导意义。孕妇从妊娠7～8周白细胞即开始增加，至30周时达高峰，临产时及围产期显著增加，并持续至产后2周，其中以中性粒细胞增加较明显。血小板水平随孕期

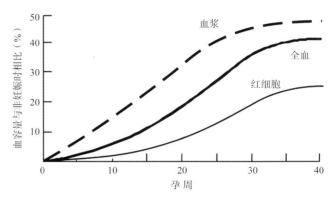

图7-1　妊娠后血容量增幅

增加有逐渐减少趋势，健康孕妇的血小板计数仍可在正常范围内，或轻度降低。如血小板数量严重降低或是短时间内快速减少时，应警惕是否有妊娠期高血压、特发性血小板减少性紫癜、HELLP综合征等血管微血栓疾病的发生。

为适应胎儿生长发育，在妊娠中晚期时孕妇体内的蛋白大量输给胎儿，同时自身肾小球滤过率增加，使得自身血浆蛋白水平逐步降低，血浆胶体渗透压也随之降低，从而容易发生组织水肿。妊娠期凝血因子Ⅱ、Ⅶ、Ⅸ、Ⅹ增加而凝血因子Ⅺ、Ⅻ降低，抗凝血酶活性下降，血液呈现出高凝状态。同时纤维蛋白溶解酶原增加而纤溶活性降低，分娩后纤溶活性迅速增高。

3. 血浆渗透压　血浆胶体渗透压（colloid osmotic pressure, COP）在妊娠期间通常是下降的，表7-1显示了在妊娠不同阶段COP的变化。产前COP的下降主要与血液稀释有关，而产后由于分娩时不同程度的失血，造成COP进一步下降。如果合

表7-1 妊娠不同阶段胶体渗透压的变化

妊 娠 阶 段	胶体渗透压（mmHg）
孕前	25.4 ± 2.3
（孕期）产前	22.4 ± 0.5
（孕期）产后	15.4 ± 2.1
（子痫前期）产前	17.9 ± 0.7
（子痫前期）产后	13.7 ± 0.5

注：引自 Troiano NH, et al. Physiologic and Hemodynamic Changes During Pregnancy[J]. AACN Adv Crit Care, 2018, 29: 273-283.

并子痫前期或感染等疾病，血管通透性发生改变，使得COP降低更为明显。COP与肺毛细血管楔压（PCWP）的差值决定了毛细血管内外的水平衡，因此产妇在伴有出血、子痫前期和感染的情况时，产后发生肺水肿的风险更高。所以了解妊娠不同时期或状态下的COP变化，有助于危重孕产妇的合理管理[2]。

二、孕产妇血容量的评估

妊娠10周起，孕妇的心输出量开始增加，至32周达高峰，然后维持此水平直至分娩，采取左侧卧位时，心输出量可较未孕时增加约30%。孕妇的每搏输出量增加与心输出量相似，至妊娠28周左右达最高峰，较正常增加30%～50%。心率亦逐渐增加，最高峰较未孕时约增加10次/分钟。分娩时子宫收缩可造成300～500 mL的血液进入静脉循环，导致中心静脉压、右心房压和心输出量升高。

心输出量在第二产程期间开始显著增加，幅度可达50%，胎儿娩出时心输出量达最大值[3]。

妊娠期血容量减少通常为液体丢失（如呕吐、腹泻和流汗）和血管内液体渗透至组织间隙两种方式。传统用来判断血容量减少的方法包括评估有无血压降低、脉搏细弱、皮肤充盈时间延长等临床表现，或行中心静脉压、肺动脉楔压等有创血流动力学监测。但由于有创技术并发症多且存在一定的误差，已逐渐被创伤更小但数据可靠的微创或无创心输出量监测技术所替代，如超声心动图[4]、脉搏波分析技术（LiDCO）[5]、生物电阻抗技术（NICOM）等[6]。它们已被证明可以有效维护孕产妇安全，在围手术期及围产期的应用逐渐增多。相关研究详见本书第五章"妊娠期循环系统的评估和监测"。

三、水、电解质紊乱

水、电解质紊乱在临床上比较常见，如果得不到及时纠正，严重者可导致全身各器官系统功能障碍，甚至死亡。

妊娠期由于血液及循环系统波动较大，孕产妇电解质的水平也在一定范围内波动（表7-2）。尽管所有电解质紊乱都可能与妊娠相伴发生，但一些特殊的紊乱会使妊娠过程复杂化，例如：① 水中毒（低钠血症）；② 妊娠剧吐所致低钾血症；③ 与催产素相关的低钾血症；④ 硫酸镁治疗子痫前期致低钙血症；⑤ 子痫前期治疗中的高镁血症。

常见的水电解质紊乱如下。

1. 水代谢紊乱 妊娠期尿崩症指孕妇尿量＞3.5 L/24 h是水代谢紊乱常见的原因，在脱水或低钠

表7-2 妊娠期部分电解质参考值

实验室指标	孕 前	妊娠 12 周	妊娠 24 周	妊娠 36 周	分娩后 6 周
血肌酐（mmol/L）	50 ～ 90	25 ～ 79	25 ～ 74	23 ～ 93	50 ～ 90
钠（mmol/L）	136 ～ 142	131 ～ 139	133 ～ 139	133 ～ 139	138 ～ 142
钾（mmol/L）	3.7 ～ 4.8	3.4 ～ 4.8	3.5 ～ 4.7	3.7 ～ 4.7	3.5 ～ 4.9
镁（mmol/L）	0.69 ～ 0.92	0.62 ～ 0.84	0.59 ～ 0.87	0.59 ～ 0.79	0.63 ～ 0.85
碳酸氢盐（mmol/L）	22 ～ 29	18 ～ 26	18 ～ 26	18 ～ 26	20 ～ 31

血症时存在假阴性的可能。其发病率为（2～6）/100 000，发生机制为孕妇的抗利尿激素（antidiuretic hormone, ADH）分泌不足和（或）肾脏对ADH反应缺失而导致的妊娠期多尿和多饮状态[7]。妊娠期尿崩症的诊断除病因检查外，还需格外关注子痫前期，HELLP综合征等疾病（表7-3），完善包括磁共振和垂体功能测试在内的检查。有研究者提出使用肽素进行脱水试验来区分多尿症的原因[8]，然而肽素的相关研究在孕产妇中较少，目前不作为常规方案。轻型妊娠期尿崩症通过口服补水即可缓解症状，当患者口腔摄入受到限制，则考虑及时静脉补充低渗液，同时记录患者出入量并加强母胎监护，一些情况下考虑去氨加压素（DDAVP）治疗。

2. 低钠血症　血钠浓度≤135 mmol/L称为低钠血症，可分为等张性低钠血症、高张性低钠血症和低张性低钠血症三类。其中，不同类型的低张性低钠血症的处理侧重点各不相同。图7-2为低张性低钠血症的评估和处理流程。

3. 高钠血症　血钠浓度＞145 mmol/L称为高钠血症。妊娠期高钠血症主要见于水摄入过少的一些内科疾病，如下丘脑损害引起的原发性高钠血症，钠潴留引起如原发性醛固酮增多症、Cushing综合征。高钠血症应积极治疗原发疾病，同时限制钠盐摄入，补充血容量等（图7-3）。

4. 低钾血症

血清钾浓度＜3.5 mmol/L称为低钾血症。妊娠期低钾血症发生原因可能与以下因素有关：① 妊娠剧吐、分娩期间钾摄入不足；② 妊娠期高血压、妊娠糖尿病、前置胎盘等疾病致低钾血症；③ 产程中大量出汗，孕期体内水分潴留，产后短期大量排尿导致血钾降低；④ 药物因素。如地塞米松、速尿、胰岛素等药物有降血钾作用。产妇分娩后的低钾血症由于症状不典型，在临床上易被忽视。除

表7-3　妊娠期尿崩症的临床诊断方法

如果诊断为尿崩症，请考虑（1）（2）或（3）
（1）产前病因（既往病情）：血管升压素升高和ADH生成不足和（或）肾对ADH敏感性降低的失衡
中枢性尿崩症（如泌乳素瘤、颅咽管瘤、组织细胞酶X、经蝶骨手术或外伤）
肾源性尿崩症（如梗阻性肾病、先天性尿崩症和长期未接触过药物治疗的年轻女性）
（2）围产期原因（与妊娠有关的原因）：
增加的抗利尿激素降解酶、降低的抗利尿激素和（或）降低肝脏清除率之间的平衡
胎盘重量增加（例如多胎）
妊娠急性脂肪肝
子痫前期
肝病/肝功能障碍
特发性因素
（3）产后病因：ADH中枢释放减少或消失
席-汉综合征
自身免疫性垂体炎
垂体功能减退
其他

注：ADH，抗利尿激素。引自Belzile Maxime, Pouliot Audrey, Cumyn Annabelle et al. Renal physiology and fluid and electrolyte disorders in pregnancy[J]. Best Pract Res Clin Obstet Gynaecol, 2019, 57: 1-14.

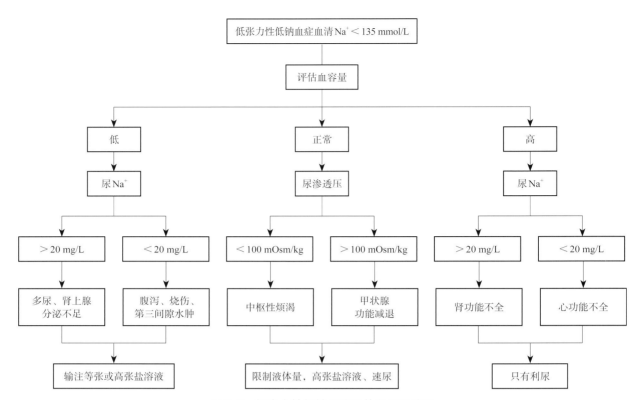

图 7-2 低张力性低钠血症评估及处理流程

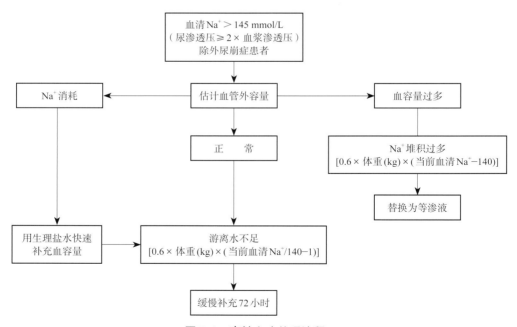

图 7-3 高钠血症处理流程

加以警惕之外，需要在临床工作中进行预防，对病情及时发现并处理，以减少其对孕产妇及胎儿的危害。表 7-4 和图 7-4 分别列出了低钾血症的诊断方法[9]和处理方式。

5. 高钾血症 血清钾浓度 > 5.5 mmol/L，称

为高血钾症。常见原因为：① 钾输入过多，可见于钾溶液输入速度过快或使用量过大，尤其合并肾功能不全的产妇；② 钾排泄障碍，各种原因引起的少尿或无尿；③ 组织细胞大量破坏，细胞内钾大量释放到血液中等。高钾血症的处理流程

表7-4　妊娠期诊断低血钾的方法

步骤1：排除细胞内再分布

　排除使用胰岛素治疗的糖尿病患者

　排除儿茶酚胺释放

　排除β2激动剂治疗的哮喘患者

　低钾性周期性麻痹

步骤2：排除胃肠道损失或摄入不足

　排除妊娠剧吐

　排除严重腹泻

　评估摄入量、排除摄入量不足

步骤3：排除经肾脏途径损失→监测血压

　考虑高血压/原发或继发性醛固酮增多症，需咨询产科或相关专科

　如果血压正常或低血压/继续执行步骤4

步骤4：排除经肾脏途径损失→评估酸碱状态

　代谢性碱中毒

　肾小管缺损→吉特曼综合征，巴特综合征

　利尿剂→髓袢利尿剂，噻嗪类

　严重剧吐

　代谢性酸中毒

　肾小管性酸中毒/糖尿病酮症酸中毒

注：引自 Belzile M, Pouliot A, Cumyn A, al. Renal physiology and fluid and electrolyte disorders in pregnancy[J]. Best Pract Res Clin Obstet Gynaecol, 2019, 57: 1-14.

见图7-5。

6. 其他电解质紊乱　血清镁浓度 < 0.75 mmol/L 为低镁血症。产科患者使用安胎制剂或神经系统疾病药物、氨基糖苷类药物时可出现血镁降低。低镁血症常伴随高血钙一同出现。血清镁浓度 > 1.25 mmol/L 为高镁血症。当子痫前期合并肾功能不全时，孕产妇可出现高镁血症。血清钙浓度 < 2.2 mmol/L 即低钙血症，血清钙浓度 > 2.75 mmol/L 则为高钙血症。高血钙可使神经兴奋阈上升及神经传导速度减慢。血钙的浓度除受磷的影响外，与蛋白质浓度、维生素D、甲状旁腺激素的水平相关。

四、产科患者的液体管理

液体管理的目的是为了预防或纠正血流动力学紊乱，正确判断血流动力学指标决定了液体管理的方向。孕产妇多为年轻女性，如未在围手术期经历大出血、凝血功能障碍等不良事件时，她们一般能良好耐受血容量变化。但妊娠期高血压、子痫前期等特殊产妇的液体管理策略需格外谨慎。

（一）开放性或限制性补液？

早期有研究显示，围手术期对产妇充分补液

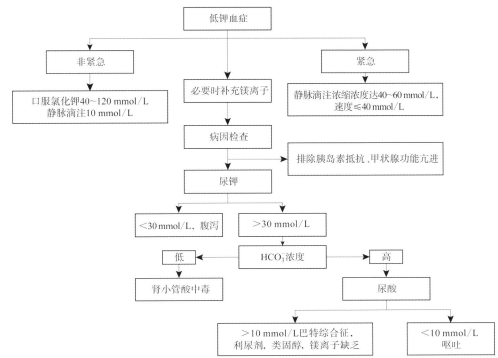

图7-4　低钾血症的处理流程

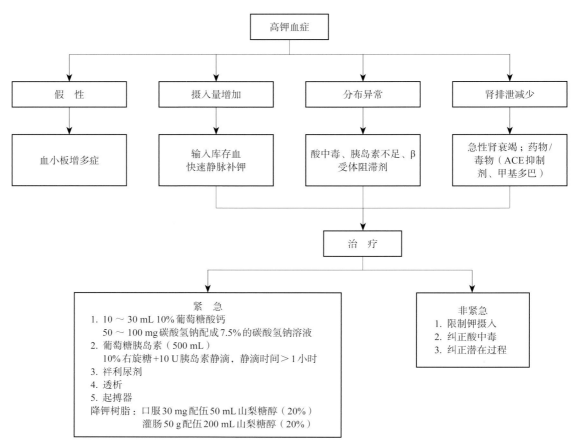

图7-5 高钾血症的处理流程

可保证子宫足够的血流灌注并预防胎儿酸中毒。然而，其他研究[10]指出，开放性补液使患者的胃肠道功能恢复减慢，延长住院时间。围手术期产妇血容量过多增加了其心血管负荷和发生肺水肿的风险[11]。产妇体内容量负荷过重还可导致新生儿在出生后最初3天内的体重下降。多项研究指出过度补液增加围手术期并发症的发生率与死亡率。自20世纪以来，不只局限在产科手术，"干湿之争"一直是围手术期争论最多的问题之一，现在仍无统一定论。近年来随着快速康复外科理念（ERAS）的发展，更多提倡限制性补液方案，更倾向于"术中限制液体"[12, 13]。

（二）晶体液或胶体液?

胶体扩容效果佳，但影响凝血，有增加出血及潜在肾损伤的风险。晶体扩容后快速再分布，产科手术中预防低血压效果差。临床研究[14]发现，羟乙基淀粉在剖宫产术中对产妇造成的不良反应发生率极低，临床应用安全性较高。也有研究指出，晶体预扩容并未降低剖宫产（腰麻）术中低血压的发生

率。在产妇麻醉前分别予500 mL胶体与1 000 mL晶体预扩容，发现胶体预扩容更能维持血流动力学稳定[14]。另有对60例行剖宫产术产妇的研究发现，胶体液联合晶体液能增加新生儿脐动-静脉氧分压差，增加胎儿的氧利用率，较单纯使用晶体液更有优势[4]。但也存在其他观点，一项随机对照研究[15]在90例产妇麻醉前使用不同的液体预扩容，发现胶体预扩容与胶体联合晶体预扩容两组产妇术后低血压的发生率无明显差异。

现今，对择期剖宫产手术的产妇多采用椎管内麻醉，以减少母婴不良事件的发生[16]。但脊髓麻醉后低血压的发生比例较高。一项随机对照试验[17]证实去氧肾上腺素可有效降低剖宫产术后低血压的发生。另外，有研究指出去甲肾上腺素较去氧肾上腺素更好地维持剖宫产（腰麻）产妇的血压稳定[18]。

根据产科ERAS推荐，对无合并特殊疾病的产妇，围手术期建议限制性液体治疗，可使用血管收缩药预防并治疗低血压。在产科围手术期液体治疗上，使用胶体液或胶体联合晶体液预扩容效果确切，产科麻醉前扩容联合血管活性药物的使用也能

维持良好的血流动力学稳定。但对前置胎盘、严重血容量不足、凝血障碍、子痫前期等危重孕产妇，补液原则及补液类型应当根据产妇具体情况实施。

五、子痫前期的液体管理

子痫前期指妊娠20周以后，出现血压升高和蛋白尿。子痫前期患者由于血管收缩，其孕期血容量增加远不及正常孕妇，所以对容量变化往往耐受不佳。因此，在围手术期对子痫前期患者进行合理的液体治疗对改善分娩结局来说极为关键。

（一）子痫前期的血流动力学特征和肺水肿的发展

理论上扩容治疗可以改善组织灌注，但既往多项研究发现，子痫前期患者接受大量补液促进了肺水肿、脑水肿等并发症的发生，是造成她们死亡率增高的重要原因。子痫前期患者由于血浆蛋白丢失致渗透压降低、毛细血管通透性增加、肺毛细血管静水压及肺毛细血管楔压（pulmonary capillary wedge pressure, PCWP）升高（表7-5）[19]。

表7-5　子痫前期发生肺水肿的原因

增加前负荷
过量静脉输液
产褥期外周水肿液的吸收
心脏病
心肌病
舒张功能障碍
心脏瓣膜病
增加后负荷
其他因素引起的全身血管阻力增加引起的严重高血压
渗透压降低
毛细血管通透性增加

注：引自 Anthony J, Schoeman LK. Fluid management in pre-eclampsia[J]. Obstet Med, 2013, 6(3): 100-104.

（二）子痫前期患者的监测

子痫前期患者的血容量相对不足，导致常规监测指标如血压、脉搏和尿量往往是不可靠的，可能需要更高级的血流动力学参数如中心静脉压（central venous pressure, CVP）和PCWP等来指导围手术期液体治疗的实施。有学者发现CVP监测对子痫前期产妇可能并不适用，在补充大量液体后至CVP升高之前，PCWP已急剧上升并导致肺水肿的出现。回顾性研究也显示对子痫前期患者，CVP与血容量之间相关性较差。而PCWP由于需要留置肺动脉导管，操作本身的有创性使其仅在某些特殊情况下才会使用。所以当无法进行有效监测时，应避免快速大量的扩容。

近年来，各类无创或微创监测技术在子痫前期患者液体管理中的应用逐渐增多。围绕经胸超声心动图、电阻抗技术、USCOM与NICOM技术的研究发现，它们有助于指导子痫前期孕产妇制定个体化液体治疗方案[20-22]。对于这类患者，无创或微创监测技术使用安全且监测准确，有助于围产期液体管理。但到底哪种监测技术最为合适仍需要进一步的研究。

（三）子痫前期患者的液体治疗

英国皇家妇产科医师学会建议子痫前期患者采取限制性补液管理策略，在患者出血的情况下，应当根据出血量适当补充缺失量。近期其他研究同样支持此观点[23]，所以我们需要仔细把握围手术期子痫前期患者的输液指征（表7-6），加强监护，预防及处理并发症的发生。

1. 预输注　未治疗的子痫前期患者的血容量往往严重不足，降压治疗以及椎管内麻醉后的外周血管扩张效应可引起血压明显下降，导致包括子宫在内的器官灌注不足。对于此类患者，一般建议在血管扩张前，静脉给予300 mL胶体液扩容，但尚缺乏相关临床研究，仅作为经验性治疗。如子痫前期患者在围手术期前已进行较好的干预治疗，预输注便不在临床常规措施之内。

2. 维持　需要接受药物治疗的子痫前期患者，通常需要补液来作为药物的载体进行少量输注。静脉输液的速度应当以不引起肾功能正常的患者发生肺水肿的程度为宜，通常建议采取每小时100 mL的输液方案。另外，当子痫前期患者因肾功能不全出现少尿症状时，需评估产妇体内血容量是否充足，当出现少尿伴液体负平衡时，可以在加强监测的基础上适当补充血容量（表7-7）。

表7-6　子痫前期静脉补液的指征

维持	建议
60 ～ 80 mL/h 晶体	减少输注静脉药物，如硫酸镁
替代	
容量复苏直至 SBP ＞ 90 mmHg	晶体或胶体
贫血和（或）凝血病：适当的血制品	主要针对容量不足；根据实验室指标；对液体正平衡患者实施有创性监测
预输注	
血管扩张或椎管内麻醉前液体预输注：300 mL 晶体	无须监测

注：引自 Anthony J, Schoeman LK. Fluid management in pre-eclampsia[J]. Obstet Med, 2013, 6(3): 100-104.

表7-7　少尿型子痫前期的静脉输液

目的保持尿量 ≥ 100 mL/4h

少尿伴液体正平衡

- 300 mL 胶体激发
- 无反应：限制液体
- 持续少尿：使用低剂量多巴胺
- 考虑有创血流动力学监测

少尿伴液体负平衡

- 300 mL 胶体激发
- 每30分钟重复一次，直至液体正平衡或尿量充足
- 如果持续性少尿：限制补液
- 如果继续少尿：使用低剂量多巴胺
- 考虑使用有创血流动力学监测

注：急性肾损伤定义（尚未明确妊娠期间定义）：尿量少于0.5 mL/（kg·h）持续12小时，或血清肌酐增加一倍，或 GFR 减少50%以上。引自 Anthony J, Schoeman LK. Fluid management in pre-eclampsia[J]. Obstet Med, 2013, 6(3): 100-104.

3. 复苏　子痫前期患者遭遇其他因素如胎盘早剥、手术或产科出血发生低血容量改变时需要进行液体复苏治疗。复苏的目标一般为将收缩压恢复到至少90 mmHg以上，一旦收缩压稳定，应考虑避免输血输液过多从而避免肺水肿的发生，必要时进行容量监测，辅以限制性补液策略来维持血流动力学稳定。

六、脓毒性休克的液体管理

脓毒症是指由感染因素引起的全身炎症反应综合征，严重时可导致器官功能障碍和（或）循环障碍。2019年美国母胎医学会发布了"妊娠和围产期脓毒症管理指南"，指出脓毒症强调器官功能障碍的表现而非感染，将脓毒症定义为人体对感染的反应失调引起的多器官功能障碍，而脓毒性休克是在脓毒症基础上出现血流动力学改变、细胞和代谢紊乱等[24]。

脓毒症发病率较高，且近年来呈持续上升趋势[25]，美国产科脓毒症发生率约为0.04%。2016年拯救脓毒症运动指南（surviving sepsis campaign guideline, SSCG）Sepsis 3.0[26]是目前关于诊断脓毒症较为权威的官方共识，但其发布以来始终存在争议。为了尽早对脓毒症患者进行治疗干预，降低器官功能障碍的发生，建议对可疑脓毒症患者使用快速脓毒症相关性器官功能衰竭评价（quick SOFA score, qSOFA）进行评估。但目前相关指南关于脓毒症的定义均未考虑正常妊娠的生理变化，可能并不适用于产科脓毒症患者。2017年澳大利亚和新西兰产科医学会指南[27]提出了一种基于产科改良的qSOFA（表7-8），包括收缩压、呼吸频率、精神状态改变。若达到2项或2项以上，患者不良预后风险增加，需高度警惕器官功能衰竭，应积极开始治疗并加强监护。

当产妇发生脓毒性休克时，除早期使用抗生素外，液体复苏同样是首选的初期治疗。Sepsis 3.0特别指出，复苏液体首选晶体液，初始推荐用量为

表7-8　产科改良快速脓毒症相关性器官功能衰竭评价（qSOFA评分）

参　数	0分	1分
呼吸频率（次/分钟）	＜25	≥25
收缩压（mmHg）	≥90	＜90
精神状态	正常（思维活跃、对答切题）	不正常

注：引自 Bowyer L, Robinson HL, Barrett H, et al. SOMANZ guidelines for the investigation and management sepsis in pregnancy[J]. Aust N Z J Obstet Gynaecol, 2017, 57(5): 540–551.

30 mL/kg。但孕产妇往往伴有血容量增加、胶体渗透压降低的生理性改变，过多的晶体液输注使其发生肺水肿的风险明显增高[28]。有研究指出，大剂量液体复苏增加脓毒症患者肺水肿、脑水肿及其他腹腔内脏器水肿的发生，不能改善脓毒性休克患者的预后[29]，并增加患者的死亡率[30]。近年来相关文献中仅有2019年妊娠和围产期脓毒症管理指南推荐脓毒症产妇发生低血压时早期予晶体液 1～2 L（1C级）。目前，对于孕产妇脓毒性休克的液体治疗无统一标准，应在加强血流动力学及心脏功能相关监测的情况下，保证患者循环稳定的基础上适度补液。

当脓毒性休克患者经积极液体复苏治疗后，低血压症状仍未见改善或因某种原因（如发生肺水肿）无法进一步大量液体复苏时，则需要使用血管升压药。去甲肾上腺素是适用于所有脓毒性休克患者的一线治疗药物。有研究指出去甲肾上腺素特别是其低剂量的使用对产妇及胎儿是安全的。

脓毒性休克患者的治疗包括早期识别诊断，及时经验性使用广谱抗生素，早期液体复苏，当液体复苏治疗不佳时考虑使用血管活性药物。此外，是否需终止妊娠主要依产科情况来决定（表7-9）。

表7-9　产科脓毒症治疗总结

项目	推　荐	推荐级别
1	脓毒症和脓毒性休克是危重症，一旦明确诊断，治疗和复苏应立即开始	1B
2	不管是否存在发热，在感染的基础上出现不明原因的终末脏器损害，应考虑脓毒症诊断	1B
3	任何怀疑脓毒症的孕妇，应在1小时内开始经验性广谱抗生素治疗	1B
4	一旦怀疑或诊断脓毒症，就应尽快获取培养物（血、尿、痰培养等）送检并测定血清乳酸水平，尽早实现源头控制	1C
5	脓毒症并发低血压或器官低灌注时，应尽快给予晶体 1～2 L	1C
6	去甲肾上腺素是妊娠期或围产期脓毒症持续性低血压和（或）低灌注的一线血管升压剂	1C
7	脓毒症本身不是终止妊娠的指征，应由产科指征决定	1B

注：引自 Plante LA, Pacheco LD, Louis JM. Smfm consult series #47: Sepsis during pregnancy and the puerperium[J]. Am J Obstet Gynecol, 2019, 220(4): 2–10.

七、未来展望

维护危重孕产妇的水电解质平衡是围产期治疗的基本内容，虽然有不少指南提出相关建议来指导临床工作，但最优策略仍存在争议，如补液量的多少、补液类型、合适的血流动力学监测手段、补液目标终点等方面，有待进一步研究来加以明确。

（周依露，周显琊）

参·考·文·献

[1] Sanghavi M, Rutherford J D. Cardiovascular Physiology of Pregnancy[J]. Circulation, 2014, 130(12): 1003−1008.

[2] Troiano N H. Physiologic and Hemodynamic Changes During Pregnancy[J]. AACN Advanced Critical Care, 2018, 29(3): 273−283.

[3] Canobbio M M, Warnes C A, Aboulhosn J, et al. Management of Pregnancy in Patients With Complex Congenital Heart Disease: A Scientific Statement for Healthcare Professionals From the American Heart Association[J]. Circulation, 2017, 135(8): e50−e87.

[4] Porter T R, Shillcutt S K, Adams M S, et al. Guidelines for the Use of Echocardiography as a Monitor for Therapeutic Intervention in Adults: A Report from the American Society of Echocardiography[J]. Journal of the American Society of Echocardiography, 2015, 28(1): 40−56.

[5] Langesæter E, Gibbs M, Dyer R A. The role of cardiac output monitoring in obstetric anesthesia[J]. Current Opinion in Anaesthesiology, 2015, 28(3): 247−253.

[6] Doherty A, El-Khuffash A, Monteith C, et al. Comparison of bioreactance and echocardiographic non-invasive cardiac output monitoring and myocardial function assessment in primagravida women[J]. British Journal of Anaesthesia, 2017, 118(4): 527−532.

[7] Ananthakrishnan S. Diabetes insipidus during pregnancy[J]. Best Pract Res Clin Endocrinol Metab, 2016, 30(2): 305−315.

[8] Fenske W, Refardt J, Chifu I, et al. A Copeptin-Based Approach in the Diagnosis of Diabetes Insipidus[J]. The New England Journal of Medicine, 2018, 379(5): 428−439.

[9] Belzile M, Pouliot A, Cumyn A, et al. Renal physiology and fluid and electrolyte disorders in pregnancy[J]. Best Pract Res Clin Obstet Gynaecol, 2019, 57: 1−14.

[10] Thacker J K M, Mountford W K, Ernst F R, et al. Perioperative Fluid Utilization Variability and Association With Outcomes[J]. Annals of Surgery, 2016, 263(3): 502−510.

[11] Dawood F, Dowswell T, Quenby S. Intravenous fluids for reducing the duration of labour in low risk nulliparous women[J]. Cochrane Database Syst Rev, 2013(6): D7715.

[12] Minto G, Mythen M G. Perioperative fluid management: science, art or random chaos?[J]. British Journal of Anaesthesia, 2015, 114(5): 717−721.

[13] Miller T E, Roche A M, Mythen M. Fluid management and goal-directed therapy as an adjunct to Enhanced Recovery After Surgery (ERAS)[J]. Canadian Journal of Anesthesia/Journal canadien d'anesthésie, 2015, 62(2): 158−168.

[14] Matsota P, Karakosta A, Pandazi A, et al. The effect of 0.5 L 6% hydroxyethyl starch 130/0.42 versus 1 L Ringer's lactate preload on the hemodynamic status of parturients undergoing spinal anesthesia for elective cesarean delivery using arterial pulse contour analysis[J]. Journal of Anesthesia, 2015, 29(3): 352−359.

[15] Arora P. Fluid Administration Before Caesarean Delivery: Does Type and Timing Matter?[J]. JOURNAL OF CLINICAL AND DIAGNOSTIC RESEARCH, 2015, 9(16): wc 01−04.

[16] Guglielminotti J, Landau R, Li G. Adverse Events and Factors Associated with Potentially Avoidable Use of General Anesthesia in Cesarean Deliveries[J]. Anesthesiology, 2019, 130(6): 912−922.

[17] Kuhn J C, Hauge T H, Rosseland L A, et al. Hemodynamics of Phenylephrine Infusion Versus Lower Extremity Compression During Spinal Anesthesia for Cesarean Delivery[J]. Anesthesia & Analgesia, 2016, 122(4): 1120−1129.

[18] Ngan K W, Lee S W, Ng F F, et al. Randomized double-blinded comparison of norepinephrine and phenylephrine for maintenance of blood pressure during spinal anesthesia for cesarean delivery[J]. Anesthesiology, 2015, 122(4): 736−745.

[19] Anthony J, Schoeman L K. Fluid management in pre-eclampsia[J]. Obstetric Medicine, 2017, 6(3): 100−104.

[20] Dennis A T, Castro J M. Transthoracic echocardiography in women with treated severe pre-eclampsia[J]. Anaesthesia, 2014, 69(5): 436−444.

[21] Lavie A, Ram M, Lev S, et al. Maternal cardiovascular hemodynamics in normotensive versus preeclamptic pregnancies: a prospective longitudinal study using a noninvasive cardiac system (NICaS™)[J]. BMC Pregnancy and Childbirth, 2018, 18(1): 229.

[22] Vinayagam D, Bowe S, Sheehan E, et al. Non-Invasive Haemodynamic Monitoring in Pregnancy: A Comparative Study Using Ultrasound and Bioreactance[J]. Fetal Diagnosis and Therapy, 2017, 41(4): 273−282.

[23] Pretorius T, van Rensburg G, Dyer R A, et al. The influence of fluid management on outcomes in preeclampsia: a systematic review and meta-analysis[J]. Int J Obstet Anesth, 2018, 34: 85−95.

[24] Plante L A, Pacheco L D, Louis J M. SMFM Consult Series #47: Sepsis during pregnancy and the puerperium[J]. American Journal of Obstetrics and Gynecology, 2019, 220(4): B2−B10.

[25] Govindan S, Iwashyna T J, Odden A, et al. Mobilization in severe sepsis: An integrative review[J]. Journal of Hospital Medicine, 2015, 10(1): 54−59.

[26] Singer M, Deutschman C S, Seymour C W, et al. The Third International Consensus Definitions for Sepsis and Septic Shock (Sepsis-3)[J]. JAMA, 2016, 315(8): 801.

[27] Bowyer L, Robinson H L, Barrett H, et al. SOMANZ guidelines for the investigation and management sepsis in pregnancy[J]. Australian and New Zealand Journal of Obstetrics and Gynaecology, 2017, 57(5): 540−551.

[28] Pacheco L D, Saade G R, Hankins G D. Severe sepsis during pregnancy[J]. Clin Obstet Gynecol, 2014, 57(4): 827−834.

[29] Marik P, Bellomo R. A rational approach to fluid therapy in sepsis[J]. British Journal of Anaesthesia, 2016, 116(3): 339−349.

[30] Sakr Y, Rubatto Birri P N, Kotfis K, et al. Higher Fluid Balance Increases the Risk of Death From Sepsis[J]. Critical Care Medicine, 2017, 45(3): 386−394.

第八章

超声技术在产科危重症中的应用

超声是产科常见的检查监护手段，具有安全、无创、可视化、可床边实时操作、可重复性强等优点。随着在围产期的应用越来越广泛，超声已不仅仅局限于产科诊断和胎儿监护，其在产科危重症的评估、鉴别、诊断、指导治疗方面也发挥了非常重要的作用。

一、气道的评估与管理

产科麻醉医师（困难气道）协会最新颁布了关于产科困难气道及气管插管失败的管理指南[1]，强调应于全麻诱导前对气道进行评估。该评估不仅需要预测困难气管插管，还需对声门上气道装置、面罩通气，以及颈前气道通路建立的困难程度进行评估。

1. 辅助颈前气道的建立 尽管到目前为止，超声用于大多数的气道评估还未被证明是有效的，但超声用于辅助颈前气道的建立却是明确、可靠的[2]。通过触诊来确定环甲膜（cricothyroid membrane）的位置，往往不够确切，准确率只有30%，尤其对肥胖的非妊娠妇女及产妇来说更为困难[3]。相较于临床触诊，气道超声可显著提升环甲膜定位的准确性[4]。目前有两种超声定位环甲膜的方法，即通过10 MHz的线性探头横向扫描及纵向矢状中线扫描。在肥胖的女性病例中，横向扫描技术要比纵向扫描更快地定位环甲膜，但两种扫描方法都同样准确[5]。当前的指南推荐[1]，即使在紧急情况下，也要对有潜在颈前气道通路建立可能的病例实施超声检查定位。最理想的是，应该在所有全麻诱导前开展超声气道评估。

2. 预测产妇的困难气道 气道超声还可用于评估产妇的气道变化，可能有助于预测困难气道的发生。产妇的气道在妊娠期可发生一系列生理性的结构改变，尤其需要警惕子痫前期的产妇，由于咽喉部软组织水肿，更容易发生上呼吸道的狭窄，且这种气道改变可能会一直持续至产后48小时。最近有研究以超声评估了子痫前期产妇和血压正常的产妇在产前、产时及产后的气道变化[6]，结果显示在分娩期及产后，子痫前期产妇的舌骨水平面颈前软组织都较血压正常的产妇明显增厚。

二、妊娠期急性呼吸困难的早期诊断与鉴别

1. 肺部超声扫描技术 目前可辨识的肺部影像包括正常的肺组织、胸膜积液、气胸、肺间质综合征以及肺实变。肺部超声检查通常使用低频探头（～4 MHz）或微凸阵探头（～8 MHz），为了能较好地识别胸膜线，多采用垂直于胸壁纵向扫描的方式。在正常的肺中，胸膜线是指水平的高回声可滑动的线。除了胸膜线外，A线（即多条与胸膜线水平的高回声伪影）也是正常的肺部超声征象。而B线则见于肺间质性疾病（如肺水肿），是由于肺组织的密度增加而形成的混合性伪影，定义为一种离散的激光束样垂直于胸膜线的高回声线，起自胸膜线并向屏幕边缘延伸，不衰减，可随肺运动一起滑动（图8-1）。

2. 妊娠期急性呼吸困难的鉴别诊断 在急诊、ICU中，重症患者往往无法耐受或配合长时间的胸部CT扫描，而实时的肺部超声检查则提供了快速而

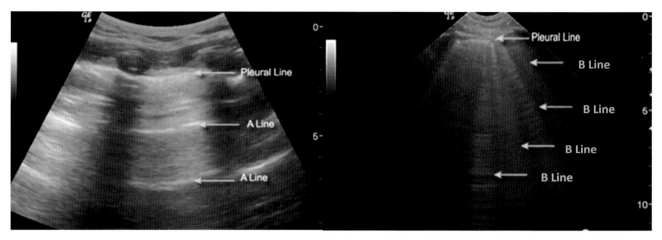

图8-1　肺部超声征象

注：Pleural Line，胸膜线；A Line，A线；B Line，B线。

准确的肺部诊断。由Lichtenstein等[7]提出的简化肺部超声扫描法能很好地区分大多数急诊室内呼吸困难的病例。该扫描法将每侧胸分为前、侧、后三个部位，每个部位又进一步分成若干个扫描带。每个扫描带都要注意是否存在气胸、肺间质综合征、肺实变和胸腔积液等。急性肺水肿与前胸壁出现双侧对称的B线密切相关。如果存在单侧征象则提示肺炎。若急性呼吸困难的同时肺部超声检查表现又正常，则提示肺栓塞或支气管疾病。尽管肺部超声检查对于甄别社区获得性肺炎及心源性呼吸困难很敏感[8]，但在某些情况下却无法很好地区分心源性或非心源性肺水肿。因此，结合肺部超声、超声心动图和静脉超声的联合诊断法显然更为合理，且已证明要优于单纯肺部超声诊断[9]。实时的超声检查可以显著减少更正诊断和治疗的时间，但仍离不开其他成像技术的辅助，且无法降低发病率或死亡率（图8-2）[10]。

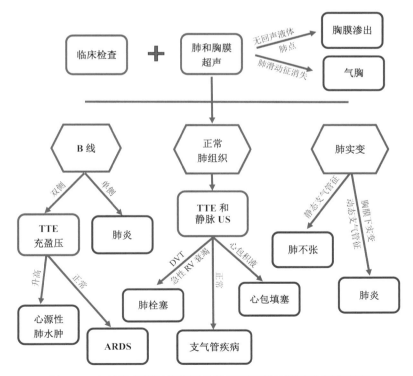

图8-2　实时超声指导妊娠期急性呼吸困难的鉴别诊断流程图

注：US，超声；TTE，经胸壁超声心动图；RV，右心室；DVT，深静脉血栓形成；ARDS，急性呼吸窘迫综合征。引自Zieleskiewicz L, Bouvet L, Einav S, et al. Diagnostic point-of-care ultrasound: applications in obstetric anaesthetic management[J]. Anaesthesia, 2018, 73: 1265-1279.

三、妊娠期循环系统的评估与鉴别

根据美国、英国和欧洲的指南，使用超声心动图来评估由疑似心脏疾病引起的低血压、休克或血流动力学不稳定被作为1级推荐。尽管当前的指南还未推荐在孕产妇心肺复苏期间行实时的超声心动图检查[11]，但超声心动图可能在复苏时鉴别心搏骤停的原因、指导自主循环恢复后的治疗中扮演重要角色。

此外，超声心动图还有助于鉴别妊娠期间发生的各类休克，并指导其相关治疗[12]。妊娠期发生的休克多继发于进行性疾病（感染、隐匿性失血、心力衰竭）或急性心力衰竭（出血、血栓形成、心肌梗死）。这里就各类休克的超声表现及鉴别作一总结（表8-1）。

（一）梗阻性休克

肺栓塞是梗阻性休克最常见的原因，可发生于妊娠或产后的任何阶段。实时超声心动图征象包括右心室扩张或矛盾的室间隔移动。胸骨旁短轴切面有利于室间隔的评估，而肋下短轴切面也能提供相同的信息。肺栓塞的诊断还需要结合下肢静脉系统的超声检查，评估是否合并静脉血栓。正常的（经胸壁超声心动图，TTE）检查、正常的下肢静脉超声检查，以及异常的肺部超声影像，基本可排除肺栓塞的诊断。相反，急性右心衰竭的超声表现，外加深静脉血栓形成，诊断肺栓塞的特异性为100%[13]。

张力性气胸和心包填塞是比较少见的梗阻性休克的原因，主要影响右心室的充盈。张力性气胸患者的呼吸功能可在短时间内急剧恶化，但又与临床检查不符。如果缺乏明确的皮下气肿，实时的超声检查是很好的诊断手段，且优于胸部X线摄片。气胸的超声征象表现为在患者自主呼吸的情况下缺乏胸膜滑动征，如果往侧胸壁扫描，可以捕捉到正常肺滑动复现的点，即肺点（lung point）。肺点是诊断气胸的特异性征象，一旦探测到应立即采取减压措施，以防休克的发生。相反，如果胸膜滑动征存在，或者观察到肺间质综合征的超声表现（如B

表8-1　各类休克的主要超声特征

病　因	超声切面	超声征象
梗阻性休克		
心包填塞	TTE；肋下横向四腔心切面	心包积液 右侧心腔压迫 摇摆心
张力性气胸	肺部超声，前胸壁扫描	胸膜滑动征消失 肺点
肺栓塞	TTE；胸骨旁短轴切面 肋下或心尖四腔心切面 下肢静脉超声	矛盾的纵隔运动 右心室扩张 静脉血栓形成
低血容量性休克		
	TTE；胸骨旁短轴切面或肋下短轴纵向切面 心尖五腔心切面，脉冲多普勒 腹部超声	"亲吻征" 下腔静脉塌陷＞40% VTI和心输出量降低 道格拉斯窝积液
分布性休克		
	TTE；胸骨旁短轴切面或肋下短轴纵向切面 心尖五腔心切面，脉冲多普勒	"亲吻征" 下腔静脉塌陷＞40% VTI和心输出量正常或增大

（续表）

病　　因	超声切面	超声征象
心源性休克		
	TTE：心尖四心腔或五心腔切面，脉冲多普勒 胸骨旁短轴切面	心脏全部或局部收缩功能改变 VTI和心输出量降低

注：TTE，经胸壁超声心动图；VTI，主动脉血流速度时间积分。引自Zieleskiewicz L, Bouvet L, Einav S, et al. Diagnostic point-of-care ultrasound: applications in obstetric anaesthetic management[J]. Anaesthesia, 2018, 73: 1265-1279.

线），基本可以排除气胸的诊断。心包填塞可由自发性心包积液、主动脉夹层或创伤引起，通常可发生于妊娠期或围产期。超声心动图采用肋下或胸骨旁长轴切面即可明确诊断。若超声显示心包腔积液＞1 cm、摇摆心或右侧心腔压迫，则都提示与休克有关，需要立即请外科急会诊。

（二）心源性休克

心肌梗死是局部心肌运动功能减退的常见原因，可能与心源性休克相关。孕产妇在产后阶段发生心肌梗死的风险是非妊娠妇女的3倍。超声心动图是诊断局部室壁运动异常的基础，同时结合典型的临床表现和12导联心电图结果，基本可以明确诊断，以及时提供有效的救治指导[14]。

超声心动图还可用来评估子痫前期患者的血流动力学状态。无论在妊娠期间还是产后阶段，心肌功能障碍可能与围产期心肌病或子痫前期相关性心力衰竭相关[15]。

超声心动图采用左心室短轴切面或心尖四腔心切面，可以半定量可视化地评估左心室功能。但与金标准心室造影相比，这种方法在鉴别心脏收缩功能方面还是存在7%的误差率[16]。未来研究应进一步明确其在妊娠期间的使用价值及有效性。

（三）低血容量性休克和分布性休克

围产期发生低血容量性休克首先应考虑是失血引起的，除非有非常明确的证据支持脓毒症或严重脱水。"亲吻征"（kissing heart）是低血容量较敏感的超声征象，与非常低的左心室舒张充盈容积相关，可通过胸骨旁短轴切面探查到[16]。大多数情况下，肋下纵向切面观察到"亲吻征"与吸气相下腔静脉塌陷相关。在自主呼吸时，吸气变异率超过40%或者被动直腿抬高试验后主动脉血流速度时间积分（VTI）增加＞12%则提示与容量反应性相关[17]。需注意的是，低血容量性休克由于前负荷的降低和后负荷的增加，即便在左心室射血分数正常的情况下，VTI和心输出量通常还是会很低。低血容量休克时，还应特别关注腹部超声检查，明确是否存在腹腔积液，尤其在道格拉斯窝内探查到游离液体时，更应提高警惕。法国关于可疑隐匿性产后出血的管理指南中明文规定，必须行腹部超声检查[18]。

分布性休克多由脓毒症或过敏引起，超声表现与低血容量性休克类似："亲吻征"、下腔静脉塌陷、左心室射血分数正常或升高。但由于血管扩张导致VTI和心输出量增加，后负荷通常是降低的。因此，正常或升高的VTI可作为鉴别低血容量性和分布性休克的指标。

四、静脉输液管理

国际指南推荐[19]，在液体治疗前应先评估容量反应性，即观察容量扩充是否可引起心输出量的显著增加。通常将静脉输液后心输出量增加＞15%定义为有容量反应。近年来主要采用一些动态指标来评估静脉回心血量的改变对心输出量的影响，从而反映前负荷的反应性。其中，被动直腿抬高试验后主动脉血流变异率（ΔVTI）可以很好地预测自主呼吸患者的容量反应性[20]，而ΔVTI可通过超声多普勒获得。

相比于普通人群，孕妇更需要在指导下进行液体复苏。目前还很少有研究评估孕妇的容量反应性。Vartun等[21]的研究显示，妊娠并没有对被动直腿抬高试验后的生理反应产生影响，因此用ΔVTI来预测容量反应性同样适用于孕妇。在正常妊娠期间，许多孕妇的前负荷储备有限，因而被动直腿抬高并不一定能增加心输出量[22]。另一项在23名重度子痫前期伴少尿的孕妇中开展的研究结果发现[23]，ΔVTI对于液体负荷的反应性具有高度预测价值，ROC曲线下面积（AUC）为0.93，预测界值为12%。有趣的是，研究中只有52%的孕妇对容量是有反应的，表明少尿可能是多因素的，临床征象并不能够作为子痫前期患者容量反应性的预测指标。

此外，正如前文所述，肺超声检查时观察到前胸壁数条B线与肺水肿相关。在一般人群中，Lichtenstein等[17]推荐以B线指导液体复苏。考虑到妊娠期妇女对于肺水肿的易感性，在这类人群中开展液体治疗前评估肺水肿可以提供更多有价值的信息。在子痫前期的患者中，B线与充盈压的升高、ΔVTI变小相关[24]。因此对重度子痫前期患者，如果双侧前胸壁出现B线，应立即停止液体治疗（图8-3）。

五、妊娠晚期床旁胃超声评估

1. 胃超声扫描技术 成人胃超声扫描采用低频曲阵探头（2～5 MHz）、标准腹部模式，它能够提供必要的穿透力来分辨相关解剖标志。患者体位多采取仰卧位、半仰卧位（床头抬高45°）或右侧卧位，最佳体位的选择取决于胃窦切面的成像以及超声显像程度。有研究表明胃窦部是胃区最适合超声扫描的部位[25]，不仅最容易获取超声图像，还可以准确评估反映胃内容物。一般将探头置于上腹部矢状位或旁矢状位进行扫描（图8-4），可发现胃窦位于左肝叶前面、胰腺后面较浅的位置，标准胃窦截面的重要标志性血管包括腹主动脉，下腔静脉（IVC）和肠系膜上动脉（SMA、SMV）（图8-5）。

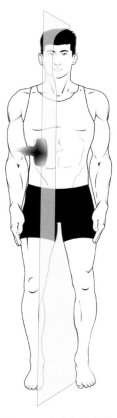

图8-4 上腹部矢状位或旁矢状位胃部扫描

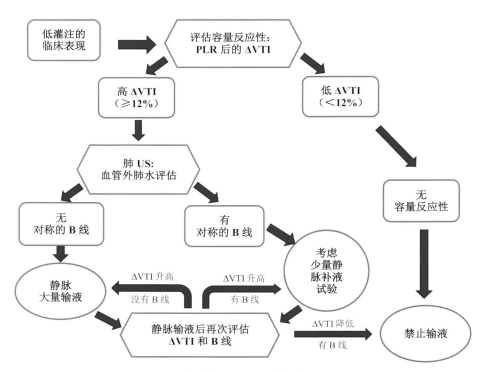

图8-3 实时超声指导妊娠期液体管理的流程图

注：ΔVTI，主动脉血流变异率；PLR，被动直腿抬高试验；US，超声。引自 Zieleskiewicz L, Bouvet L, Einav S, et al. Diagnostic point-of-care ultrasound: applications in obstetric anaesthetic management[J]. Anaesthesia, 2018, 73: 1265-1279.

2. 胃超声对胃内容物的定量和定性分析　超声测量胃窦横截面积（cross-sectional area, CSA）可用于定量评估胃内容物性质及体积，在非妊娠患者中使用已被证明具有一定可行性和可信度[26]。CSA可以通过测量两垂直距离，以圆形面积的公式计算：$CSA=(AP \times CC \times \pi)/4$（AP=前后轴的直径，CC=头尾向直径），或者可以通过自由追踪表记的方法计算面积（图8-6）。

该评估方式和标准都只适用于胃内只有清亮液体，并不适用于胃内可能存在黏稠液体或固体成分的妊娠晚期孕妇[27]。Arzola等[28]就曾报道，超声对定性评估未临产孕妇胃内容物具有挑战性，尤其是BMI和孕龄增加时，总误诊率可高达12.5%。近年来，采用超声定性（三级分级标准）和定量评估相结合的方法来联合评估妊娠晚期孕妇胃内容物，可能有助于判断是否饱胃。定性分级标准最先由Perlas等[29]提出，之后又针对足月孕妇提出更进一步的分级方式（0～3级）[30]，具体如下。

（1）0级，仰卧位和右侧卧位胃窦超声扫描显示无任何液体，可视为空腹。

（2）1级，仰卧位胃窦超声扫描无液体回声，右侧卧位可见低回声液体。

（3）2级，仰卧位和右侧卧位胃窦超声图像均显示清晰的低回声液体影。

（4）3级，仰卧位和右侧卧位胃窦超声扫描均显示高回声固体或高回声固体+低回声液体。

当仰卧位孕妇定性分级为0级或1级，并且仰卧位CSA $\leqslant 381~mm^2$ 时即可诊断为空腹状态。

3. 胃超声在产科围手术期的应用　有研究发现，自分娩开始胃排空会显著延迟，因此禁食6～8小时可能并不能保证胃彻底排空[30]。然而最近一项单中心的前瞻性队列研究[31]，通过使用胃超声对禁食状态下足月妊娠产妇与非妊娠女性患者的胃容量进行了比较，结果表明足月未分娩产妇CSA第95百分位数值为8.7 cm^2，相当于胃容量115 mL或1.4 mL/kg，与非妊娠女性相比无显著差异。

床旁胃超声检测能帮助麻醉医师高效判断反流误吸的发生风险以及对症处理，避免择期剖宫产妇禁食、禁饮时间过长，避免产科急诊手术或更改麻醉方式引起的潜在反流误吸风险。但到目前为止，国内外床旁胃超声检测用于妊娠晚期孕妇是否空腹所对应的CSA的评估标准尚不统一，还有待未来进一步的研究。

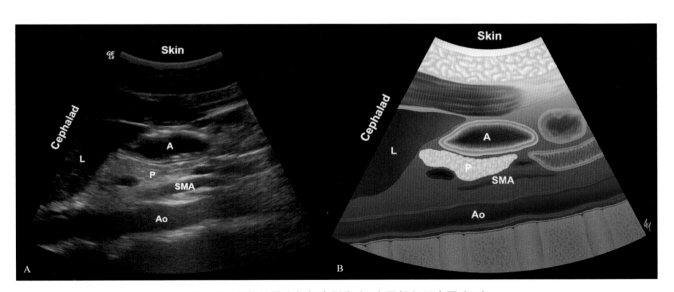

图8-5　矢状位胃窦部超声影像（A）及解剖示意图（B）

注：L，肝脏；A，胃窦；P，胰腺；SMA，肠系膜上动脉；Ao，主动脉。引自：Cubillos J, Tse C, Chan VW, et al. Bedside ultrasound assessment of gastric content: an observational study[J]. Can J Anaesth, 2012, 59(4): 416-423.

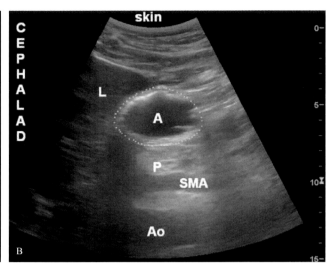

图8-6　胃窦横截面积计算

注：A. 两垂直距离法。两个黄色的垂直线代表所测浆膜层到浆膜层前后轴和头尾向直径；B. 自由追踪标记法。胃窦周围的黄色虚线代表手动追踪的外层胃壁（浆膜层），允许使用设备内部卡尺直接测量面积。引自Kruisselbrink R, Arzola C, Endersby R, et al. Intra-and interrater reliability of ultrasound assessment of gastric volume[J]. Anesthesiology, 2014, 121(1): 46−51.

（林　蓉）

参·考·文·献

[1] Mushambi MC, Kinsella SM, Popat M, et al. Obstetric Anaesthetists' Association and Difficult Airway Society guidelines for the management of difficult and failed tracheal intubation in obstetrics[J]. Anaesthesia, 2015, 70(11): 1286−1306.

[2] Kinsella SM, Winton AL, Mushambi MC, et al. Failed tracheal intubation during obstetric general anaesthesia: a literature review[J]. Int J Obstet Anesth, 2015, 24(4): 356−374.

[3] You-Ten KE, Desai D, Postonogova T, et al. Accuracy of conventional digital palpation and ultrasound of the cricothyroid membrane in obese women in labour[J]. Anaesthesia, 2015, 70(11): 1230−1234.

[4] Kristensen MS, Teoh WH, Rudolph SS. Ultrasonographic identification of the cricothyroid membrane: best evidence, techniques, and clinical impact[J]. Br J Anaesth, 2016, 117 (Suppl 1): 39−48.

[5] Kristensen MS, Teoh WH, Rudolph SS, et al. A randomised cross-over comparison of the transverse and longitudinal techniques for ultrasound-guided identification of the cricothyroid membrane in morbidly obese subjects[J]. Anaesthesia, 2016, 71(6): 675−683.

[6] Ahuja P, Jain D, Bhardwaj N, et al. Airway changes following labor and delivery in preeclamptic parturients: a prospective case control study[J]. Int J Obstet Anesth, 2018, 33: 17−22.

[7] Lichtenstein DA, Meziere GA. Relevance of lung ultrasound in the diagnosis of acute respiratory failure: the BLUE protocol[J]. Chest, 2008, 134(1): 117−125.

[8] Llamas-Alvarez AM, Tenza-Lozano EM, Latour-Perez J. Accuracy of Lung Ultrasonography in the Diagnosis of Pneumonia in Adults: Systematic Review and Meta-Analysis[J]. Chest, 2017, 151(2): 374−382.

[9] Gallard E, Redonnet JP, Bourcier JE, et al. Diagnostic performance of cardiopulmonary ultrasound performed by the emergency physician in the management of acute dyspnea[J]. Am J Emerg Med, 2015, 33(3): 352−358.

[10] Zieleskiewicz L, Bouvet L, Einav S, et al. Diagnostic point-of-care ultrasound: applications in obstetric anaesthetic management[J]. Anaesthesia, 2018, 73(10): 1265−1279.

[11] Jeejeebhoy FM, Zelop CM, Lipman S, et al. Cardiac Arrest in Pregnancy: A Scientific Statement From the American Heart Association[J]. Circulation, 2015, 132(18): 1747−1773.

[12] Bobbia X, Zieleskiewicz L, Pradeilles C, et al. The clinical impact and prevalence of emergency point-of-care ultrasound: A prospective multicenter study[J]. Anaesth Crit Care Pain Med, 2017, 36(6): 383−389.

[13] Nazerian P, Vanni S, Volpicelli G, et al. Accuracy of point-of-care multiorgan ultrasonography for the diagnosis of pulmonary embolism[J]. Chest, 2014, 145(5): 950−957.

[14] Ponikowski P, Voors AA, Anker SD, et al. 2016 ESC Guidelines for the diagnosis and treatment of acute and chronic heart failure: The Task Force for the diagnosis and treatment of acute and chronic heart failure of the European Society of Cardiology (ESC)Developed with the special contribution of the Heart Failure Association (HFA) of the ESC[J]. Eur Heart J, 2016, 37(27): 2129−2200.

[15] Dennis AT. Transthoracic echocardiography in women with preeclampsia[J]. Curr Opin Anaesthesiol, 2015, 28(3): 254−260.

[16] Porter TR, Shillcutt SK, Adams MS, et al. Guidelines for the use of echocardiography as a monitor for therapeutic intervention in adults: a report from the American Society of Echocardiography[J]. J Am Soc Echocardiogr, 2015, 28(1): 40−56.

[17] Lichtenstein DA. BLUE-protocol and FALLS-protocol: two applications of lung ultrasound in the critically ill[J]. Chest, 2015, 147(6): 1659−1670.

[18] Sentilhes L, Vayssiere C, Deneux-Tharaux C, et al. Postpartum hemorrhage: guidelines for clinical practice from the French College of Gynaecologists and Obstetricians (CNGOF): in collaboration with the French Society of Anesthesiology and Intensive Care (SFAR)[J]. Eur J Obstet Gynecol Reprod Biol, 2016, 198: 12−21.

[19] Cecconi M, De Backer D, Antonelli M, et al. Consensus on circulatory shock and hemodynamic monitoring. Task force of the European Society of Intensive Care Medicine[J]. Intensive Care Med, 2014, 40(12): 1795−1815.

[20] Miller J, Ho CX, Tang J, et al. Assessing Fluid Responsiveness in Spontaneously Breathing Patients[J]. Acad Emerg Med, 2016, 23(2): 186−190.

[21] Vartun A, Flo K, Wilsgaard T, et al. Maternal functional hemodynamics in the second half of pregnancy: a longitudinal study[J]. PLoS One, 2015, 10(8): e0135300.

[22] Vartun A, Flo K, Acharya G. Effect of passive leg raising on systemic hemodynamics of pregnant women: a dynamic assessment of maternal cardiovascular function at 22−24 weeks of gestation[J]. PLoS One, 2014, 9(4): e94629.

[23] Brun C, Zieleskiewicz L, Textoris J, et al. Prediction of fluid responsiveness in severe preeclamptic patients with oliguria[J]. Intensive Care Med, 2013, 39(4): 593−600.

[24] Zieleskiewicz L, Contargyris C, Brun C, et al. Lung ultrasound predicts interstitial syndrome and hemodynamic profile in parturients with severe preeclampsia[J]. Anesthesiology, 2014, 120(4): 906−914.

[25] Cubillos J, Tse C, Chan VW, et al. Bedside ultrasound assessment of gastric content: an observational study[J]. Can J Anaesth, 2012, 59(4): 416−423.

[26] Kruisselbrink R, Arzola C, Jackson T, et al. Ultrasound assessment of gastric volume in severely obese individuals: a validation study[J]. Br J Anaesth, 2017, 118(1): 77−82.

[27] Arzola C, Perlas A, Siddiqui NT, et al. Bedside Gastric Ultrasonography in Term Pregnant Women Before Elective Cesarean Delivery: A Prospective Cohort Study[J]. Anesth Analg, 2015, 121(3): 752−758.

[28] Arzola C, Cubillos J, Perlas A, et al. Interrater reliability of qualitative ultrasound assessment of gastric content in the third trimester of pregnancy[J]. Br J Anaesth, 2014, 113(6): 1018−1023.

[29] Perlas A, Davis L, Khan M, et al. Gastric sonography in the fasted surgical patient: a prospective descriptive study[J]. Anesth Analg, 2011, 113(1): 93−97.

[30] Jay L, Zieleskiewicz L, Desgranges FP, et al. Determination of a cut-off value of antral area measured in the supine position for the fast diagnosis of an empty stomach in the parturient: A prospective cohort study[J]. Eur J Anaesthesiol, 2017, 34(3): 150−157.

[31] Van de Putte P, Vernieuwe L, Perlas A. Term pregnant patients have similar gastric volume to non-pregnant females: a single-centre cohort study[J]. Br J Anaesth, 2019, 122(1): 79−85.

第九章
危重孕产妇的营养治疗

对于孕产妇与胎儿来说，妊娠期是非常重要的营养代谢阶段。孕妇摄入的营养不仅供应自身，还经胎盘传递给胎儿，满足其生长发育所需，同时为日后分娩及哺乳储备能量。营养摄入不足或摄入过多均可能导致产科并发症或胎儿不良预后的发生。危重孕产妇的进食能力通常下降，同时受高分解代谢状态的影响，导致包括感染、多器官功能障碍、住院时间延长以及死亡率上升在内的不良事件发生率相应增加。此时给予合适的营养物质既有利于维持组织器官功能，还可以对紊乱的代谢水平与免疫功能进行调节。过去将这一措施称为营养支持（nutrition support），但近年来，逐渐被营养治疗（nutrition therapy）的概念所取代。本章节主要围绕如何在危重孕产妇中实施正确的营养治疗展开阐述。

一、正常妊娠期的营养代谢改变

孕妇在妊娠期经历了动态的营养代谢改变过程[1]，主要体现在脂质代谢上，通常分为两个阶段：

1. 净合成阶段 发生于妊娠早、中期，依靠孕妇摄食与肝脏合成的增加来达成。妊娠期特征性的神经体液因素是促进肝脏合成增加的重要原因，参与脂质代谢的脂蛋白脂肪酶（lipoprotein lipase, LPL）的活性较孕前明显增强，从而加速富含甘油三酯的乳糜微粒与极低密度脂蛋白水解，产生更多的游离脂肪酸与甘油进入脂肪组织合成脂肪。同时，脂肪组织对于脂肪的水解能力也相应减弱。

2. 净分解阶段 进入妊娠晚期，LPL 的活性较前减弱，伴随脂肪组织水解增多。动物研究结果提示这可能与白色脂肪组织中的激素敏感型脂肪酶的活性增加以及相关 mRNA 表达增加有关[2]。脂肪分解供能的增强也与妊娠晚期胎儿的生长发育需求明显增加相匹配。

此外，合成向分解的转变还与母体对胰岛素敏感性的改变相关。妊娠早期胰腺 β 细胞的活性增强，分泌更多的胰岛素来促进脂质的合成，同时机体对胰岛素的反应也更为敏感[3]。在进入妊娠晚期后，母体产生胰岛素抵抗，从而促进脂肪组织的水解、糖异生与生酮作用。而雌、孕激素以及胎盘分泌的人胎盘催乳素也参与其中，产生协同作用。

二、营养不良的评估

进行营养治疗前，首先应评估患者是否存在营养不良的状况。广义的营养不良包括营养不足或营养过多，而危重症通常导致营养不足，它是一种以去脂体重减少为特征的机体构成改变，可以造成患者生理与心理功能的受损。近年来有不少围绕营养不良诊断标准的专家共识诞生，但很难达成统一意见。为解决这一问题，2018 年美国、欧洲、亚洲及拉丁美洲四家国际肠外与肠内营养学会携手制定了营养不良全球领导倡议标准（the Global Leadership Initiative on Malnutrition, GLIM）[4]。该标准将诊断分为 2 个步骤（图 9-1）：① 借助营养筛查工具寻找具有营养不良风险的患者；② 依靠体重改变等标准对营养不良进行诊断以及程度的划分。GLIM 标准结合了各学会现有定义，并且摒弃了一些旧的

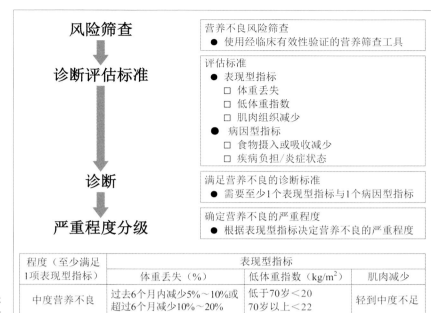

图9-1　GLIM诊断标准

注：引自Cederholm T, Jensen GL, Correia M, et al. GLIM criteria for the diagnosis of malnutrition — A consensus report from the global clinical nutrition community[J]. Journal of cachexia, sarcopenia and muscle, 2019, 10(1): 207-217.

程度（至少满足 1项表现型指标）	表现型指标		
	体重丢失（%）	低体重指数（kg/m²）	肌肉减少
中度营养不良	过去6个月内减少5%~10%或 超过6个月减少10%~20%	低于70岁＜20 70岁以上＜22	轻到中度不足
重度营养不良	过去6个月内减少＞10%或 超过6个月减少20%	低于70岁＜18.5 70岁以上＜20	严重不足

指标，虽然尚未得到有效的临床验证，但至少为最终统一标准的形成打下了基础。在营养筛查工具之外，传统评估手段以及人体成分分析方法也可以用来辅助诊断营养不良的状态。

1. 营养筛查工具　按照GLIM标准的推荐，以下可被用作营养筛查工具：营养风险筛查2002（nutrition risk screening 2002, NRS-2002）（表9-1）、微型营养评价简表、营养不良综合筛查工具。其中以NRS-2002应用最为广泛，超过3分者被认为存在营养不良风险。美国肠外与肠内营养学会（American Society for Parenteral and Enteral Nutrition, ASPEN）与欧洲临床营养和代谢学会（European Society for Clinical Nutrition and Metabolism, ESPEN）的危重患者营养指南[5]中，也推荐使用NRS-2002与危重患者营养风险评分（nutrition risk in the critically ill, NUTRIC）（表9-2）作为筛查工具。所有收治ICU的患者应当在48小时内完成评估，有营养风险者为NRS-2002＞3分，高风险者被定义为NRS-2002评分≥5分或NUTRIC评分≥5分（如未检测白介素-6，则其他项目＞6分）。高风险患者需要接受更完善的营养状况评估，而NRS-2002＜3分者，则需在ICU住院期间每周再评估一次[5]。有观点认为相较于NRS-2002，NUTRIC/mNUTRIC评分可能更适合ICU患者，因为其是基于危重患者人群研究

表9-1　NRS-2002筛查表

初 始 筛 查		
	是	否
1　BMI是否小于20.5？		
2　过去3月内是否有体重减轻？		
3　过去1周内是否有摄食减少？		
4　有严重疾病吗（如ICU治疗）？		

如任意项目为"是"，进入最终筛查
如所有项目为"否"，每周再筛查一次，如近期有大手术计划，考虑给予预防性营养治疗

（续表）

最　终　筛　查			
营养状况改变		**疾病严重程度**	
无 0分	正常营养状况	无 0分	正常营养需求
轻度 1分	过去3月内体重丢失＞5% 或过去1周内食物摄入低于50%～75%正常需求水平	轻度 1分	髋关节骨折、慢性疾病急性发作或出现并发症、糖尿病、COPD、慢性透析、肿瘤
中度 2分	过去2月内体重丢失＞5% 或BMI：18.5～20.5，合并一般情况恶化 或过去1周内食物摄入为25%～60%正常需求水平	中度 2分	腹部大手术、卒中、重度肺炎、血压系统恶性肿瘤
重度 3分	过去1月内体重丢失＞5%（或3月内＞15%） 或BMI＜18.5，合并一般情况恶化或过去1周内食物摄入为0%～25%正常需求水平	重度 3分	脑外伤、骨髓移植、ICU患者（APACHE评分＞10分）
得分		得分	

如年龄≥70岁，总分＋1分

得分≥3分：有营养风险，开始营养计划
得分＜3分：每周再评估一次，如患者近期有大手术计划，可考虑给予预防性营养计划

注：BMI（body mass index），体重指数。

表9-2　NUTRIC评分

参　　数	范　围	评分值
年龄（岁）	＜50	0
	50～75	1
	≥75	2
APACHE II 评分（分）	＜15	0
	15～20	1
	20～28	2
	≥28	3
SOFA 评分（分）	＜6	0
	6～10	1
	≥10	2
引发器官功能不全（个）	0～1	0
	≥2	1
入住ICU前住院时间（天）	0～＜1	0
	≥1	1
*白介素-6（pg/mL）	0～400	0
	≥400	1

注：APACHE II 评分，急性生理学和慢性健康状况评价；SOFA评分，脓毒症相关性器官功能衰竭评价。*如去除白介素6选项，则为改良NUTRIC评分（mNVTRIC）。

所得，并将评估危重症疾病（如脓毒症）程度的评分工具纳入其中，可能更能反映危重患者的实际情况。而NRS-2002中体重改变及摄食情况的信息在危重患者中也可能无法获得，这些对最终病死率的预测效能也较弱。

2. 传统评估手段　了解患者的非故意性体重减轻可以帮助我们直接发现营养不良人群，但危重患者往往因为存在水肿、大量液体复苏等干扰情况，导致绝对体重的变化意义并不大，这种情况在患有妊娠期高血压疾病的孕妇中较为常见。常用体格检查的内容即人体测量学指标如身高、体重、皮褶厚度，同样在危重患者中并不可靠。在实验室检查中，血清蛋白指标如白蛋白、前白蛋白、转铁蛋白、视黄醛结合蛋白虽然可以反映机体蛋白质营养水平，但受脓毒症等危重症的影响而波动较大，一些新兴指标如降钙素原、C反应蛋白、白介素-1、白介素-6、肿瘤坏死因子及瓜氨酸也尚未得到临床证实，不建议单独用来评估营养状况[5]。虽然使用受限，对患者进行详细的病史问询以及必要的体格检查仍是全面评估的基础，但是需要我们仔细解读。

3. 肌肉评估　人体的蛋白质主要储存于肌肉组织，所以肌肉评估可以间接反映蛋白质水平。肌肉减少或功能降低被称为少肌症，通常被视作机体 LBM 的大量丢失，而后者与器官脏器功能密切相关。少肌症常见于危重患者中，主要是由于本身疾病、营养摄入-需求不平衡以及运动受限所造成。评估肌肉组织的质量既可以反映营养状况，也为营养计划中蛋白质的补充提供参考依据。目前可用来评估的方法有超声、CT、生物电阻抗技术与稳定同位素技术。其中可以在床旁开展的肌肉骨骼超声技术（musculoskeletal ultrasound, MKUS）由于简单易行，在危重孕产妇中具有较大的可行性。MKUS 不仅直接定量测量四肢肌肉的厚度，还可通过回声强度反映肌肉的性质以及肌肉内糖原的储存情况[6]，回声越强声影越明亮代表肌肉的性质不佳，也反映与肌肉功能直接相关的糖原的储存量减少。不过目前还需要进一步研究来明确 MKUS 的测定时机、最佳部位以及正常范围[7]。

三、营养需求的评估

危重患者每日的能量需求可通过测定或估算得出。前者包括直接测热法、间接测热法、热稀释肺动脉导管测定法等。临床最常运用间接测热法（图 9-2），通过测量人体的气体交换来反映物质氧化率和能量消耗，再根据公式计算出能量消耗，是目前准确度最高的方法[8]，尤其适用于接受机械通气的危重患者。但需要特殊设备，从而限制了其广泛应用。临床上更多采用估算的方法，最简单的一种是根据患者的体重来进行估算，每日能量需求为 25 ～ 30 kcal/kg。此外，先利用 Harris-Benedict 公式（H-B 公式）计算出基础能量消耗（basal energy expenditure, BEE），再根据活动系数（AF）与应激系数（SF）对其进行校正后，可估算出每日能量需求。即能量需求 =BEE× 活动系数 × 应激系数，H-B 公式为：

$$BEE（kcal/d）= 655.095\ 5+1.849\ 6× 身高（cm）+ 9.463× 体重（kg）-4.675\ 6× 年龄（岁）$$

卧床患者活动系数为 1.2 而非卧床患者为 1.3。一般手术后患者的应激系数为 1.1，而脓毒症、多

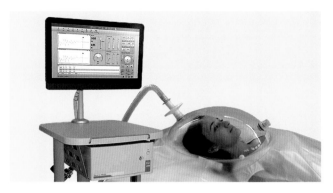

图 9-2　间接测热法

器官功能障碍的患者为 1.6 ～ 1.8。

对孕产妇来说，也有相关估算方法。正常 BMI 水平的女性在孕期与哺乳期的能量需求估算（Estimated Energy Requirement, EER）公式[9]如下（表 9-3）。当孕妇超重时（> 120% 理想体重），美国营养与饮食学会（Academy of Nutrition and Dietetics, AND）推荐每日能量需求约为 24 kcal/（kg·d）（按孕前体重），而多胎孕妇按 BMI 水平不同分别推荐为 40 ～ 45 kcal/（kg·d）（正常）、42 ～ 50 kcal/（kg·d）（低体重）与 30 ～ 35 kcal/（kg·d）（超重）。

但在评估危重孕产妇时，如何进行校正尚不得所知，有条件时仍建议采用间接测热法来准确评估每一位患者的能量需求。

四、营养底物的配比

碳水化合物、脂肪、蛋白质是人体主要的营养底物，统称为宏量营养素。前两者又被称为非蛋白热量，起到主要的供能作用。健康时碳水化合物约占每日摄入能量的 50% ～ 70%，大脑、神经组织、红细胞与肾上腺髓质细胞主要依赖葡萄糖的氧化供能。脂肪除了供能，还累积在脂肪组织中成为重要的能量储存库。必需脂肪酸则是膜磷脂的重要组成部分，参与花生四烯酸、胆固醇的代谢。蛋白质所提供的热量较低，通常不被纳入每日热量目标中，但它具有直接构成人体组织器官，参与酶促反应，以及维持机体免疫功能的重要作用。应激时期的高代谢状态可导致大量骨骼肌内的蛋白质分解丢失，糖异生作用增强产生大量葡萄糖，脂肪加强分解氧化提供一定量的热量。

美国医学研究所（Institute of Medicine, IOM）及我国卫健委在各自发布的《推荐膳食营养素参考

表9-3　正常BMI女性（≥19岁）妊娠期EER估算公式

时　　期	公　　式
孕早期	EER（kcal/d）=EER妊娠前 + 0
孕中期	EER（kcal/d）=EER妊娠前 + 40
孕晚期	EER（kcal/d）=EER妊娠前 + 452
哺乳期（产后6月）	EER（kcal/d）=产乳消耗 + 体重丢失消耗

注：EER妊娠前=354−[6.91×年龄（岁）]+PA×[9.36×体重（kg）+726×身高（m）]；PA（体力活动情况），静息时=1.0，低度活动=1.12，正常活动=1.27，剧烈活动=1.45；产乳消耗≈500 kcal/d；体重丢失消耗≈170 kcal/d。引自LL, Campbell CG. Practice paper of the Academy of Nutrition and Dietetics abstract: nutrition and lifestyle for a healthy pregnancy outcome[J]. Journal of the Academy of Nutrition and Dietetics, 2014, 114(9): 1447.

摄入量》中对于孕产妇宏量营养素的需求均有相关建议（表9-4）。而在危重患者中，由于血糖异常增高的情况常见，过度补充葡萄糖会带来CO_2生成过多以及脂肪的过度累积等不良反应。ESPEN认为[10]，每日给予150 g以内的葡萄糖较为安全，经静脉补充葡萄糖或是肠道补充碳水化合物的速度不应超过5 mg/(kg·min)。同样，过多过快的脂肪补充会增加肝脏的负担，建议静脉补充脂肪不应当超过1.5 g/(kg·d)，并根据个人耐受情况及时做出调整。而为获得最优化的氮平衡，较高的糖-脂比例可能

更为合适。对于危重患者蛋白质补充量，两大营养学会的推荐意见略有不同（表9-5）。

此外，维生素（叶酸、维生素B12等）及铁、锌、镁等微量元素对于妊娠也非常重要，如果摄入不足，即使在能量及蛋白质补足的情况下仍会影响到新生儿的生长发育。AND对相关营养要素的推荐[9]如下（表9-6）。在危重孕产妇中，相应电解质紊乱以及维生素水平不足的发生率并不低，这些都需要引起临床的重视，并在推荐水平的基础上结合实验室检测指导补充。

表9-4　膳食营养素参考摄入量

营养素		美国（19～50岁）			中　　国		
碳水化合物		孕期	哺乳		孕期		哺乳
	EAR（g/d）	135	160	EAR（g/d）	130		160
	RDA（g/d）	175	210	AMDR（%E）	50～65		50～65
脂肪		孕期	哺乳		孕期与哺乳		
		ω−6 PUFA	ω−3 PUFA		ω−6 PUFA		ω−3 PUFA
	AI（g/d）	1.4	1.3	AI（g/d）	4.0		0.6
				AMDR（%E）	2.5～9.0		0.5～2.0
	脂肪总量无推荐			脂肪总量推荐20～30（AMDR）			
蛋白质		孕期	哺乳		早期	中期　晚期	哺乳
	EAR [g/(kg·d)]	0.8	1.1	EAR（g/d）	50	60　75	70
	RDA [g/(kg·d)]	1.05	1.3	RNI（g/d）	55	70　85	80

注：EAR，平均需要量；RDA，推荐的日摄食量；AMDR，宏量营养素可接受范围；ω−6 PUFA，ω−6多不饱和脂肪酸；ω−3 PUFA，ω−3多不饱和脂肪酸；%E，能量百分比；AI，适宜摄入量；RNI，推荐摄入量。

表9-5　两大营养学会关于危重患者蛋白质补充的推荐

学会指南	蛋白质需求
ASPEN（2016）	1.2 ～ 2 g/(kg·d)——按实际体重 2 g/(kg·d)（BMI：30 ～ 40）——按理想体重 最高2.5 g/(kg·d)（BMI ≥ 40）——按理想体重
ESPEN（2019）	渐进式提供1.3 g/(kg·d) 1.3 g/(kg·d)（肥胖患者）——按实际体重

表9-6　特殊营养要素的推荐

特殊营养要素	每日推荐量
钙	1 000 mg/d（≥ 19岁）
铁	27 mg/d
叶酸	600 μg/d
维生素B1	1.4 mg/d
烟酸	18 mg/d
维生素B2	1.4 mg/d

注：引自Kaiser LL, Campbell CG. Practice paper of the Academy of Nutrition and Dietetics abstract: nutrition and lifestyle for a healthy pregnancy outcome[J]. Journal of the Academy of Nutrition and Dietetics, 2014, 114(9): 1447.

五、营养治疗的实施

营养治疗包括两种方式：肠内营养（enteral nutrition, EN）与肠外营养（parenteral nutrition, PN）。

（一）肠内营养（EN）

EN在提供能量外还具有许多有益的"非营养效应"，包括维护肠道黏膜的完整性与肠道微生物的多元性；保障肠道相关淋巴样组织与黏膜相关淋巴样组织的功能；促进分泌型IgA以及肠道相关激素的分泌；刺激抗炎性淋巴细胞及调节性淋巴细胞的生长；预防应激性溃疡的发生[5]。虽然近期有研究认为决定患者预后以及感染等并发症发生与否的要素并不是采用何种营养方式[11]，但主流观点还是认为当胃肠道没有功能障碍或解剖问题存在，且可被安全使用时首选EN。EN在营养不良孕妇中应用的安全性与有效性也已被相关研究证明[12]。实施前需要考虑以下几个问题。

1. 途径　EN的途径包括经口与经人工管道（鼻胃/空肠管、胃/空肠造瘘管）。前者最为简单，但在某些危重疾病时可能无法达成，需要借助人工管道将营养物质送入胃部或小肠。目前指南推荐首选经胃喂养，出现不耐受表现时可改为经幽门后喂养[10]，孕妇受雌、孕激素以及日益增大的腹围的影响，食管下段括约肌静息压较孕前下降并出现胃排空延迟，从而容易发生反流，增加误吸的风险。空肠EN可能更适合孕产妇。而随着超声技术的发展，鼻空肠管的留置不再完全依赖内窥镜或X线的引导，极大地增加了可行性与成功率。

2. 开始时机　情况允许时尽早开展EN已成为共识。通常将早期肠内营养（early enteral nutrition, EEN）定义为48小时内开展的EN（无论何种制剂或剂量）[13]。ASPEN指南推荐不能主动进食的危重患者在入住ICU的24 ～ 48小时内就可以给予EEN，而不将出现排便、排气以及肠鸣音作为启动指征[5]。血流动力学不平稳也不是阻碍EN启动的绝对指征，那些充分液体复苏后血管活性药物与正性肌力药物用量明显减少的患者，可以考虑谨慎地给予小剂量的EN，但需要注意腹胀、反流呕吐等胃肠道不耐受的表现，如果出现则及时调整[14]。ESPEN在认同之外，进一步定义了哪些情况不适合开展EEN，如经充分液体复苏与血管活性药物应用后仍没有达到血流动力学平稳或是组织灌注目标，难以纠正的低氧血症与酸中毒，不能控制的消化道出血，明显的肠道缺血、机械性肠梗阻、腹腔隔室综合征，6小时的胃引流量超过500 mL以及未建立远端喂养途径的高流量瘘[13]。

3. 喂养剂量　两大学会关于喂养剂量的观点有所不同，按照ASPEN推荐[5]，营养风险高或严重营养不良的患者如果可以耐受，则尽快在24 ～ 48小时内达到目标喂养量，同时注意再喂养综合征的发生情况。而在入住ICU的第一周，能够在48 ～ 72小时内实现80%以上预估喂养量和蛋白需求量的患者可以获得EN带来的最佳效益。ESPEN则建议早期给予低能量的EN（＜70%预估喂养量），第三天后逐渐增加至80% ～ 100%的水平。近年来，喂养速度为10 ～ 20 kcal/h，或总喂养量不超过500 kcal/d的滋养性喂养的概念逐渐兴起。ASPEN认为急性呼吸窘迫综合征（acute respiratory distress syndrome, ARDS）以及预期机械通气超过72小时的患者中，滋养型喂养与足量喂养相比，二者的临床结局相似[5]。另有系统回顾认为，危重患者中早期采用这种意向性低喂养策略与足量营养策略者相比，二者在短期预后、ICU停留天数、机械通气天数与感染相关并发症方面无明显差异，且前者在血糖平稳及肠道耐受性方面表现更佳[15]。不过也有研究发现足量蛋白质补充的允许性低能量喂养与足量能量喂养相比，二者的90天病死率相似，也就是蛋白质的供给量而非能量供给量更能决定最终的预后[16]。所以，寻找滋养型喂养策略的适合人群，以及最佳的热量/蛋白质配比仍需要通过深入研究来获得。

4. 注意事项　在进行EN治疗时需注意以下几点：① 无须常规监测胃残余量（gastric residual volume, GRV），如果选择监测，则GRV < 500 mL且不伴有其他胃肠道不耐受的表现时都应当继续喂养。用超声评估GRV替代传统的回抽法可能更为理想[17]。② 采用以护士为主导，以每日喂养量而不是输注速率为目标的管理策略可以优化EN的应用效率，且不增加反流误吸等胃肠道不耐受的情况发生[18]。③ 喂养期间采取必要的措施比如床头抬高、营养制剂适当加温、氯己定口腔清洁、经幽门后喂养或应用促胃肠动力药物来减少误吸甚至发生误吸性肺炎的风险。

（二）肠外营养（PN）

PN将全营养混合液经中心静脉或外周静脉管道直接输注入体内，被认为是一种"不生理"的营养方式。但由于简单易行，在无法启动EN或单纯EN不能达到目标能量时，可作为替代或是联合的方式。过早给予PN可能会导致诸多不良反应的发生，所以需要仔细评估启动时机。那些无法给予EN的高营养风险或严重营养不良患者，ASPEN推荐应当在入ICU后尽早启动PN。而那些给予EN达7～10天，但能量与蛋白质喂养量不足60%目标能量的患者，可同时补充PN[5]。而ESPEN建议在努力尝试改善EN耐受性后仍无法达成营养目标时，考虑联合补充PN[10]。

PN所带来的不良反应包括高血糖、电解质失衡、氧化应激反应过度以及各类感染性并发症，实施时必须在营养方案、药品配置、输注管理以及随

访观察上加以注意。ASPEN推荐[5]采用专业的营养支持小组以获得最佳效果并降低相关风险。同时需要密切随访患者的血糖水平与肝肾功能情况，及时作出调整。随着肠道功能的改善，EN的用量逐渐增加达到目标能量需求的60%时便可考虑停用PN。

PN在产妇中的应用经验主要来自严重妊娠剧吐的治疗[19]。另有一些因胃肠道、胰腺疾病无法进食，接受长程肠外营养的[20]的妊娠期病例报道，量虽不多，但提示我们，只要按照孕期营养代谢的特点制定合理的PN计划并科学地管理，就能在获得营养效益的同时，减少并发症的发生。

六、营养治疗的并发症

营养治疗可能带来的并发症主要分为三类：导管相关性、代谢性及其他并发症。

1. 导管相关性并发症　非经口摄入的营养治疗均需留置营养用人工管道，包括中心静脉导管与经鼻胃肠营养管，前者所引起的并发症更为常见。有研究显示，留置中心静脉导管的孕产妇在感染、血栓性事件以及机械性并发症的发生率上与普通人群相比没有明显差异[21]，不过由于妊娠期特有的高凝与免疫状态，医疗人员在进行各类导管操作时必须尤为注意避免并发症的发生。在常规的院感措施之外，配合可视化技术的指引、含氯己定敷料与特殊抗菌材质导管的使用、专业化导管护理团队的参与，均有利于减少相关并发症的发生。而在留置经鼻营养管时，需要注意孕期女性鼻腔黏膜水肿和充血的生理情况，避免不当操作导致严重鼻出血的发生。

2. 代谢性并发症　糖代谢异常是危重患者最常见的代谢性改变。主要受下丘脑-垂体-肾上腺轴与交感肾上腺髓质系统激活，以及各类升糖激素与炎性介质生成增多的影响所导致。此时给予任何形式的外源性能量均会对糖代谢造成进一步的影响，即使给予胰岛素也不能完全纠正。血糖升高不单会带来免疫抑制、内皮细胞受损等不良反应，宫内高血糖环境也会使胎儿的脐带间充质干细胞受到影响，导致DNA受损，为成年后各类疾病的发生埋下隐患[22]。血糖增高也是导管相关并发症的主要危险因素[23]。ESPEN推荐营养治疗期间合适的血糖水平为7.8～10 mmol/L，超过上限时给予胰岛素治疗，并

且应当在营养治疗之初以至少每隔4小时的频率监测血糖来保证病人的安全与最佳预后[10]。

再喂养综合征是一种比较少见的代谢性并发症，以电解质紊乱、糖代谢异常及体液分布异常为主要表现，严重时可危及生命，常见于营养不良的患者恢复积极的营养摄入（包括EN与PN）后的早期。再喂养综合征在妊娠剧吐治疗中可经常见到，具体内容详见本书第三部分第二十五章"妊娠剧吐"。

其他代谢并发症还包括电解质紊乱，肝功能异常等，定期随访相关的实验室检查有助于及时发觉此类并发症并尽早干预。

七、特殊营养素的补充

（一）维生素D

维生素D是类固醇的衍生物，它主要的作用是参与体内的钙、磷代谢。研究发现有核细胞中普遍存在维生素D受体（vitamin D receptor, VDR），而肾脏之外至少有10种组织可以表达$1-\alpha$羟化酶对25-羟基维生素D_3进行活化，产生具有活性的$1,25$-二羟维生素D_3（calcitriol）。近年来越来越多维生素D的效应被发现，包括免疫调节、抑制肿瘤细胞增殖、诱导肿瘤细胞凋亡，以及降低心脏疾病发生风险。

人体维生素D的水平通常以血中25-羟基维生素D_3[25（OH）$-D_3$]的水平来反映，孕妇的正常25（OH）$-D_3$水平应大于50 nmol/L（或20 ng/mL）。当水平降至$30 \sim 50$ nmol/L时称为维生素D不足，低于30 nmol/L时称为维生素D缺乏[24]。肥胖、接受阳光照射不足的患者容易发生维生素D不足，而肝肾受累、肠道功能受损或是持续炎症的危重患者也是易发人群。有荟萃分析提示当25（OH）$-D_3$低于50 nmol/L时，全因病死率显著升高，低于30 nmol/L时风险最高[25]。维生素D与妊娠结局密切相关，维生素D不足时妊娠糖尿病、细菌性阴道炎、子痫前期、低出生体重儿及小于胎龄儿的发生率均会增加[26]。普通人在正常日照及饮食之外不用额外补充维生素D，而妊娠期或是哺乳期女性则需要，目前的常规推荐剂量为$200 \sim 600$ IU/d。维生素D水平低下患者的补充效果受基础水平、肠道吸收以及肝脏转换能力的影响而表现不一。补充方式

通常为口服维生素D_3，极少数情况下也可肌注。肝脏严重受损时补充维生素D_3无效，可由25-羟基维生素D_3或1，25-二羟基维生素D_3来替代。维生素D_3的补充方案在剂量、间隔、疗程上有不同的推荐。正常吸收的情况下，100 IU的维生素D_3可以提升$1.75 \sim 2.5$ nmol/L的25（OH）$-D_3$水平，基础水平越低者提升效果越明显。曾有研究给予维生素D不足的危重患者以大剂量维生素D_3（首剂经口服-肠内54 000 U/次，序贯90 000 U/月，共5个月）治疗，发现与安慰剂对照组相比，住院天数、住院病死率以及6个月病死率并没有降低，但在低于30 nmol/L的亚组中，住院病死率有所降低[27]。ESPEN推荐[10]危重患者出现维生素D不足时，可以在收治ICU的一周内给予500 000 IU的维生素D_3。而对于维生素D不足的孕妇，口服推荐剂量为$600 \sim 800$ IU/d，当出现维生素D缺乏时，口服推荐剂量可能为$1\,000 \sim 2\,000$ IU/d。

过量补充维生素D_3可导致中毒症状，表现为高钙血症（血钙≥ 2.6 mmol/L）、高钙尿症（尿中钙排出> 250 mg/天）以及泌尿系结石。25（OH）$-D_3$超过220 nmol/L者，或是每日补充维生素D_3超过10 000 IU时容易发生。所以纠正维生素D不足期间，需间断随访血25（OH）$-D_3$水平，目前的推荐随访间隔时间为开始治疗后的$3 \sim 4$月后，在危重患者中显然需要缩短这个周期，但也不需要频繁地监测。

（二）EPA与DHA

EPA（二十碳五烯酸）与DHA（二十二碳六烯酸）属于ω-3多不饱和脂肪酸（ω-3 PUFA），人体必须通过摄入外源性的鱼油或相关制剂来满足机体需要。它们与ω-6 PUFAs均为人体膜磷脂的重要组成部分，但前者代谢后生成炎性反应程度较轻的前列腺素3（prostaglandin 3, PGE3）、白三烯5（leukotriene 5, LTB5）和血栓烷A3（thromboxane 3, TXA3），并可通过竞争性抑制方式减少后者产生的炎性反应程度较重的PGE2、LTB4与TXA2。EPA/DHA本身代谢生成的resolvins、protectins与maresins还具有抗炎作用，从而帮助下调过度的炎症反应[28]，所以EPA与DHA被认为是有效的免疫调节营养素。危重患者补充EPA与DHA的研究众多，有荟萃分析提示在ARDS患者中给予含鱼油的免疫调节型肠内营养制剂与氧合指数的改善、ICU

住院时间以及机械通气天数的减少相关[29]。而外科危重患者给予含鱼油的脂肪乳剂后可以降低其体内甘油三酯、炎性介质及肝酶指标的水平，改善最终的临床结局[30]。但也有最新的RCT研究[31]在接受PN的危重患者中比较了分别给予等能量的含EPA及DHA的新型混合脂肪乳剂（30%大豆油、30%中链甘油三酯、25%橄榄油、15%鱼油）或是普通大豆脂肪乳后，EPA的补充与患者的SOFA评分呈现负相关的关系，但在生化指标、ICU住院时间与死亡率上无明显差异，这提示对于鱼油制剂的最佳剂量、疗程与时机方面仍需要进行更深层次的研究。按照国际脂肪酸与脂质研究学会的推荐，正常人应当接受500 mg/d的EPA与DHA混合物。该剂量的3～7倍是高剂量（对ICU患者而言）。目前ESPEN推荐给予危重患者营养剂量而非高剂量的富含 ω-3 PUFA的EN，那些接受PN的患者可以给予富含EPA及DHA[鱼油剂量0.1～0.2 g/（kg·d）]的脂肪乳剂[10]。

对于孕产妇来说，足量 ω-3 PUFA的摄入可以用于胎儿大脑及视网膜的发育成熟。还有证据表明其对于围产期抑郁症的预防也有一定作用[32]。有系列研究围绕额外补充 ω-3 PUFA是否能够减少产科并发症及新生儿并发症的发生，但均未取得阳性结果。近期发表的一篇纳入5 517例孕妇的RCT研究结果显示，在孕早期开始接受含900 mg ω-3 PUFA的鱼油胶囊口服的孕妇，其胎儿早产、因过期产而需要干预以及自身或胎儿不良事件的发生率相较对照组均无明显差异[33]。所以基于以上理由，也并不推荐常规给危重孕产妇补充高剂量EPA或DHA，还是需要根据具体疾病类型制定方案。

八、总结与展望

营养治疗作为重要的临床手段，在危重患者的救治中有着不可替代的作用。孕产妇由于要兼顾胎儿的营养需求，大大提高了评估及治疗的难度，为她们制定个体化的营养治疗方案，对医疗人员来说充满挑战。通过在危重孕产妇中开展有关营养治疗策略方面的研究，也许有助于解答这一问题，将是我们以后临床研究的重点方向。

（陶伟民，陶怡怡）

参·考·文·献

[1] Zeng Z, Liu F, Li S. Metabolic Adaptations in Pregnancy: A Review[J]. Annals of nutrition & metabolism, 2017, 70(1): 59−65.

[2] Martineau MG, Raker C, Dixon PH, et al. The metabolic profile of intrahepatic cholestasis of pregnancy is associated with impaired glucose tolerance, dyslipidemia, and increased fetal growth[J]. Diabetes care, 2015, 38(2): 243−248.

[3] Zhang L, Song X, Zhou L, et al. Accumulation of intestinal tissue 3-deoxyglucosone attenuated GLP-1 secretion and its insulinotropic effect in rats[J]. Diabetology & metabolic syndrome, 2016, 8: 78.

[4] Cederholm T, Jensen GL, Correia M, et al. GLIM criteria for the diagnosis of malnutrition — A consensus report from the global clinical nutrition community[J]. Journal of cachexia, sarcopenia and muscle, 2019, 10(1): 207−217.

[5] Taylor BE, McClave SA, Martindale RG, et al. Guidelines for the Provision and Assessment of Nutrition Support Therapy in the Adult Critically Ill Patient: Society of Critical Care Medicine (SCCM) and American Society for Parenteral and Enteral Nutrition (A.S.P.E.N.)[J]. Critical care medicine, 2016, 44(2): 390−438.

[6] Akagi R, Suzuki M, Kawaguchi E, et al. Muscle size-strength relationship including ultrasonographic echo intensity and voluntary activation level of a muscle group[J]. Archives of gerontology and geriatrics, 2018, 75: 185−190.

[7] Looijaard W, Molinger J, Weijs PJM. Measuring and monitoring lean body mass in critical illness[J]. Current opinion in critical care, 2018, 24(4): 241−247.

[8] Lambell KJ, Tatucu-Babet OA, Chapple LA, et al. Nutrition therapy in critical illness: a review of the literature for clinicians[J]. Critical care (London, England), 2020, 24(1): 35.

[9] Kaiser LL, Campbell CG. Practice paper of the Academy of Nutrition and Dietetics abstract: nutrition and lifestyle for a healthy pregnancy outcome[J]. Journal of the Academy of Nutrition and Dietetics, 2014, 114(9): 1447.

[10] Singer P, Blaser AR, Berger MM, et al. ESPEN guideline on clinical nutrition in the intensive care unit[J]. Clinical nutrition (Edinburgh, Scotland), 2019, 38(1): 48−79.

[11] Harvey SE, Parrott F, Harrison DA, et al. Trial of the route of early nutritional support in critically ill adults[J]. The New

England journal of medicine, 2014, 371(18): 1673−1684.

[12] Stokke G, Gjelsvik BL, Flaatten KT, et al. Hyperemesis gravidarum, nutritional treatment by nasogastric tube feeding: a 10-year retrospective cohort study[J]. Acta obstetricia et gynecologica Scandinavica, 2015, 94(4): 359−367.

[13] Reintam Blaser A, Starkopf J, Alhazzani W, et al. Early enteral nutrition in critically ill patients: ESICM clinical practice guidelines[J]. Intensive care medicine, 2017, 43(3): 380−398.

[14] Flordelis Lasierra JL, Perez-Vela JL, Montejo Gonzalez JC. Enteral nutrition in the hemodynamically unstable critically ill patient[J]. Medicina intensiva, 2015, 39(1): 40−48.

[15] Phan KA, Dux CM, Osland EJ, et al. Effect of hypocaloric normoprotein or trophic feeding versus target full enteral feeding on patient outcomes in critically ill adults: a systematic review[J]. Anaesthesia and intensive care, 2017, 45(6): 663−675.

[16] Arabi YM, Aldawood AS, Al-Dorzi HM, et al. Permissive Underfeeding or Standard Enteral Feeding in High- and Low-Nutritional-Risk Critically Ill Adults. Post Hoc Analysis of the PermiT Trial[J]. American journal of respiratory and critical care medicine, 2017, 195(5): 652−662.

[17] Cao L, Ye XH, Li J, et al. [Application of bedside ultrasound in measuring gastric residual volume in neurosurgical critical patients with enteral nutrition support] [J]. Zhonghua yi xue za zhi, 2017, 97(9): 675−678.

[18] Padar M, Uusvel G, Starkopf L, et al. Implementation of enteral feeding protocol in an intensive care unit: Before-and-after study[J]. World journal of critical care medicine, 2017, 6(1): 56−64.

[19] Austin K, Wilson K, Saha S. Hyperemesis Gravidarum[J]. Nutrition in clinical practice : official publication of the American Society for Parenteral and Enteral Nutrition, 2019, 34(2): 226−241.

[20] Theilla M, Lawinski M, Cohen J, et al. Safety of home parenteral nutrition during pregnancy[J]. Clinical nutrition (Edinburgh, Scotland), 2017, 36(1): 288−292.

[21] Jacques L, Foeller M, Farez R, et al. Safety of peripherally inserted central catheters during pregnancy: a retrospective study[J]. The journal of maternal-fetal & neonatal medicine : the official journal of the European Association of Perinatal Medicine, the Federation of Asia and Oceania Perinatal Societies, the International Society of Perinatal Obstet, 2018, 31(9): 1166−1170.

[22] Tozour JN, Delahaye F, Suzuki M, et al. Intrauterine Hyperglycemia Is Associated with an Impaired Postnatal Response to Oxidative Damage[J]. Stem cells and development, 2018, 27(10): 683−691.

[23] Cape AV, Mogensen KM, Robinson MK, et al. Peripherally inserted central catheter (PICC) complications during pregnancy[J]. JPEN Journal of parenteral and enteral nutrition, 2014, 38(5): 595−601.

[24] Giustina A, Adler RA, Binkley N, et al. Controversies in Vitamin D: Summary Statement From an International Conference[J]. The Journal of clinical endocrinology and metabolism, 2019, 104(2): 234−240.

[25] Gaksch M, Jorde R, Grimnes G, et al. Vitamin D and mortality: Individual participant data meta-analysis of standardized 25-hydroxyvitamin D in 26916 individuals from a European consortium[J]. PloS one, 2017, 12(2): e0170791.

[26] Aghajafari F, Nagulesapillai T, Ronksley PE, et al. Association between maternal serum 25-hydroxyvitamin D level and pregnancy and neonatal outcomes: systematic review and meta-analysis of observational studies[J]. BMJ (Clinical research ed), 2013, 346: f1169.

[27] Amrein K, Schnedl C, Holl A, et al. Effect of high-dose vitamin D3 on hospital length of stay in critically ill patients with vitamin D deficiency: the VITdAL-ICU randomized clinical trial[J]. Jama, 2014, 312(15): 1520−1530.

[28] Calder PC. Omega-3 fatty acids and inflammatory processes: from molecules to man[J]. Biochemical Society transactions, 2017, 45(5): 1105−1115.

[29] Langlois PL, D'Aragon F, Hardy G, et al. Omega-3 polyunsaturated fatty acids in critically ill patients with acute respiratory distress syndrome: A systematic review and meta-analysis[J]. Nutrition (Burbank, Los Angeles County, Calif), 2019, 61: 84−92.

[30] Honeywell S, Zelig R, Rigassio Radler D. Impact of Intravenous Lipid Emulsions Containing Fish Oil on Clinical Outcomes in Critically Ill Surgical Patients: A Literature Review[J]. Nutrition in clinical practice: official publication of the American Society for Parenteral and Enteral Nutrition, 2019, 34(1): 112−122.

[31] Donoghue V, Schleicher GK, Spruyt MGL, et al. Four-oil intravenous lipid emulsion effect on plasma fatty acid composition, inflammatory markers and clinical outcomes in acutely ill patients: A randomised control trial (Foil fact)[J]. Clinical nutrition (Edinburgh, Scotland), 2019, 38(6): 2583−2591.

[32] Hsu MC, Tung CY, Chen HE. Omega-3 polyunsaturated fatty acid supplementation in prevention and treatment of maternal depression: Putative mechanism and recommendation[J]. Journal of affective disorders, 2018, 238: 47−61.

[33] Makrides M, Best K, Yelland L, et al. A Randomized Trial of Prenatal n-3 Fatty Acid Supplementation and Preterm Delivery[J]. The New England journal of medicine, 2019, 381(11): 1035−1045.

第十章
产科手术的麻醉及并发症的处理

随着对孕产妇病理生理认识的深入，麻醉理念的不断更新，产科麻醉的实施和管理在循证基础上愈加规范[1, 2]。本章将主要介绍产科手术的麻醉及相关进展。

第一节 · 产科手术的麻醉

近年来剖宫产的人群构成比发生的显著变化，给产科麻醉带来了新的课题和挑战。本节一一介绍剖宫产手术的常用麻醉方法。

一、椎管内麻醉

椎管内麻醉仍然是目前剖宫产麻醉的首选方式，包括单次腰麻、连续腰麻、连续硬膜外麻醉、腰-硬联合麻醉等（表10-1）[3]。

1. 单次腰麻（spinal anesthesia, SP） SP是剖宫产术中常用的麻醉方法，具有操作简单、起效迅速、麻醉效果可靠等优点。与硬膜外麻醉相比，SP的用药量更少。但容易出现产妇低血压，进而导致子宫胎盘灌注不足，发生代谢性酸中毒及胎儿宫内缺氧等。

2. 连续腰麻（continuous spinal anesthesia, CSA） 指经蛛网膜下腔留置导管，通过分次小剂量注射局麻药从而达到麻醉效果的阻滞技术。其可能的并发症为引起粘连、感染、术后头痛、马尾综合征等。CSA还有潜在导致腰麻后头痛风险，目前越来越少使用，偶用于意外硬脊膜穿破的患者。如果选择连续腰麻，应特别谨慎，注意做好鞘内导管的标记、使用、药物剂量控制和无菌要求。

3. 硬膜外麻醉（epidural anesthesia, EP） EP可以提供持续、稳定的麻醉效果，麻醉平面和血压较容易控制，对子宫收缩无影响，硬膜外留置导管也可用于术后镇痛。不可否认的是，EP也存在起效时间长、阻滞不完善导致的镇痛不全、肌松效果欠佳等缺点。重度子痫前期患者SP和EP麻醉后血压的变化和新生儿Apgar评分相似，都可以安全地用于重度子痫前期的患者[4, 5]。

4. 腰-硬联合麻醉（combined spinal-epidural anesthesia, CSEA） CSEA是目前剖宫产麻醉最常用的方法，它综合了EP与SP的优点。有研究提出CSEA与SP相比，运动功能恢复更快，而最高感觉阻滞平面、手术镇痛效果、感觉消退时间等差异没有统计学意义[6, 7]。也有研究认为CSEA与SP在感觉及运动阻滞的最大持续时间上没有显著差异[8, 9]，需要更多的证据来进一步评估CSEA和SP的相对有效性和安全性[10]。

硬膜外容量扩充（epidural volume extension, EVE），是一种改良的CSEA麻醉方法，即在鞘内注射后立即向硬膜外腔注入一定容积的生理盐水，旨

表10-1　椎管内麻醉技术优缺点

椎管内阻滞技术	优　　　点	缺　　　点
硬膜外麻醉	不需要穿破硬脊膜 可置入导管行早期分娩镇痛 可调节麻醉阻滞范围 术中麻醉维持 可用于持续术后镇痛	麻醉起效慢 与腰麻相比，局麻药用量大 母体局麻药中毒的风险高 胎儿接触局麻药的风险高
单次腰麻	操作简单，起效快且完善 局部麻醉药和阿片类药物使用剂量小	麻醉持续时间有限 无法调节麻醉阻滞范围
连续腰麻	麻醉起效快且完善 局麻药和阿片类药物使用剂量小 可调节麻醉阻滞范围 术中麻醉维持	硬脊膜穿破后头痛风险高 注意导管的标记、使用、剂量和无菌，避免导致药物过量，全脊髓麻醉，蛛网膜下腔感染的风险
腰-硬联合麻醉	局麻药和阿片类药物使用剂量小 麻醉起效快且完善 可调节麻醉阻滞范围 术中麻醉维持 可用于持续术后镇痛	由于不能即时使用试验剂量判断导管位置导致硬膜外腔导管位置不确切

注：引自 David H. Chestnut CAW, Lawrence C. Tsen, Warwick D. Ngan Kee. Chestnut's obstetric anesthesia: principles and practice, Fifth edition[J]. 2014: 474-539.

在提高局麻药感觉阻滞平面。然而，meta分析结果发现EVE存在容量-效应关系，随着EVE容量增加，鞘内药物扩散更广、低血压的发生率更高[11]。EVE还可以降低鞘内局麻药的用量，从而缩短患者运动功能恢复时间，这对于加快患者康复和节约医疗资源有着一定的意义。

二、全身麻醉（general anesthesia, GA）

椎管内麻醉禁忌证、产妇要求或者急诊手术需要快速麻醉时，GA仍然是剖宫产手术一种必要的选择。择期剖宫产全麻比例约占3%～4%，急诊剖宫产全麻则占10%左右[12, 13]。Lancet一项研究表明，GA和椎管内麻醉的安全性相似，可以根据患者的需求和医院的医疗状况进行选择[14]。

（一）剖宫产全身麻醉的适应证

1. 紧急剖宫产（产妇或胎儿因素需要5～10分钟内进行手术） 如濒死的胎儿窘迫、脐带脱垂、胎盘早剥，却没有留置的硬膜外或蛛网膜下腔导管。

2. 存在椎管内麻醉禁忌证 如凝血功能障碍、穿刺部位感染、败血症、昏迷、产妇拒绝。

3. 存在椎管内麻醉的相对禁忌证 如既往存在神经系统疾病，腰椎手术史，严重心脏疾病，活动性大出血，低血容量性休克，椎管内麻醉失败，麻醉效果不佳。

（二）剖宫产全身麻醉的潜在优势和挑战

剖宫产全身麻醉从麻醉诱导到胎儿娩出的时间短，对凝血功能的要求不高，有利于控制气道，是所有其他麻醉方式失败后的最终解决方案。同时，我们也要考虑到GA面临的挑战[15]。

1. 困难气道 妊娠期呼吸系统解剖和生理变化会导致产妇困难气道的发生率增高。而且随着孕周增加和产程进展，Mallampati分级相应增加直至产后48小时[16]。一项回顾性研究显示全麻中产妇死亡率是2.3/10万，死因主要为误吸或食道插管所引起的低氧血症[15]。但也有研究表明产妇困难气道的发生率仅为0.21%[17]，与普通人群没有区别。有研究发现围产期子痫前期产妇舌骨水平的颈前软组织厚度显著增加，由子痫前期产妇软组织水肿引起的气道狭窄、困难气道的风险增加[16]。

产科困难气道指南建议所有产妇术前均应全面预测气道管理的风险[18]。因存在反流误吸的风险，声门上通气装置-喉罩（laryngeal mask airway, LMA）在产科全身麻醉中的应用还存在一定争议。近年来，多项研究显示喉罩可以作为低危产妇的替代气道管理技术[19, 20]，但气道管理指南提出产科气道管理中LMA仅作为辅助通气手段，气管插管失败时临时通气的补救措施[18]。

2. 环状软骨按压（cricoid pressure, CP） 英国困难气道协会推荐应用CP减少反流误吸的风险[18]。目前尚无meta分析或随机对照研究结果支持剖宫产全麻使用CP技术预防反流误吸的必要性。CP的实施基于个人的判断，手法不当可能会造成气道压迫梗阻、喉镜暴露困难，甚至气管导管置入困难。如果必须进行面罩通气，则推荐应用CP。

近来有研究发现，在左气管旁水平（喉旁）施加手动压力压迫食管，封闭食管而减少反流误吸风险效果比CP更优[21, 22]。也有研究发现在清醒和麻醉状态下，CP和喉旁按压均会减小上食道入口的直径，但喉镜暴露时使用CP更容易实现食道入口的闭合[23]。还需要进一步的研究来评估喉旁压迫食管的有效性[24]。

3. 麻醉诱导前预给氧（pre-oxygenation） 妊娠期间储氧能力的减少和氧耗的增加使孕妇更容易发生缺氧[25]。有效、充分的预给氧是一项重要的安全策略，也是目前所有气道指南的建议。全麻产妇传统的预给氧方式是通过与面部紧密贴合的面罩以超过估计的患者每分通气量的流速输送100%的氧气，具体实施方法为诱导前高流量面罩吸氧3～5分钟，或5～8次最大肺活量通气。为了避免反流误吸的风险，产科全麻采用快速顺序诱导，并且诱导过程不进行正压通气。但对于产妇尤其是高危产妇，单纯面罩吸氧的预给氧效果并不理想。如何避免面罩正压通气的同时，保证有效和充分的预给氧是麻醉医师关注的重点。

Cajander等[26]通过研究验证了麻醉诱导过程中面罩通气时吸气峰压小于20 cmH$_2$O不会增加反流误吸的风险，但不建议在快速顺序诱导时常规应用面罩正压通气；特殊患者（如肥胖）或特定情况下（氧饱和度开始下降）可以应用面罩正压通气；气道压力是决定胃内进气的重要因素，因此面罩通气时，采用麻醉机机控、选择压力控制通气模式，较手控通气和容量控制通气模式更易于将吸气峰压控制在安全范围；实施面罩正压通气时不建议使用呼气末正压（positive end expiratory pressure, PEEP），此时吸气峰压设定为15 cmH$_2$O是安全的，必要时可将吸气峰压上调，但最好不超过20 cmH$_2$O。这为产科全麻的气道管理提供了更有效的依据。

4. 经鼻高流量氧疗（high flow nasal cannulation, HFNC） 2015气道管理指南首次提到了全麻剖宫产使用HFNC进行预给氧和窒息氧合的可能性。然而，HFNC应用于孕产妇的研究非常有限[27-29]。HFNC用于全麻剖宫产预充氧和窒息氧合具有理论上的益处和潜在优势，这可能促使更多的临床医师使用这项技术并开展相关研究。

5. 全麻对胎儿的影响 美国妇产科医师学会（American College of Obstetricians and Gynecologists, ACOG）指出目前使用的麻醉药物在标准剂量下对胎儿没有致畸效应；没有证据表明麻醉或镇静药物暴露会对胎儿大脑发育产生影响；动物实验数据也不支持小于3小时的持续暴露有任何的影响[21]。可见，全麻药物的选择、剂量控制、药物作用时间是重要的影响因素，应尽量减少胎儿的药物暴露[30]（详见下述部分）。

（三）剖宫产实施规范及流程

全麻剖宫产手术的具体实施流程如下（图10-1），剖宫产全麻实施过程中需要注意的具体问题总结如下。

1. 产科禁饮禁食的一般原则 ① 全麻产妇应禁食固体食物6～8小时，禁饮2小时，剖宫产术前2小时饮用碳水化合物饮料不会延迟胃排空并可能具有加速康复的优势[31]；② 诱导前给予组胺受体拮抗剂，甲氧氯普胺及非颗粒性抗酸药。

2. 体位 产妇头高位20～30°，增加声门与食道下段的压力差；建议一直保持子宫左倾位至胎儿娩出。

3. 全麻诱导 ① 产科全麻按饱胃处理，采用快速顺序诱导，尽量避免面罩正压通气；② 必要时，应在麻醉诱导前安置胃肠减压，拔除胃管后插管（认为胃管有破坏食道下段括约肌密闭性的风

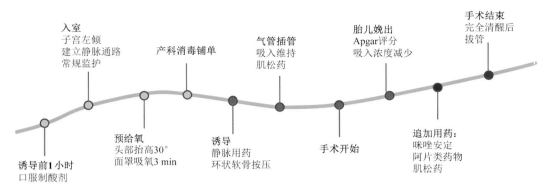

图 10-1　剖宫产全麻实施流程

险）；③ 诱导前没有安置胃管，可在气管插管后放置胃肠减压；④ 完全清醒后先拔除气管导管再拔除胃管；⑤ 产妇呼吸道黏膜水肿，建议采用较常规小一号的气管导管。

4. 全麻预给氧方案　面罩吸氧 3 分钟（氧流量 10 L/min）或 8 次深呼吸（60 秒，氧流量 10 L/min，一般紧急情况下选用）。

5. 术中监测及用药　① 常规监测 PETCO_2，避免过度通气对子宫胎盘血流造成不利影响。② 胎儿娩出后，增加阿片类药物剂量，避免高浓度吸入麻醉药物抑制子宫收缩。

（四）麻醉药物的选择

1. 阿片类药物　阿片类药物能透过胎盘，对胎儿产生潜在不良影响[32]，目前不推荐常规使用阿片类药物诱导，除非重度妊高征、子痫前期等。瑞芬太尼代谢迅速，是目前对新生儿影响最小的阿片类药物。研究表明瑞芬太尼用于诱导时血流动力学稳定，但同时必须做好新生儿复苏准备，使用剂量小于 1 μg/kg 时，胎儿在 70 秒后可以恢复自主呼吸[33]。

2. 吸入麻醉剂　卤代吸入麻醉药使用方便，容易滴定，可降低已知的术中风险，具有一定的优势。但需要注意的是所有的吸入麻醉药均呈剂量依赖性抑制妊娠期自发性子宫收缩，低浓度（< 1 MAC）就能产生抑制作用（可被缩宫素逆转），增加产后出血的风险。然而，某些妊娠期复杂手术如宫内胎儿手术，使用吸入麻醉药维持较高的稳定的呼气末浓度（2 ～ 3 MAC）可以帮助子宫松弛。

3. 静脉麻醉药　目前的临床研究证实丙泊酚用于剖宫产麻醉诱导是安全的。丙泊酚能快速通过胎盘，F/M 0.71 ～ 1.13，但随着药物在母体的快速再分布和胎儿肝脏对药物的代谢，丙泊酚对新生儿的影响很小。咪达唑仑是一种短效、水溶性的苯二氮卓类药物，F/M 0.15 ～ 0.28。不常规用于剖宫产全麻诱导，在胎儿娩出后使用发挥镇静遗忘作用，预防术中知晓。使用氯胺酮苏醒时应注意会出现谵妄和幻觉。

4. 肌松药　肌松药在常用剂量时较少通过胎盘屏障，对胎儿影响小，根据孕妇的安全性及手术需要对肌松药进行选择。去极化型肌松药琥珀胆碱，起效迅速且作用时间短，是目前首选的剖宫产全麻肌肉松弛药物。但禁用于有恶性高热史或恶性高热家族史的患者，术后肌痛、高钾血症等副作用不容忽视。非去极化型肌松药罗库溴铵在产科麻醉中日益受到青睐，0.6 mg/kg 罗库溴铵静注诱导可使 90% 的产妇获得满意的插管条件，对新生儿 Apgar 评分、酸碱平衡、神经行为评分无不良影响；特异性的拮抗药舒更葡糖（Sugammadex）可将肌松恢复时间缩短至与琥珀胆碱相当。近来研究对比琥珀胆碱和罗库溴铵用于产科全麻，结果显示从麻醉诱导到胎儿娩出的时间相似，但罗库溴铵能提供更好的分娩条件，使胎儿分娩更容易，从切皮到分娩的间隔更短[34]。

如何更安全地进行产科全身麻醉仍然有很多争议，主要围绕在产妇气道管理、反流误吸和全麻药物对新生儿的影响等方面。随着医学研究的深入和医学设备的进一步发展，产科全麻率可能还会有所降低，但对于紧急或者危重孕产妇的剖宫产手术，全身麻醉依然是一项必要的麻醉方法。

第二节 · 产科与麻醉并发症及其处理

麻醉医师对各种并发症的危险因素及病理生理的全面了解，有助于评估及早期识别并发症，同时也促使麻醉医师在临床中改进麻醉技术以减少并发症的发生。

一、麻醉并发症

（一）全麻剖宫产术中知晓

产妇易发生术中知晓的危险因素包括：① 术前用药未使用镇静剂；② 吸入麻醉剂吸入浓度较低；③ 出血或低血压时麻醉药物剂量降低；④ 椎管内麻醉失败后改全麻，残余的椎管内镇痛效果会掩盖全麻效果；⑤ 肌松药的使用。术中知晓可引起严重的心理问题。为防止全麻剖宫产过程中发生术中知晓，应警惕以上危险因素，密切监测术中血流动力学变化，同时可使用辅助工具监测麻醉深度，如脑电双频指数，脑干听觉诱发电位等。

（二）低血压

剖宫产手术中低血压往往是由椎管内麻醉交感神经阻滞平面以下血管扩张及下腔静脉和（或）腹主动脉受压引起。其严重程度取决于椎管内麻醉的起效速度和椎管内麻醉药物的剂量。目前预防低血压的方法主要包括：体位调整，液体治疗，血管活性药物的使用。

目前推荐的液体治疗方案包括胶体液预负荷、胶体液同期负荷（即椎管内麻醉后即时快速输液）和晶体液同期负荷。研究发现晶体液预负荷后低血压的发生率显著高于晶体液同期负荷，故不推荐采用[35]。然而，补液过多会引起容量超负荷、肺水肿、凝血障碍等不良反应。因此，目前提倡剖宫产围手术期目标导向的液体治疗方案，可改善产妇的循环稳定性，并为新生儿健康提供益处[36]。

血管活性药物可以有效地预防和治疗低血压，建议常规使用，预防性使用更佳。纯 α 受体激动剂（去氧肾上腺素）是一线的血管升压药，与麻黄碱相比，胎儿酸中毒风险更低[37]。尽管有研究发

现，去甲肾上腺素可能是去氧肾上腺素的合理替代品[38]，但尚需进一步研究以获得更多证据支持。

此外，椎管内麻醉后通过倾斜手术台或使用楔形垫改变产妇体位可能会改善子宫对腹主动脉和腔静脉的压迫[39]。通过联合使用血管活性药物、容量治疗和体位，最终的目标是将收缩压保持在基线的90% 以上[40]。

（三）围手术期恶心呕吐

针对病因及危险因素，可采取多种措施综合预防围手术期恶心呕吐的发生，如积极预防低血压、应用止吐药、减少手术刺激，在保证镇痛效果的前提下，尽量减少阿片类药物的使用，合理使用且避免快速静脉注射子宫收缩药物等[41]。建议至少两种不同作用机制的止吐药联合使用，一般情况下，联合用药的疗效均优于单一用药[41]。

（四）低体温和寒战

围手术期低体温与母婴不良结局相关。加速康复外科（enhanced recovery after surgery, ERAS）协会建议适当的体温监测及加温装置以避免体温过低[42]。增加手术室温度（＞72 T/22℃）可降低母婴低体温的发生率。主动加温（静脉输液与充气加温相结合）可以有效地减少围手术期低体温和寒战，提高产妇的舒适度，缩短PACU停留时间[41]。必要时在胎儿娩出后静脉给予哌替啶、曲马多、布托啡诺等对寒战均具有缓解作用。

（五）产科全麻-气道并发症

剖宫产手术全身麻醉伴随的气道并发症是导致产妇死亡的主要原因。为确保母婴安全，在麻醉前全面评估患者气道状况，以发现可能的困难气道（表10-2）。

所有产科手术麻醉前必须对气道进行评估，并提前制定气道管理方案（图10-2）[18]。对潜在插管困难和面罩通气困难的产妇，应该在分娩前提前制定避免气道问题的策略。

表 10-2 术前气道检查内容

检 查 内 容	分 级 标 准
张口度	
上下门齿之间的距离	正常值＞4.6 cm ＜3 cm 或者 2 横指提示可能插管困难 ＜1.5 cm 或 1 横指时影响喉罩和喉镜的置入
下颌前突试验	
依照下门齿迁移可否超过上门齿的程度分级	A级：下牙可前突超过上牙 B级：下牙可与上牙对切 C级：下牙不可与上牙对切，与喉镜显露困难和面罩通气困难相关
上唇咬合试验	
用于评估下门齿可以超过上唇的程度	Ⅰ级：下牙可咬合越过上唇红线 Ⅱ级：下牙咬合上唇未达红线 Ⅲ级：下牙无法咬住上唇
改良 Mallanpati 评分	
Ⅲ级和Ⅳ级可能发生插管困难	Ⅰ级：可见软腭、悬雍垂、咽、扁桃体 Ⅱ级：可见软腭、悬雍垂、咽 Ⅲ级：仅可见悬雍垂基底部 Ⅳ级：悬雍垂不可见，除软组织外无法看到任何结构
寰枕关节伸展度	
关节伸展度减小可造成喉镜显露和气管插管困难	Ⅰ级：＞35° Ⅱ级：22～34° Ⅲ级：12～21° Ⅳ级：＜12°
甲颏间距	
头完全伸展时下颏到甲状软骨之间的距离	＞6.5 cm：无其他畸形，易于插管 6～6.5 cm：可有喉镜显露困难和气管插管困难，使用弹性探条或者可视管芯可辅助完成插管 ＜6 cm：喉镜显露尤其是气管插管几乎不可能完成
颏胸间距	
闭口、头完全伸展时测得胸骨到颏尖的距离	正常值为 13.5 cm

（六）反流误吸

预防方法包括术前禁食和药物预防。有研究表明，足月妊娠产妇与非妊娠女性的胃容量相似[43]。目前进食固体食物和牛奶、配方奶后需要禁食6 h，术前2小时可饮用不含渣的清亮液体。美国麻醉医师协会（American Society of Anesthesiologists, ASA）产科麻醉实践指南指出：手术开始前，实施者应考虑及时给予非选择性抗酸药、H$_2$ 受体拮抗剂和（或）胃复安中和胃酸、预防误吸。其他一些措施包括体位的准备（肩下垫枕头，头颈充分伸展，身体左侧倾斜）、充分的预给氧、环状软骨压迫直至确认气管插管成功[44]。

（七）椎管内麻醉的神经并发症

产科相关神经并发症一直被归咎于椎管内麻醉。但追根溯源，围产期神经并发症也可能是分娩本身造成的[45]。不可否认的是，椎管内麻醉用于分

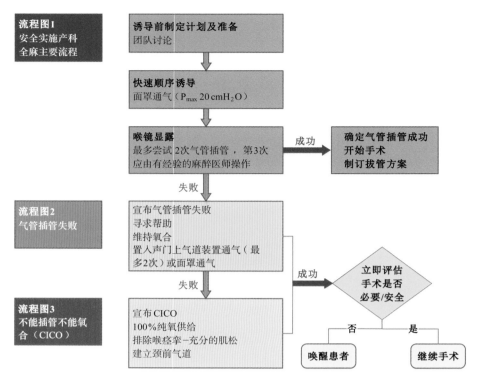

图 10-2 气道管理流程-产科全麻和困难气道

注：CICO（can't intubation can't oxygenation），不能插管不能氧合。引自 Mushambi M C, Kinsella S M, Popat M, et al. Obstetric Anaesthetists' Association and Difficult Airway Society guidelines for the management of difficult and failed tracheal intubation in obstetrics[J]. Anaesthesia, 2015, 70(11): 1286-1306.

娩镇痛或麻醉时有引起神经损伤的风险。神经损伤可由以下三种原因造成：神经直接损伤、化学损伤或者是压迫性损伤[46]。

1. 神经直接损伤 椎管内麻醉引起的神经损伤可能是由于针头、导管或注射的液体造成的。术后出现任何下肢感觉或运动异常应遵循标准评估和诊断程序，并详细记录神经系统方面的发现。

2. 神经压迫性损伤 压迫性损伤导致脊髓损伤和缺血是罕见的，可由脊髓血肿或硬膜外脓肿引起。硬膜外导管感染风险随着时间的延长而增加，尤其是 4 天后[47]。硬膜外血肿表现为后背疼痛，在椎管内麻醉后 12 小时内即可出现症状及体征。如果出现运动功能部分恢复后再次出现异常，应该列为硬膜外血肿的警戒，逐一鉴别诊断以排除脊髓压迫的可能性。明确诊断后应该立即手术，8 小时以内手术减压效果最好，压迫超过 8 小时可能导致严重后遗症[70]。

硬膜外血肿在产科患者中的发生率极低。其中最大危险因素是凝血障碍。随着抗凝药物在产科中的使用增多，麻醉医师必须持续关注抗凝药物的类型、剂量以及末次使用时间。对于血小板减少患者，实施椎管内麻醉需要仔细评估患者的风险与获益[71]。ACOG2019 实践公告中提出：血小板计数 ≥ 70×10^9/L 的产妇，硬膜外和蛛网膜下腔的镇痛或麻醉是可接受的。前提是血小板水平稳定和功能正常，没有其他获得性或先天性凝血功能异常，患者没有接受任何抗血小板或抗凝剂治疗[48]。然而，子痫前期患者如果出现血小板计数快速下降伴广泛淤斑等凝血功能障碍的临床症状时应该避免椎管内麻醉。

3. 神经化学性损伤 粘连性蛛网膜炎和化脓性脑膜炎是非常罕见的，多种化学物质被认为是引起粘连性蛛网膜炎的原因[49]。最新的研究表明氯己定与此有关，操作时应注意无菌和药物使用。

4. 产科神经麻痹 周围神经损伤较少因中枢神经阻滞引起[45]，分娩期间的外周神经受压/牵拉才是主要原因。其主要危险因素为初产妇、第二产程延长、巨大儿、中位产钳旋转等。股神经和外侧皮神经最容易受到影响，自然病程和预后良好，多数患者在 2 ~ 6 个月自行痊愈[50]。

椎管内麻醉后可疑神经病变诊断及治疗方案总结如下（表10-3）[50]。产科神经损伤有较高的诉讼率，麻醉医师在行椎管内麻醉前，应使用患者能够理解的术语解释风险并清楚地记录妊娠期间出现的任何神经症状。

（八）硬脊膜意外穿破（accidental dural puncture, ADP）

与硬脊膜穿破后头痛（postural puncture headache,

PDPH）相关的危险因素较多，包括年龄、体重指数、穿刺针型号、穿刺针口径大小、穿刺针斜面方向、穿刺次数等[51, 52]。PDPH的具体特征及临床表现如下（表10-4）。

PDPH的治疗分为保守治疗、药物治疗和硬膜外血补丁（epidural blood patch, EBP）。

1. 保守治疗　包括补液治疗、去枕平卧和简单的止痛药物治疗。目前没有证据表明ADP后去枕平卧、静脉补液有利于预防PDPH的发生[53]，且不建

表10-3　椎管内麻醉后可疑神经病变的建议治疗方案

病变部位	分　类	诊　断	处　理
中枢神经系统病变	感染、炎症	蛛网膜炎	采取有效的抗菌治疗
		脑膜炎	
		椎管脓肿	急诊MRI，多学科会诊
	出血/缺血	脊髓前动脉综合征	急诊CT或MRI
		椎管内血肿	
		颅内、硬膜下血肿	
外周神经系统病变	损伤	针刺、置管、药物	多学科讨论进一步治疗方案
	产科神经麻痹	多学科讨论 安排相关的电生理检查	
	医源性麻痹		
	颅神经麻痹		
	Horner综合征		
无明确病变	一过性神经系统综合征		

注：引自 Von Peltz C, Bennett A, Patil V. Central neurological complications following obstetric neuraxial blockade[J]. Curr Opin Anaesthesiol, 2019, 32(3): 315-324.

表10-4　PDPH特征及临床表现

PDPH 特点	描　述
症状部位	额、枕部，可放射到颈部
临床表现	颈部僵硬、畏光、耳鸣、硬脑膜炎、颅神经麻痹 坐或站立时症状加重，平躺后症状缓解
出现时间	通常在ADP后24～72小时出现
症状分级	轻度：对日常活动没有限制；无相关症状，对非阿片类镇痛反应良好 中度：一天中大部分时间卧床不起；可能有相关症状，需要阿片类药物镇痛 重度：完全卧床不起；出现相关症状，对保守治疗无反应

议长时间卧床休息，可能增加血栓栓塞风险。简单的口服镇痛药通常效果有限。没有研究证实阿片类药物在PDPH中的疗效，虽然使用强效阿片类药物可能会带来一些暂时的好处，但由于其副作用，不建议长期治疗（＞72小时）。

2. 药物治疗　包括咖啡因、5-HT3激动剂、促肾上腺皮质激素和硬膜外生理盐水，但目前尚无使用这些药物的证据[54]。硬膜外注射生理盐水的作用相对短暂，只能暂时缓解症状。目前有硬膜外羟乙基淀粉在PDPH中成功应用的病例报道[55, 56]，但缺乏有关硬膜外注射羟乙基淀粉的安全性数据[57]。使用的镇痛药物有对乙酰氨基酚、羟考酮等。

3. 硬膜外血补丁（EBP）　是治疗严重PDPH最有效的手段[58]。24小时后EBP成功率为70%～90%。预防性EBP未被证明对PDPH有益。有效剂量为20 mL或使用后出现腰背部饱胀痛感。一般在24小时后实施，起效快且效果显著，头痛缓解率73%。若头痛不能缓解，或者缓解后复发，推荐24小时以后重复1次，再次治疗后头痛缓解率可达95%。使用EBP一般不超过2次，2次EBP后头痛仍然不能缓解应考虑神经科会诊。

麻醉医师实施椎管内麻醉操作时应严格遵循操作常规，最大限度减少ADP及PDPH的发生。同时应积极预防、尽早发现和积极处理PDPH。围产期与各类型头痛发生风险增高相关，围产期其他原因引起的头痛详见第三篇第十三章。

（九）术后疼痛

剖宫产术后疼痛及处理详见本书第二篇第十一章第二节"剖宫产术后镇痛"。

二、产科并发症

（一）产科出血

按照出血发生在妊娠的不同阶段，可分为产前出血和产后出血。妊娠20周以前的出血被称为早期产前出血，主要原因是先兆流产和宫外孕。晚期产前出血的原因包括胎盘早剥、前置胎盘、子宫破裂[59]。产前出血是一种非常严重的妊娠并发症，及时诊断，密切监测孕产妇的生命体征，评估胎儿的健康情况并制定有效治疗方案有利于改善妊娠结局，减少母胎并发症及挽救其生命。产后出血是导致孕产妇死亡的主要原因，具体内容详见第三篇第二十一章。

1. 胎盘早剥　指胎盘在妊娠20周后与子宫内膜的子宫基底蜕膜分离。按照分离程度的不同，又分为边缘型、部分型和完全型胎盘早剥。约20%的胎盘早剥者可发生弥散性血管内凝血（disseminated intravascular coagulation, DIC），若胎儿死亡则DIC风险进一步提高，血栓弹力图有助于早期诊断纤溶活性，从而帮助临床决策。

麻醉管理包括早期的评估和准备，如建立大口径静脉通路、配血、凝血功能检查、血气分析、血栓弹力图分析等。必要时可以使用有创动脉、静脉监测。麻醉方法应该考虑到可能的椎管内麻醉禁忌证（血流动力学不稳定、凝血功能障碍），全身麻醉的胃肠道准备（反流误吸、困难气道）等。

2. 前置胎盘　胎盘附着的位置低于胎先露。根据胎盘最终位置与宫颈内口的关系，可分为边缘型、部分型、完全型前置胎盘。产科处理需要考虑阴道出血量和胎儿肺的成熟度。麻醉方式的选择应该基于血流动力学和气道评估。

3. 子宫破裂　子宫破裂的发生率虽然很低，但对于产妇和胎儿都是灾难性的。对于需要子宫切除的产妇，麻醉管理应特别关注气道、血流动力学、凝血和胎儿状态。

（二）血栓性疾病

具体内容详见本书第三篇第二十三章"妊娠合并静脉血栓栓塞性疾病"。

（周双琼，罗　威，李胜华）

参·考·文·献

[1] Birnbach D J, Bateman B T. Obstetric Anesthesia: Leading the Way in Patient Safety[J]. Obstetrics and gynecology clinics of North America, 2019, 46(2): 329−337.

[2] Lim G, Facco F L, Nathan N, et al. A Review of the Impact of Obstetric Anesthesia on Maternal and Neonatal Outcomes[J]. Anesthesiology, 2018, 129(1): 192−215.

[3] David H. Chestnut C A W, Lawrence C. Tsen, Warwick D. Ngan Kee. Chestnut's obstetric anesthesia : principles and practice , Fifth edition[M]. 2014: 474−539.

[4] Sivevski A, Ivanov E, Karadjova D, et al. Spinal-Induced Hypotension in Preeclamptic and Healthy Parturients Undergoing Cesarean Section[J]. Open Access Maced J Med Sci, 2019, 7(6): 996−1000.

[5] Henke V G, Bateman B T, Leffert L R. Focused review: spinal anesthesia in severe preeclampsia[J]. Anesth Analg, 2013, 117(3): 686−693.

[6] Tyagi A, Girotra G, Kumar A, et al. Single-shot spinal anaesthesia, combined spinal-epidural and epidural volume extension for elective caesarean section: a randomized comparison[J]. International journal of obstetric anesthesia, 2009, 18(3): 231−236.

[7] Lew E, Yeo S-W, Thomas E. Combined spinal-epidural anesthesia using epidural volume extension leads to faster motor recovery after elective cesarean delivery: a prospective, randomized, double-blind study[J]. Anesthesia and analgesia, 2004, 98(3): 810.

[8] Jing C, Wang C. Combining Spinal-Epidural Anesthesia versus Single-Shot Spinal Anesthesia for Cesarean Delivery: A Meta-Analysis of 5 Randomized Controlled Trials[J]. Med Sci Monit, 2019, 25: 2859−2867.

[9] Klimek M, Rossaint R, van de Velde M, et al. Combined spinal-epidural vs. spinal anaesthesia for caesarean section: meta-analysis and trial-sequential analysis[J]. Anaesthesia, 2018, 73(7): 875−888.

[10] Simmons S W, Dennis A T, Cyna A M, et al. Combined spinal-epidural versus spinal anaesthesia for caesarean section[J]. Cochrane Database Syst Rev, 2019, 10: CD008100.

[11] Heesen M, Weibel S, Klimek M, et al. Effects of epidural volume extension by saline injection on the efficacy and safety of intrathecal local anaesthetics: systematic review with meta-analysis, meta-regression and trial sequential analysis[J]. Anaesthesia, 2017, 72(11): 1398−1411.

[12] Cobb B T, Lane-Fall M B, Month R C, et al. Anesthesiologist Specialization and Use of General Anesthesia for Cesarean Delivery[J]. Anesthesiology, 2019, 130(2): 237−246.

[13] Rajagopalan S, Suresh M, Clark S L, et al. Airway management for cesarean delivery performed under general anesthesia[J]. Int J Obstet Anesth, 2017, 29: 64−69.

[14] Tafish R, El Aish K I A, Madi W. General versus spinal anaesthesia for caesarean section: a quasi-controlled trial[J]. Lancet, 2018, 391 (Suppl 2): 33.

[15] Kinsella S M, Winton A L, Mushambi M C, et al. Failed tracheal intubation during obstetric general anaesthesia: a literature review[J]. Int J Obstet Anesth, 2015, 24(4): 356−374.

[16] Ahuja P, Jain D, Bhardwaj N, et al. Airway changes following labor and delivery in preeclamptic parturients: a prospective case control study[J]. Int J Obstet Anesth, 2018, 33: 17−22.

[17] Nafisi S, Darabi M E, Rajabi M, et al. General anesthesia in cesarean sections: a prospective review of 465 cesarean sections performed under general anesthesia[J]. Middle East J Anaesthesiol, 2014, 22(4): 377−384.

[18] Mushambi M C, Kinsella S M, Popat M, et al. Obstetric Anaesthetists' Association and Difficult Airway Society guidelines for the management of difficult and failed tracheal intubation in obstetrics[J]. Anaesthesia, 2015, 70(11): 1286−1306.

[19] Yao W Y, Li S Y, Yuan Y J, et al. Comparison of Supreme laryngeal mask airway versus endotracheal intubation for airway management during general anesthesia for cesarean section: a randomized controlled trial[J]. BMC Anesthesiol, 2019, 19(1): 123.

[20] Li S Y, Yao W Y, Yuan Y J, et al. Supreme[TM] laryngeal mask airway use in general Anesthesia for category 2 and 3 Cesarean delivery: a prospective cohort study[J]. BMC Anesthesiol, 2017, 17(1): 169.

[21] Gautier N, Danklou J, Brichant J F, et al. The effect of force applied to the left paratracheal oesophagus on air entry into the gastric antrum during positive-pressure ventilation using a facemask[J]. Anaesthesia, 2019, 74(1): 22−28.

[22] Andruszkiewicz P, Wojtczak J, Wroblewski L, et al. Ultrasound evaluation of the impact of cricoid pressure versus novel "paralaryngeal pressure" on anteroposterior oesophageal diameter[J]. Anaesthesia, 2016, 71(9): 1024−1029.

[23] Kim H, Chang J E, Won D, et al. The effect of cricoid and paralaryngeal force on upper oesophageal occlusion during induction of anaesthesia: a randomised, crossover study[J]. Anaesthesia, 2020, 75(2): 179−186.

[24] Naik K, Frerk C. Cricoid force: time to put it to one side[J]. Anaesthesia, 2019, 74(1): 6−8.

[25] Nimmagadda U, Salem M R, Crystal G J. Preoxygenation: Physiologic Basis, Benefits, and Potential Risks[J]. Anesth Analg, 2017, 124(2): 507−517.

[26] Cajander P, Edmark L, Ahlstrand R, et al. Effect of positive end-expiratory pressure on gastric insufflation during induction of anaesthesia when using pressure-controlled ventilation via a face mask: A randomised controlled trial[J]. Eur J Anaesthesiol, 2019, 36(9): 625−632.

[27] Tan P C F, Millay O J, Leeton L, et al. High-flow humidified nasal preoxygenation in pregnant women: a prospective observational study[J]. Br J Anaesth, 2019, 122(1): 86−91.

[28] Tan P, Dennis A T. High flow humidified nasal oxygen in pregnant women[J]. Anaesth Intensive Care, 2018, 46(1): 36−41.

[29] Desai N, Wicker J, Sajayan A, et al. A survey of practice of rapid sequence induction for caesarean section in England[J]. Int J Obstet Anesth, 2018, 36: 3−10.

[30] Olutoye O A, Baker B W, Belfort M A, et al. Food and Drug Administration warning on anesthesia and brain development: implications for obstetric and fetal surgery[J]. American journal of obstetrics and gynecology, 2018, 218(1): 98−102.

[31] Popivanov P, Irwin R, Walsh M, et al. Gastric emptying of carbohydrate drinks in term parturients before elective caesarean delivery: an observational study[J]. Int J Obstet Anesth, 2020, 41: 29−34.

[32] Zhang Y, Lu H, Fu Z, et al. Effect of remifentanil for general anesthesia on parturients and newborns undergoing cesarean section: a meta-analysis[J]. Minerva Anestesiol, 2017, 83(8): 858−866.

[33] White L D, Hodsdon A, An G H, et al. Induction opioids for caesarean section under general anaesthesia: a systematic review and meta-analysis of randomised controlled trials[J]. Int J Obstet Anesth, 2019, 40: 4−13.

[34] Bláha J, Nosková P, Hlinecká K, et al. Surgical conditions with rocuronium versus suxamethonium in cesarean section: a randomized trial[J]. Int J Obstet Anesth, 2020, 41: 14−21.

[35] Mercier F J, Diemunsch P, Ducloy-Bouthors A S, et al. 6% Hydroxyethyl starch (130/0.4) vs Ringer's lactate preloading before spinal anaesthesia for Caesarean delivery: the randomized, double-blind, multicentre CAESAR trial[J]. Br J Anaesth, 2014, 113(3): 459−467.

[36] 邬其玮，周双琼，徐振东. 术后加速康复在剖宫产围手术期的应用进展 [J]. 实用妇产科杂志，2019，35（8）：588−591.

[37] Wang X, Mao M, Liu S, et al. A Comparative Study of Bolus Norepinephrine, Phenylephrine, and Ephedrine for the Treatment of Maternal Hypotension in Parturients with Preeclampsia During Cesarean Delivery Under Spinal Anesthesia[J]. Med Sci Monit, 2019, 25: 1093−1101.

[38] Wang X, Shen X, Liu S, et al. The Efficacy and Safety of Norepinephrine and Its Feasibility as a Replacement for Phenylephrine to Manage Maternal Hypotension during Elective Cesarean Delivery under Spinal Anesthesia[J]. Biomed Res Int, 2018, 2018: 1869189.

[39] Hasanin A, Soryal R, Kaddah T, et al. Hemodynamic effects of lateral tilt before and after spinal anesthesia during cesarean delivery: an observational study[J]. BMC Anesthesiol, 2018, 18(1): 8.

[40] Kinsella S M, Carvalho B, Dyer R A, et al. International consensus statement on the management of hypotension with vasopressors during caesarean section under spinal anaesthesia[J]. Anaesthesia, 2018, 73(1): 71−92.

[41] Liu Z-Q, Du W-J, Yao S-L. Enhanced recovery after cesarean delivery: a challenge for anesthesiologists[J]. Chin Med J, 2020, 133(5): 590−596.

[42] Caughey A B, Wood S L, Macones G A, et al. Guidelines for intraoperative care in cesarean delivery: Enhanced Recovery After Surgery Society Recommendations (Part 2)[J]. Am J Obstet Gynecol, 2018, 219(6): 533−544.

[43] Van de Putte P, Vernieuwe L, Perlas A. Term pregnant patients have similar gastric volume to non-pregnant females: a single-centre cohort study[J]. Br J Anaesth, 2019, 122(1): 79−85.

[44] Bauchat J R, Weiniger C F, Sultan P, et al. Society for Obstetric Anesthesia and Perinatology Consensus Statement: Monitoring Recommendations for Prevention and Detection of Respiratory Depression Associated With Administration of Neuraxial Morphine for Cesarean Delivery Analgesia[J]. Anesthesia and analgesia, 2019, 129(2): 458−474.

[45] Haller G, Pichon I, Gay F O, et al. Risk factors for peripheral nerve injuries following neuraxial labour analgesia: a nested case-control study[J]. Acta Anaesthesiol Scand, 2017, 61(9): 1203−1214.

[46] Maronge L, Bogod D. Complications in obstetric anaesthesia[J]. Anaesthesia, 2018, 73 Suppl 1: 61−66.

[47] Bomberg H, Bayer I, Wagenpfeil S, et al. Prolonged Catheter Use and Infection in Regional Anesthesia: A Retrospective Registry Analysis[J]. Anesthesiology, 2018, 128(4): 764−773.

[48] ACOG Practice Bulletin No. 207: Thrombocytopenia in Pregnancy[J]. Obstet Gynecol, 2019, 133(3): e181−e193.

[49] Practice Advisory for the Prevention, Diagnosis, and Management of Infectious Complications Associated with Neuraxial

Techniques: An Updated Report by the American Society of Anesthesiologists Task Force on Infectious Complications Associated with Neuraxial Techniques and the American Society of Regional Anesthesia and Pain Medicine[J]. Anesthesiology, 2017, 126(4): 585−601.

[50] von Peltz C, Bennett A, Patil V. Central neurological complications following obstetric neuraxial blockade[J]. Curr Opin Anaesthesiol, 2019, 32(3): 315−324.

[51] FitzGerald S, Salman M. Postdural puncture headache in obstetric patients[J]. Br J Gen Pract, 2019, 69(681): 207−208.

[52] Zorrilla-Vaca A, Mathur V, Wu C L, et al. The Impact of Spinal Needle Selection on Postdural Puncture Headache: A Meta-Analysis and Metaregression of Randomized Studies[J]. Reg Anesth Pain Med, 2018, 43(5): 502−508.

[53] Arevalo-Rodriguez I, Ciapponi A, Roqué i Figuls M, et al. Posture and fluids for preventing post-dural puncture headache[J]. Cochrane Database Syst Rev, 2016, 3(3): CD009199.

[54] Russell R, Laxton C, Lucas D N, et al. Treatment of obstetric post-dural puncture headache. Part 1: conservative and pharmacological management[J]. Int J Obstet Anesth, 2019, 38: 93−103.

[55] Apiliogullari S, Celik D, Aslanlar E. Epidural injection of hydroxyethyl starch in the management of postdural puncture headache[J]. Int J Obstet Anesth, 2013, 22(4): 353.

[56] Sun S, Huang S-Q. Epidural injection of hydroxyethyl starch in the management of post-dural puncture headache: a case series[J]. Int J Clin Exp Med, 2015, 8(5): 8254−8258.

[57] Vassal O, Del Carmine P, Desgranges F P, et al. Assessment of Neurological Toxicity of Hydroxyethyl Starch 130/0.4 Injected in the Intrathecal Space in Rats[J]. Pain Med, 2018, 19(10): 2016−2020.

[58] Russell R, Laxton C, Lucas D N, et al. Treatment of obstetric post-dural puncture headache. Part 2: epidural blood patch[J]. Int J Obstet Anesth, 2019, 38: 104−118.

[59] Hendriks E, MacNaughton H, MacKenzie M C. First Trimester Bleeding: Evaluation and Management[J]. Am Fam Physician, 2019, 99(3): 166−174.

第十一章
产科患者的镇痛与镇静

完善的镇痛在孕产妇围手术期至关重要，但是在孕期或产后用药方面，临床医师往往面临很多顾虑。本章将对妊娠及哺乳期间药代动力学进行讲解，同时就剖宫产术后镇痛、妊娠期非产科手术的麻醉以及辅助生殖技术的镇痛和镇静等进行介绍。

第一节 · 药理学和妊娠及哺乳期非麻醉用药

妊娠期间的孕妇的生理改变会影响药物在体内的代谢和药效，通过胎盘转运或影响胎盘和子宫功能直接或间接影响胎儿[1]，甚至引起胎儿严重的并发症[2]。

一、孕妇生理变化对药理学的影响

（一）药物遗传学

妊娠本身没有明显改变个体药物遗传学方面的差异，但确实存在一些潜在遗传学差异影响药效和药代的情况，如可待因到吗啡的代谢过程受细胞色素 P450（CYP）同工酶 CYP2D6 的影响。基因诊断的进步使在未来开发出个性化的疼痛管理策略成为可能，但目前没有对产妇常规进行药物遗传学监测的指征[3]。

（二）孕妇药代动力学

因胎儿生长发育的需要，孕妇体内各系统发生一系列适应性的生理变化（表 11-1），同时药物在孕妇体内的吸收、分布、代谢和排泄过程，也有不同程度的改变[4, 5]。临床医师必须了解这些与妊娠有关的药代动力学变化，并审慎思考其潜在的临床意义[6]。

1. 药物的吸收和摄取 妊娠期口服药物吸收减慢，生物利用度下降。妊娠期心输出量增加，皮肤和黏膜血供增加，经由这些途径的药物吸收增强。功能残气量降低、每分钟通气量增加，故肺内吸入麻醉药的摄取增加。

2. 药物分布 妊娠期药物分布容积明显增加。但妊娠期蛋白结合率的变化更为重要，血浆白蛋白浓度降低，药物蛋白结合率的下降，将导致游离药物浓度增加。

3. 药物代谢 多数药物经肝脏代谢，代谢速率取决于肝脏的血流量和内在酶活性。妊娠期肝微粒体酶活性变化较大。

4. 药物的消除 妊娠期肾血流量增加，肾小球滤过率增加，肌酐清除率也相应增加。因此，原型药物经肾排出增加；每分钟通气量的变化，也同样加快了吸入性麻醉药的消除。但妊娠晚期和妊娠期高血压患者，肾血流量减少，肾功能受影响，药物排

表 11-1　可能影响药代动力学的妊娠母体主要生理变化

人体系统	生理指标	变化情况
循环系统	心输出量	↑ 30% ~ 50%
	肾血流量	↑ 25% ~ 50%
	血容量	↑ 30% ~ 45%
	血浆白蛋白浓度	↓ 30%
呼吸系统	潮气量	↑ 39%
	肺通气量	↑ 40%
消化系统	胃酸及胃蛋白酶	↓
	胃排空时间	↑ 30% ~ 50%
	肠运动	↓
泌尿系统	肾小球滤过率	↑ 50%
内分泌系统	雌激素	↑
	孕激素	↑
	泌乳素	↑

泄减慢，药物容易在体内蓄积。

（三）药物在胎盘的转运

胎盘作为母体与胎儿间进行物质交换的器官，除了具有代谢和内分泌功能，还兼具生物膜特性，多数药物可以通过胎盘屏障进入胎儿体内。

药物在胎盘的转运主要有三种形式：被动扩散、主动转运、胞饮作用。药物在胎盘的转运还受到以下因素的影响[7]。

1. 药物理化性质　如脂溶性、解离度、分子量等，脂溶性高、分子量小、非解离型药物易经过胎盘扩散进入胎儿血循环。

2. 蛋白结合率　由于药物与蛋白结合后分子很大，只有游离、未结合的药物才能通过胎盘，因此蛋白结合率高的药物不容易通过胎盘。

3. 胎盘的有效膜面积、厚度、血流量　妊娠早期胎盘较厚，药物难以扩散，妊娠晚期胎盘变薄，仅为妊娠早期的10%。此外，疾病可影响胎盘转运，如合并子痫前期、糖尿病等全身性疾患的孕妇，胎盘组织可能发生病理性变化，胎盘屏障受到破坏。

二、妊娠期用药

胎儿在发育的不同阶段对药物的反应不同（表11-2）。

为了保障妊娠期安全用药，许多国家实行了妊娠期用药分级制度。1979年美国食品和药物管理局（Food and Drug Administration, FDA）对孕妇的治疗获益和胎儿的潜在危险进行评估，发布了一个药物分类系统（表11-3）。

2014年12月美国FDA发布妊娠期与哺乳期标签规则（Pregnancy and Lactation Labeling Rule, PLLR）[8, 9]取代了妊娠用药分级。新式的PLLR标示法包括三个小节：妊娠期、哺乳期、对女性和男性生殖潜能的影响。每个小节都会有风险概要、支持性数据的讨论及协助医护人员开立处方与咨询决策的相关信息，如果缺乏可指引决策的数据，则需加以说明（图11-1）。

三、哺乳期的非麻醉用药

大多数药物能从乳汁排出，并能在乳汁中测出药物浓度，不正确的建议往往导致不必要的母乳喂养中止或停止必要的药物治疗；只有小部分药物在母乳喂养中是禁用的[10]。应该权衡母乳喂养对母婴的益处与婴儿药物暴露的潜在风险。

表 11-2　妊娠不同时期药物对胎儿的影响

妊娠时间	潜在影响
受精后2周内	"全"或"无"的影响，即流产或无影响
受精后3 ~ 8周	高敏感期：易受影响，可能发生严重畸形，致畸作用与器官形成的顺序有关
受精后9周后	低敏感期：未完全分化器官，功能不良

表 11-3　妊娠期药物分类系统

分　类	定　义
A 类	人类的对照研究显示无害。已证实此类药物对人胎儿无不良影响。该药物相对安全
B 类	动物试验中证明对胎儿无危害，但尚无在人类的研究；或动物实验证明有不良作用，但在人类有良好对照组的研究中未发现此作用
C 类	动物试验可能对胎畜有害或缺乏研究，在人类尚缺乏相关研究，但对孕妇的益处大于对胎儿的危害
D 类	市场调查或证实对胎儿有危害，但对孕妇的益处超过对胎儿的危害，在利大于弊时，仍可使用
X 类	妊娠期禁用。在人类、动物研究或市场调查均显示对胎儿的危害程度超过了对孕妇的益处

妊娠部分	哺乳部分	对女性和男性生殖潜能影响
妊娠暴露登记 风险概述 临床考虑的问题 数据	风险概述 临床考虑的问题 数据	妊娠 测试避孕 不孕

图 11-1　妊娠和哺乳标签最终规则和处方药变更

（一）药物对婴儿的影响

药物转运到母乳中是依赖药物本身的药理特性，包括蛋白结合率、脂溶性、分子量、pKa、母体的血浆药物浓度[11]。因此，母体的血药浓度是决定婴儿将接受的药物浓度的最重要的因素。可以用乳汁中药物浓度与母体血浆药物浓度比（milk/plasma ratio, M/P）来估计药物在乳汁和血浆中的分布，大多数药物浓度比值≤1，提示只有少量药物转运进入乳汁中。高 M/P 往往被认为转运进入乳汁的药物剂量高，但事实未必如此。

婴儿摄入药物量的评估更加重要。婴儿摄入

药物的理论剂量是母乳内药物浓度与婴儿每天摄取母乳总量的乘积再除以婴儿体重。医学上常用相对婴儿剂量（relative infant dose, RID）来评估哺乳期用药的安全性，相对婴儿剂量（RID）是指到达婴儿血液中的药物浓度与哺乳母亲血液中药物浓度的比值。总的来说，RID＜10% 的药物是可以安全用于哺乳期妇女的。大约有 90% 的药物 RID＜10%，哺乳期婴儿的药物暴露远比妊娠期低。

（二）药物对乳汁分泌的影响

哺乳期母亲使用处方药时需要考虑其对乳汁分泌的影响，除了常用于抑制泌乳的溴隐亭及其他麦角生物碱外，雌激素、抗胆碱能药、第一代抗组胺药、利尿剂等，均能减少乳汁分泌[12]。

由 Hale 主编的《Medications and Mothers' Milk》（18 版）根据对母乳喂养婴儿的危险程度将药物划分为 L1 ～ L5 共 5 个级别，即哺乳风险等级[13]（表 11-4），并作为哺乳期药物使用的风险评估工具。

表 11-4　哺乳风险等级划分

分　级	说　明	详　细　解　释
L1	适用	许多哺乳期妇女服药后对婴儿的不良作用没有观察到增加。在哺乳期妇女的对照研究中未证实对婴儿有危险，可能对母乳喂养婴儿的危害甚微，或者婴儿口服该药后不能吸收利用
L2	可能适用	有限数量的哺乳期妇女用药研究中没有证据显示药物对婴儿的不良反应增加，和（或）哺乳期妇女使用药物后证实危险性的证据很少
L3	可能适用	没有在哺乳期妇女中进行对照研究，母乳喂养婴儿出现不良反应的可能性存在，或者对照研究仅显示有很轻微的非致命性的副作用。建议本类药物只有在权衡对宝宝利大于弊后方可应用

（续表）

分　级	说　明	详　细　解　释
L4	有潜在危险	有对母乳喂养婴儿或对乳汁分泌危害性的明确证据。但哺乳期妇女用药后的益处大于对婴儿的危害，例如妇女处在危及生命或严重疾病的情况下，而其他较安全的药物不能使用或无效
L5	危险	对哺乳期妇女的研究已证实对婴儿有明显的危害或者该药物对婴儿产生明显危害的风险较高。药物对婴儿产生明显损害的风险高。使用该类药物对婴儿的风险明显大于继续哺乳的益处，该类药物禁用于哺乳期妇女

母乳药物暴露对婴儿无益，有几种策略可以使母亲在服用某些药物的同时继续母乳喂养。这些策略包括[11]：① 避免在摄入药物后4～6小时内进行母乳喂养，以免达到峰值水平；② 在药物的风险或剂量异常高的情况下结合使用配方奶和母乳，和（或）在母体接受药物治疗过程中泵吸和丢弃乳汁，并在停药后恢复母乳喂养。

另一种策略是转向使用安全性更好的替代药物。必须个体化单独评估每个患者，综合考虑治疗的重要性、治疗的时机、药物的选择、作用方式、婴儿耐受药物的能力、药物本身的总体毒性以及保持母乳喂养的必要性。

第二节 · 剖宫产术后镇痛

剖宫产术后疼痛是产妇和麻醉科医师共同关注的问题，疼痛处理不当会增加阿片类药物过度使用的风险，增加产后抑郁的发生率，甚至还会转变成持续的慢性疼痛[14, 15]。

剖宫产术后疼痛主要由两部分组成：躯体痛（腹部切口痛）和内脏痛（子宫收缩痛）。有效的术后镇痛是剖宫产术后管理的重点。产科镇痛的主要目的是提供完善的镇痛效果而不影响运动功能[16]，使用的药物必须考虑到母乳喂养对新生儿的影响。多模式镇痛逐渐成为剖宫产术后镇痛的核心[17]。如阿片类镇痛药和非甾体抗炎药（non-steroidal anti-inflammatory drugs, NSAIDs）联合使用、局部浸润麻醉、区域阻滞等与药物镇痛联合应用。

一、椎管内镇痛

包括硬膜外或蛛网膜下腔两种途径。椎管内阿片类药物是剖宫产术后镇痛最有效的组成部分。它易于实施，镇痛完善且持久。与全身性阿片类药物相比，并不会增加剖宫产术后呼吸抑制的风险。低剂量的椎管内阿片类药物与静脉NSAIDs、对乙酰氨基酚联合使用，可有效镇痛，同时减少副作用如瘙痒、恶心/呕吐，降低潜在的呼吸抑制风险[18]。除非有禁忌证，建议所有接受椎管内麻醉的剖宫产产妇使用椎管内阿片类药物、常规的NSAIDs和对乙酰氨基酚等。

亲脂性阿片类药物如芬太尼和舒芬太尼起效快，可改善术中的镇痛效果，但镇痛时间有限。亲水性阿片类药物如吗啡术后作用时间长，且鞘内和硬膜外应用吗啡都可以产生相似的作用效果及持续时间。研究发现剖宫产产妇鞘内注射吗啡（intrathecal morphine, ITM）后，第一次需要额外使用镇痛药的平均时间是27小时[19]。椎管内吗啡镇痛建议使用剂量为（鞘内50～200 μg，硬膜外2～4 mg）。氢吗啡酮与鞘内吗啡相比，效力比为（3～5）：1[20]。剖宫产后，椎管内使用氢吗啡酮比吗啡起效更快、作用时间更短，但是二者镇痛效果相近。剖宫产术中接受椎管内麻醉的产妇，应该首选椎管内阿片类药物进行术后镇痛。

二、全身用药

（一）患者静脉自控镇痛（patient controlled intravenous analgesia, PCIA）

与患者硬膜外自控镇痛（patient controlled epidural analgesia, PCEA）比较，接受 PCIA 患者的静息和运动疼痛评分较高、镇静程度深，但由于其使用方便、安全、具有较高的可控性，患者的接受度仍然较高。尤其适用于椎管内麻醉存在禁忌证、需全身麻醉下行剖宫产手术患者的术后疼痛管理。舒芬太尼因其起效快、作用时间短、镇痛效果强且呼吸抑制的发生率较低，成为产科 PCIA 常用的阿片类药物。临床常用 NSAIDs 联合阿片类药物用于静脉自控镇痛，联合用药可以减少阿片类药物用量及不良反应的发生[21]。

羟考酮为 μ、κ 受体激动剂，用于 PCIA 缓解剖宫产宫缩痛方面效果要优于舒芬太尼；同时羟考酮对 μ 受体的亲和力弱于舒芬太尼，因而恶心呕吐的发生率也相对更低。

（二）对乙酰氨基酚和 NSAIDs

对乙酰氨基酚和 NSAIDs 作为多模式镇痛的重要组成部分，对缓解产后宫缩痛、伤口疼痛均有效。NSAIDs、对乙酰氨基酚的使用可节省阿片类药物的用量，明显减少了阿片类药物相关副作用的发生，且两种药物合用时具有累加作用，因此建议在剖宫产术后 2～3 天常规应用对乙酰氨基酚联合 NSAIDs。但也有研究发现，剖宫产术前静脉给予 1 g 对乙酰氨基酚不会降低术后镇痛的阿片类药物剂量或相应的吗啡毫克当量，也不减少患者剖宫产术后的住院时长[22]。NSAIDs 使用的禁忌证包括肾脏疾病（例如子痫前期的肾功能不全）、子痫前期患者分娩后持续的高血压以及有 Roux-en-Y 胃旁路手术史的产妇。

（三）加巴喷丁

对围手术期疼痛有效，在术后急性疼痛阶段可降低阿片类药物的用量。对剖宫产产妇，在术后单次给予加巴喷丁 600 mg 能够减轻急性疼痛，但不能解决非持续性疼痛。加巴喷丁新生儿的相对剂量是 2.3%，其产生的镇静作用可能限制了这种药物的常规应用。对于难治性疼痛患者，加巴喷丁可能是一种选择。

三、剖宫产术后周围神经阻滞镇痛技术

随着医学的不断发展，超声技术成为麻醉医师必须具备的能力。超声引导下神经阻滞，副作用发生率低、镇痛持续时间长、可以减少阿片类药物用量。但阻滞部位的不同，对产后宫缩痛镇痛效果差异很大，因此神经阻滞技术的选择需个体化，权衡麻醉、产科的风险、产妇的个人意愿和资源的可用性[23]（图 11-2）。

1. 腹横肌平面阻滞（transverse abdominis plane block, TAPB） TAPB 经 Petit 三角将局部麻醉药注入腹横肌平面内，以阻滞 T7～L1 神经前皮支，为一侧相应神经支配的前外侧腹壁的皮肤、肌肉和壁腹膜提供有效镇痛[24]。结合超声技术后，成功率显著提高，并发症减少。TAPB 可用于治疗切口疼痛，但不能治疗内脏痛。作为剖宫产术后多模式镇痛的一部分，TAPB 可提供有效镇痛，但是否能够减少阿片类药物使用仍存在一定的争议[25, 26]。对未行椎管内阿片类药物注射（例如全身麻醉下剖宫产、存在椎管内使用吗啡的禁忌证）时，TAPB 不失为一种镇痛选择[27]。局麻药的全身毒性风险尚不明确[28]，Ng 等[29]研究表明，在不影响镇痛效果的前提下，采用小剂量局麻药可减少局麻药中毒风险。

2. 腰方肌阻滞（quadratus lumborum block, QLB） QLB 是将局部麻醉药注射于腰方肌周围，药物通过胸腰筋膜沿椎旁间隙扩散，并对交感神经有一定阻滞作用，从而产生镇痛效果。更接近后方的腰方肌阻滞也许会使胸腰段筋膜和椎旁间隙局麻药更好地扩散从而缓解内脏痛。在无椎管内吗啡的镇痛方案中，QLB 对于术后镇痛的益处是显而易见的[30, 31]，与 TAPB 相比，QLB 用于剖宫产术后镇痛持续时间更长，不同时段的吗啡消耗量和需求量更小[32, 33]。

3. 髂腹下 - 髂腹股沟神经（ilioinguinal-iliohypogastric nerves, IIIH）阻滞 IIIH 阻滞是在超声精确定位下将局部麻醉药注射至 IIIH 周围，有效阻滞 L1 神经的阻滞方法。Staker 等[34]探讨了一种作为多模式镇痛的组成部分的新型的髂腹股沟联合 TAPB 技术疗效，这一新技术将为我们常规的多模

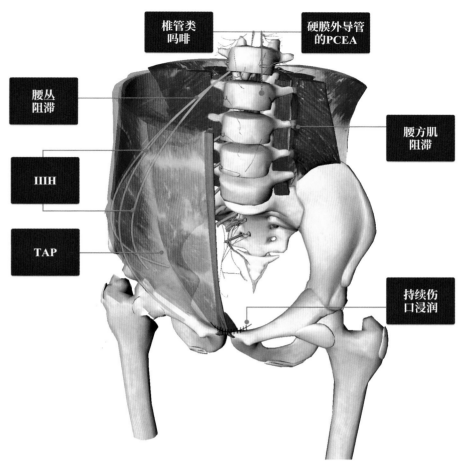

图 11-2　剖宫产术后神经阻滞的解剖位置

注：引自 Mitchell K D, Smith C T, Mechling C, et al. A review of peripheral nerve blocks for cesarean delivery analgesia[J]. Reg Anesth Pain Med, 2019.

式镇痛方案提供更出色的镇痛效果。

4. 局部麻醉药切口浸润或连续切口输注　局部麻醉药切口浸润对全身麻醉下剖宫产的术后镇痛可能是有益的。通常认为通过导管持续切口输注局部麻醉药的镇痛效果及持续时间都要优于单次切口浸润[35]。局部麻醉药连续切口输注的确切疗效目前仍存争议，仅能提供切口镇痛，且输液泵的额外费用和不便利限制了其应用[14]。

现将剖宫产术后镇痛各方案的优缺点总结如下[36]（表 11-5）。

表 11-5　剖宫产术后镇痛方案的优缺点

术后镇痛方案	优　　　点	缺　　　点
椎管内镇痛		
鞘内注射吗啡	术后镇痛效果确切	存在瘙痒、恶心呕吐、尿潴留等副作用；其中瘙痒的发生率与 ITM 剂量成呈相关
患者自控硬膜外镇痛	镇痛效果好；肠道恢复快	存在瘙痒、眩晕、恶心呕吐、尿潴留等副作用；运动、感觉阻滞；增加了感染及硬膜外血肿形成的风险；影响产妇术后早期活动
全身用药		

（续表）

术后镇痛方案	优　点	缺　点
患者自控静脉镇痛	PCIA 适用于存在椎管内麻醉禁忌证，或全身麻醉剖宫产产妇的术后疼痛管理； 患者可控性强； 不影响产妇术后活动； 瘙痒等副作用较少	镇痛效果弱于 PCEA
口服阿片类药物	患者接受度更高，易于执行； 避免了静脉或者椎管内应用阿片类药物的相关并发症（如恶心、瘙痒、嗜睡等）	有效性和安全性还有待论证
氯胺酮	具有超前镇痛作用	用于全身麻醉剖宫产后的镇痛效果差； 具有致幻风险； 影响母乳喂养及产妇术后活动
对乙酰氨基酚和NSAIDs	协同镇痛； 减少阿片类药物用量及其副作用； 对产妇和母乳喂养都是安全的	单独应用效果差
加巴喷丁	口服，产妇接受度高，易于执行	对术后急慢性疼痛的改善作用及安全性有待进一步论证
外周神经阻滞		
TAPB	有效缓解腹部切口的术后疼痛； 协同镇痛，可显著减少阿片类药物的用量及其副作用	同时采用 ITM 镇痛时，TAPB 镇痛效果不明显； 感染，血肿形成； 神经损伤； 局部麻醉药中毒反应； 误入腹腔，脏器损伤
QLB	有效缓解切口疼痛和内脏痛； 镇痛效果好，持续时间长； 可显著减少阿片类药物的用量及其副作用	穿刺部位感染、血肿； 脏器（肾脏、肠管等）损伤； 下肢肌力影响（前路阻滞）
IIIH阻滞	操作简单，作用确切，安全有效； 参与多模式镇痛； 可显著减少阿片类药物的用量及其副作用	同时采用 ITM 镇痛时，IIIH 阻滞镇痛效果不明显； 穿破腹膜，脏器损伤； 一过性股神经阻滞； 局部麻醉药中毒反应
局部麻醉药伤口浸润或连续伤口输注	操作简单，安全； 缓解腹壁切口疼痛； 协同镇痛，减少阿片类药物的用量及其副作用	镇痛效果目前仍存争议； 留置导管影响产妇术后早期活动，增加伤口感染的风险

第三节 · 体外授精及其他辅助生殖技术镇静与镇痛

随着辅助生殖技术的迅猛发展，通过体外授精-胚胎移植（in vitro fertilization and embryo transfer, IVF-ET）技术成功妊娠的患者日益增多。卵子提取是 IVF-ET 的重要环节，取卵期间穿刺针要通过阴道与卵巢，机械刺激会引发不同程度的疼痛。随着"舒适化医疗"模式的转变与发展，如何有效缓解患者术中的紧张和疼痛，同时选择对卵子和胚胎无不良反应的镇痛方式显得极为重要。

经阴道取卵的理想麻醉技术必须对卵泡无毒副作用，起效快、恢复快、易于管理和监测[6]。目前取卵手术通常是按照日间手术程序进行，应尽量选用起效快、恢复快的药物，以避免药物在卵泡液中积聚，并允许患者快速出院[37]。

一、麻醉前评估和术前准备

病史、体格检查、辅助检查要求及患者禁饮禁食时间同日间门诊手术，有胃内容物误吸风险的患者需要在手术前给予非颗粒性抗酸药。

二、麻醉方法的选择

（一）肌内注射、神经阻滞

长期以来，因担心麻醉药物对妊娠结局不良影响，在取卵术中仅应用哌替啶、地西泮等镇静药或者宫颈旁阻滞术、卵巢前阻滞，往往镇痛效果欠佳。

（二）椎管内麻醉

硬膜外麻醉、蛛网膜下腔麻醉都可以提供完善的镇痛，同时卵泡暴露麻醉药的机会较小，但由于取卵手术为日间门诊手术，限制了这些技术的应用。

（三）静脉麻醉

近年来静脉全身麻醉在取卵手术中逐渐得到广泛应用，目前常用的静脉麻醉药物为丙泊酚、瑞芬太尼、氯胺酮和非甾体抗炎药等。

1. 丙泊酚 具有诱导迅速平稳、体内代谢快、停药后苏醒快且苏醒后患者意识清晰、无嗜睡眩晕等特点，适用于门诊短小手术。丙泊酚全身静脉麻醉卵泡抽吸液中丙泊酚浓度呈渐进性、时间依赖性的线性增加，但基础及临床研究中发现含有不同浓度丙泊酚的卵泡在受精、卵泡分裂和胚胎细胞数量上没有差异[38, 39]。

2. 阿片类药物 临床中常加用少量阿片类药物，提高镇痛效果同时可减少丙泊酚的用量。吗啡、哌替啶、芬太尼和瑞芬太尼都可安全用于取卵手术的麻醉。即使高剂量使用都没有显示出其毒性或副作用，对受精或胚胎发育的影响未见报道。瑞芬太尼是理想的短效麻醉镇痛药，与丙泊酚配伍使用，能够减少丙泊酚单独大剂量使用引起的血流动力学改变，但需警惕瑞芬太尼引起的呼吸抑制风险。

3. 咪达唑仑、氯胺酮等药物 小剂量咪达唑仑用于取卵手术，卵泡液中并未检测到药物，也未出现致畸现象。与咪达唑仑相比，右美托咪定显著降低了术中补救丙泊酚的用量和术后对乙酰氨基酚的需求，可以有效替代咪达唑仑，用于取卵手术[40]。依托咪酯会延迟性抑制肾上腺皮质类固醇合成，不建议用于取卵手术的麻醉。与单纯使用瑞芬太尼靶控输注镇静镇痛技术相比，联合使用低浓度氯胺酮并未降低呼吸抑制的发生率和严重程度，持续监测呼气末二氧化碳和动脉血氧饱和度是必需的[41]。术前给予氟比洛芬酯可以有效缓解全身麻醉（短效丙泊酚-瑞芬太尼）下取卵术的创伤应激反应，减少血流动力学波动和术中体动，减轻围手术期疼痛，对受孕率无任何不良影响[42]。

（四）经皮神经电刺激（TENS）

TENS是一种非药理和非侵入性的止痛方法。联合运用简单且低成本的TENS比单纯使用清醒镇静或宫颈旁阻滞术的效果更好[43]。

目前仍没有一种特定的方法或技术可以提供有效的镇静镇痛并缓解取卵后的疼痛[44]。各种药物的联合使用可以有效减少大剂量使用单一药物导致的药物不良反应，但对于药物的配伍，目前尚无标准的方法。还需要进行更多的研究，以找到适合女性和卵子的理想药物或技术组合。

第四节 · 妊娠期非产科手术的麻醉

一直以来人们尽力避免妊娠期非产科手术，这主要源于对手术相关的流产、致畸和早产的担忧，以及担心必要的围手术期检查对胎儿的潜在影响。

尽管这些担心一直存在，但妊娠期实施非产科手术的安全性已基本被证实。麻醉医师需要同时兼顾孕妇及未出生胎儿，充分了解孕妇生理的改变以及麻醉和手术对胎儿的影响。

一、妊娠期非产科手术的时机

美国妇产科医师学会（American College of Obstetricians and Gynecologists, ACOG）最新发布的专家共识表明对于急诊手术，无须考虑孕周，尽早实施；择期手术应尽量推迟至分娩后[45]；限期手术推荐在妊娠中期（13～27周）进行[46]。对于危重孕产妇而言，挽救母亲的生命是最主要的。是否在手术的同时实施剖宫产取决于许多因素，包括孕周、后期产妇试产的风险和是否存在腹腔内脓毒症。

如涉及孕妇心肺系统失代偿的重大风险手术（主要是心血管和神经外科的手术），或者当原发手术部位的入路被增大的子宫阻挡时，应该审慎评估手术指征。然而，即使在这种情况下，由多学科团队进行精心的术前计划和准备，手术往往也会成功，不会危害胎儿。除少数个体外，孕妇的手术指征类似于非产科人群[46]。

二、麻醉方式

决策麻醉方式应基于手术的部位和性质、潜在的母体情况、妊娠的生理变化、既往史以及外科疾病的严重程度，麻醉与手术对母胎的影响以及麻醉医师、外科医师的偏好。ACOG指出，对任何孕周的孕妇而言，现在使用的麻醉药物在标准剂量下没有致畸的效应。没有证据表明麻醉或镇静药物暴露会对胎儿大脑发育产生影响；没有动物实验数据支持小于3小时的持续暴露会有任何的影响[47]。但由于可避免产妇误吸风险以及减少胎儿的药物暴露，区域麻醉可能更受到麻醉医师的青睐。

（一）区域麻醉

区域麻醉避免了全身用药可能对胎儿造成的影响，规避了全身麻醉潜在的困难气道与反流误吸的风险，有利于孕妇早期活动，减少术后深静脉血栓的发生。此外椎管内麻醉可提供良好的术后镇痛，减少阿片类药物的副作用。

妊娠3个月以上的孕妇，增大的子宫压迫下腔静脉，在允许的情况下，产妇应左侧卧位或者局部左侧卧位。孕妇硬膜外血管扩张，使硬膜外和蛛网膜下腔的容量减少，因此神经阻滞时应减少药物用量。此外，应积极预防和处理腰麻后低血压。

（二）全身麻醉

妊娠18～20周时，全身麻醉下孕妇误吸的风险将增加，麻醉前应给予预防误吸的抗酸药物。全身麻醉实施具体内容详见本书第二篇第十章"产科手术的麻醉及并发症的处理"。

三、手术类型

与非妊娠相关的手术指征包括急腹症、恶性肿瘤和创伤。腹腔镜手术在妊娠期曾被认为是绝对禁忌证，但现在却已成为常规操作且越来越多地应用于孕妇。与开腹手术相比，腔镜手术的优势显而易见。目前的研究表明，开腹和腹腔镜手术对母体和胎儿结局的影响没有差异。即使在妊娠晚期，腹腔镜手术也是安全的，是许多疾病的首选治疗方法[48]。

当然腔镜手术也存在一定风险，如子宫或胎儿直接受到套管或者穿刺针的损伤，仰卧位时出现下腔静脉压迫综合征，CO_2 气腹引起的安全问题，腹腔内压力增加导致母体回心血量降低、子宫胎盘灌注减少，高碳酸血症引起母体和胎儿酸中毒等[49]。

目前的研究表明，10～15 mmHg的气腹压力可以安全地用于孕妇的腹腔镜检查，气腹压力的水平应根据孕妇的生理状况进行调整，没有数据显示 CO_2 气腹对胎儿产生有害影响；由于对胎儿酸中毒的潜在危害的顾虑，建议孕妇腹腔镜手术期间监测术中 CO_2 变化。目前研究已证明侵入性较小的 CO_2 描记法可以充分反映母体酸碱状态，无须常规进行血气监测。

四、围手术期的管理原则

在妊娠期间非产科手术开始前，进行产科咨询非常重要。以产科、外科、麻醉科及新生儿科为基础的多学科协作，有利于保障孕产妇与胎儿安全，获得更佳的母婴结局[45]。在实施非产科手术时对胎儿最为重要的是维持正常的子宫内环境和避免胎儿宫内窒息。围手术期具体预防措施如下（表11-6）。

表 11-6 围手术期管理要点汇总

具体措施	妊娠早期（1～12周）	妊娠中期（13～27周）	妊娠晚期（28～40周）
个体化的胎心率监测		✓	✓
积极预防 VTE	✓	✓	✓
预防性使用糖皮质激素		✓，24周起	✓，34周止
保持子宫左倾位		✓，18周起	✓
尽可能采用或联合区域麻醉	✓	✓	✓
全麻诱导前充分预给氧		✓	✓
优化气道管理时体位与工具		✓	✓
维持子宫胎盘的血流灌注	✓	✓	✓
避免缺氧与酸碱平衡紊乱	✓	✓	✓
避免或缓解子宫肌层受激	✓	✓	✓
优化麻醉药物的使用	✓	✓	✓

五、 胎心率监测

ACOG指南推荐：胎心率监测可能有助于孕产妇调整体位和心肺管理[50]，可能会影响分娩的决定。胎心率监测需要个体化，监测形式取决于孕周、手术类型及设备获取的便利性。胎儿监测相关的指南内容主要包括[45]如下四方面。

1. 如果认为胎儿未达成活周（＜24周） 用多普勒超声在手术前后监测胎心率的做法一般已经可以满足要求。

2. 如果认为胎儿已可以存活（＞24周） 至少需在手术前后同时进行电子胎心率监测与宫缩监测，以评估胎儿的健康状况及有无宫缩。

3. 在满足下列所有情况时，术中持续胎心率监测可能有益 ① 胎儿可以存活；② 客观允许术中胎心率监测；③ 配备一位可以操作产科手术的医师；④ 产妇已签署知情同意书，并同意在出现胎儿指征时进行紧急剖宫产；⑤ 手术中可以允许操作随时终止或改变，为紧急剖出胎儿提供条件。

4. 对于当前孕周分娩后可能存活的胎儿 如果条件允许，可在能够提供早产儿医疗照护的机构实施手术，并由专业人员实施连续胎心率监测。

六、预防早产

非产科手术期间，自然流产和早产是胎儿最大的风险。目前还不清楚这一风险是否与外科手术、麻醉药或潜在的疾病有关。强效吸入麻醉药可降低子宫张力，抑制子宫收缩，所以从这个角度看是有益的。此外，理论上讲，应避免使用增加子宫张力的药物，如大于2 mg/kg的氯胺酮。然而，没有研究表明任何特定麻醉药或操作可增加或降低流产或早产的发生率。孕妇在接受手术治疗时无须预防性使用保胎药物，但有早产迹象时应考虑围手术期使用。

不论技术如何，关注围手术期细节的管理并维持子宫内正常的生理环境，包括避免低血压、低氧血症、高碳酸血症、低碳酸血症、低体温及酸中毒，是母婴良好预后的关键。

（周双琼，刘永辉，张丽峰）

参·考·文·献

[1] Ward R M, Varner M W. Principles of Pharmacokinetics in the Pregnant Woman and Fetus[J]. Clin Perinatol, 2019, 46(2): 383–398.

[2] Eyal S. Use of Therapeutics in Pregnancy and Lactation[J]. Pharm Res, 2018, 35(5): 107.

[3] Aubrun F, Zahr N, Langeron O, et al. Opioid-related genetic polymorphisms do not influence postoperative opioid requirement: A prospective observational study[J]. Eur J Anaesthesiol, 2018, 35(7): 496–504.

[4] Koren G, Pariente G. Pregnancy- Associated Changes in Pharmacokinetics and their Clinical Implications[J]. Pharm Res, 2018, 35(3): 61.

[5] Pariente G, Leibson T, Carls A, et al. Pregnancy-Associated Changes in Pharmacokinetics: A Systematic Review[J]. PLoS Med, 2016, 13(11): e1002160.

[6] Haller G, Pichon I, Gay F O, et al. Risk factors for peripheral nerve injuries following neuraxial labour analgesia: a nested case-control study[J]. Acta Anaesthesiol Scand, 2017, 61(9): 1203–1214.

[7] Tetro N, Moushaev S, Rubinchik-Stern M, et al. The Placental Barrier: the Gate and the Fate in Drug Distribution[J]. Pharm Res, 2018, 35(4): 71.

[8] Sahin L, Nallani S C, Tassinari M S. Medication use in pregnancy and the pregnancy and lactation labeling rule[J]. Clin Pharmacol Ther, 2016, 100(1): 23–25.

[9] Brucker M C, King T L. The 2015 US Food and Drug Administration Pregnancy and Lactation Labeling Rule[J]. J Midwifery Womens Health, 2017, 62(3): 308–316.

[10] Anderson P O. Drugs in Lactation[J]. Pharm Res, 2018, 35(3): 45.

[11] Datta P, Baker T, Hale T W. Balancing the Use of Medications While Maintaining Breastfeeding[J]. Clin Perinatol, 2019, 46(2): 367–382.

[12] Anderson P O. Drugs that Suppress Lactation, Part 2[J]. Breastfeeding medicine: the official journal of the Academy of Breastfeeding Medicine, 2017, 12: 199–201.

[13] 魏凯，郭珩，辛华雯. 哺乳期药物合理使用与用药风险评估[J]. 中华围产医学杂志，2019，22（7）：472–478.

[14] Lim G, Facco F L, Nathan N, et al. A Review of the Impact of Obstetric Anesthesia on Maternal and Neonatal Outcomes[J]. Anesthesiology, 2018, 129(1): 192–215.

[15] Practice Bulletin No. 177: Obstetric Analgesia and Anesthesia[J]. Obstetrics and gynecology, 2017, 129(4): e73–e89.

[16] Practice Guidelines for Obstetric Anesthesia: An Updated Report by the American Society of Anesthesiologists Task Force on Obstetric Anesthesia and the Society for Obstetric Anesthesia and Perinatology[J]. Anesthesiology, 2016, 124(2): 270–300.

[17] Fahey J O. Best Practices in Management of Postpartum Pain[J]. The Journal of perinatal & neonatal nursing, 2017, 31(2): 126–136.

[18] Bauchat J R, Weiniger C F, Sultan P, et al. Society for Obstetric Anesthesia and Perinatology Consensus Statement: Monitoring Recommendations for Prevention and Detection of Respiratory Depression Associated With Administration of Neuraxial Morphine for Cesarean Delivery Analgesia[J]. Anesthesia and analgesia, 2019, 129(2): 458–474.

[19] Marroquin B, Feng C, Balofsky A, et al. Neuraxial opioids for post-cesarean delivery analgesia: can hydromorphone replace morphine? A retrospective study[J]. International journal of obstetric anesthesia, 2017, 30: 16–22.

[20] Sviggum H P, Arendt K W, Jacob A K, et al. Intrathecal Hydromorphone and Morphine for Postcesarean Delivery Analgesia: Determination of the ED90 Using a Sequential Allocation Biased-Coin Method[J]. Anesthesia and analgesia, 2016, 123(3): 690–697.

[21] ACOG Committee Opinion No. 742: Postpartum Pain Management[J]. Obstetrics and gynecology, 2018, 132(1): e35–e43.

[22] Towers C V, Shelton S, van Nes J, et al. Preoperative cesarean delivery intravenous acetaminophen treatment for postoperative pain control: a randomized double-blinded placebo control trial[J]. American journal of obstetrics and gynecology, 2018, 218(3): 353.e1–353.e4.

[23] Mitchell K D, Smith C T, Mechling C, et al. A review of peripheral nerve blocks for cesarean delivery analgesia[J]. Reg Anesth Pain Med, 2019.

[24] Booth J L, Harris L C, Eisenach J C, et al. A Randomized Controlled Trial Comparing Two Multimodal Analgesic Techniques in Patients Predicted to Have Severe Pain After Cesarean Delivery[J]. Anesthesia and analgesia, 2016, 122(4): 1114–1119.

[25] Cole J, Hughey S, Longwell J. Transversus abdominis plane block and intrathecal morphine use in cesarean section: a

retrospective review[J]. Reg Anesth Pain Med, 2019.

[26] Costello J F, Moore A R, Wieczorek P M, et al. The transversus abdominis plane block, when used as part of a multimodal regimen inclusive of intrathecal morphine, does not improve analgesia after cesarean delivery[J]. Reg Anesth Pain Med, 2009, 34(6): 586−589.

[27] 余怡冰，刘志强，徐振东. 腹横肌平面阻滞用于剖宫产术后镇痛的研究进展 [J]. 国际麻醉学与复苏杂志，2019，40（10）：977−981.

[28] Jadon A, Jain P, Chakraborty S, et al. Role of ultrasound guided transversus abdominis plane block as a component of multimodal analgesic regimen for lower segment caesarean section: a randomized double blind clinical study[J]. BMC anesthesiology, 2018, 18(1): 53.

[29] Ng S C, Habib A S, Sodha S, et al. High-dose versus low-dose local anaesthetic for transversus abdominis plane block post-Caesarean delivery analgesia: a meta-analysis[J]. British journal of anaesthesia, 2018, 120(2): 252−263.

[30] Irwin R, Stanescu S, Buzaianu C, et al. Quadratus lumborum block for analgesia after caesarean section: a randomised controlled trial[J]. Anaesthesia, 2020, 75(1): 89−95.

[31] Tamura T, Yokota S, Ando M, et al. A triple-blinded randomized trial comparing spinal morphine with posterior quadratus lumborum block after cesarean section[J]. International journal of obstetric anesthesia, 2019, 40: 32−38.

[32] Blanco R, Ansari T, Riad W, et al. Quadratus Lumborum Block Versus Transversus Abdominis Plane Block for Postoperative Pain After Cesarean Delivery: A Randomized Controlled Trial[J]. Reg Anesth Pain Med, 2016, 41(6): 757−762.

[33] The Analgesic Effect of Ultrasound-Guided Quadratus Lumborum Block After Cesarean Delivery: A Randomized Clinical Trial: Erratum[J]. Anesthesia and analgesia, 2019, 128(1): e18.

[34] Staker J J, Liu D, Church R, et al. A triple-blind, placebo-controlled randomised trial of the ilioinguinal-transversus abdominis plane (I-TAP) nerve block for elective caesarean section[J]. Anaesthesia, 2018, 73(5): 594−602.

[35] Lalmand M, Wilwerth M, Fils J F, et al. Continuous Ropivacaine Subfascial Wound Infusion Compared With Intrathecal Morphine for Postcesarean Analgesia: A Prospective, Randomized Controlled, Double-Blind Study[J]. Anesthesia and analgesia, 2017, 125(3): 907−912.

[36] 林蓉，徐振东，刘志强. 剖宫产术后镇痛的研究进展 [J]. 国际麻醉学与复苏杂志，2018，39（11）：1091−1096.

[37] Guasch E, Gómez R, Brogly N, et al. Anesthesia and analgesia for transvaginal oocyte retrieval. Should we recommend or avoid any anesthetic drug or technique?[J]. Curr Opin Anaesthesiol, 2019, 32(3): 285−290.

[38] Goutziomitrou E, Venetis C A, Kolibianakis E M, et al. Propofol versus thiopental sodium as anaesthetic agents for oocyte retrieval: a randomized controlled trial[J]. Reprod Biomed Online, 2015, 31(6): 752−759.

[39] Duan X-G, Huang Z-Q, Hao C-G, et al. The role of propofol on mouse oocyte meiotic maturation and early embryo development[J]. Zygote, 2018, 26(4): 261−269.

[40] Elnabtity A M A, Selim M F. A Prospective Randomized Trial Comparing Dexmedetomidine and Midazolam for Conscious Sedation During Oocyte Retrieval in An Fertilization Program[J]. Anesth Essays Res, 2017, 11(1): 34−39.

[41] Morue H I, Raj-Lawrence S, Saxena S, et al. Placebo versus low-dose ketamine infusion in addition to remifentanil target-controlled infusion for conscious sedation during oocyte retrieval: A double-blinded, randomised controlled trial[J]. Eur J Anaesthesiol, 2018, 35(9): 667−674.

[42] Zhao H, Feng Y, Jiang Y, et al. Flurbiprofen Axetil Provides Effective Analgesia Without Changing the Pregnancy Rate in Ultrasound-Guided Transvaginal Oocyte Retrieval: A Double-Blind Randomized Controlled Trial[J]. Anesthesia and analgesia, 2017, 125(4): 1269−1274.

[43] Wong Q H Y, Lui M W, Yung S S F, et al. Randomized controlled trial of transcutaneous electrical nerve stimulation for pain relief during transvaginal oocyte retrieval using conscious sedation: study protocol for a randomized controlled trial[J]. Trials, 2019, 20(1): 205.

[44] Kwan I, Wang R, Pearce E, et al. Pain relief for women undergoing oocyte retrieval for assisted reproduction[J]. Cochrane Database Syst Rev, 2018, 5: CD004829.

[45] ACOG Committee Opinion No.775: Nonobstetric surgery during pregnancy[J]. Obstetrics and Gynecology, 2019, 133(4): e285−e286.

[46] Tolcher M C, Fisher W E, Clark S L. Nonobstetric Surgery During Pregnancy[J]. Obstetrics and gynecology, 2018, 132(2): 395−403.

[47] Orbach-Zinger S, Landau R, Davis A, et al. The Effect of Labor Epidural Analgesia on Breastfeeding Outcomes: A Prospective Observational Cohort Study in a Mixed-Parity Cohort[J]. Anesthesia and analgesia, 2019, 129(3): 784−791.

[48] Weiner E, Mizrachi Y, Keidar R, et al. Laparoscopic surgery performed in advanced pregnancy compared to early pregnancy[J]. Arch Gynecol Obstet, 2015, 292(5): 1063−1068.

[49] Pearl J P, Price R R, Tonkin A E, et al. SAGES guidelines for the use of laparoscopy during pregnancy[J]. Surg Endosc, 2017, 31(10): 3767−3782.

[50] Mann D G, Nassr A A, Whitehead W E, et al. Fetal bradycardia associated with maternal hypothermia after fetoscopic repair of neural tube defect[J]. Ultrasound Obstet Gynecol, 2018, 51(3): 411−412.

第十二章
危重孕产妇的胎儿监护

与其他学科不同，产科往往同时需要面对两个甚至更多的个体，因此必须权衡好每一条医疗决策对于孕产妇及其胎儿的影响，尽可能降低母婴的风险。本章旨在阐述危重孕产妇的胎儿监护和管理的相关要点。

一、胎儿的胎心率监测

早在20世纪60年代，Hon和Quilligan发现了产妇分娩时通过连续电子胎心率监测（electronic fetal heart rate monitoring, EFM）可以判断胎儿在宫内缺氧的情况，从此EFM被广泛应用于临床至今。EFM分为体内和体外两种（图12-1），体外EFM是目前使用最普遍的，将超声探头放置在产妇腹壁，通过多普勒技术分析胎儿血管搏动所产生声波频率后间接获得胎心率（fetal heart rate, FHR）。体内EFM是通过放置在胎儿头部的电极直接获得FHR，通常在产妇破膜后使用[1]。目前，连续EFM作为临床上胎儿监测的主要手段，对分娩时的产科管理发挥了重要的作用。临床医师通过FHR异常波形发现一些危及胎儿安全的紧急情况并给予及时干预。产时或分娩中应常规进行胎心监测，根据监测结果决定继续期待治疗、引产或剖宫产。然而，对于危重孕产妇，产前胎儿FHR监测也极为重要，在产前行必要的胎儿监测，可以及时发现胎儿宫内窘迫甚至胎死宫内。因此，本节主要概述在重症监护病房以及分娩过程中胎儿FHR监测的要点及注意事项。

传统观点认为，EFM作为一种评估胎儿宫内状态的手段，可以及时发现胎儿宫内缺氧并改善预后。但事实上，EFM对胎儿代谢性酸中毒的阳性预测值很低，由此导致一些不必要的产科干预。一部分确实存在代谢性问题的胎儿被及时救治，而另

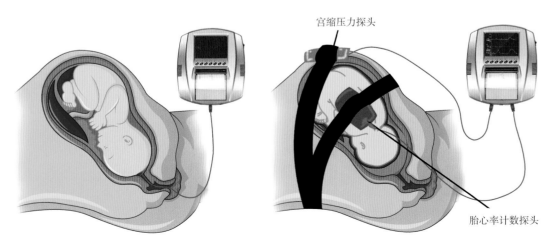

宫缩压力探头

胎心率计数探头

图12-1 体内和体外胎心率监测设备

一部分由于医师误判EFM曲线造成了不必要的干预，导致剖宫产率和器械助产率增高[2]。但EFM诊断的阴性预测值很高，即FHR正常的胎儿大多氧合好、无酸中毒。但即便如此，大量的前瞻性随机对照研究结果相继显示，与传统的胎心听诊相比，EFM并未明显改善新生儿围产期死亡率、缺氧性脑损伤以及远期神经系统并发症（包括脑瘫）的发生率[2-3]。在大多数情况下，这些不良事件与分娩无直接关系，而是与妊娠期疾病相关，如子宫灌注不良、胎盘功能不全，产科因素如高血压、感染、胎儿生长受限、早产等[4]。但EFM对于危重孕产妇胎儿监测有着重要的意义。一些危重情况下，产妇会将一些输送给内脏的血供（包括子宫）代偿性地转输给重要脏器，结果导致胎儿氧供平衡处在氧离曲线的陡坡（中下段），即产妇一旦发生缺氧缺血就会导致FHR异常。因此，危重孕产妇在孕中晚期，腹中的胎儿往往可以作为反应氧合和心输出量的"生理性显示器"——通过监测FHR变化，有助于医师发现这类产妇病情的波动以及可能给胎儿带来的不良结局[5]。

临床上常规评估FHR包括五方面的内容：胎心率基线、基线变异、FHR减速、FHR加速及宫缩。中华医学会围产医学分会组织全国专家在综合国内外相关领域最新文献资料的基础上，结合美国国家儿童保健和人类发育研究所（National Institute of Child Health and Human Development, NICHD）、美国妇产科医师学会（American College of Obstetricians and Gynecologists, ACOG）、美国母胎医学会（Society for Maternal-Fetal Medicine, SMFM）共识推荐意见[6]后制定了EFM图形术语及其定义[7]（表12-1）。

表12-1　电子胎心监护图形的术语和定义

名　　称	定　　义
胎心率基线	指任意10分钟内胎心率平均水平（除外胎心加速、减速和显著变异的部分），至少观察2分钟以上的图形，该图形可以是不连续的。 （1）正常胎心率基线：110～160次/分钟； （2）胎儿心动过速：胎心基线＞160次/分钟； （3）胎儿心动过缓：胎心基线＜110次/分钟
基线变异	指每分钟胎心率自波峰到波谷的振幅改变。按照振幅波动程度分为以下几种。 （1）变异消失：振幅波动完全消失； （2）微小变异：振幅波动≤5次/分钟； （3）中等变异（正常变异）：振幅波动6～25次/分钟； （4）显著变异：振幅波动＞25次/分钟
加速	指基线胎心率突然显著增加，开始到波峰时间＜30秒。从胎心率开始加速至恢复到基线胎心率水平的时间为加速时间。 妊娠≥32周胎心加速标准：胎心加速≥15次/分钟，持续时间＞15秒，但不超过2分钟； 妊娠＜32周胎心加速标准：胎心加速≥10次/分钟，持续时间≥10秒，但不超过2分钟； 延长加速：胎心加速持续2～10分钟。胎心加速≥10分钟则考虑胎心率基线变化
早期减速	指伴随宫缩出现的减速，通常是对称地、缓慢地下降到最低点再恢复到基线。 减速的开始到胎心率最低点的时间≥30秒，减速的最低点常与宫缩的峰值同时出现； 一般来说，减速的开始、最低值及恢复与宫缩的起始、峰值及结束同步
晚期减速	指伴随宫缩出现的减速，通常是对称地、缓慢地下降到最低点再恢复到基线。 减速的开始到胎心率最低点的时间≥30秒，减速的最低点通常晚于宫缩峰值； 一般来说，减速的开始、最低值及恢复延后于宫缩的起始、峰值及结束
变异减速	指突发的显著的胎心率急速下降。 减速的开始到最低点的时间＜30秒，胎心率下降≥15次/分钟，持续时间≥15秒，但＜2分钟。 当变异减速伴随宫缩时，减速的起始、深度和持续时间与宫缩之间无固定规律。 典型的变异减速是先有一初始加速的肩峰，紧接一快速的减速，之后快速恢复到正常基线伴有一继发性加速（双肩峰）

（续表）

名　　称	定　　义
延长减速	指明显的低于基线的胎心率下降。 减速程度≥15次/分钟，持续时间≥2分钟，但不超过10分钟。 胎心减速≥10分钟则考虑胎心率基线变化
反复性减速	指20分钟观察时间内，≥50%的宫缩均伴发减速
间歇性减速	指20分钟观察时间内，＜50%的宫缩伴发减速
正弦波形	胎心率基线呈现平滑的类似正弦波样摆动，频率固定，3～5次/分钟，持续时间≥20分钟

（一）胎心率基线

FHR基线即胎儿的心率。随着胎儿成熟，胎心率随之减慢。在妊娠16周至足月，FHR平均降低24次/分钟，下降速率约为1次/（分钟·周）。胎心率的下降可能与心脏副交感神经（迷走神经）成熟有关。FHR基线指任何10分钟内胎心率平均水平（除外胎心加速、减速和显著变异的部分），至少观察2分钟以上的图形。正常的FHR在110～160次/分钟之间。FHR基线＞160次/分钟称为胎儿心动过速；FHR基线＜110次/分钟称为胎儿心动过缓。图12-2为FHR正常曲线。

1. 胎儿心动过缓　胎儿心动过缓可能和一些先天性胎儿疾病相关，比如胎儿心脏结构缺损。此外，产妇感染后引起的胎儿心脏传导阻滞、产妇系统性红斑狼疮伴抗Ro/SSA抗体阳性都会导致胎儿缓慢性心律失常。在这些情况下，胎儿心动过缓通常对胎儿没有危险，需要通过其他手段来辅助监测和评估胎儿的情况，如胎儿生物物理评分（fetal biophysical profile, FBP）[8]。

2. 胎儿心动过速　胎儿心动过速多数情况下与胎儿未成熟、产妇发热、绒毛膜羊膜炎有关。此外，β受体激动剂（沙丁胺醇、特布他林、利托君）和副交感神经抑制剂（阿托品、东莨菪碱）的使用，甲亢或胎儿心源性心律失常，胎儿低氧血症的初期儿茶酚胺释放也会引起胎儿心动过速[9]。临床上出现FHR过速，可能是胎儿生理性的代偿调节过程，极少情况下需要剖宫产干预，建议重新观察FHR曲线并分析引起心动过速的可能原因。

3. 突发性持续FHR减慢　突发性持续FHR减慢不同于胎儿心动过缓，前者FHR记录中曾出现过正常FHR曲线（图12-3），然而由于某些原因导致急性缺氧（表12-2），FHR骤降并持续在低水平，且对治疗措施和（或）特布他林无效。应高度怀疑产妇血压升高导致的部分/完全性胎盘早剥[10]，或解痉药（如硫酸镁）引起的严重低血压[11]。这种FHR图形也见于产妇羊水栓塞低氧血症[12]，急性呼吸功能不全或子痫抽搐[13]。对于之前正常FHR曲线的产妇，突然出现持续性的FHR减慢＜110次/分钟，且对治疗措施和（或）特布他林无效时，在保证产妇循环稳定的情况下需以最快速度娩出胎儿。

表12-2　急性缺氧导致突发性持续FHR减慢的原因

脐带脱垂
子宫破裂
胎盘早剥
孕产妇心搏骤停，如羊水栓塞
胎儿大量失血

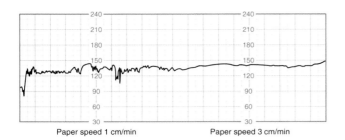

图12-2　体内EFM监测的FHR曲线

注：纸速分别为1 cm/min（左）和3 cm/min（右）。NICHD工作组建议使用3 cm/min纸速的图形，与1 cm/min纸速相比，前者能更准确地反映FHR变异。

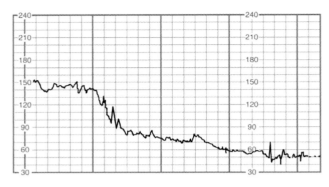

图 12-3　突发性持续胎心率减慢

（二）基线变异

每分钟 FHR 自波峰到波谷的振幅改变，是胎心受交感和副交感神经共同调节的结果。NICHD 将基线变异分为四种（图 12-4）。变异减少（＜6次/分钟）多数情况下是胎儿对于一些治疗和药物的生理性调节过程，如硫酸镁[14]、麻醉镇痛药[15]均会导致 FHR 变异减少，使其行为状态进入睡眠状态。中枢神经系统缺氧、酸中毒、脑损伤、感染抑制了

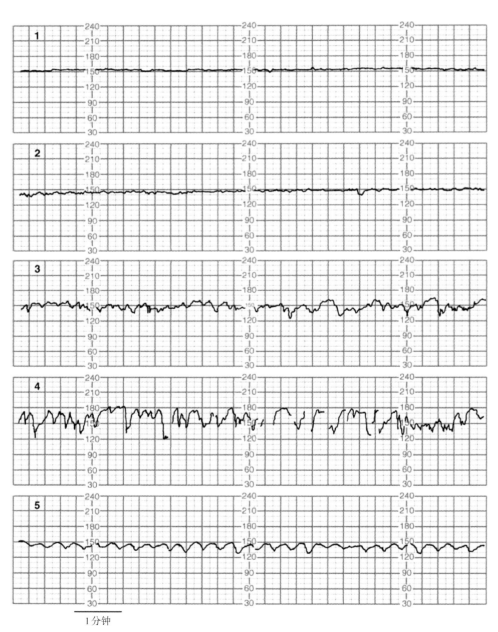

1分钟

图 12-4　FHR基线变异图

注：1.变异消失，振幅波动完全消失；2.微小变异，振幅波动≤5次/分钟；3.中等变异（正常变异），振幅波动6～25次/分钟；4.显著变异，振幅波动＞25次/分钟；5.正弦波形，胎心率基线呈现平滑的类似正弦波样摆动，频率固定。

中枢兴奋性也会出现变异减少。在评价变异时有很大的主观性，出现临界值时再次谨慎评估非常重要，缺氧引起的变异减少往往伴随着减速和基线增高，这可能与胎儿自主神经系统不稳定和过度活跃有关。

（三）正弦曲线（sinusoidal fetal heart rate, SFHR）

定义为持续、规律的FHR基线呈正弦波型摆动，频率2～5次/分钟，振幅5～15次/分钟，不伴有胎心率变异或加速，持续≥20分钟（图12-4，图12-5）。正弦曲线通常与胎儿严重贫血、酸中毒或缺氧有关。产妇产时镇痛药物的使用，如瑞芬太尼、哌替啶，也会引起SFHR，表现为间断出现、非持续性SFHR，与胎儿不良结局无关，无须特别处理[1, 16]。及时发现，鉴别病理性SFHR并排除筛选相关危险因素至关重要。很多产科因素，如胎盘早剥、前置胎盘、出血、前置血管破裂、双胎输血综合征、抗D同种异体免疫反应、非免疫性水肿等均会导致胎儿贫血，应结合病史和相关检查予以诊断和处理[9]。

（四）EFM三级分类评价

对于危重孕产妇血流将成为胎儿氧合作用是否足够的决定因素。胎盘血流通过神经内分泌调节受母体内脏血流灌注的影响，当血容量下降时，母体生理反应会使胎盘血流重新分配至其他重要器官（如脑、心脏和肾上腺）。这种情况下，胎儿可能在母体休克前就发生缺氧。对于危重孕产妇，ACOG建议进行产时EFM，EFM可以反映子宫胎盘血供和胎儿酸碱平衡状态，EFM出现异常时临床医师应谨慎评估孕妇和胎儿情况，积极对症治疗，纠正危险因素，减少不必要的剖宫产[17]。中华医学会围产医学分会目前推荐使用2008年由NICHD、ACOG和SMFM共同组成的工作组所提出的产时EFM的三级评价系统[6, 7, 18]（表12-3）。临床工作中，EFM

表12-3　产时EFM三级分类评价系统及其意义

分类	描　　　述	意　　　义
Ⅰ类	同时包括以下各项 　基线：110～160次/分钟 　正常变异 　晚期减速或变异减速：无 　早期减速：有或无 　加速：有或无	正常的胎心监护图形，提示在监护期内胎儿酸碱平衡状态良好。后续的观察可按照产科情况常规处理，不需要特殊干预
Ⅱ类	除Ⅰ或Ⅲ类以外的图形，包括以下任一项： 1. 基线率 　胎儿心动过缓但不伴基线变异缺失 　胎儿心动过速 2. 基线变异 　变异缺失：不伴反复性减速 　微小变异 　显著变异 3. 加速刺激胎儿后没有加速 4. 周期性或偶发性减速 　反复性变异减速伴基线微小变异或正常变异 　延长减速 　反复性晚期减速伴正常变异 　变异减速有其他特征，如恢复基线缓慢，"尖峰"或"双肩峰"	可疑的胎心监护图形。既不能提示胎儿宫内有异常的酸碱平衡状况，也没有充分证据证明是Ⅰ类或Ⅲ类胎心监护图形。Ⅱ类胎心监护图形需要持续监护和再评估。评估时需充分考虑产程、孕周，必要时实施宫内复苏措施（表12-4）。如无胎心加速伴微小变异或变异缺失，应行宫内复苏；如宫内复苏后胎心监护图形仍无改善或发展为Ⅲ类监护图形，应立即分娩
Ⅲ类	包括以下任何一项 1. 基线变异缺失伴以下任一项 　反复性晚期减速 　反复性变异减速 　胎儿心动过缓 2. 正弦波形	异常的胎心监护图形，提示在监护期内胎儿出现异常的酸碱平衡状态，必须立即宫内复苏

图形处理应根据产妇个体情况、母婴高危因素及产程进展进行综合分析。

1. 加速 FHR加速定义为FHR突然高于基线水平，由自发或诱发因素（宫缩、胎儿体动、胎儿呼吸等）引起。短暂的、散发的FHR加速见于正常健康的胎儿。临床上，通过观察FHR基线是否有加速（反应性）来判断宫内胎儿是否健康。比如无应激试验（non-stress test, NST）是预测胎儿宫内储备能力的一种方式，指在无宫缩无外界刺激的情况下，随胎动出现的FHR变化情况。在10～20分钟的观察窗内出现一定数量的FHR加速被认为是有反应性NST，预示宫内胎儿健康。如果在40分钟观察窗内缺少足够的FHR加速，即出现无反应性NST时，需采取也不限于以下措施：继续观察；宫缩应激实验（contraction stress test, CST）；胎儿生物物理评分（FBP）（表12-4）。

对于危重孕产妇，FBP是除胎心监护外，最便捷的评估胎儿有无缺氧的一种监护方法。目前，常用的是改良FBP（表12-5），改良的FBP纳入了羊水指数用以估计羊水容量。羊水容量是评估胎儿生存状态的重要指标，特别在危重孕产妇的评估中起了重要的作用。羊水过少，是围产期胎儿不良预后（低体重、死亡）的预测因素；而羊水过多可能与胎儿出生超重有关（＞90百分位）[19]。羊水容积（AFV）≤2 cm为羊水过少，在这种情况下，应进一步综合评估胎儿呼吸（FBM）、胎儿体动（FM）、胎儿肌张力（FT）以及NST。FBP评分8～10分为正常。FBP可疑（6分）或异常（≤4分）时，应根据胎儿孕周，AFV和宫颈情况决定经阴道试产或剖宫产。

2. 变异减速 是分娩中最常见的FHR减速，主要见于脐带受压。脐带因素（绕颈、打结、脱垂）或羊水容量减少引起的脐带受压导致胎儿血压升高，反射性引起心率减慢，可能是导致变异减速

表12-4 宫内复苏措施

目　　　标	相关的 FHR 模式	可行的干预措施
提高胎儿血氧饱和度和子宫胎盘血供	反复晚期减速 延长减速、胎儿心动过缓 微小变异、变异缺失	改变体位、吸氧、静脉输液、减慢宫缩频率
抑制宫缩	胎心减速	停用缩宫素或促宫颈成熟药物，使用宫缩抑制剂
减少脐带受压	反复变异减速 延长减速、胎儿心动过缓	改变体位，如果脐带脱垂同时先露部抬高，准备立即分娩

表12-5 改良胎儿生物物理评分

指　　标	2分（正常）	0分（异常）
NST（20分钟）	≥2次胎动，FHR加速，振幅≥15次/分钟，持续≥15秒	＜2次胎动，FHR加速，振幅＜15次/分钟，持续＜15秒
FBM（30分钟）	≥1次，持续≥30秒	无或持续＜30秒
FM（30分钟）	≥3次躯干和肢体活动（连续出现计1次）	≤2次躯干和肢体活动
FT	≥1次躯干伸展后恢复到屈曲，手指摊开合拢	无活动，肢体完全伸展，伸展缓慢，部分恢复到屈曲
AFV	最大羊水池垂直直径＞2cm	无或最大羊水池垂直直径≤2cm

注：结果判定，≥8分正常；6分不确定；≤4分异常；羊水过少（AFV≤2 cm）视为异常，需进一步评估。

的主要机制[1]。变异减速根据脐血管受压部位不同可产生两种不同的图形（图12-5）。A：见于脐带完全受压（非典型性变异减速）。B：见于脐带部分受压（典型性变异减速）。只有脐静脉受压，则导致胎儿回心血量减少、血压降低，引起压力反射性FHR加速。随着宫内压力增高和脐带完全受压，脐动脉受压导致胎儿出现高血压，出现压力反射性FHR减速。随之，再一次出现的FHR加速与第一个加速机制相同。

大多数变异减速和严重胎儿缺氧或酸中毒无关，但是需要密切监测和管理。一旦反复或长时间出现脐带受压，就会导致进行性胎儿缺氧和呼吸性酸中毒。Krebs[20]最早提出的非典型性变异减速图像特点：无加速（无肩峰）、延迟恢复、加速延长（肩峰过宽）、变异缺乏、双减速峰。既往FHR正常，当非典型性变异减速反复出现时，Apgar评分降低的风险增加。

3. 晚期减速　典型的图像特征是伴随着宫缩最高点开始，宫缩结束达到心率最低点（图12-6）。非持续性间断出现的晚期减速是胎儿对缺氧（无酸血症）的一种调节反应，与胎儿不良预后无关，研究发现，99.7%的晚期减速预示胎儿健康状态良好[21]。当晚期减速以相同图像特征反复出现，有一定临床意义，需高度警惕。在危重孕产妇中，晚期减速可见于一些孕产妇疾病，如糖尿病酮症酸中毒、镰状细胞贫血危象、急性低血容量和严重过敏反应。在纠正了孕产妇代谢性和血流动力学问题后，FHR恢复正常。如果FHR未能恢复，需考虑胎

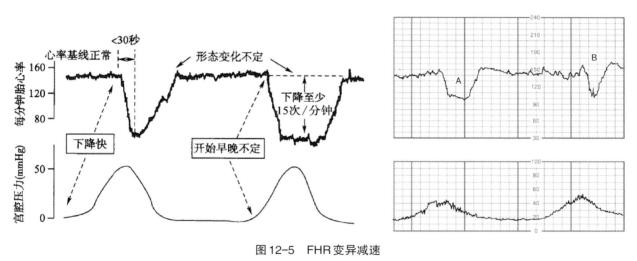

图12-5　FHR变异减速

注：指突发的显著的胎心率急速下降。减速的开始到最低点的时间＜30秒，胎心率下降≥15次/分钟，持续时间≥15秒，但＜2分钟。A.非典型性变异减速。B.典型的伴有加速的"双肩峰"变异减速。

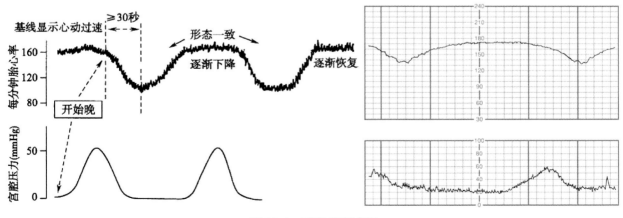

图12-6　FHR晚期减速

注：指伴随宫缩出现的减速，通常是对称地、缓慢地下降到最低点再恢复到基线。减速的开始到胎心率最低点的时间≥30秒，减速的最低点通常晚于宫缩峰值。一般来说，减速的开始、最低值及恢复延后于宫缩的起始、峰值及结束。

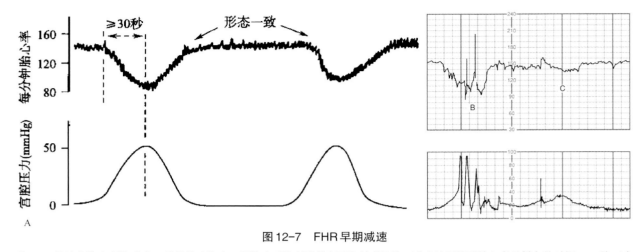

图 12-7　FHR 早期减速

注：A. 伴随宫缩出现的减速，通常是对称地、缓慢地下降到最低点再恢复到基线，减速的开始到胎心率最低点的时间≥30秒，减速的最低点常与宫缩的峰值同时出现。B. FHR 减速图形呈锯齿状，表明脐带被压迫。C. 随抬头压迫出现的 FHR 减速。

儿糖尿病性心肌病或胎儿窘迫，可能是胎儿对于宫缩引起的低氧不能耐受，此时应谨慎评估胎儿反应性和 FHR 基线[1]。

4. 早期减速　FHR 早期减速多数为生理性的，和宫颈扩张和胎头压迫密切相关（图 12-7）。通常不伴有心动过速、变异减少和其他 FHR 改变。一般认为，早期减速与胎儿缺氧、酸中毒和低 Apgar 无关。

二、胎儿酸碱平衡的评估

（一）胎儿氧合生理[22]

胎儿的氧供完全来源于母体呼吸和循环、胎盘灌注、胎盘间的物质交换、脐带-胎儿循环。其中任何环节出现问题都会导致胎儿动脉血氧浓度降低（低氧血症），引起组织缺氧。但最终决定组织缺氧严重程度的是低氧血症的性质、持续时间、频率以及胎儿自身的代偿能力。

CO_2 清除能力下降会导致 CO_2 浓度升高，CO_2 会溶解于水形成 H_2CO_3，引起呼吸性酸中毒。然而，当胎盘重建有效气体循环后，这个过程可以被逆转，即 CO_2 迅速通过胎盘弥散。可见，代偿性呼吸性酸中毒并不会导致任何不良结局。当发生组织缺氧时，细胞通过无氧代谢可以维持一定时间的能量供给，但是这个过程产能效率低（仅为有氧代谢的 1/19）并导致细胞内乳酸堆积，大量的乳酸释放至细胞外液和胎儿循环中导致代谢性酸血症，因循环中 H^+ 和组织中的浓度基本平行，所以代谢性酸中毒即可等同于代谢

性酸血症。乳酸的 H^+ 在胎盘转运速度缓慢，但是可以被碱离子缓冲，该系统包括 HCO_3^-、血红蛋白和血浆蛋白。这些缓冲物质的消耗（碱缺失增加或者碱剩余为负值）表明中和 H^+ 能力下降，最终的代谢产物会导致细胞酶系统功能紊乱和组织损伤。

（二）胎儿酸碱平衡的检测

1. 胎儿头皮血样本（fetal scalp blood sampling, FBS）分析　即通过分析毛细血管血 pH 和碱剩余来检测胎儿酸碱平衡状态。然而，很多因素会影响 FBS 的准确性，如样本污染、未能及时获得有效血样本、胎儿贫血和感染。英国的一项多中心观察性研究结果发现，FBS 对于胎儿酸血症预测的特异性（87.3%）和阴性预测值（97.4%）很高，而敏感性（14.5%）和阳性预测值（23.4%）很低，提示 FBS 结合 EFM 可以用来筛查正常的胎儿，但是对高风险胎儿的预测和诊断能力有限[23]。

国际妇产科联盟（The International Federation of Gynecology and Obstetrics, FIGO）建议该技术实施的条件是：胎膜破裂以及宫口开大至少 3 cm，并且首先需行阴道检查评估胎先露位置和状态[24]。根据 pH 和乳酸值采取相应的措施[24]（表 12-6）。当 pH<7.2 或乳酸>4.8 mmol/L 时，提示存在酸中毒必须采取干预措施[9]；当 pH 在 7.20～7.25 或乳酸在 4.2～4.8 mmol/L，提示可疑酸中毒，应采取相应的措施提高胎儿的氧合状态。如果 EFM 显示持续异常，20～30 分钟内再次行 FBS，pH 正

表12-6　胎儿血pH和乳酸测量值的意义

pH	乳酸（mmol/L）	解　读
> 7.25	< 4.2	正常
7.20 ~ 7.25	4.2 ~ 4.8	可疑酸中毒
< 7.2	> 4.8	酸中毒

常乳酸正常的情况下不需要进一步处理；如EFM持续异常，60分钟内再次行FBS；EFM持续异常，但FBS正常＞3次，经阴道安全分娩的概率为60%[25]。

目前，FBS技术主要用于中欧和北欧，全球应用不普遍的原因是患者及医师接受度差。分娩过程中需动态观察胎儿缺氧和酸中毒，需要重复进行FBS。而在分娩早期很难操作并且存在感染和出血的风险。此外，该技术仍需要实验室技术支持来测量血气和乳酸。在美国，FBS几乎被废除，因为通过EFM可以达到与FBS相当或者更高的预测价值。

2. 胎儿头皮刺激（fetal scalp stimulation, FSS） FSS方法包括检查者用手触摸胎儿头皮，用产钳刺激胎儿皮肤，或通过产妇腹部传导声音刺激胎儿。用食指刺激胎儿头皮是最常用且便捷、几乎无创的FSS手段，与其他手法相比，对胎儿缺氧或酸中毒的预测价值相似[26]。FSS检测的目的是鉴别FHR变异减少的原因是深睡眠还是缺氧或酸中毒。观察性研究结果发现，FSS诱发的加速和继发FHR正常图形可被视为有反应性，同FBS相似，pH＞7.25为阴性预测值，即可认为胎儿没有酸中毒[27]。当FSS没有诱发加速，或加速后伴随变异减少，那么对胎儿缺氧/酸中毒的阳性预测值有限，这种情况下，应当持续继续监测并考虑使用其他检测手段。

3. 脐带血血气分析 新生儿出生后通过脐动脉和脐静脉血气分析可客观判断缺氧及代谢性酸中毒情况。相关参数包括pH、PCO_2、HCO_3^-、碱缺失（BD）。相比脐静脉，脐动脉更能反映胎儿实际的酸碱平衡状态。动脉血pH低于静脉血，当两者pH差值＜0.02，同时PCO_2差异＜5 mmHg（1 mmHg=0.133 kPa），很可能抽到了混合血或者同一个血管的血液。而当PCO_2＜22 mmHg应高度怀疑样本被脐静脉血或者空气污染[28]。妊娠36周后

脐动脉血pH平均值为7.25（7.06 ~ 7.37），BDecf平均值为2.8 mmol/L（-1.8 ~ 10.0 mmol/L），BDblood平均值5.6 mmol/L（0.28 ~ 11.48 mmol/L）[29]。代谢性酸中毒定义为脐动脉血pH＜7.00，BD＞12 mmol/L[30]。脐动脉血乳酸浓度也可以用来量化衡量酸中毒的程度，乳酸值＞10 mmol/L与新生儿短期不良结局相关性较强[31]。由于各种血气分析仪工作原理和校准方法不同，其参考值可能存在差异。

新生儿娩出后1分钟内的血气分析和血乳酸浓度可以客观反映胎儿分娩前（产时）缺氧和酸中毒情况。FIGO建议，在有条件的情况下，对所有疑似产时缺氧、酸中毒或Apgar评分低的新生儿都应实施脐带血血气分析[22]。但需要注意的是，即使确诊代谢性酸中毒，也不能排除其他原因引起的胎儿窘迫和（或）残疾，如胎儿未成熟、产时外伤、感染、胎粪窒息、先天性畸形、新生儿缺氧和其他已知的病变。同样，出生时无酸中毒也不能排除孕期或产时分娩早期的缺氧或酸中毒。

4. Apgar评分 新生儿出生后的Apgar评分可以反映新生儿呼吸、心血管和神经系统功能，当发生严重或长时间缺氧时，这些系统功能都会受到影响。出生后1分钟Apgar评分是启动新生儿心肺复苏的重要参数[32]，但与产时缺氧及酸中毒的相关性较弱。当发生严重产时缺氧及酸中毒时，新生儿1分钟和5分钟Apgar评分都会降低，而5分钟Apgar评分与新生儿神经系统结局和新生儿死亡密切相关[33]。因此，轻度胎儿缺氧及酸中毒不会影响Apgar评分，Apgar评分降低可能与一些非缺氧性因素相关，如胎儿未成熟、产时外伤、感染、胎粪吸入、先天性异常、既往疾病、母亲用药等。

（三）导致胎儿缺氧的原因

子宫胎盘灌注是维持胎儿氧合的关键，轻微的改变也会导致胎儿缺氧。在患有严重疾病的孕产妇中，会出现一些导致胎盘血流灌注下降的因素。当胎盘气体交换时，H^+在母胎之间缓慢转移。因此，母亲过度换气会导致胎儿血液pH增高，母亲酸中毒也会逐渐导致胎儿酸中毒。当胎盘气体交换受阻（如产妇仰卧位时巨大子宫压迫腔静脉和主动脉）或者存在明显的脐血流闭塞时，胎儿CO_2浓度增加和O_2浓度下降可能同时发生，导致呼吸性和代谢性酸中毒混合存在。

一些产科危重症也会影响胎儿氧合，如孕产妇急性呼吸窘迫综合征、羊水栓塞后的呼吸循环骤停、肺栓塞、糖尿病酮症酸中毒（DKA）、急性低血压事件（如椎管内麻醉后低血压）。严重胎盘早剥和子宫破裂会严重影像胎儿氧合功能，子宫破裂会导致孕产妇急性失血和（或）胎盘血供障碍。母体大量出血可能导致胎盘灌注减少，胎儿缺氧。若同时发生宫缩，宫缩期会进一步使子宫血流减少。危重孕产妇需对其胎儿进行初步评估并加强监测，由于母体病情因素，胎儿易发生低氧血症和（或）酸中毒。

总之，当胎儿出现缺氧或酸中毒时应积极排查相关危险因素并对症处理，同时考虑分娩时机，目的是既尽量缩短胎儿缺氧及酸中毒的时间，又尽可能避免不必要的产科干预。

（杜唯佳，秦学伟）

参·考·文·献

[1] Nageotte MP. Fetal heart rate monitoring[J]. Semin Fetal Neonatal Med, 2015, 20(3): 144-148.

[2] Alfirevic Z, Devane D, Gyte GM, et al. Continuous cardiotocography (CTG) as a form of electronic fetal monitoring (EFM) for fetal assessment during labour[J]. Cochrane Database Syst Rev, 2017, 2: CD006066.

[3] Freeman R. Intrapartum fetal monitoring — a disappointing story[J]. N Engl J Med, 1990, 322(9): 624-626.

[4] American College of O, Gynecologists. ACOG Practice Bulletin No. 106: Intrapartum fetal heart rate monitoring: nomenclature, interpretation, and general management principles[J]. Obstet Gynecol, 2009, 114(1): 192-202.

[5] Simpson KR. Critical illness during pregnancy: considerations for evaluation and treatment of the fetus as the second patient[J]. Crit Care Nurs Q, 2006, 29(1): 20-31.

[6] Macones GA, Hankins GD, Spong CY, et al. The 2008 National Institute of Child Health and Human Development workshop report on electronic fetal monitoring: update on definitions, interpretation, and research guidelines[J]. Obstet Gynecol, 2008, 112(3): 661-666.

[7] 中华医学会围产医学分会. 电子胎心监护应用专家共识[J]. 中华围产医学杂志，2015，（7）：486-490.

[8] Manning FA, Platt LD, Sipos L. Antepartum fetal evaluation: development of a fetal biophysical profile[J]. Am J Obstet Gynecol, 1980, 136(6): 787-795.

[9] Ayres-de-Campos D, Spong CY, Chandraharan E, et al. FIGO consensus guidelines on intrapartum fetal monitoring: Cardiotocography[J]. Int J Gynaecol Obstet, 2015, 131(1): 13-24.

[10] Qiu Y, Wu L, Xiao Y, et al. Clinical analysis and classification of placental abruption[J]. J Matern Fetal Neonatal Med, 2019: 1-5.

[11] Nensi A, De Silva DA, von Dadelszen P, et al. Effect of magnesium sulphate on fetal heart rate parameters: a systematic review[J]. J Obstet Gynaecol Can, 2014, 36(12): 1055-1064.

[12] Kaur K, Bhardwaj M, Kumar P, et al. Amniotic fluid embolism[J]. J Anaesthesiol Clin Pharmacol, 2016, 32(2): 153-159.

[13] Ambia AM, Yule CS, Wells CE. Characterization of Fetal Heart Rate Tracings During Eclamptic Seizures [15P] [J]. Obstetrics & Gynecology, 2018, 131: 177S.

[14] Verdurmen KMJ, Hulsenboom ADJ, van Laar J, et al. Effect of tocolytic drugs on fetal heart rate variability: a systematic review[J]. J Matern Fetal Neonatal Med, 2017, 30(20): 2387-2394.

[15] Jansson LM, Velez M, McConnell K, et al. Maternal buprenorphine treatment and fetal neurobehavioral development[J]. Am J Obstet Gynecol, 2017, 216(5): 529 e521-529 e528.

[16] Boterenbrood D, Wassen MM, Visser GHA, et al. Retrospective study of the effect of remifentanil use during labor on fetal heart rate patterns[J]. Int J Gynaecol Obstet, 2018, 140(1): 60-64.

[17] ACOG Practice Bulletin No. 211: Critical Care in Pregnancy[J]. Obstet Gynecol, 2019, 133(5): e303-e319.

[18] American College of O, Gynecologists. Practice bulletin no. 116: Management of intrapartum fetal heart rate tracings[J]. Obstet Gynecol, 2010, 116(5): 1232-1240.

[19] Morris RK, Meller CH, Tamblyn J, et al. Association and prediction of amniotic fluid measurements for adverse pregnancy outcome: systematic review and meta-analysis[J]. BJOG, 2014, 121(6): 686-699.

[20] Krebs HB, Petres RE, Dunn LJ. Intrapartum fetal heart rate monitoring. VIII. Atypical variable decelerations[J]. Am J Obstet Gynecol, 1983, 145(3): 297-305.

[21] Nelson KB, Dambrosia JM, Ting TY, et al. Uncertain value of electronic fetal monitoring in predicting cerebral palsy[J]. N Engl J Med, 1996, 334(10): 613−618.

[22] Ayres-de-Campos D, Arulkumaran S, Panel FIFMEC. FIGO consensus guidelines on intrapartum fetal monitoring: Physiology of fetal oxygenation and the main goals of intrapartum fetal monitoring[J]. Int J Gynaecol Obstet, 2015, 131(1): 5−8.

[23] Al Wattar BH, Lakhiani A, Sacco A, et al. Evaluating the value of intrapartum fetal scalp blood sampling to predict adverse neonatal outcomes: A UK multicentre observational study[J]. Eur J Obstet Gynecol Reprod Biol, 2019, 240: 62−67.

[24] Visser GH, Ayres-de-Campos D, Panel FIFMEC. FIGO consensus guidelines on intrapartum fetal monitoring: Adjunctive technologies[J]. Int J Gynaecol Obstet, 2015, 131(1): 25−29.

[25] Holzmann M, Wretler S, Cnattingius S, et al. Neonatal outcome and delivery mode in labors with repetitive fetal scalp blood sampling[J]. Eur J Obstet Gynecol Reprod Biol, 2015, 184: 97−102.

[26] Skupski DW, Rosenberg CR, Eglinton GS. Intrapartum fetal stimulation tests: a meta-analysis[J]. Obstet Gynecol, 2002, 99(1): 129−134.

[27] NICE. Intrapartum Care: Care of Healthy Women and Their Babies During Childbirth London, 2014.

[28] Kro GA, Yli BM, Rasmussen S, et al. A new tool for the validation of umbilical cord acid-base data[J]. BJOG, 2010, 117(12): 1544−1552.

[29] Victory R, Penava D, Da Silva O, et al. Umbilical cord pH and base excess values in relation to adverse outcome events for infants delivering at term[J]. Am J Obstet Gynecol, 2004, 191(6): 2021−2028.

[30] Practice ACoO. ACOG Committee Opinion No. 348, November 2006: Umbilical cord blood gas and acid-base analysis[J]. Obstet Gynecol, 2006, 108(5): 1319−1322.

[31] Wiberg N, Kallen K, Herbst A, et al. Relation between umbilical cord blood pH, base deficit, lactate, 5-minute Apgar score and development of hypoxic ischemic encephalopathy[J]. Acta Obstet Gynecol Scand, 2010, 89(10): 1263−1269.

[32] American Academy Of Pediatrics Committee On F, Newborn, American College Of O, et al. The Apgar Score[J]. Pediatrics, 2015, 136(4): 819−822.

[33] Casey BM, McIntire DD, Leveno KJ. The continuing value of the Apgar score for the assessment of newborn infants[J]. N Engl J Med, 2001, 344(7): 467−471.

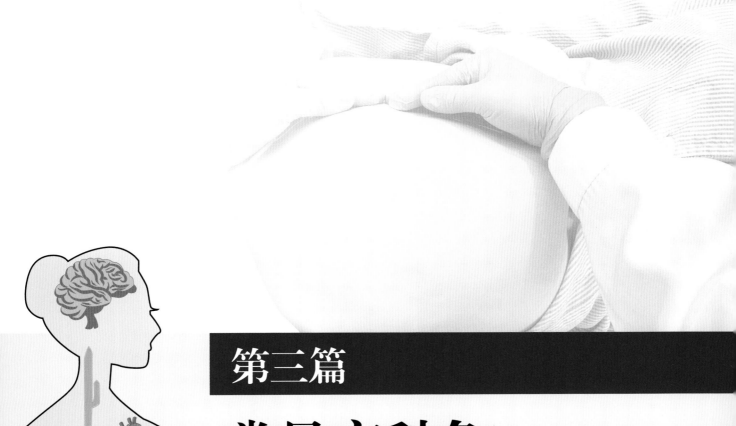

第三篇

常见产科危
重症的管理

第十三章
妊娠期神经系统急症

妊娠期神经系统急症可能由以下几个原因导致：原有疾病（如已知的癫痫或多发性硬化）的恶化；与妊娠不相关、新发的疾病（如新发的脑肿瘤）；妊娠期特有的或由妊娠激发的神经系统疾病的急性发作（如子痫）。另外，妊娠本身可引起一系列病理生理改变，而这些生理性变化可能会对神经系统状态产生影响：① 妊娠期雌激素水平增高，可促进血液高凝，增加血栓栓塞的风险；② 血浆和总血容量增加，可增加高血压的发生风险；③ 妊娠期

黄体酮水平升高可引起静脉扩张，进而增加小血管渗漏；④ 产后雌激素水平骤降又可进一步导致血-脑屏障的渗透性增加和血管性水肿。妊娠期神经系统急症如果得不到及时诊治，可导致较高的发病率和死亡率，具体的诊断流程详见图13-1[1]。

本章节就以下几种较常见的妊娠期神经系统急症的流行病学、病理生理、诊断、鉴别诊断、治疗等方面的新进展作以下介绍：癫痫发作、妊娠相关性卒中、围产期头痛。

第一节 · 癫 痫 发 作

癫痫发作是妊娠期间最常见的神经系统并发症之一，其发病率为0.3% ～ 0.7%[2]。子痫是妊娠期需要特别注意的癫痫发作的病因。其他可能的病因包括：血管损害、感染后遗症、恶性病变（肿瘤）、代谢紊乱、中毒、中枢神经系统功能障碍等。有癫痫病史的孕产妇会大大增加不良结局的发生风险，包括子痫前期、早产、死产、剖宫产，死亡的风险将增加10倍以上[2]。大多数死亡原因为突发癫痫死亡（sudden unexpected death in epilepsy, SUDEP），多由癫痫发作控制不良导致。

一、定义与分类

（一）定义

癫痫发作是指由于脑神经元异常、过度或同

步化放电活动所造成的一过性临床症状和（或）体征。但由于临床往往很难判定"脑神经元异常、过度或同步化放电"，因此该定义并不适用于临床诊断。2014年国际抗癫痫联盟（International League Against Epilepsy, ILAE）发布了最新癫痫的临床实用性定义（表13-1）[3]，并再次强调癫痫的诊断是基于临床的诊断。

围产期癫痫的诊断具有其特殊性，应由神经内科医师做出判断。2016年6月，英国皇家妇产科医师学会（Royal College of Obstetricians & Gynaecologists, RCOG）首次发布妊娠期癫痫指南（Green-top Guideline No. 68）[4]，指出近10年无癫痫发作（近5年已停用抗癫痫药物）以及幼年时曾患癫痫但成年后无发作及用药的孕妇可视为不再患有癫痫。

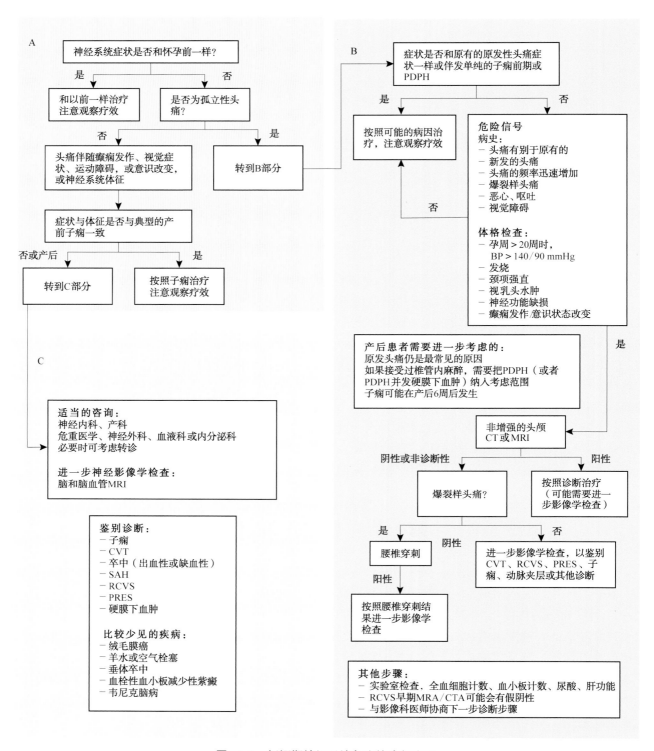

图13-1　妊娠期神经系统急症的诊断流程

注：PDPH，硬脊膜穿破后头痛；CVT，脑静脉血栓形成；RCVS，可逆性脑血管收缩综合征；PRES，可逆性后部脑病综合征；SAH，蛛网膜下腔出血；CT，计算机断层扫描术；MRI，磁共振成像；MRA，磁共振血管；CTA，CT血管成像。引自 Edlow AG, Edlow BL, Edlow JA. Diagnosis of Acute Neurologic Emergencies in Pregnant and Postpartum Women[J]. Emerg Med Clin North Am, 2016, 34(4): 943−965.

（二）分类系统

癫痫发作的临床管理取决于癫痫发作的类型。

2017年ILAE对癫痫发作的分类系统作了更新，从发作类型、癫痫分类以及癫痫综合征3个诊断水平来进行分类（图13-2）[5]。其中重要的变化如下。

表13-1　癫痫的临床实用性定义

癫痫是一种脑部疾病，符合以下任何一种情况可确定为癫痫
1. 至少2次间隔＞24小时的非诱发性（或反射性）发作
2. 一次非诱发性（或反射性）发作，并且在未来十年再发风险与两次非诱发性发作后再发风险相当（≥60%） 　－ 先前的脑损伤（A级） 　－ 脑电图提示癫痫样异常（A级） 　－ 头颅影像提示结构性损害（B级） 　－ 夜间发作（B级）
3. 诊断某种癫痫综合征

（1）取消了原先"简单部分性"和"复杂部分性"发作的分类，分别以"局灶性意识清楚性（focal aware）"和"局灶性意识受损性（focal impaired awareness）"发作取而代之（"意识清楚"是指患者发作时知道周围发生的事，而非患者能否回忆自己有无发生过癫痫）。

（2）局灶性发作增加了"运动"和"非运动"的分类。

（3）增加了"全面性合并局灶性癫痫"和"不明分类的癫痫"两种新的分类类型。

考虑到治疗方案的不同，ILAE就每个诊断水平又增加了6个病因亚组分类：遗传性、结构性、感染性、免疫性、代谢性和未知病因。并强调患者在首次发作时就应考虑病因诊断，且每位患者可有单个或多个病因。

妊娠期癫痫症状加重的风险与其类型有关，常见的妊娠期癫痫发作类型包括：强直-阵挛性发作、失神发作、青少年肌阵挛性癫痫、局灶性发作（表13-2）。其中不可控制的强直-阵挛性发作是最可能导致SUDEP的因素之一。

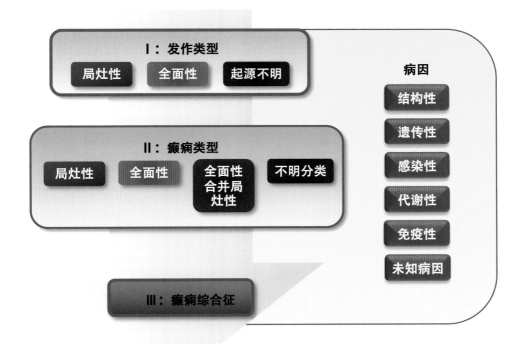

图13-2　2017年国际抗癫痫联盟（ILAE）癫痫发作的分类系统

注：引自Scheffer IE, Berkovic S, Capovilla G, et al. ILAE classification of the epilepsies: position paper of the ILAE commission for classification and terminology[J]. Epilepsia, 2017, 58(4): 512-521.

表13-2　妊娠期常见的癫痫发作类型及临床表现

癫痫发作类型	临 床 表 现
强直性-阵挛性癫痫发作	全身突发僵直、双侧痉挛，发作后出现困惑或嗜睡
失神发作	突发失语，无回应，可迅速恢复
青少年肌阵挛性癫痫	主要表现为肌阵挛，先于强制性-阵挛性惊厥发生；突发不可预测的动作可归为肌阵挛癫痫发作
局灶性癫痫发作	根据受影响的脑部网络及区域不同，症状也有所不同；可表现为运动性或肌肉阵挛性抽搐，也可能会出现意识丧失

二、初步评估与鉴别诊断

孕产妇初次癫痫发作时，应详细询问病史和进行体格检查。记录可能的诱发因素、行为及发作后的症状（如果存在），尝试发现既往的发作史及潜在的危险因素（如药物、中毒、其他合并症或遗传倾向）。结合实验室检查和影像学检查有助于筛查触发因素和指导下一步的治疗管理。尽管不是常规推荐，美国神经病学学会（American Academy of Neurology, AAN）和美国癫痫协会（American Epilepsy Society）都指出血常规、血糖、电解质、尿蛋白、腰椎穿刺、毒物检测可能有助于临床鉴别诊断[6]，并建议常规行脑电图（electroencephalogram, EEG）及脑影像学检查（包括CT及MRI扫描）。在癫痫发作后的首个24小时内行EEG检查或持续EEG监测可能有助于更好地协助诊断，更容易捕捉到癫痫样异常。CT和MRI扫描均可用于诊断潜在的脑肿瘤、卒中、感染或其他结构性异常，但MRI对于诊断微小病灶更敏感，常见于局灶性、复发性、非诱发性发作时。关于妊娠期CT扫描的安全性，美国放射学会（American College of Radiology）指出接受单次诊断性放射检查的辐射暴露并不会对发育前胚胎、胚胎或胎儿造成危害（证据3级）[7]。辐射暴露剂量不超过5rad并不会增加胎儿畸形或流产的发生率。

通过初步评估，便能大致作出鉴别诊断（图13-3）[8]。子痫是妊娠期初次癫痫发作需要特别考虑的病因。妊娠中后期发生的惊厥如不能确诊为癫痫，应首先遵守子痫的诊疗原则（详见本书第三篇第十四章"妊娠期高血压疾病"）予及时处理，直至确诊为癫痫（证据1级）。除此之外，神经血管因素、

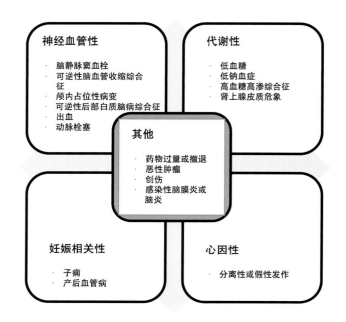

图13-3　围产期急性癫痫发作的鉴别诊断

注：引自Bollig KJ, Jackson DL. Seizures in Pregnancy[J]. Obstet Gynecol Clin North Am, 2018, 45(2): 349-367.

心脏因素、代谢状况、心理因素也应着重考虑。其中心因性非癫痫发作，又称分离性癫痫或假性发作，是最难诊断的病因之一，特点为耐药性发作。

三、治疗与管理

（一）孕前咨询与保健

有癫痫病史的育龄妇女都应在计划妊娠前进行详细的孕前咨询。最佳咨询时间应在疾病诊断和开始抗癫痫药物（antiepileptic drug, AED）治疗之前。癫痫并不是妊娠的禁忌证。尽管发生胎儿畸形的风险是非癫痫孕产妇的近两倍，但绝对风险仍是低的。对于一位癫痫孕产妇来说，其超过90%妊娠期

是平安无事的，可拥有健康的孩子。孕前咨询的内容应包括妊娠期母婴风险的告知、AED的选择与管理以及叶酸补充的指导。

1. 妊娠期母婴的风险　妊娠期癫痫对母婴影响的相关数据目前还很有限（表13-3）[8]。一项来自瑞典的研究[9]，纳入了3 586名癫痫孕产妇，结果显示，有癫痫病史的孕产妇相较于普通人群，择期剖宫产[调整后的风险比（adjusted risk ratio, ARR），1.58]、胎盘早剥（ARR，1.68）、子痫前期（ARR，1.24）、绒毛膜羊膜炎（ARR，1.44）、产后出血[比值比（odds ratio, OR），1.11]、早产（ARR，1.49）、死产（ARR，1.55）的发生风险更高。另外一篇回顾了1990年1月至2015年1月间相关文献，Meta分析显示[10]，癫痫孕产妇发生自发性流产（OR，1.5）、早产（OR，1.16）、引产（OR，1.6）的风险也显著增高。

表13-3　妊娠期癫痫对母婴的影响

母亲的并发症	胎儿的并发症
自发性流产	宫内发育迟缓
早产	1分钟Apgar评分＜7
死产	围产期死亡或死产
妊娠期高血压	先天性畸形
子痫前期	较差的行为、认知发育
胎盘早剥	
绒毛膜羊膜炎	
产前出血	
产后出血	
剖宫产	
引产	
孕产妇死亡	

注：引自Bollig KJ, Jackson DL. Seizures in Pregnancy[J]. Obstet Gynecol Clin North Am, 2018, 45(2): 349-367.

目前的研究表明，孕产妇发生癫痫对胎儿的影响主要还是与AED的致畸性相关，而不是癫痫本身。在所有的AED中，丙戊酸钠致先天性畸形的风险最高，且呈剂量相关性，当剂量由500 mg/d增高至750 mg/d，风险会大大增加[11]。此外，妊娠期接受AED治疗可能对胎儿远期神经发育产生影响。已有研究发现，妊娠期服用丙戊酸钠与子代较差的神经发育结局相关[12]。与那些母亲在妊娠期没有接受AED治疗的孩子比较，这些孩子发生认知障碍、精神运动性障碍、语言发育延迟的概率更高[13]。与

母亲没有癫痫病史的孩子相比，那些母亲在妊娠期接受丙戊酸钠或多种AED治疗的孩子在7～16岁时的学业成绩更差，且不仅仅表现在语言能力方面[14]。此外，宫内丙戊酸钠暴露还与子代自闭症、运动协调障碍、注意缺陷多动障碍（attention-deficit hyperactivity disorder, ADHD）的发病率增高密切相关[13]。

2. AED的选择与管理　对于有生育要求的癫痫患者，需要了解其关于癫痫的确切诊断、亚型、癫痫发作的频率、持续的时间以及使用AED的详细病史。大多数有癫痫病史的妇女都会被要求持续接受AED治疗。如果患者2～4年癫痫未发作，终止AED治疗是合理的。由于在终止治疗后的一段时期癫痫再发的频率最高，因此在妊娠前9～12个月尝试停药比较理想。在妊娠期，20%～30%有癫痫史的妇女癫痫发作的频率会增加。但在妊娠前至少9个月无癫痫发作的妇女有84%～92%的可能在孕期无继续癫痫发作的风险。

常见的可致先天性畸形的AED如表13-4所示。总的来说，单药治疗要优于多药联合治疗，低剂量用药要优于高剂量。考虑到潜在的致畸性，应尽可能避免使用丙戊酸钠和苯妥英钠，对于有神经管缺陷家族史的患者应特别需要避免使用丙戊酸钠和卡马西平。妊娠后，即使有致畸风险，建议最好要继续接受有效的AED治疗。擅自改变用药会使胎儿暴露于额外的药物中，可能会引起癫痫突然发作。目前育龄妇女最常见的指定用药为拉莫三嗪和左乙拉西坦[15]。

3. 叶酸补充　对于所有育龄妇女，都推荐补充叶酸0.4 mg/d以降低胎儿神经管畸形的发生。有癫痫病史的孕产妇妊娠早期出现血清叶酸水平下降是与胎儿先天性畸形发生风险的增高密切相关的。然而各指南关于癫痫妇女补充叶酸的推荐剂量并不统一。RCOG建议癫痫妇女妊娠前3个月口服5 mg/d叶酸直至妊娠早期[4]。而2009年AAN和美国癫痫协会指南指出叶酸剂量高于0.4 mg是否能给癫痫妇女提供更好的保护目前仍证据不足。并不推荐更高剂量的叶酸补充，因为剂量超过5 mg/d可能与子代精神运动发育延迟有关[16]。

（二）妊娠期管理

1. 分娩方式及分娩时机的选择　RCOG指出

表13-4　抗癫痫药物的致畸性

药　物	致畸率（%）	主要的先天性畸形
苯妥英钠	0.7～7.0	胎儿乙内酰脲综合征［腭裂、远节指（趾）骨和指甲发育不全］、宫内发育迟缓、心脏畸形、神经管缺损、尿道下裂
卡马西平	2～6	唇腭裂、心脏畸形
丙戊酸钠	4～14	NTD、唇腭裂、胎儿丙戊酸钠综合征（肢体畸形、心脏畸形、胎儿生长受限、面部畸形）、多指（趾）畸形、颅缝早闭、尿道下裂、认知行为结局差
拉莫三嗪	2～5	唇裂和（或）腭裂
左乙拉西坦	0～2	非特异性的
托吡酯	3～4	唇裂和（或）腭裂
加巴喷丁	0～6	非特异性的
苯巴比妥	1～6	心脏畸形、唇腭裂、认知行为结局差

注：NTD：神经骨畸形。引自 Bollig KJ, Jackson DL. Seizures in Pregnancy[J]. Obstet Gynecol Clin North Am, 2018, 45(2): 349-367.

癫痫并不是择期剖宫产或引产的指征[4]。除非在分娩时频繁地癫痫发作，或者由于神经功能障碍或精神异常在分娩时无法配合的，可考虑行剖宫产。对于发作活跃的产妇应尝试控制癫痫发作，以保证母婴状况的平稳，推荐使用抗惊厥药、降压药、子宫松弛药、吸氧及左侧卧位，而非立即行剖宫产。如果经过积极的复苏措施，Ⅲ类胎心监护图形仍持续10～15分钟，这往往是胎盘早剥的征象，应立即终止妊娠[4]。

癫痫也不是区域麻醉的禁忌证。区域麻醉有助于降低应激水平，减少已知癫痫的突然发作，降低癫痫难以控制需紧急剖宫产的风险。如果全身麻醉是必需的，应避免使用氯胺酮和哌替啶，因为这两种药物都会降低癫痫发作的阈值。七氟醚因其潜在的致癫痫性也应避免使用。

2. 妊娠期癫痫急性发作的管理　有癫痫病史的孕妇在分娩期，癫痫发作的风险是很低的。在EURAP（European and International Registry of Antiepileptic Drugs and Pregnancy）研究中[17]，2 521（66%）例妊娠无癫痫发作；有遗传性全面性癫痫史的孕妇73.6%（1 096/1 491）癫痫未发作；在所有妊娠中，发生癫痫控制恶化的只有15.8%。癫痫持续状态对于孕产妇和胎儿都是致命的，在有癫痫病史的孕妇中发生率约为0%～1.8%[19]。产时癫痫发作的诱因包括失眠、疼痛、疲劳和脱水。

妊娠期一旦癫痫发作，应首先评估产妇的循环和呼吸状态。产妇取左侧卧位，清除口腔分泌物，保持气道通畅，给氧，必要时行机械通气。妊娠期首次癫痫发作应按子痫的处理原则进行治疗直至明确诊断。子痫的处理原则包括运用硫酸镁控制惊厥，使用降压药降低卒中风险[18]。如果使用了硫酸镁，癫痫仍持续发作，可考虑选择二线治疗药物，苯二氮卓类药物（地西泮或劳拉西泮）[18]。在这种情况下，就需要考虑子痫之外的原因。值得注意的是，怀疑子痫引起的癫痫发作应避免一开始就使用苯二氮卓类药物作为经验治疗。因为可预料的患者发作后状态外加不必要的苯二氮卓类药物，会使患者处于过度抑制状态，增加了保持气道通畅的难度。对重症肌无力患者，硫酸镁是绝对禁用的；对于严重肾功能障碍的患者，硫酸镁的剂量应进行调整，或选用苯妥英钠替代。此外，如果经过最初治疗，10～20分钟后患者仍未改善，应请神经内科医师协助诊断，考虑其他病因，如蛛网膜下腔出血。妊娠期癫痫发作时的管理详见图13-4。

3. 胎心率监测　母亲癫痫发作与子宫张力过高和胎儿心动过缓密切相关，可给予特布他林迅速松弛子宫平滑肌以改善胎儿氧合[4]。如果是可存活孕龄儿，应行持续胎心监护。母亲低氧可导致变异性消失和Ⅱ类胎心监护图形。随着母亲低氧持续，可出现胎心过缓和Ⅲ类胎心监护图形。所幸的是，通常这些异常都会在3～10分钟缓解。如果胎心过缓、缺乏变异性或减速持续存在，则提示胎盘早剥

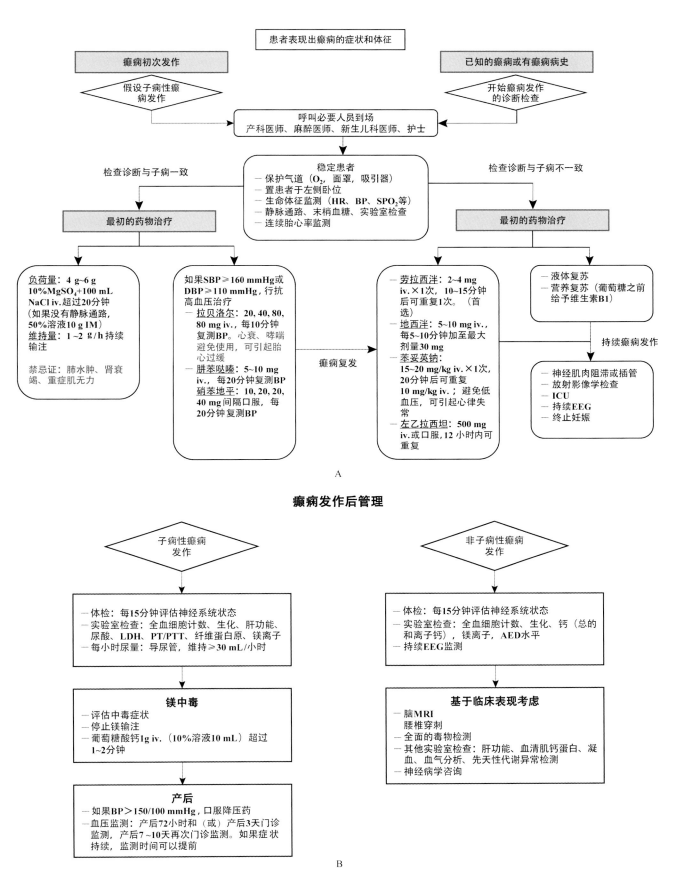

图13-4 妊娠期癫痫急性发作的管理（A，B）

注：引自Bollig KJ, Jackson DL. Seizures in Pregnancy[J]. Obstet Gynecol Clin North Am, 2018, 45(2): 349-367.

或胎儿缺血。这种情况，应着重通过治疗改善母亲的氧合，并预防进一步的癫痫发作。

（三）分娩后管理

1. AED的管理 分娩后，积极调整AED用量是非常重要的。由于产后妊娠生理性改变的逆转，大多数AED水平会增加并在产后10周达到稳定[19]。有些药物，如拉莫三嗪的浓度会在产后10～14天迅速升高。如果妊娠期间曾增加AED剂量，那在产后3周内应逐步将剂量减少至妊娠前水平或略高于妊娠前水平。而拉莫三嗪则需要在产后3天、7天、10天逐步减少用量以避免中毒。如果可行，建议行药物浓度监测以指导调整药物用量[19]。

2. 产后安全 对于有癫痫病史的产妇，产后仍应保持与产前、产时相同的警觉性，因为产后3天是癫痫恶化的高峰期。应当对所有癫痫产妇强调遵医嘱服药的重要性，关注产后抑郁的征象，避免癫痫的触发因素，如缺乏睡眠、压力增大等。进一步的安全防范措施包括产妇及其家庭成员应共同照料新生儿以防产妇随时可能发生癫痫。例如新生儿沐浴时应有其他看护人在场；避免在尿布桌上换尿布，而应在地板上换；出行时使用婴儿手推车，而不是使用绑在母亲身上的婴儿背带；尽量避免走楼梯等。

3. 母乳喂养 大多数专家提出，AED治疗并不妨碍母乳喂养。RCOG鼓励服用AED的妊娠期癫痫患者哺乳，哺乳并未使婴儿暴露于AED的可知副反应风险升高[4]。NEAD（Neurodevelopmental Effects of Antiepileptic Drugs）研究检测了宫内暴露于卡马西平、拉莫三嗪、苯妥英钠和丙戊酸钠的婴儿的认知功能。调查发现暴露儿童3岁时的认知水平没有差异，但在6岁时母乳喂养的孩子比没有母乳喂养的孩子智商（intelligence quotient, IQ）更高、语言评分更高[20]。其他的研究也证实[21]，母乳中少量的AED是会被摄取清除的，在新生儿的血清中几乎检测不到，也与NEAD研究的结论不谋而合：暴露于AED的母乳似乎并不妨碍子代中枢神经系统的发育。

四、总结与展望

癫痫发作是妊娠期严重的并发症之一，仍有许多未阐明的问题有待未来进一步研究。比如开发有效的非激素类或没有药物相互作用的避孕药，使癫痫妇女有更宽泛的选择，以减少治疗期间意外妊娠的发生；探索抗癫痫药物相关先天畸形的发病机制及遗传学研究等。目前仍迫切需要研制开发具有新作用机制的药物。同样，虽然对于局灶性癫痫发作患者来说，癫痫手术及激光间质消融术是个可选项，但却不适用于广泛发作、多灶性或病灶牵涉到脑功能区的患者。随着对食疗作用机制以及神经类固醇的认识深入，这可能是未来治疗的一个新方向。

第二节 · 妊娠相关性卒中

卒中是指脑功能突然丧失，主要是由于血管性因素所导致的神经元损伤[22]。卒中根据发病原因可分为两种类型：缺血性卒中和出血性卒中。缺血性卒中可由于某一供应脑区的动脉发生梗死，导致该血管供血区域的脑组织发生梗死。脑静脉系统也可发生阻塞，其中颅内静脉血栓形成（cerebral venous thrombosis, CVT），是一种涉及颅内静脉及静脉窦的血栓形成，最常见于上矢状窦，可导致缺血性或出血性卒中。出血性卒中根据出血部位的不同，可分为脑出血（intracerebral hemorrhage, ICH）和蛛网膜下腔出血（subarachnoid hemorrhage, SAH）。ICH是由于脑内动脉破裂导致血液渗入脑实质；SAH则是脑表面或脑底部的血管破裂，血液直接进入蛛网膜下腔和脑池中。其他可导致急性脑功能障碍的病因包括：可逆性脑血管收缩综合征（reversible cerebral vasoconstriction syndrome, RCVS）、可逆性后部脑病综合征（posterior reversible encephalopathy syndrome, PRES）等[23]。

一、流行病学

尽管育龄妇女的总体卒中发病风险是比较低

的，但围产期发生卒中的风险却大大增加[24]。最近的一项调查妊娠相关性卒中发生率的 Meta 分析显示[25]，每 100 000 例妊娠就有 30 例发生卒中，是年轻人群发生率的 3 倍多。此外，围产期卒中的发生率也在日益增高。最近加拿大的一项基于人群的研究表明[26]，妊娠相关性卒中的发生率已由 2003～2004 年的 10.8/100 000 上升至 2015～2016 年的 16.6/100 000（P=0.02）。这可能与生育年龄延迟、肥胖、糖尿病、高血压的发生率增高有关。妊娠相关性卒中发病是孕产妇死亡的主要原因之一。美国 2011～2014 年间 7.4% 的孕产妇死亡与卒中有关。在日本，卒中已成为导致孕产妇死亡的第二大原因，且 90% 的致死性卒中是由出血引起[27]。

二、危险因素

已明确的妊娠相关性卒中的危险因素详见表 13-5。此外，一些妊娠相关的并发症，如输血、产

表 13-5　妊娠相关性卒中的危险因素，生理及病理生理改变

	缺血性卒中		出血性卒中	
	生理性因素	病理性因素	生理性因素	病理性因素
心血管因素	– 静脉淤滞/血管扩张 – 静脉淤血 – 妊娠子宫的压迫	– 慢性高血压 – 妊娠期高血压 – 子痫前期/子痫 – 先天性心脏病 – 风湿性（瓣膜）心脏病 – 围产期心肌病 – 卵圆孔未闭	– 高血容量 – 心输出量增加	– 慢性高血压 – 妊娠期高血压 – 子痫前期/子痫
血液系统因素	– 促凝血因子 VII、IX、X、XII、XIII，纤维蛋白原，vWF 的增加 – 蛋白 S 活性降低 – 获得性的活化蛋白 C 抵抗 – 由胎盘产生的抗纤溶物（PAI-1，PAI-2）	– 镰状细胞贫血 – 血栓形成倾向 – HELLP 综合征	– 贫血或高动力循环状态	– 弥散性血管内凝血 – 凝血因子缺乏 – 血小板减少 – HELLP 综合征
神经病学因素		– 先兆偏头痛 – RCVS	– 毛细血管增生 – 动脉重构	– 脑动静脉畸形 – 脑动脉瘤 – 烟雾病 – 可逆性后部脑病综合征 – 先兆偏头痛
产科因素	– 多胎妊娠 – 经产妇 – 由分娩引起的内皮损伤	– 剖宫产 – 妊娠剧吐 – 羊水栓塞 – CVT（由硬脊膜穿破后的低颅压引起）		– 绒毛膜癌 – 子痫前期/子痫
感染/炎症因素	– 固有免疫系统活性增加 – Th1 转变为 Th2 – 孕晚期炎症反应加剧	– 系统性红斑狼疮 – 结缔组织病 – 抗磷脂抗体综合征 – 产后感染 – HIV 感染 – 脓毒症		– 脓毒症
内分泌因素	– 雌激素水平升高 – 孕激素水平升高	– 妊娠糖尿病 – 糖尿病 – 肥胖		

注：vWF，血管性血友病因子；PAI，纤溶酶原激活物抑制剂；RCVS，可逆性脑血管收缩综合征；CVT：颅内静脉血栓形成。引自 Zambrano MD, Miller EC. Maternal Stroke: an Update[J]. Curr Atheroscler Rep, 2019, 21(9): 33.

后感染以及分娩入院期间任何类型的感染，尤其是泌尿生殖系统感染和脓毒症，都是妊娠相关性卒中的强预测因子[28]。抽烟也与妊娠期发生卒中高度相关[29]。其他妊娠相关性因素，如围产期心肌病、绒毛膜癌、羊水栓塞或空气栓塞都比较少见。对于围产期出血性卒中，动脉瘤、动静脉畸形和妊娠期高血压是最重要的危险因素[22]。

三、妊娠相关性卒中特殊的病理生理机制

妊娠相关性卒中有别于普通人群卒中的病理生理机制（图13-5）。

1. 缺血性卒中 妊娠期和产后发生的缺血性卒中可由动脉栓塞或静脉梗塞（颅内静脉血栓形成）引起。常见的妊娠期动脉性缺血性卒中的发病机制包括心源性栓塞、颈动脉夹层、烟雾病相关的狭窄

性动脉疾病，以及由RCVS引起的动脉血管痉挛。由动脉粥样硬化直接导致动脉性缺血性卒中在孕妇中极为少见[30]。

2. 出血性卒中 出血性卒中包括非创伤性ICH和SAH。缺血性卒中出血性转化也可导致出血性梗死。妊娠期可引起出血性卒中的病因包括：脑动静脉畸形（cerebral arteriovenous malformation, CAVM）、脑动脉瘤、脑海绵状血管瘤。出血性卒中也可由妊娠相关性高血压和凝血功能障碍引起，可见于子痫前期、子痫或HELLP综合征。

3. 颅内静脉血栓形成（CVT） CVT并不常见，年发生率为1.57/100 000，女性多见，男女比为1：3[31]。0.5%～1%的卒中是由CVT引起。危险因素包括激素治疗、血栓形成倾向、脱水、脑肿瘤、感染、低血压、产后状态。产科CVT主要与高血压、剖宫产和感染有关。头痛是CVT最常见的症

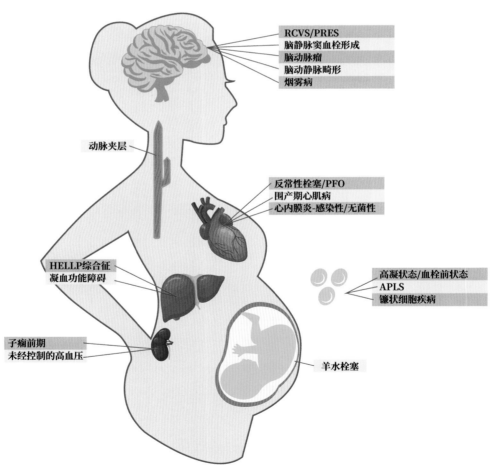

图13-5 妊娠相关性卒中（缺血性卒中和出血性卒中）的病理生理机制

注：RCVS，可逆性脑血管收缩综合征；PRES，可逆性后部脑病综合征；PFO，卵圆孔未闭；APLS，抗磷脂抗体综合征。引自Zambrano MD, Miller EC. Maternal Stroke: an Update[J]. Curr Atheroscler Rep, 2019, 21(9): 33.

状（88%），其他临床表现包括：癫痫发作（40%）、视乳头水肿（30%）、视力损害、复视、波动性运动或感觉障碍、嗜睡及昏迷。

一项关于妊娠相关性CVT的系统性回顾和汇总分析显示[32]，CVT最常发生于上矢状窦（67%）和横窦（64%）。如果上矢状窦被血栓栓塞，皮质静脉间的吻合支可提供侧支循环，栓塞区域的静脉血可引流至海绵窦和横窦。但如果完全被血栓阻塞，则可进展为脑静脉梗死，阻碍静脉回流，导致静脉水肿和出血。已有报道，如果脑静脉压下降，可能预示着动脉性梗死，可导致细胞毒性水肿。细胞毒性水肿可妨碍能量依赖的细胞膜泵，从而导致颅内水肿。如果血栓持续存在，则会引发颅内高压。

4. 可逆性后部脑病综合征（PRES） PRES是一种以可逆性脑水肿为特征的高血压脑病综合征。典型的临床表现为头痛，严重的可伴随癫痫发作，累及枕叶可出现视觉改变（视野缺损、皮质盲），也可并发出血性和缺血性卒中。其危险因素包括：未经控制的高血压、肾功能衰竭、自身免疫性疾病史，以及暴露于细胞毒性药物。PRES常伴发于子痫前期或子痫[33]。一项小型的回顾性队列研究报道[34]，PRES发生于92%的子痫孕产妇和19%的子痫前期孕产妇中。一些研究者甚至认为子痫与PRES是难以区分的。具体的发生机制目前仍不清楚，猜测可能与内皮通透性增加有关。这可能是由于炎症因子的直接作用，或血压的迅速升高超过了脑自动调节能力所致[35]。

5. 可逆性脑血管收缩综合征（RCVS） RCVS是一种由于脑血管张力改变导致弥漫性、短暂性的脑血管痉挛。RCVS相对罕见，其中大约7%～9%的RCVS病例发生于产后[36]。最常见的临床表现为反复发生的爆裂样的头痛，持续数日或数周，有时会进展为持续性的中度头痛。8%～43%可出现局灶性神经功能缺损，如偏瘫、失语、意识状态改变。视力改变也很常见，包括视物模糊、皮层视觉丧失和巴林特综合征。1%～17%可在起病时出现全面性强直-阵挛发作。

其病理生理学机制目前尚未明确，可能是由自发性或被激发的脑血管张力调节异常所致，与血清素能通路和交感神经过度兴奋有关。此外，RCVS也与血管活性药物（抗抑郁药、鼻血管收缩药、曲坦类药物、尼古丁、可卡因等）、神经内分泌肿瘤、免疫抑制剂、血制品、未控制的高血压、脑肿瘤的暴露有关。RCVS与PRES的临床表现类似，8%～38%的RCVS病例存在可逆性脑水肿，这两种疾病可能存在重叠的机制。但也有研究猜测，妊娠相关性RCVS和PRES的病理生理可能还是不同的，但神经血管功能障碍可能促进其发展，尤其在妊娠晚期和产后[37]。

四、治疗与管理

（一）急性缺血性卒中的管理

以往一般认为，妊娠是静脉溶栓治疗和血管内取栓术的相对禁忌证，很大程度是因为已获得的、证明其安全性的临床数据有限。然而最近的一些研究报道均显示，以上这些治疗在大多数情况下对于母婴都是安全的。

1. 静脉溶栓治疗 组织型纤溶酶原激活物（tissue plasminogen activator, tPA）是一种大分子量的药物（59 kDa），很难通过胎盘；半衰期为4～5分钟，且使用20分钟后循环中的药物浓度低于10%[38]。因此静脉应用后并不会直接造成胎儿颅内或全身性出血风险，被美国食品及药物管理局（Food and Drug Administration, FDA）归为妊娠期C类用药。最近的病例报道及系列研究表明[39-40]，在妊娠期任何阶段接受静脉溶栓治疗后母亲的预后都是改善的，新生儿是健康的；且相较于非孕患者，有症状的颅内出血的发生率较低。但产后早期（≥48小时）使用静脉溶栓治疗仍存有争议，会增加产后出血的风险。Akazawa等[41]记录了13例在此阶段接受溶栓治疗的病例，结果发现除1例外其余都需要输血。美国心脏协会/美国卒中协会联合推荐[42]，在权衡利弊后如果获益大于风险，孕妇可考虑静脉溶栓治疗，但并没有足够的证据推荐在产后使用溶栓治疗。

2. 血管内取栓术 已有一些急性缺血性卒中的孕产妇成功接受血管内取栓术（endovascular thrombectomy, EVT）的报道，这些病例均获得良好的功能恢复，随后的分娩和新生儿也未发生任何并发症[40-43]。2018加拿大卒中最佳实践推荐（Canadian Stroke Best Practice Recommendations, CSBPR）指南建议[44]，妊娠并不是EVT的禁忌证，其手术获益总是大于风险，放任大血管梗阻性卒中不治疗是与严重的母婴并发症的发生密切相关的。

（二）出血性卒中的管理

妊娠期出血性卒中的管理与非妊娠患者类似。在通过影像学检查明确诊断后，最初的治疗目的在于积极预防再出血和血肿进一步扩大、明确并纠正凝血功能障碍以及有效地控制血压。血压目标是控制在 140/90 mmHg 以下，拉贝洛尔、甲基多巴以及长效的硝苯地平是妊娠期控制血压的一线用药。产科密切观察，注意有无胎盘低灌注征象，加强胎心率监测。进一步利用血管成像技术（CTA、MRA、脑血管造影）迅速明确出血的来源，有助于根据分型开展下一步有效的治疗[44]。

1. 动脉瘤 对于未破裂的动脉瘤，如果患者总的临床状况稳定，推荐先行保守治疗，手术介入治疗可推迟至产后进行[44-45]。动脉瘤一旦发生破裂，推荐立即干预。在明确病灶后，应迅速开展血管介入术或开放性手术夹闭破裂的动脉瘤。另外，CSBPR 指南指出[44]，破裂动脉瘤的治疗离不开多学科团队协作，包括神经外科、血管介入科、神经内科、产科、麻醉科、新生儿科等共同参与。

2. 脑动静脉畸形（CAVM） 由于存在临床迅速恶化的风险，一旦明确 CAVM 是导致 ICH 的病因，应立即开展外科手术和（或）血管内介入治疗。CSBPR 指南推荐[44]，在麻醉期间应严格控制血压，在避免胎盘低灌注的同时预防血肿继续扩大。

目前对于未破裂、无症状 CAVM 的管理还存有争议。仅有的一项随机对照研究已被叫停，因为所得数据证明介入治疗存在不良结局，且长期结果也显示药物治疗组功能恢复更好[46]。虽然有些专家支持预防性治疗，但通常还是建议对于没有发生 ICH 的 CAVM 患者采取保守治疗[45]。对于高风险患者，包括位置较深、动静脉瘘或伴发动脉瘤，任何干预措施的时机都应该个体化考虑[47]。

（三）分娩方式的选择

之前有缺血性卒中的产妇，如无产科禁忌证者，还是鼓励尝试阴道分娩。之前已经接受 CAVM 或动脉瘤治疗的产妇也可考虑阴道分娩。对于颅内出血高风险患者（如急性缺血性卒中出血性转化、未稳定的动脉瘤、CAVM 或 CVT 伴颅内压增高），可以考虑剖宫产[44]。但目前尚没有来自大型系列研究的数据表明剖宫产要优于阴道分娩。甚至有研究发现，剖宫产与各类型围产期卒中发生风险增高相关。选择阴道分娩可以考虑行椎管内分娩镇痛，以缩短第二产程，避免产妇血压波动和颅内压增高[44]。

（四）卒中后的早期管理

卒中的病因明确后应尽早开始二级预防管理措施，包括抗血栓药物、血压管理以及其他降低再发风险的措施。孕产妇在妊娠期、分娩期、哺乳期发生缺血性卒中的预防用药推荐详见表 13-6。产后

表13-6 妊娠期、分娩期、哺乳期卒中二级预防的推荐用药

药 物	妊 娠 期	分 娩 期	哺 乳 期
重组组织型纤溶酶原激活剂（rt-PA）	相对禁忌证，个体化治疗获益大于风险可考虑使用（证据水平 C）	证据有限：产后48小时母婴都有较大的出血风险（证据水平 C）	证据有限，暂时建议停用（证据水平 C）
阿司匹林	孕中、晚期安全剂量最高 150 mg 孕早期用量未达成一致（证据水平 B）	孕36周或计划剖宫产前1周停用（证据水平 C）	安全剂量最高 150 mg（证据水平 C）
其他抗血小板药物（双嘧达莫、替卡格雷、氯吡格雷）	证据有限，不建议使用（证据水平 C）	证据有限，不建议使用（证据水平 C）	证据有限，不建议使用（证据水平 C）
肝素（LMWH、UFH）	安全，LMWH 优于 UFH（证据水平 B）	产前24小时停用，或尽可能早地停用以防宫缩或自发性破膜 产后12～24小时重新使用（证据水平 B）	安全，没有分泌到母乳中（证据水平 UFH：A；LMWH：B）

（续表）

药　　物	妊　娠　期	分　娩　期	哺　乳　期
维生素K拮抗剂（华法林、醋硝香豆素）	致畸，应转换成LMWH/UFH，尤其在孕早期和孕晚期（证据水平B） 为预防高心因性血栓风险（机械性心脏瓣膜）：调整剂量的UFH/LMWH bid或UFH/LMWH直到孕13周，然后改用维生素K拮抗剂直至临近足月，再恢复用UFH/LMWH（证据水平A）	临近分娩时停用（以防高心因性血栓风险） 产后1～3天重新使用（证据水平C）	安全（证据水平A）
直接口服的抗凝剂（DOAC）（阿哌沙班、利伐沙班、达比加群）	证据有限，不建议使用（证据水平C）	证据有限，不建议使用（证据水平C）	证据表明有分泌到母乳中，不建议使用（证据水平C）
他汀类药物	停用。证据有限，妊娠期间并不是必要的治疗（证据水平C）		证据有限，不建议使用（证据水平C）
降压治疗	（静脉用）拉贝洛尔、硝苯地平和甲基多巴耐受性好且有效（证据水平A） 避免使用阿替洛尔、血管紧张素受体阻滞剂、肾素抑制剂（证据水平C）		广泛使用，可安心母乳： - β-受体阻滞剂：普萘洛尔、拉贝洛尔、美托洛尔 - 钙通道抑制剂：硝苯地平、尼卡地平片 - 甲基多巴 - 血管紧张素转化酶抑制剂：卡托普利、依那普利、喹那普利 - 避免使用利尿剂：可能会抑制母乳分泌（证据水平C）

注：LMWH，低分子肝素；UFH，普通肝素。引自 Van Alebeek ME, de Heus R, Tuladhar AM, et al. Pregnancy and ischemic stroke: a practical guide to management[J]. Curr Opin Neurol, 2018, 31(1): 44-51.

是卒中的高发期，尤其是产后6周内卒中再发风险是最高的（OR：10.8，95%*CI*：7.8～15.1），因此高风险产妇应高度警惕卒中再发和继发性卒中的征象。应尽早开始康复治疗，方案与非妊娠期患者相同[48]，但康复的目的和计划需要根据产妇的实际情况调整，并需要由产科医师、神经内科医师、康复理疗师共同协商决定[44]。

五、总结与展望

　　虽然人们越来越认识到卒中是导致孕产妇发病和死亡的重要原因之一，但关于妊娠相关性卒中仍存在许多研究上的空白。例如，尽管已明确了许多妊娠相关性卒中的危险因素，但目前仍缺乏有效的预测工具来帮助识别可能存在产后卒中高风险的产妇，以获得更密切的监护。妊娠相关性卒中的再发风险，尤其是出血性卒中，还未被充分量化，使得临床医师很难为高危产妇提供建议和咨询。子痫前期及其他妊娠期高血压的病理生理学机制及其对脑血管的影响，仍有待相关动物模型研究进一步论证。同样，偏头痛与妊娠相关性卒中的病理生理联系也未被很好地阐明。此外，感染、孕产妇的免疫系统以及遗传、染色体因素对妊娠相关性卒中的影响也是未来的研究方向。

第三节·围产期头痛

全球疾病负担（Global Burden of Disease, GBD），一项目前覆盖面最广的世界范围观察性流行病学研究，已将头痛列为伤残损失健康生命年（years lived with disability）的第七大病因。头痛在育龄妇女中很常见。而围产期是与各类型头痛发生风险增高密切相关的。粗略估计约40%的产妇会遭遇头痛，尤其是在产后第1周。

一、分类与诊断流程

国际头痛疾病分类（International Classification of Headache Disorders, ICHD）将头痛分为原发性头痛和继发性头痛。常见的原发性头痛包括偏头痛和紧张型头痛，通常没有明确的潜在病理性致病因素，诊断主要依据临床表现。继发性头痛大多有明确的异常，所涉及的病因很广泛。围产期继发性头痛大多是由血管性疾病引起，尤其和妊娠期高血压关系密切[49]。引起脑脊液（cerebrospinal fluid, CSF）压力增高或降低的疾病，如硬脊膜穿破后头痛（postdural puncture headache, PDPH）是产后继发性头痛中较为特殊的病因。常见的围产期头痛的表现及病因详见表13-7[50]。

孕产妇如果以头痛为主诉就诊，具体的诊断流程如图13-1。如果病史及体格检查存在"危险信

表13-7 常见的围产期头痛的表现、病因及相关检查

头痛的表现	可能的病因	检查
爆裂样头痛	ICH/SAH 缺血性卒中 RCVS 子痫前期/子痫 CVT PRES 垂体卒中 动脉夹层	考虑CT/LP，排除出血 MRI/MRA/MRV，考虑包括颈部MRA 评估蛋白尿、高血压 如果高度怀疑RCVS，考虑在2～4周复查MRA
慢性、进展的、难治性头痛	CVT 偏头痛 肿瘤，包括微腺瘤	MRI/MRV
头痛伴随视觉症状	偏头痛先兆 缺血性卒中 子痫前期 IIH	眼底检查 MRI/MRV 评估蛋白尿、高血压 腰椎穿刺测压 视野测试
头痛伴随神经系统症状或体征	缺血性/出血性卒中 CVT PRES 子痫前期 动脉夹层 偏头痛先兆	MRI/MRA/MRV，考虑包括颈部MRA 评估蛋白尿、高血压
头痛伴随蛋白尿、高血压或癫痫发作	子痫前期/子痫 PRES	MRI/MRA，以排除其他血管性病理因素，如RCVS

（续表）

头痛的表现	可能的病因	检　　　查
头痛因瓦氏动作、使劲用力、提重物而加重，视乳头水肿	CVT IIH 肿瘤	MRI/MRV 腰椎穿刺测压 视野测试
产后出现的体位性头痛	PDPH	MRI 经验性使用血补丁

注：ICH，脑出血；SAH，蛛网膜下腔出血；RCVS，可逆性脑血管收缩综合征；PRES，可逆性后部脑病综合征；CVT，颅内静脉血栓形成；IIH，特发性颅内压增高；PDPH，硬脊膜穿破后头痛；MRI，磁共振成像；MRA，磁共振血管成像；MRV，磁共振静脉成像。引自 Burch R. Headache in Pregnancy and the Puerperium[J]. Neurol Clin, 2019, 37(1): 31-51.

号"，就应高度警惕有潜在继发性头痛的可能。值得注意的是，有偏头痛病史的孕产妇也可能出现继发性头痛。偏头痛，尤其是先兆偏头痛，是妊娠期子痫前期、CVT和卒中的高危因素。偏头痛和紧张型头痛是妊娠期最常见的头痛原因[51]。但最近的一项回顾性研究表明[52]，产后头痛大多是继发性的，其中PDPH是最常见的原因，其次是产后子痫前期和其他血管性疾病。

二、围产期头痛的鉴别

（一）原发性头痛

1. 偏头痛　18～49岁的女性中约有21%～28%经历过偏头痛，其中约80%在妊娠期发作过。约2/3发生偏头痛的孕产妇在妊娠中晚期会有所改善[51]。偏头痛的临床诊断包括：头痛持续4～72小时，符合4项头痛特征中的至少2项（单侧，搏动性，中重度疼痛，可因身体活动加重或消失），并伴随恶心、呕吐或畏光恐声。ICHD要求必须要有5次发作才能做出原发性偏头痛的诊断。

没有偏头痛或先兆偏头痛病史的女性也可能在妊娠期首次出现偏头痛先兆。妊娠期雌激素水平升高和（或）缺乏雌激素循环被认为会降低皮质扩散抑制（cortical spreading depression, CSD）的阈值，可能是偏头痛先兆的病理生理学基础。偏头痛先兆的诊断标准详见表13-8。偏头痛先兆应与脑卒中、子痫前期相关的视觉症状、颅内压增高相关的短暂性视物模糊相鉴别。

偏头痛也常见于产后。产后雌激素水平下降以及血管内皮功能的改变，外加环境因素，如睡眠剥夺、应激增加等，可能共同促成了偏头痛易感性。

表13-8　偏头痛先兆的ICHD诊断标准

1. 先兆可以包括视觉、感觉、言语和（或）语言表达、运动、脑干、视网膜的症状

2. 症状应至少符合以下3个标准：
   至少1种先兆症状逐步播散超过5分钟
   连续出现两个或以上的先兆症状
   每个个体化的先兆症状持续5～60分钟
   至少1种先兆症状是单侧的
   至少1种先兆症状是阳性的
   先兆是与头痛伴发的，或在60分钟内出现头痛

有一项前瞻性研究显示，34%的产妇在产后1周偏头痛再发，产后1个月再发的发生率为55%。

2. 紧张型头痛　紧张型头痛典型的临床表现为双侧，性质为压迫或紧缩性，轻到中等强度，发作持续数分钟到数天，疼痛不会因日常活动而加重，不与恶心有关，但可伴畏光或恐声。妊娠期26%的头痛是紧张型头痛。妊娠期由于性激素水平升高，参与调节5-羟色胺和内啡肽，故紧张型头痛常被认为会在妊娠期改善。但事实上，仍有17.9%紧张型头痛患者的头痛在妊娠期没有改变，5%的病例出现了加重。

（二）继发性头痛

1. 硬脊膜穿破后头痛（PDPH）　PDPH是椎管内麻醉常见的并发症。非故意的硬脊膜穿破（unintentional dural puncture, UDP）在孕产妇中总的发生率估计为0.7%～1.5%，但使用大口径穿刺针发生UDP后的PDPH发生率却高达50%～60%[53]。ICHD将PDPH定义为：腰椎穿刺后5天内发生的头痛，且与CSF渗漏有关。头痛一般在直立位时出现，通常由平卧位转为坐位或

站立时会加重，恢复平躺后又可改善。超过50%的患者可出现颈部疼痛或僵硬、畏光、耳鸣、听力减退、恶心等相关症状和体征。大多数情况下，这些症状会在起病两周内自发消散，如果硬膜外注射自体血补丁症状可能缓解得更快。PDPH常见的并发症包括听力减退、复视、硬膜下血肿和慢性头痛[54]。最近的一项回顾性队列研究显示，PDPH与颅内静脉血栓合并硬膜下血肿、细菌性脑膜炎、抑郁症、头痛和腰背痛的发生风险增加有关[55]。

PDPH确切的发病机制仍不清楚。目前有2种可能的机制猜测：① CSF渗漏致容量减少，导致支撑大脑和脑膜血管覆盖层之间的缓冲液流失，从而造成颅内疼痛敏感结构受引力牵拉引起头痛，这种牵拉力在患者直立时加剧，平躺时缓解；② CSF容量减少后可能会直接激活腺苷受体造成脑血管扩张（一种维持颅内容量的代偿机制），进而引发血管型头痛。

PDPH的诊断主要依据临床表现。增强磁共振成像（MRI）在诊断PDPH方面比CT更敏感，主要表现为脑室的压缩，基底池缩小，脑、脑干、视神经交叉向尾端移位，硬膜下积液，小脑移位和弥漫性硬脑膜强化等颅内低压表现。

2. 血管性疾病引起的头痛 血管性疾病，包括子痫前期、子痫、CVT、RCVS、PRES，虽然诊断各不相同，但其临床表现及病理生理机制却存在某些交集。这些疾病都以血管内皮细胞功能障碍、血管紧张性增加为特征。疾病过程都表现为以下这一系列症状：系统性高血压、脑血管痉挛、脑水肿和全身性终末器官损伤。这些疾病具体的病理生理详见相关的章节介绍。

围产期头痛的鉴别诊断总结如下（表13-9）。

表13-9 常见的围产期头痛的鉴别诊断总结

诊　断	临　床　表　现	主　要　特　征
原发性头痛		
偏头痛	单侧的 通常位于额颞部 搏动性头痛 有（无）先兆 恶心和（或）呕吐 畏光和（或）恐声 通常持续4～72小时	可在妊娠期缓解 产后复发较常见
紧张型头痛	双侧的 压迫或紧缩性头痛 不会因日常活动而加重 无恶心或呕吐 可伴畏光或恐声 通常持续30分钟～7天	最常见的复发性头痛类型
继发性头痛		
子痫前期	头痛伴高血压、蛋白尿（无蛋白尿，及其他脏器功能障碍的证据，包括血小板减少、肾功能不全、肝功能受损、肺水肿，以及脑或视觉症状）	使用硫酸镁来预防癫痫发作
脑膜炎	**典型的急性表现** 头痛伴颈项强直、恶心、发热、神志改变和（或）其他神经系统症状和体征	
蛛网膜下腔出血	突发或爆裂样头痛起病 头痛可以是孤立的，或伴有局灶性神经功能缺失	

（续表）

诊　断	临　床　表　现	主　要　特　征
颅内静脉血栓形成	非特异性头痛：最常见的是弥散、进展且严重的头痛，但也可能是单侧、突发的（甚至是爆裂样的），或轻微的偏头痛样的头痛	非常容易混淆。最近如果出现持续的头痛应该提高警惕，尤其是在潜在血栓前期的情况下
可逆性后部脑病综合征	头痛伴随神志改变、视觉障碍或失明、癫痫发作，皮质和皮质下水肿的神经影像学结果	很少不伴癫痫发作 常和高血压脑病、子痫前期、子痫、肾功能衰竭、免疫抑制治疗或化疗有关

注：引自 The Headache Classification Subcommittee of the International Headache Society. The International Classification of Headache Disorders, 3rd edition (beta version)[J]. Cephalalgia, 2013, 33: 629-808.

三、治疗与管理

（一）妊娠期偏头痛的管理

妊娠期偏头痛的治疗首先强调生活方式的管理和非药物性疗法。有证据显示，规律地开展生物反馈和放松疗法对于预防治疗很有效[56]，且应在妊娠前就开展较为理想。积极的生活方式包括：保证充足且优质的睡眠、规律地饮食、保持每日适当的运动，有助于降低偏头痛发作的频率。

关于妊娠期用药安全性的数据是有限的。2014年美国FDA颁布了妊娠期用药风险分类系统（表13-10）。尽管目前妊娠期用药安全存在不确定性，但完全摒弃药物治疗也是不可取的。频发严重的偏头痛可能会导致劳动生产力的下降或丧失工作后的高负担[57]。疼痛可能也是影响孕产妇围产期身心健康的高危因素。因此只要不会造成不良预后，对于

严重的头痛还是强烈建议考虑药物治疗。

常用的治疗偏头痛药物及其妊娠期用药安全性总结见表13-11。对乙酰氨基酚和胃复安是传统的一线治疗用药。对乙酰氨基酚在妊娠期用药分类中是B级，一般认为在妊娠期使用是安全的。布洛芬在妊娠中期使用可能是安全的，但在妊娠早期可能会增加流产的风险。妊娠晚期暴露于非甾体类抗炎药（nonsteroidal anti-inflammatory drugs, NSAIDs）可能会导致胎儿动脉导管提早关闭，因而被禁用。

布他比妥联合药物一般认为要优于二线用药。目前可获得的证据表明，妊娠期使用曲普坦类药物可能与布他比妥同等有效甚至更安全。2015年的一项Meta分析回顾了4 208名出生前暴露于曲普坦类药物的新生儿，主要的先天性畸形、早产或自发性流产的发生率并没有明显增加[58]。最近的美国头痛协会指南将曲普坦类药物使用归为证据水平A级（确定有效），而布他比妥联合药物仅为C级（可能

表13-10　妊娠期用药风险分类

分　级	妊　娠　期　用　药　风　险　分　类
A	在设对照组的药物研究中，在妊娠前3个月的妇女未见到药物对胎儿产生危害的证据（并且也没有在其后6个月具有危害性的证据），该类药物对胎儿的影响甚微
B	在动物繁殖研究中（并未进行孕妇的对照研究），未见到药物对胎儿的不良影响
C	动物研究证明药物对胎儿有危害性（致畸或胚胎死亡等），或尚无设对照的孕产妇研究。本类药物只有在权衡对孕妇的益处大于对胎儿的危害之后，方可使用
D	有明确证据（调查研究或实践经验或人体研究）显示，药物对人类胎儿有危害性。尽管如此，孕妇用药后绝对有益
X	对动物和人类的药物研究或人类用药的经验表明，药物对胎儿有危害，而且孕妇应用这类药物无益，因此禁用于妊娠或可能妊娠的患者

表 13-11 常用的治疗偏头痛药物及其妊娠期用药安全性总结

药 物	FDA 妊娠期用药风险分类	已知的妊娠期用药安全性	Hale's 哺乳风险分级	已知的哺乳安全性
镇痛药及 NSAIDs				
对乙酰氨基酚	B	不会增加发生畸形、自发性流产或死产，妊娠晚期使用有产前动脉导管闭合的病例报道，妊娠期频繁使用会增加幼儿期发生哮喘的风险	L1	首选，婴儿母乳暴露剂量比通常婴儿使用的治疗剂量要低得多
阿司匹林	C	长期中高剂量会增加胎儿/新生儿出血，因胎儿宫内生长受限导致围产期死亡、畸形的风险。妊娠晚期使用可能会导致产前动脉导管闭合	L2	强烈建议优先选用其他药物，避免长期使用，如果偶尔使用，需要监测新生儿溶血、出血延长、代谢性酸中毒
NSAIDs	B（布洛芬、萘普生、双氯芬酸）C（吲哚美辛）	妊娠中期限制使用，妊娠早期使用与自发性流产风险增加相关，妊娠晚期使用可能会导致产前动脉导管闭合，布洛芬安全性最高	L1：布洛芬 L2：双氯芬酸 L3：萘普生、吲哚美辛	哺乳期新生儿中没有不良事件报道，母亲有血小板功能障碍或血小板减少的应避免使用，布洛芬安全性最高，吲哚美辛安全性最差
布他比妥	C	一项大型研究显示，在围产期使用布他比妥可能会增加胎儿心脏缺陷的风险，另外有报道，母亲在妊娠晚期使用布他比妥，新生儿可能会出现戒断性癫痫发作和巴比妥类药物撤退综合征	L3	需要关注新生儿镇静
阿片类药物（羟考酮、氢吗啡酮、氢可酮、可待因）	C	在妊娠晚期持续使用，既没有有关胎儿畸形或主要先天性畸形发生风险增加的报道，也没有发现新生儿戒断综合征	L3：羟考酮、氢可酮、氢吗啡酮 L4：可待因	需要监测新生儿呼吸抑制，哺乳期避免使用可待因（可待因的使用与1例新生儿死亡有关），暴露于可待因的新生儿应监测镇静、呼吸暂停、心动过缓、发绀
曲普坦类药物和麦角碱				
曲普坦类	C	主要先天畸形的发生风险并没有增加，关于是否会增加早产风险的研究结果是矛盾的，舒马曲坦、那拉曲坦和利扎曲坦的证据水平最好	L3	没有可获得的资料，依立曲坦可能在母乳中的浓度最低，避免使用长效的曲普坦类药物（那拉曲坦和夫罗曲坦），应将使用高浓度剂量后12小时的母乳泵出丢弃
麦角碱（双氢麦角胺、麦角胺）	X	会增加流产的风险	L4	避免使用，可能会导致新生儿胃肠道疼痛、削弱胃肠道功能，可能会抑制母乳分泌
止吐药				
苯海拉明	B	不会增加主要先天畸形或其他不良结局的发生风险，母亲在妊娠晚期延长用药，可能会出现新生儿戒断反应	L2	优先选择其他药物，需要监测新生儿嗜睡及易激性，可能会减少母乳分泌
胃复安	B	有许多相关研究，不会增加不良妊娠相关结局的发生风险，母亲在分娩期暴露可能会导致锥体外系征和高铁血红蛋白血症	L2	新生儿可能会肠道不适或胀气，监测新生儿锥体外系症状和高铁血红蛋白血症

（续表）

药　物	FDA 妊娠期用药风险分类	已知的妊娠期用药安全性	Hale's 哺乳风险分级	已知的哺乳安全性
异丙嗪	C	优先选择其他药物，母亲在产前2周内使用可能会导致新生儿血小板聚集抑制、易激惹或锥体外系症状	L3	优先选择其他药物，可能会导致新生儿镇静或易激惹，可能会干扰母乳喂养的建立
昂丹司琼	B	不会增加主要先天性畸形、自发性流产或死产的发生风险，关于是否会增加先天性心脏病的发生风险的研究结果是矛盾的	L2	没有证据
补救性治疗				
强的松	C D （缓释制剂）	会增加唇裂、腭裂、低出生体重的发生风险（长期使用而非偶尔使用），母亲长期使用需要监测新生儿的肾上腺机能减退	L2	一般考虑可以同时哺乳，新生儿暴露＜0.1%的母体剂量，如果存在顾虑，可将用药后4小时内的母乳泵出丢弃
利多卡因（枕下神经阻滞）	B	数据有限，现有的研究表明不会增加主要先天性畸形的发生风险，动物研究也显示没有致畸效应	L2	可以同时哺乳

注：L1，安全；L2，比较安全；L3，没有数据（可能安全）；L4，可能有害。引自 Burch R. Headache in Pregnancy and the Puerperium[J]. Neurol Clin, 2019, 37(1):31-51.

有效）[59]。

如果一、二线治疗对于偏头痛发作都无效，则需要考虑补救治疗。家庭治疗可以考虑镇静止吐药（如苯海拉明），鼓励流质饮食，在这种情况下考虑阿片类药物可能也是合理的。麦角胺，包括双氢麦角胺，会导致血管收缩，增加流产的风险，在妊娠的任何时期都应避免使用。

偏头痛频发或中重度的发作且对急性期治疗反应较差的，都应考虑预防治疗。普萘洛尔是一线预防用药；阿米替林和维拉帕米的用药风险也比较低，是二线预防治疗用药。妊娠期偏头痛常用的预防用药及其安全性总结（表13-12）。如果预防治疗需要一直持续，只要有可能，就应该把高风险负担的用药改为低风险的用药。

表13-12　妊娠期偏头痛常用的预防用药及其安全性总结

药　物	FDA 妊娠期用药风险分类	已知的妊娠期用药安全性	Hale's 哺乳风险分级	已知的哺乳安全性
抗焦虑药物				
阿米替林	C	二线用药；有肢体畸形、发育延迟的病例报道，但没有建立因果关系，在妊娠晚期暴露需要监测新生儿的易激惹性、尿潴留或便秘	L2	可能可以同时哺乳；当母亲剂量低于10 mg/d，有报道新生儿镇静；需要监测新生儿镇静和喂养
去甲替林	C	可获得的资料比阿米替林更少，风险被认为是类似的	L2	可获得的资料比阿米替林更少，风险被认为是类似的

（续表）

药　　物	FDA 妊娠期用药风险分类	已知的妊娠期用药安全性	Hale's哺乳风险分级	已知的哺乳安全性
降压药				
普萘洛尔	C	一线用药；观察性研究显示，胎儿宫内发育迟缓、胎盘过小、先天性畸形的发生风险会小幅增加，妊娠晚期使用会导致新生儿心动过缓、呼吸抑制和低血糖	L2	可以同时哺乳，但需要监测新生儿心动过缓和低血糖
维拉帕米	C	不会增加胎儿先天畸形的发生风险，可能会导致胎儿心动过缓、低血压、心脏传导阻滞，有静脉推注治疗2次后发生先天性心肌病的报道	L2	可以同时哺乳，暴露剂量＜1%的母体剂量
抗癫痫药				
丙戊酸	X	禁止用于偏头痛预防，会增加神经管缺陷、颅颌面缺损、心血管畸形、自闭症、低IQ和其他致畸效应的发生风险	L4	一般可同时哺乳，需要监测新生儿黄疸、肝脏毒性、血液系统异常
加巴喷丁	C	数据有限；不会增加胎儿先天性畸形的发生风险，可能会增加早产的风险	L2	可能可以同时哺乳，需要监测新生儿镇静和喂养
普瑞巴林	C	数据有限；可能会导致主要先天性畸形的发生风险增加	L3	可能会导致喂养差

注：L1，安全；L2，比较安全；L3，没有数据（可能安全）；L4，可能有害。引自 Burch R. Headache in Pregnancy and the Puerperium[J]. Neurol Clin. 2019; 37(1): 31-51.

（二）继发性头痛的治疗

继发性头痛主要是针对原发疾病的治疗。血管性疾病（子痫前期、子痫、CVT、RCVS、PRES）的治疗详见相关章节。

PDPH的管理包括保守治疗、药物治疗和有创治疗。其中硬膜外血补丁（epidural blood patch，EBP）是公认的治疗PDPH的金标准。但目前尚没有制定关于预防治疗PDPH的管理指南，对PDPH管理还没有统一。除了EBP外，PDPH的其他治疗方法及其有效性总结（表13-13）。

表13-13　PDPH各治疗方法及其有效性总结

治疗方法	剂　　量	临床效果	额外的临床影响
保守治疗			
补液	N/A	没有证明有效	由于排尿增加可能会导致患者不适
平卧休息	N/A	没有证明有效	可能会导致VTE等并发症
俯卧位	N/A	没有证明有效	引起患者不适
腹带	N/A	硬膜穿破后立即使用可能会减轻头痛	引起患者不适

（续表）

治疗方法	剂　　　量	临床效果	额外的临床影响
药物治疗			
• 茶碱类			
咖啡因	每天300 ～ 500 mg口服或静脉推注；每天2 ～ 4杯咖啡	可降低疼痛评分，减少头痛的持续时间，减少其他补充干预措施的需求量	可降低疼痛评分，减少头痛的持续时间，减少其他补充干预措施的需求量
茶碱	250 mg口服，一日3次；281.7 mg口服，一日3次；200 mg静脉推注，一日1次	可降低疼痛评分	治疗时间窗较窄
氨茶碱	250 mg静脉推注超过30分钟，2天	可降低疼痛评分	
• HAP轴			
ACTH/促皮质素	0.25 ～ 0.75 mg，超过4 ～ 8小时静脉推注一次；1 mg肌内注射一次	可降低疼痛评分和对EBP的需求	目前可获得的数据是矛盾的，预防的效果似乎优于治疗
氢化可的松	200 mg/100 mg静脉推注，随后改为100 mg静脉推注一日3次 × 2天	可降低疼痛评分	
• 其他药物			
舒马曲坦	6 mg皮下注射一次	没有证明有效	
甲基麦角新碱	0.25 mg口服，一日3次 × 1天，如果有效可重复使用超过48小时	可降低疼痛评分和对EBP的需求	只有来自病例系列报道的数据，没有RCT研究
加巴喷丁	200 mg口服一次，随后改为100 ～ 300 mg，口服一日3次；或者300 mg口服，一日3次	可降低疼痛评分	可能会出现镇静
普瑞巴林	150 mg口服，一日1次 × 3天，然后300 mg口服，一日1次 × 2天；100 mg口服，一日1次	可降低疼痛评分	可能会出现镇静，关于哺乳的数据很少
有创治疗			
• 硬膜外注射非血液的液体			
生理盐水	一次注射20 mL；连续输注	可降低疼痛评分	如果单次注射效果很短暂，通常24小时内会出现复发
羟乙基淀粉	每天注射20 mL × 2天	可降低疼痛评分	需要多次注射才能维持效果
生物蛋白胶	一次注射4 mL	可降低疼痛评分	仅有非常少的病例系列报道，没有RCT研究，建议在X线透视下操作，花费较高，仅在多次EBP失败后考虑使用
• 硬膜外注射药物			
地塞米松	8 mg单次注射	没有证明有效	
吗啡	3 mg单次注射；24小时内分2次注射3 mg	可降低疼痛评分和对EBP的需求	二次注射还是使用原来留置的导管，注射后可能需要监测呼吸
• 针灸			

（续表）

治疗方法	剂　　　　量	临床效果	额外的临床影响
全身或耳部	1，2，3期治疗必要时	可降低疼痛评分	仅有病例系列报道，劳力强度需要多次随访
• 神经阻滞			
枕部神经阻滞	2 mL 0.5% 布比卡因； 4 mL 0.25% 左旋布比卡因； 2 mL 地塞米松(6.6 mg) + 2 mL 1% 利多卡因； 4 mL 0.25% 布比卡因 + 去炎松 20 mg	可降低疼痛评分和对EBP的需求	研究较少，可能需要多次注射
蝶腭骨神经阻滞（鼻腔内）	用棉签蘸取5%溶于水的利多卡因涂双侧鼻孔；用棉签蘸取4%利多卡因软膏涂擦双侧鼻孔	可降低疼痛评分和对EBP的需求	只有少量病例系列报道，棉签需要在鼻腔停留10分钟，可能需要重复阻滞

注：HAP，下丘脑-垂体-肾上腺；ACTH，促肾上腺皮质激素；EBP，硬膜外注射血补丁；RCT，随机对照试验；VTE，静脉血栓形成。
引自 Katz D, Beilin Y. Review of the Alternatives to Epidural Blood Patch for Treatment of Postdural Puncture Headache in the Parturient[J]. Anesth Analg, 2017, 124(4): 1219-1228.

四、总结与展望

围产期急性头痛发作往往是危险信号，需要提高诊断的警觉性。尽管妊娠期偏头痛的预后大多是好的，但偏头痛先兆的预后并不明确。产后偏头痛发作在哺乳期也很常见，但妊娠及哺乳期的急性期治疗与预防用药方案都需要做出调整。无创的神经调节设备已投入使用，未来有望在治疗孕产妇偏头痛方面发挥重要作用。偏头痛还可能与妊娠期产科及其他并发症相关，如子痫前期，因此在诊断和管理原发性或继发性头痛时应与神经科、产科医师保持密切协作与交流。

（林　蓉）

参·考·文·献

[1] Edlow AG, Edlow BL, Edlow JA. Diagnosis of Acute Neurologic Emergencies in Pregnant and Postpartum Women[J]. Emerg Med Clin North Am, 2016, 34(4): 943-965.

[2] MacDonald SC, Bateman BT, McElrath TF, et al. Mortality and Morbidity During Delivery Hospitalization Among Pregnant Women With Epilepsy in the United States[J]. JAMA Neurol, 2015, 72(9): 981-988.

[3] Fisher RS, Acevedo C, Arzimanoglou A, et al. ILAE official report: a practical clinical definition of epilepsy[J]. Epilepsia, 2014, 55(4): 475-482.

[4] Epilepsy in Pregnancy. In: Royal College of Obstetricians & Gynaecologists Greentop Guideline No. 68. https://www.rcog.org.uk/globalassets/documents/guidelines/green-top-guidelines/gtg68_epilepsy., 2016.

[5] Scheffer IE, Berkovic S, Capovilla G, et al. ILAE classification of the epilepsies: Position paper of the ILAE Commission for Classification and Terminology[J]. Epilepsia, 2017, 58(4): 512-521.

[6] Krumholz A, Wiebe S, Gronseth G, et al. Practice Parameter: evaluating an apparent unprovoked first seizure in adults (an evidence-based review): report of the Quality Standards Subcommittee of the American Academy of Neurology and the American Epilepsy Society[J]. Neurology, 2007, 69(21): 1996-2007.

[7] Gaillard WD, Cross JH, Duncan JS, et al. Epilepsy imaging study guideline criteria: commentary on diagnostic testing study guidelines and practice parameters[J]. Epilepsia, 2011, 52(9): 1750-1756.

[8] Bollig KJ, Jackson DL. Seizures in Pregnancy[J]. Obstet Gynecol Clin North Am, 2018, 45(2): 349-367.

[9] Razaz N, Tomson T, Wikstrom AK, et al. Association Between Pregnancy and Perinatal Outcomes Among Women With

Epilepsy[J]. JAMA Neurol, 2017, 74(8): 983−991.

[10] Viale L, Allotey J, Cheong-See F, et al. Epilepsy in pregnancy and reproductive outcomes: a systematic review and meta-analysis[J]. Lancet, 2015, 386(10006): 1845−1852.

[11] Tomson T, Battino D, Bonizzoni E, et al. Comparative risk of major congenital malformations with eight different antiepileptic drugs: a prospective cohort study of the EURAP registry[J]. Lancet Neurol, 2018, 17(6): 530−538.

[12] Bromley RL, Weston J, Marson AG. Maternal Use of Antiepileptic Agents During Pregnancy and Major Congenital Malformations in Children[J]. JAMA, 2017, 318(17): 1700−1701.

[13] Veroniki AA, Rios P, Cogo E, et al. Comparative safety of antiepileptic drugs for neurological development in children exposed during pregnancy and breast feeding: a systematic review and network meta-analysis[J]. BMJ Open, 2017, 7(7): e017248.

[14] Lacey AS, Pickrell WO, Thomas RH, et al. Educational attainment of children born to mothers with epilepsy[J]. J Neurol Neurosurg Psychiatry, 2018, 89(7): 736−740.

[15] Wen X, Meador KJ, Hartzema A. Antiepileptic drug use by pregnant women enrolled in Florida Medicaid[J]. Neurology, 2015, 84(9): 944−950.

[16] Valera-Gran D, Garcia de la Hera M, Navarrete-Munoz EM, et al. Folic acid supplements during pregnancy and child psychomotor development after the first year of life[J]. JAMA Pediatr, 2014, 168(11): e142611.

[17] Battino D, Tomson T, Bonizzoni E, et al. Seizure control and treatment changes in pregnancy: observations from the EURAP epilepsy pregnancy registry[J]. Epilepsia, 2013, 54(9): 1621−1627.

[18] Committee on Obstetric P. Committee Opinion No. 692: Emergent Therapy for Acute-Onset, Severe Hypertension During Pregnancy and the Postpartum Period[J]. Obstet Gynecol, 2017, 129(4): e90−e95.

[19] Richards N, Reith D, Stitely M, et al. Are doses of lamotrigine or levetiracetam adjusted during pregnancy?[J]. Epilepsia Open, 2018, 3(1): 86−90.

[20] Meador KJ. Breastfeeding and antiepileptic drugs[J]. JAMA, 2014, 311(17): 1797−1798.

[21] Veiby G, Engelsen BA, Gilhus NE. Early child development and exposure to antiepileptic drugs prenatally and through breastfeeding: a prospective cohort study on children of women with epilepsy[J]. JAMA Neurol, 2013, 70(11): 1367−1374.

[22] Swartz RH, Ladhani NNN, Foley N, et al. Canadian stroke best practice consensus statement: Secondary stroke prevention during pregnancy[J]. Int J Stroke, 2018, 13(4): 406−419.

[23] Sells CM, Feske SK. Stroke in Pregnancy[J]. Semin Neurol, 2017, 37(6): 669−678.

[24] Ban L, Sprigg N, Abdul Sultan A, et al. Incidence of First Stroke in Pregnant and Nonpregnant Women of Childbearing Age: A Population-Based Cohort Study From England[J]. J Am Heart Assoc, 2017, 6(4).

[25] Swartz RH, Cayley ML, Foley N, et al. The incidence of pregnancy-related stroke: A systematic review and meta-analysis[J]. Int J Stroke, 2017, 12(7): 687−697.

[26] Liu S CW, Ray JG, Kramer MS, Joseph KS, for the Canadian Perinatal Surveillance System (Public Health Agency of Canada). Stroke and cerebrovascular disease in pregnancy[J]. Stroke, 2019, 50: 13−20.

[27] Katsuragi S, Tanaka H, Hasegawa J, et al. Analysis of preventability of stroke-related maternal death from the nationwide registration system of maternal deaths in Japan[J]. J Matern Fetal Neonatal Med, 2018, 31(16): 2097−2104.

[28] Miller EC, Gallo M, Kulick ER, et al. Infections and Risk of Peripartum Stroke During Delivery Admissions[J]. Stroke, 2018, 49(5): 1129−1134.

[29] Sanders BD, Davis MG, Holley SL, et al. Pregnancy-Associated Stroke[J]. J Midwifery Womens Health, 2018, 63(1): 23−32.

[30] Miller EC, Yaghi S, Boehme AK, et al. Mechanisms and outcomes of stroke during pregnancy and the postpartum period: A cross-sectional study[J]. Neurol Clin Pract, 2016, 6(1): 29−39.

[31] Devasagayam S, Wyatt B, Leyden J, et al. Cerebral Venous Sinus Thrombosis Incidence Is Higher Than Previously Thought: A Retrospective Population-Based Study[J]. Stroke, 2016, 47(9): 2180−2182.

[32] Kashkoush AI, Ma H, Agarwal N, et al. Cerebral venous sinus thrombosis in pregnancy and puerperium: A pooled, systematic review[J]. J Clin Neurosci, 2017, 39: 9−15.

[33] McDermott M, Miller EC, Rundek T, et al. Preeclampsia: Association With Posterior Reversible Encephalopathy Syndrome and Stroke[J]. Stroke, 2018, 49(3): 524−530.

[34] Mayama M, Uno K, Tano S, et al. Incidence of posterior reversible encephalopathy syndrome in eclamptic and patients with preeclampsia with neurologic symptoms[J]. Am J Obstet Gynecol, 2016, 215(2): 239 e231−235.

[35] Fugate JE, Rabinstein AA. Posterior reversible encephalopathy syndrome: clinical and radiological manifestations, pathophysiology, and outstanding questions[J]. Lancet Neurol, 2015, 14(9): 914−925.

[36] Anzola GP, Brighenti R, Cobelli M, et al. Reversible cerebral vasoconstriction syndrome in puerperium: A prospective study[J]. J Neurol Sci, 2017, 375: 130−136.

[37] Miller EC, Sundheim KM, Willey JZ, et al. The Impact of Pregnancy on Hemorrhagic Stroke in Young Women[J]. Cerebrovasc Dis, 2018, 46(1−2): 10−15.

[38] Steinberg A, Moreira TP. Neuroendocrinal, Neurodevelopmental, and Embryotoxic Effects of Recombinant Tissue Plasminogen Activator Treatment for Pregnant Women with Acute Ischemic Stroke[J]. Front Neurosci, 2016, 10: 51.

[39] Landais A, Chaumont H, Dellis R. Thrombolytic Therapy of Acute Ischemic Stroke during Early Pregnancy[J]. J Stroke Cerebrovasc Dis, 2018, 27(2): e20−e23.

[40] Watanabe TT, Ichijo M, Kamata T. Uneventful Pregnancy and Delivery after Thrombolysis Plus Thrombectomy for Acute Ischemic Stroke: Case Study and Literature Review[J]. J Stroke Cerebrovasc Dis, 2019, 28(1): 70−75.

[41] Akazawa M, Nishida M. Thrombolysis with intravenous recombinant tissue plasminogen activator during early postpartum period: a review of the literature[J]. Acta Obstet Gynecol Scand, 2017, 96(5): 529−535.

[42] Powers WJ, Rabinstein AA, Ackerson T, et al. 2018 Guidelines for the Early Management of Patients With Acute Ischemic Stroke: A Guideline for Healthcare Professionals From the American Heart Association/American Stroke Association[J]. Stroke, 2018, 49(3): e46−e110.

[43] Shah SS, Snelling BM, Brunet MC, et al. Transradial Mechanical Thrombectomy for Proximal Middle Cerebral Artery Occlusion in a First Trimester Pregnancy: Case Report and Literature Review[J]. World Neurosurg, 2018, 120: 415−419.

[44] Ladhani NNN, Swartz RH, Foley N, et al. Canadian Stroke Best Practice Consensus Statement: Acute Stroke Management during pregnancy[J]. Int J Stroke, 2018, 13(7): 743−758.

[45] Can A, Du R. Neurosurgical Issues in Pregnancy[J]. Semin Neurol, 2017, 37(6): 689−693.

[46] Mohr JP, Overbey JR, von Kummer R, et al. Functional impairments for outcomes in a randomized trial of unruptured brain AVMs[J]. Neurology, 2017, 89(14): 1499−1506.

[47] Katsuragi S, Yoshimatsu J, Tanaka H, et al. Management of pregnancy complicated with intracranial arteriovenous malformation[J]. J Obstet Gynaecol Res, 2018, 44(4): 673−680.

[48] Hebert D, Lindsay MP, McIntyre A, et al. Canadian stroke best practice recommendations: Stroke rehabilitation practice guidelines, update 2015[J]. Int J Stroke, 2016, 11(4): 459−484.

[49] Raffaelli B, Siebert E, Korner J, et al. Characteristics and diagnoses of acute headache in pregnant women — a retrospective cross-sectional study[J]. J Headache Pain, 2017, 18(1): 114.

[50] Burch R. Headache in Pregnancy and the Puerperium[J]. Neurol Clin, 2019, 37(1): 31−51.

[51] Negro A, Delaruelle Z, Ivanova TA, et al. Headache and pregnancy: a systematic review[J]. J Headache Pain, 2017, 18(1): 106.

[52] Vgontzas A, Robbins MS. A Hospital Based Retrospective Study of Acute Postpartum Headache[J]. Headache, 2018, 58(6): 845−851.

[53] D'Angelo R, Smiley RM, Riley ET, et al. Serious complications related to obstetric anesthesia: the serious complication repository project of the Society for Obstetric Anesthesia and Perinatology[J]. Anesthesiology, 2014, 120(6): 1505−1512.

[54] Hammad T, DeDent A, Algahtani R, et al. Posterior Reversible Encephalopathy Syndrome Secondary to CSF Leak and Intracranial Hypotension: A Case Report and Literature Review[J]. Case Rep Neurol Med, 2015, 2015: 538523.

[55] Guglielminotti J, Landau R, Li G. Major Neurologic Complications Associated With Postdural Puncture Headache in Obstetrics: A Retrospective Cohort Study[J]. Anesth Analg, 2019, 129(5): 1328−1336.

[56] Millstine D, Chen CY, Bauer B. Complementary and integrative medicine in the management of headache[J]. BMJ, 2017, 357: j1805.

[57] Baigi K, Stewart WF. Headache and migraine: a leading cause of absenteeism[J]. Handb Clin Neurol, 2015, 131: 447−463.

[58] Marchenko A, Etwel F, Olutunfese O, et al. Pregnancy outcome following prenatal exposure to triptan medications: a meta-analysis[J]. Headache, 2015, 55(4): 490−501.

[59] Marmura MJ, Silberstein SD, Schwedt TJ. The acute treatment of migraine in adults: the american headache society evidence assessment of migraine pharmacotherapies[J]. Headache, 2015, 55(1): 3−20.

第十四章
妊娠期高血压疾病

妊娠期高血压疾病（hypertensive disorders of pregnancy, HDP）是妊娠期特有的疾病，其影响范围广泛、不良妊娠结局发生率高，在资源贫乏地区甚至是导致孕产妇和围产期胎儿死亡的重要原因之一，是全球产科医师关注的重点[1, 2]。在当前入住重症监护病房（ICU）的孕产妇中，以高血压疾病及产科出血患者最为常见，这也警示我们对妊娠期高血压疾病应足够重视。2018年国际妊娠期高血压研究学会（International Society for the Study of Hypertension in Pregnancy, ISSHP）发表了《妊娠期高血压疾病分类、诊断和管理指南》[3]。2019年，美国妇产科医师学会（American College of Obstetricians and Gynecologists, ACOG）[4]、英国国家卫生与临床优化研究所（National Institute for Health Care Excellence, NICE）[5]先后更新了HDP诊断和管理指南，在妊娠期高血压疾病的分类、诊断和管理方面提出了许多新的观点，同时对规范疾病的诊治给出了推荐建议。本文就最新HDP的分类、诊断、预防及治疗管理等方面逐一介绍。

一、流行病学

HDP是导致孕产妇产前患病和死亡的主要原因，是公共卫生面临的最重要问题之一。HDP、妊娠期高血压和子痫前期的患病率分别为5.2%～8.2%、1.8%～4.4%和0.2%～9.2%。对于子痫前期患者，娩出胎儿及胎盘是最切实的治疗方法，因此子痫前期是发达国家早产儿发生的重要原因。近年来，HDP的发生率仍有上升趋势，女性生育年龄的普遍推后，肥胖、糖尿病、慢性高血压发病率的增加，辅助生殖技术的进步都增加了HDP和子痫前期发生的风险。近几年的流行病学研究还关注到，HDP及其亚型与冠心病、心力衰竭、卒中、高血压、糖尿病、终末期肾功能不全、心肌病等其他疾病的远期风险之间的关系，提示医师在治疗孕产妇慢性疾病时应考虑HDP的影响[6]。

二、分类

中华医学会妇产科学分会在2015版《妊娠期高血压疾病诊治指南》[7]中将妊娠期高血压疾病分为四类，包括：妊娠期高血压（gestational hypertension）、子痫前期-子痫（preeclampsia-eclampsia）、妊娠合并慢性高血压和慢性高血压并发子痫前期（chronic hypertension with superimposed preeclampsia）（表14-1）。而2018年ISSHP对HDP的分类提出了新的观点，将HDP分为两大类、6种亚型（表14-2）。首次推荐将新型高血压包括白大衣高血压、隐匿性高血压和一过性高血压列为HDP特殊类型。

三、发病机制和病理生理改变

妊娠期高血压疾病的病因至今尚未完全阐明，国内外研究大多集中在子痫前期的发病机制和病理生理学改变上。有些患者具有家族遗传特征，已经证实子痫前期与某些基因变异（包括易栓症、炎症、氧化应激和肾素-血管紧张素系统）之间有强有力的联系。母体基因变异与编码胎儿HLA-C的

表14-1 中华医学会《妊娠期高血压疾病诊治指南》(2015) HDP分类

分 类	定 义
妊娠期高血压	
	妊娠20周后首次出现,收缩压≥140 mmHg和(或)舒张压≥90 mmHg,于产后12周内恢复正常,尿蛋白检测阴性
重度妊娠期高血压	收缩压≥160 mmHg和(或)舒张压≥110 mmHg
子痫前期-子痫	
子痫前期	妊娠20周后出现,收缩压≥140 mmHg和(或)舒张压≥90 mmHg,且伴有下列任一项: 蛋白尿:尿蛋白≥0.3 g/24小时,或尿蛋白/肌酐比值≥0.3,或随机尿蛋白≥(+) 无蛋白尿但伴有以下任何一种器官或系统受累: - 心、肺、肝、肾等重要器官 - 血液系统、消化系统、神经系统的异常改变 - 胎盘及胎儿受到累及等
重度子痫前期 (severe preeclampsia)	子痫前期孕妇出现下述任一表现: - 收缩压≥160 mmHg和(或)舒张压≥110 mmHg - 持续性头痛、视觉障碍或其他中枢神经系统异常表现 - 持续性上腹部疼痛及肝包膜下血肿或肝破裂表现 - 肝酶异常 - 肾功能受损:尿蛋白>2.0 g/24小时;少尿(24小时尿量<400 mL、或每小时尿量<17 mL)、或血肌酐>106 μmol/L - 低蛋白血症伴腹水、胸水或心包积液 - 血液系统异常:血小板计数呈持续性下降并低于100×10^9/L,微血管内溶血 - 心功能衰竭 - 肺水肿 - 胎儿生长受限或羊水过少、胎死宫内、胎盘早剥等
子痫	子痫前期基础上发生不能用其他原因解释的抽搐
妊娠合并慢性高血压	
	既往存在的高血压或在妊娠20周前发现收缩压≥140 mmHg和(或)舒张压≥90 mmHg,妊娠期无明显加重 或妊娠20周后首次诊断高血压并持续到产后12周以后
慢性高血压并发子痫前期	
	慢性高血压孕妇,妊娠20周前无蛋白尿,妊娠20周后出现尿蛋白≥0.3 g/24小时或随机尿蛋白≥(+) 或妊娠20周前有蛋白尿,妊娠20周后尿蛋白定量明显增加 或出现血压进一步升高等上述重度子痫前期的任何一项表现

表14-2 ISSHP《妊娠期高血压疾病分类、诊断和管理指南(2018)》HDP分类

分类-亚型	定 义
妊娠前诊断或妊娠<20周新发现的高血压	
慢性高血压 (包括原发性和继发性)	妊娠前诊断或妊娠<20周确诊的高血压
白大衣高血压	诊室血压升高(≥140/90 mmHg),但在家庭或工作时血压正常(<135/85 mmHg)
隐匿性高血压	诊室血压正常,但在其他时段血压升高,需24小时动态血压监测或家庭血压监测明确诊断

（续表）

分类-亚型	定　义
妊娠≥20周发生的高血压	
一过性妊娠期高血压	妊娠中晚期新发的高血压，无须任何治疗即可缓解
妊娠期高血压	妊娠≥20周血压升高，但不伴有蛋白尿、脏器功能损害和胎儿生长受限
子痫前期	妊娠期高血压出现以下一种或多种表现： ① 蛋白尿； ② 其他母体器官功能障碍，包括： 　－ 急性肾损伤（肌酐≥90 μmol/L；1 mg/dL） 　－ 肝功能异常（ALT or AST＞40 IU/L）伴或不伴右上腹疼痛 　－ 神经系统并发症（如子痫、精神状态改变、失明、卒中、痉挛、严重头痛、持续性视物模糊） 　－ 血液系统并发症（血小板计数低于150×10⁹/L、弥散性血管内凝血、溶血）； ③ 子宫胎盘功能障碍（如胎儿生长受限、脐动脉多普勒波形分析异常或死胎）

基因之间的相互作用显示，白种人、撒哈拉沙漠以南的非洲人和中国汉族孕妇易患子痫前期[2]。多种机制参与子痫前期的发生发展，包括慢性子宫胎盘缺血、免疫失调、极低密度脂蛋白毒性、遗传因素、滋养细胞凋亡坏死增多以及过强的母体炎性反应影响滋养细胞发育等[1, 8, 9]。胎盘因素始终是子痫前期病因学的中心，去除胎盘是子痫前期症状消退的必要条件。目前已经认识到，早发型和晚发型子痫前期（妊娠34周之后出现）有着不同的病理生理过程。早发型子痫前期中，母体子宫螺旋动脉在妊娠早期存在重塑不良，导致胎盘血流灌注不足，并引起胎盘组织发生病理性改变。而晚发型子痫前期可能与胎盘正常衰老和母体易患心血管、代谢性疾病的遗传因素相互作用有关[10, 11]（图14-1）。

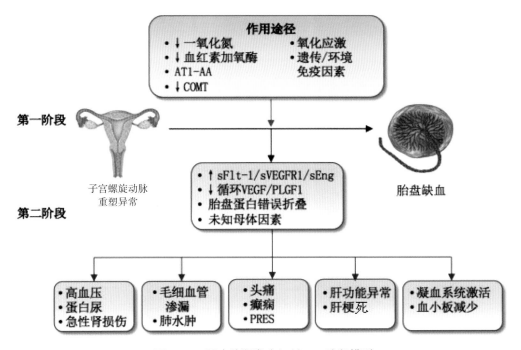

图14-1　子痫前期发病机制：二阶段模型

注：AT1-AA，血管紧张素受体1自身抗体；COMT，邻苯二酚-O-甲基转移酶；sEng，可溶性内皮素；sFlt-1，可溶性FMS样络氨酸激酶1；sVEGFR1，可溶性血管内皮生长因子受体1；VEGF，血管内皮生长因子；PLGF1，胎盘生长因子1；PRES，后部可逆性脑病综合征。引自Phipps E, Prasanna D, Brima W, et al. Preeclampsia: Updates in Pathogenesis, Definitions, and Guidelines[J]. Clinical journal of the American Society of Nephrology: CJASN, 2016, 11(6): 1102-1113.

子痫前期是一种以广泛血管内皮损伤、全身小动脉痉挛为特点的全身性、系统性疾病，因此子痫前期对患者几乎所有的器官都会产生不利影响，甚至在其发病几十年后还会存在心血管疾病和肾脏疾病的潜在风险[4, 12]。

1. 血管改变 子痫前期患者循环血容量相对不足，血液浓缩。各种血管活性物质（包括：前列环素、血栓素A2、一氧化氮和内皮素等）相互作用导致血管强烈痉挛。子痫前期常伴有毛细血管渗漏和胶体渗透压降低，积极的补液治疗存在引起肺水肿的风险。

2. 血液 子痫前期，尤其是伴有严重症状的患者，可能发生各种血液学改变。一方面血液浓缩，另一方面广泛的血管内皮细胞损伤，激活外源性和内源性凝血机制，表现为血小板减少、凝血因子缺乏或变异所致的高凝血状态，严重时可出现溶血。血小板减少是血小板活化、聚集和消耗的结果，是疾病严重程度的标志。

3. 心脏 血管痉挛、外周阻力增加，心肌收缩力和心脏后负荷增加，心输出量明显减少。超声心动图发现，子痫前期患者多存在左心室重塑，左心室壁肥厚且左心室质量增加。而外周阻力增加、左

心室舒张功能减退和左心室质量增加的患者，发生并发症的风险更高[13]（图14-2）。超声心动图识别舒张功能障碍有助于早期预测子痫前期，将资源引向高风险的患者，从而改善母婴结局[13]（图14-3）。另一方面，血管内皮细胞损伤，血管通透性增加，血管内液进入细胞间质，导致间质水肿、心肌缺血甚至坏死。肺血管痉挛、肺动脉高压，易发生肺水肿，严重时可导致心力衰竭。

4. 肝脏 子痫前期伴严重症状患者的肝功能可发生显著改变。AST比ALT升高的程度更大，可能有助于区分子痫前期与其他潜在原因导致的肝脏疾病。LDH升高是由肝功能异常和溶血引起，而子痫前期进展及肝脏合成功能改变，导致凝血功能异常。

5. 肾脏 子痫前期典型的肾脏改变为肾小球内皮细胞增生。肾血管痉挛，肾小球滤过率大大降低，从而导致重度子痫前期患者少尿的发生。尿酸产生增加，近端肾小管再吸收增加，排泄减少，导致子痫前期患者高尿酸血症。

6. 胎儿结局 子痫前期患者中，子宫胎盘缺血的临床表现包括胎儿生长受限、羊水过少、胎盘早剥以及胎儿监测显示胎儿状态不稳定。因此，子痫

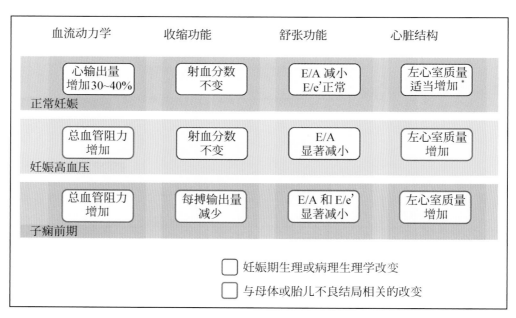

图14-2 超声心动图在正常妊娠与妊娠期高血压/子痫前期的主要发现以及与不良结局的关系

注：*在正常妊娠期间，左心室壁厚度和质量逐渐轻微增加，而产后则有所下降。E/A，左心室舒张早期快速充盈峰值/左心室舒张晚期（心房收缩）充盈峰值；E/e'，舒张早期二尖瓣流入速度/舒张早期二尖瓣环速度。引自 Castleman JS, Ganapathy R, Taki F, et al. Echocardiographic Structure and Function in Hypertensive Disorders of Pregnancy[J]. Circulation: Cardiovascular Imaging, 2016, 9(9).

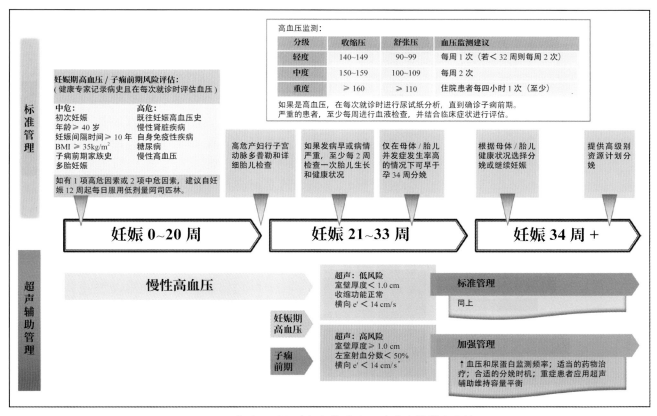

以下是图中内容：

高血压监测：

分级	收缩压	舒张压	血压监测建议
轻度	140~149	90~99	每周 1 次（若＜32 周则每周 2 次）
中度	150~159	100~109	每周 2 次
重度	≥ 160	≥ 110	住院患者每四小时 1 次（至少）

如果是高血压，在每次就诊时进行尿试纸分析，直到确诊子痫前期。
严重的患者，至少每周进行血液检查，并结合临床症状进行评估。

标准管理

妊娠期高血压 / 子痫前期风险评估：
（健康专家记录病史且在每次就诊时评估血压）

中危：　　　　　　高危：
初次妊娠　　　　　既往妊娠高血压史
年龄 ≥ 40 岁　　　慢性肾脏疾病
妊娠间隔时间 ≥ 10 年　自身免疫性疾病
BMI ≥ 35kg/m²　　糖尿病
子痫前期家族史　　慢性高血压
多胎妊娠

如有 1 项高危因素或 2 项中危因素，建议自妊娠 12 周起每日服用低剂量阿司匹林。

高危产妇行子宫动脉多普勒和详细胎儿检查

如果发病早或病情严重，至少每 2 周检查一次胎儿生长和健康状况

仅在母体 / 胎儿并发症发生率高的情况下可早于孕 34 周分娩

根据母体 / 胎儿健康状况选择分娩或继续妊娠

提供高级别资源计划分娩

妊娠 0~20 周　　妊娠 21~33 周　　妊娠 34 周 +

超声辅助管理

慢性高血压

妊娠期高血压

子痫前期

超声：低风险
室壁厚度＜1.0 cm
收缩功能正常
横向 e' ＜ 14 cm/s

标准管理
同上

超声：高风险
室壁厚度 ≥ 1.0 cm
左室射血分数＜50%
横向 e' ＜ 14 cm/s*

加强管理
↑血压和尿蛋白监测频率；适当的药物治疗；合适的分娩时机；重症患者应用超声辅助维持容量平衡

图 14-3　超声心动图在妊娠期高血压疾病中的潜在价值

注：*舒张功能障碍可进一步分为心肌舒张功能受损 [E/A＜0.73，减速时间（DT）＞194毫秒、等容舒张时间（IVRT）＞83毫秒]、假正常充盈（E/A：0.73 ~ 2.33；DT：138 ~ 194毫秒；IVRT：51 ~ 83毫秒）和限制性充盈（E/A＞2.33；DT＜138毫秒；IVRT＜51毫秒）。左心房扩张也是一个有效的超声心动图标记物。妊娠期高血压（GH）/子痫前期（PET）风险评估基于NICE指南。BP，血压；LV：左心室；e'：舒张早期二尖瓣环速度。引自Castleman JS, Ganapathy R, Taki F, et al. Echocardiographic Structure and Function in Hypertensive Disorders of Pregnancy[J]. Circulation: Cardiovascular Imaging, 2016, 9(9).

前期患者早产的风险增加。

四、诊断

（一）高血压诊断

最新指南中妊娠期的高血压诊断标准与以往无异，为收缩压 ≥ 140 mmHg 和（或）舒张压 ≥ 90 mmHg[3-5, 14]。测量血压前被测者至少安静休息 5 分钟。测量时取坐位或卧位，选择大小合适的袖带，在同一手臂至少测量 2 次[7]。对首次发现轻度血压升高者，应间隔 4 ~ 6 小时重复测量，如 2 次测量均为收缩压 ≥ 140 mmHg 和（或）舒张压 ≥ 90 mmHg 即诊断为高血压。对重度血压升高，收缩压 ≥ 160 mmHg 和（或）舒张压 ≥ 110 mmHg 时，需在 15 分钟内重复测量验证[3]。慢性高血压大多是原发性高血压，通常在第一次产检（妊娠＜20 周）

时发现。妊娠期慢性高血压患者一经诊断，应立即进行血常规、凝血功能、肝肾功能、尿蛋白、尿蛋白/肌酐比、肾脏超声（如果尿蛋白阳性）等检查，以此作为慢性高血压严重程度的评估依据。诊室内高血压约有 1/4 为白大衣高血压，隐匿性高血压在诊室内又无法识别，需要通过 24 小时动态血压监测（ambulatory BP monitoring, ABPM）或家庭血压监测（home blood pressure monitoring, HBPM）来明确诊断[3]。研究发现，白大衣高血压、一过性高血压和慢性高血压约有 8% ~ 25% 将发展为子痫前期，而在慢性高血压的肾病患者中，子痫前期的发生率更高[15, 16]。妊娠期高血压一般预后较好，但发现妊娠期高血压的孕周越早，发展为子痫前期的风险越高，且存在远期心血管及代谢疾病风险[12]。因此，加强高血压孕妇孕期的随访与监测尤为重要。

（二）尿蛋白检测

Mateus等[17]的研究显示，大量蛋白尿（>5 g/24小时）与母婴不良结局相关。在子痫前期的诊断中，蛋白尿仍然作为重要但非必要的诊断依据。中华医学会2015版指南建议，所有孕妇每次产前检查均应检测尿蛋白或尿常规，可疑子痫前期孕妇应检测24小时尿蛋白定量。尿蛋白≥0.3 g/24小时或尿蛋白/肌酐比值≥0.3，或随机尿蛋白≥（+）定义为蛋白尿[7]。24小时尿蛋白定量和尿蛋白/肌酐比值检测标准与ISSHP一致，而ISSHP推荐临床实践中，24小时尿蛋白定量可以被尿蛋白/肌酐比值所替代[3]。这一观点也得到了NICE委员会的认同[5]，认为24小时尿液收集有一定难度且存在检测延迟，而尿蛋白/肌酐和尿白蛋白/肌酐（检测阈值分别为30 mg/mmol和8 mg/mmol）具高度特异性和敏感性，检测准确率高，可以用来替代24小时尿蛋白定量检测。但对于有肾脏并发症的女性来说，可能仍然适合使用24小时尿蛋白定量检测。随机尿蛋白可作为筛查的工具，而随机尿蛋白（+）假阳性率高达71%，故ACOG 2019年指南将随机尿蛋白阳性诊断更新为≥（++）[4]。

（三）子痫前期（pre-eclampsia, PE）

子痫前期的定义已如前文所述。中华医学会2015版指南仍沿用了重度子痫前期的诊断，认为血压和（或）尿蛋白水平持续升高，发生孕产妇器官功能受损或胎盘-胎儿并发症是子痫前期病情向重度发展的表现（表14-1）。由于重度子痫前期伴发孕产妇多器官功能受损，临床表现多样，确诊前应考虑与其他疾病鉴别（表14-3）[2]。子痫前期是一种复杂的疾病，可迅速恶化而并无预警，因此ISSHP认为，不建议将其分为"轻度"或"重度"[3]。ACOG 2019年提出子痫前期伴严重特征（pre-eclampsia with severe features）（表14-4）。对于血压大于160/110 mmHg的重度高血压患者，即使尿蛋白阴性，仍需诊断为子痫前期伴严重特征。

（四）HELLP综合征（hemolysis, elevated liver enzymes, and low platelets syndrome）

HELLP综合征是子痫前期的一种严重表现，以溶血、转氨酶水平升高和血小板减少为特点。HELLP综合征孕妇可并发肺水肿、胎盘早剥、产后出血、弥散性血管内凝血（DIC）、肾衰竭、肝破裂等，剖宫产率高，多器官功能衰竭和DIC是HELLP

表14-3　重度子痫前期临床表现与鉴别诊断

临床表现		鉴别诊断
中枢神经系统	癫痫、头痛	癫痫、蛛网膜下腔出血、低血糖、血栓性血小板减少性紫癜、高血压脑病、中心静脉窦血栓形成、局麻药中毒、羊水栓塞、脑系统性红斑狼疮、特发性颅内高压
肾脏	蛋白尿、高血压、肾功能异常、少尿	肾盂肾炎、肾病综合征、急慢性肾小球肾炎、狼疮性肾炎、溶血性尿毒症综合征、间质性肾炎
血管	重度高血压	甲状腺毒症、嗜铬细胞瘤、库欣综合征、白大衣高血压、醛固酮增多症
心肺	胸痛、呼吸困难、低血氧饱和度	肺水肿、肺栓塞、肺炎、心肌梗死或缺血、围产期心肌病
肝脏	肝功能异常、上腹部疼痛、恶心、呕吐	妊娠急性脂肪肝、病毒性肝炎、药物性肝损伤、急性胰腺炎、产妇胆汁淤积、胃炎、妊娠剧吐
眼科	视觉障碍	外伤或眼病引起的视网膜脱离，血管炎引起的视网膜动静脉血栓形成，外伤及其他原因，视网膜缺血，中心性浆液性视网膜病变
血液	出血、凝血异常、弥散性血管内凝血、休克	特发性血小板减少性紫癜、血小板减少性紫癜、胎盘早剥、感染性休克、妊娠急性脂肪肝

注：引自Mol BWJ, Roberts CT, Thangaratinam S, et al. Pre-eclampsia[J]. The Lancet, 2016, 387(10022): 999-1011.

表 14-4　ACOG 子痫前期严重特征（2019）

收缩压≥160 mmHg 和（或）舒张压≥110 mmHg，2次测量间隔＞4小时（除非在此之前已行降压治疗）

血小板减少（血小板计数＜100×10^9/L）

肝功能异常：转氨酶升高超过正常上限2倍，持续右上腹或胃脘区疼痛，药物不能缓解，排除其他诊断

肾功能不全：血肌酐＞1.1 mg/dL 或高于正常上限2倍，排除其他肾脏疾病

肺水肿

新发头痛，药物不能缓解，排除其他原因

视物模糊

注：引自 ACOG Practice Bulletin No. 202: Gestational Hypertension and Preeclampsia[J]. Obstet Gynecol, 2019, 133(1): 1-25.

综合征孕妇最主要的死亡原因。而在胎儿方面，因胎盘功能减退、胎盘供血不足，可导致胎儿生长受限、胎儿窘迫、死胎、死产、早产或新生儿死亡等严重并发症。HELLP综合征首次被描述于1982年，近年来的诊断标准没有明显变化，具体如下。

1. 血管内溶血　外周血涂片见破碎红细胞、球形红细胞，胆红素≥20.5 μmol/L（1.2 mg/dL），血红蛋白轻度下降，LDH 水平升高。

2. 转氨酶水平升高　ALT≥40 U/L 或 AST≥70 U/L。

3. 血小板计数减少　血小板计数＜100×10^9/L[7]。

ACOG 诊断标准为：LDH≥600 U/L；AST和ALT升高超过正常上限2倍以上及血小板计数＜100×10^9/L[4]。

大部分HELLP综合征发生在妊娠晚期，但有30%的病例发生在产后。典型症状表现为全身不适、右上腹疼痛或不适、体重骤增、脉压增大、全身性水肿。50%的患者出现头晕、呕吐症状。但也有将近15%的患者隐匿性发病或症状不典型，发病时不伴高血压或蛋白尿[18]，确诊主要依靠实验室检查。20世纪80年代，由田纳西大学和密西西比大学分别制定的两种HELLP综合征分级标准沿用至今[7, 19, 20]（表14-5）[21]，其中HELLP综合征1级的孕产妇严重并发症发生率达40%～60%。将HELLP综合征患者分级，有利于评估孕产妇严重并发症的发生风险，有利于关注疾病进展性变化并给予积极的处理，避免其向严重方向发展。在考虑做出HELLP综合征的诊断时，应注意与血栓性疾病、血栓性血小板减

表 14-5　HELLP 综合征分级系统

HELLP 分级	Mississippi 分级	Tennessee 分级
1级（重度）	血小板计数≤50×10^9/L LDH≥600 U/L AST 或 ALT≥70 U/L	血小板计数≤100×10^9/L LDH≥600 U/L AST≥70 U/L
2级（中度）	血小板计数（50～100）×10^9/L LDH≥600 U/L AST 或 ALT≥70 U/L	N/A
3级（轻度）	血小板计数（100～150）×10^9/L LDH≥600 U/L AST 或 ALT≥40 U/L	N/A
部分/不全 HELLP	N/A	重度子痫前期 + 以下一项： ELLP, EL, HEL, LP

注：ELLP，转氨酶升高和血小板减少（elevated liver enzymes and low platelets）；EL，转氨酶升高；HEL，溶血（hemolysis）和转氨酶升高；LP，血小板减少；N/A，不适用。引自 Brady CW. Liver Disease in Pregnancy: What's New[J]. Hepatology Communications, 2020, 4:145-156.

少性紫癜、溶血性尿毒症综合征、妊娠急性脂肪肝、抗磷脂综合征、系统性红斑狼疮等鉴别[7]。

（五）子痫

子痫定义为排除癫痫、脑动脉缺血和梗死、颅内出血等情况，新发的强直性痉挛、局部或多部位的痉挛抽搐[4]。子痫会导致严重的缺氧、创伤和吸入性肺炎，是孕产妇死亡的主要原因之一，尤其是在资源贫乏地区。虽然很少发生永久性神经系统损伤，但子痫患者常会出现短暂或长时间的记忆缺失和认知障碍。多达1/4的患者在磁共振检查（MRI）中会发现永久性的脑白质缺失，但这并不导致严重的神经功能缺失。子痫可以发生在产前、产时和产后，78%～83%的子痫患者会有前驱症状，如持续性枕部或前额的头痛、视物模糊、畏光、精神状态改变等。头痛反映了颅内压升高、脑水肿和高血压脑病。以往认为，子痫是由高血压、蛋白尿等一系列临床表现逐渐发展而成，但有研究指出，子痫发作仅出现在极少数子痫前期（1.9%）或重度子痫前期（3.2%）患者中，有些子痫发作没有任何前驱表现或症状[22]。因此，不能认为子痫是子痫前期的发生和发展过程的严重阶段。

五、预测与预防

ACOG在2019年更新了妊娠期高血压和子痫前期的高危因素，国内指南基本与其保持一致（表14-6）。迄今为止，妊娠早中期尚缺乏能够可靠预测全部子痫前期的方法。许多研究致力于通过生化指标或将生化指标与生物物理学参数相结合的方式在妊娠早期和妊娠中期预测子痫前期的发生[23-26]，但对低危孕妇的阳性预测值都仅为8%～33%。使用超声联合生化指标作为筛查预测工具的预测价值尚具争议[26-28]。

近年来，使用小剂量阿司匹林预防子痫前期已基本达成共识。其机制可能与小剂量阿司匹林抑制血栓素A2，从而缓解前列环素和血栓素A2代谢失衡所导致的子痫前期发病有关。2017年一项大规模、双盲、随机、安慰剂对照的多中心研究明确了孕妇使用低剂量阿司匹林预防治疗，可以降低早产型子痫前期（子痫前期患者＜37周分娩）发生率[29]。多项meta分析[30, 31]认为，无论是妊娠16周

表14-6　子痫前期高危因素

ACOG（2019）	中华医学会（2015）
年龄≥35岁	年龄≥40岁
孕前BMI＞30 kg/m²	BMI≥28 kg/m²
既往子痫前期病史	子痫前期家族史、既往子痫前期病史
初产	初次妊娠
多胎妊娠	多胎妊娠
慢性高血压	内科疾病或潜在疾病包括：高血压
孕前糖尿病、妊娠糖尿病	糖尿病
肾脏疾病	肾脏疾病
系统性红斑狼疮	自身免疫性疾病如系统性红斑狼疮
抗磷脂抗体综合征	抗磷脂抗体综合征等
血栓形成倾向	妊娠间隔时间≥10年
辅助生殖技术	此次妊娠收缩压≥130 mmHg或舒张压≥80 mmHg（妊娠早期或首次产前检查时）
睡眠呼吸暂停综合征	妊娠早期24小时尿蛋白定量≥0.3 g或尿蛋白持续存在（随机尿蛋白≥＋＋1次及以上）

前或妊娠16周后开始使用小剂量阿司匹林，都能有效降低子痫前期和相关母婴并发症风险。中华医学会建议对存在子痫前期复发风险，如存在子痫前期史（尤其是较早发生子痫前期史或重度子痫前期史）、有胎盘疾病史（如胎儿生长受限、胎盘早剥病史）、存在肾脏疾病及高凝状态等子痫前期高危因素者，可以在妊娠早中期（妊娠12～16周）开始服用小剂量阿司匹林（50～100 mg），可维持到

妊娠28周[7]。ACOG进一步将子痫前期高危因素分为高危、中危及低危因素（表14-7），这为采用阿司匹林预防妊娠期高血压疾病提供了用药指征。指南建议有任一子痫前期高危因素和具有一个以上中危因素的孕妇，推荐（＜妊娠16周）开始接受低剂量阿司匹林（81 mg/d）预防子痫前期，并持续到分娩[4]。NICE的推荐剂量为75～150 mg/d，从妊娠12周起直到分娩。

表14-7　子痫前期危险因素与小剂量阿司匹林使用建议

风险等级	危 险 因 素	建 议
高危	– 既往子痫前期病史，尤其伴随不良结局 – 多胎妊娠 – 慢性高血压 – 1型或2型糖尿病 – 肾脏疾病 – 自身免疫性疾病（如系统性红斑狼疮、抗磷脂抗体综合征）	如果患者有1项或以上高危因素，建议使用低剂量阿司匹林
中危	– 初产 – 肥胖（BMI＞30 kg/m²） – 子痫前期家族史（母亲或姐妹） – 社会人口特征（非裔美国人，低社会经济地位） – 年龄≥35岁 – 个人史（如低出生体重或小于胎龄、既往不良妊娠结局、10年以上妊娠间隔）	如果患者有多个中危因素，考虑使用低剂量阿司匹林
低危	– 既往无并发症的足月分娩	不建议使用低剂量阿司匹林

注：引自ACOG Practice Bulletin No. 202: Gestational Hypertension and Preeclampsia[J]. Obstetrics and gynecology, 2019, 133(1): 1-25.

对于钙摄入低的人群（＜600 mg/d），推荐口服钙补充量至少1 g/d以预防子痫前期[7]。ISSHP推荐的剂量为1.2～2.5 g/d[3]。孕期运动和体重管理对减少妊娠期高血压的发生或许也有帮助[3, 7, 32]。Barakat等[32]研究发现，每周3次、每次50分钟的有氧运动可有效降低妊娠期高血压、子痫前期和巨大儿的发生，同时减少孕期增重。而营养干预措施如：维生素C、维生素E、鱼油、大蒜、维生素D或限制钠盐摄入等，降低子痫前期发生风险的证据不足[4, 5]。

六、治疗和管理

妊娠期高血压疾病的治疗目的是控制疾病进展，改善围产期母婴结局。治疗基本原则是休息、镇静、预防抽搐、有指征地降压和利尿，密切监测母胎情况，适时终止妊娠。应根据病情的轻重缓急

和分类进行个体化治疗。中华医学会推荐治疗原则如下。

（1）妊娠期高血压：休息、镇静、监测母胎情况，酌情降压治疗。

（2）子痫前期：预防抽搐，有指征地降压、利尿、镇静，密切监测母胎情况，预防和治疗严重并发症，适时终止妊娠。

（3）子痫：控制抽搐，病情稳定后终止妊娠，预防并发症。

（4）妊娠合并慢性高血压：以降压治疗为主，注意预防子痫前期的发生。

（5）慢性高血压并发子痫前期：兼顾慢性高血压和子痫前期的治疗。

（一）评估和监测

妊娠期高血压疾病的病情复杂、变化快，分娩

和产后的生理变化以及各种不良刺激等均可导致病情加重。对产前、产时和产后的病情进行密切监测和评估十分重要，目的在于了解病情轻重和进展情况，及时合理干预，早防早治，避免不良妊娠结局的发生。

1. 基本监测 注意头痛、眼花、胸闷、上腹部不适或疼痛及其他消化系统症状，检查血压、体重、尿量变化和血尿常规，监测胎心、胎动。

2. 孕妇特殊检查 包括眼底检查、凝血功能、重要器官功能，血脂、血尿酸、尿蛋白定量和电解质等检查，有条件的医疗机构建议检查自身免疫性疾病相关指标。

3. 胎儿特殊检查 包括胎儿电子监护、超声监测胎儿生长发育、羊水量，如可疑胎儿生长受限，有条件的医疗机构注意检测脐动脉和大脑中动脉血流阻力等。

4. 检查项目和频度 根据病情决定，以便于掌握病情变化。

（二）门诊和住院管理

无严重征象的妊娠期高血压或子痫前期患者可以选择家庭动态管理，建议期待治疗至妊娠37周，期间需要经常对胎儿和孕妇进行评估。胎儿监测包括超声检查确定胎儿生长情况[1次/（3～4）周]和羊水量测定（1次/周），每周进行1～2次产前检查。母体检查包括频繁地评估子痫前期的发展或恶化，每周评估血小板计数、血肌酐和转氨酶水平。妊娠期高血压妇女每周1次蛋白尿评估；如果怀疑病情有进展，上述测试应尽快重复，并询问孕产妇是否出现与子痫前期有关的严重征象。对于有严重症状的患者，需住院治疗[4]。ISSHP建议子痫前期患者一经诊断需住院评估，如病情平稳且患者能够自我监测病情及血压，也可在门诊进行管理[3]。

（三）降压阈值和目标血压

一项全球范围多中心随机对照研究CHIPS（control of hypertension in pregnancy study）[33]证实，严格控制血压（即舒张压目标值85 mmHg）可降低严重高血压发生率且对胎儿不会产生不良影响。基于这一研究结论，ISSHP推荐所有HDP降压治疗阈值为诊室血压≥140/90 mmHg（或家庭血压≥135/85 mmHg）；血压管理目标值为舒张压85 mmHg，收缩压110～140 mmHg，以降低发生严重高血压和其他并发症的风险[3]。NICE降压阈值和目标血压也参考了这个标准，目标血压为≤135/85 mmHg[5]。妊娠期常用降压药[14]（表14-8）均能降低严重高血压发生率，而血管紧张素转化酶抑制剂和血管紧张素Ⅱ受体阻滞剂对发育中胎儿肾脏有毒性，故妊娠期禁止使用。治疗严重高血压的目的是预防充血性心力衰竭、心肌缺血、肾损伤或肾衰竭、缺血性或出血性脑卒中。无论何种类型的HDP，急性发作严重高血压[收缩压≥160 mmHg和（或）舒张压≥110 mmHg，持续≥15分钟]时，都需紧急处理并密切监护。常用药物包括口服硝苯地平，静脉注射拉贝洛尔或肼苯哒嗪。没有上述药物可选择口服拉贝洛尔[3, 4, 34]（表14-9）。ISSHP推荐了相应的严重高血压控制流程（图14-4）。

（四）硫酸镁的应用

硫酸镁可预防有严重特征的子痫前期和子痫患者发生抽搐，使子痫发生率降低50%，其控制子

表14-8 妊娠常用降压药

一线口服药	二线口服药	禁止使用药物
拉贝洛尔	可乐定	ACEI*
甲基多巴	肼苯哒嗪	ARB**
长效口服硝苯地平	噻嗪类利尿剂	
其他β受体阻滞剂（醋丁洛尔、美托洛尔、吲哚洛尔和普萘洛尔）		

注：*ACEI：血管紧张素转化酶抑制剂；**ARB：血管紧张素Ⅱ受体阻滞剂，具有胎儿肾脏毒性，妊娠期禁用。引自 Butalia S, Audibert F, Cote AM, et al. Hypertension Canada's 2018 Guidelines for the Management of Hypertension in Pregnancy[J]. The Canadian journal of cardiology, 2018, 34(5): 526-531.

表14-9　妊娠期紧急血压控制的降压药选择

药　物	剂　　　量	评　价	起效时间
拉贝洛尔	10～20 mg静脉注射，之后20～80 mg/（10～30）min 最大累积剂量300 mg 或持续输注1～2 mg/min	心动过速不常见，副作用较少 哮喘、先前存在心肌疾病、心功能失代偿、心脏传导阻滞和心动过缓患者避免使用	1～2分钟
肼苯哒嗪	5 mg静脉注射或肌注，之后5～10 mg静脉注射/（20～40）分钟 最大累积剂量20 mg 或持续输注0.5～10 mg/h	较高和较频繁使用与产妇低血压、头痛和胎心率异常相关 相比其他药物更常见	10～20分钟
硝苯地平（速释型）	10～20 mg口服，必要时20分钟重复 之后10～20 mg/（2～6）h，每日最大剂量180 mg	可见反射性心动过速和头痛	5～10分钟

注：引自 ACOG Practice Bulletin No. 202: Gestational Hypertension and Preeclampsia. Obstetrics and gynecology, 2019, 133(1): 1-25.

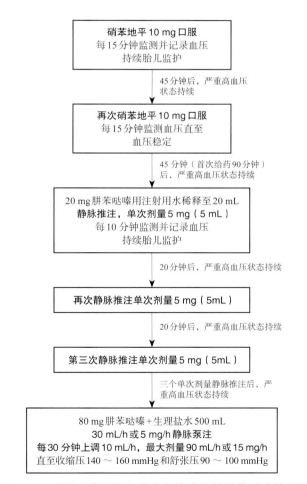

图14-4　口服硝苯地平和（或）静脉注射肼苯哒嗪控制严重高血压流程图

注：引自 Brown MA, Magee LA, Kenny LC, et al. The hypertensive disorders of pregnancy: ISSHP classification, diagnosis & management recommendations for international practice[J]. Pregnancy Hypertension, 2018, 13: 291-310.

病再次发作的效果优于地西泮、苯巴比妥和冬眠合剂等镇静药物[35]。对于使用硫酸镁预防妊娠期高血压或无严重特征的子痫前期患者发生抽搐，尚无共识。目前公认的是，当子痫前期患者出现严重高血压、蛋白尿加重、血压升高伴神经症状或体征等严重表现时，应给予硫酸镁预防抽搐发生[3-5]。硫酸镁应用的最佳剂量目前仍缺乏相关数据。美国普遍采用的治疗方案为：20～30分钟内静脉给药4～6 g，维持剂量每小时1～2 g。分娩发动前行剖宫产术者应在手术前开始用药，并在手术中及术后24小时继续用药；阴道分娩者应在分娩后24小时持续用药。在建立静脉通道困难的情况下，可以肌内注射硫酸镁，首次以10 g作为负荷剂量（每侧臀部5 g），之后每隔4小时给予5 g。血清镁离子有效治疗浓度为1.8～3.0 mmol/L，超过3.5 mmol/L即可出现中毒症状。ISSHP推荐了硫酸镁预防和治疗子痫的方案及硫酸镁中毒的管理（图14-5），同时指出，每一个医疗机构使用硫酸镁时必须有统一的方案，包括适当的监测、对硫酸镁中毒风险的认识以及母婴结局的评估。由于硫酸镁几乎只从尿液中排出，ACOG建议除了监测呼吸状态和肌腱反射，还应当将尿量作为监测的一部分。如果患者肾功能受损，血清硫酸镁水平将快速升高，使患者面临严重不良反应的风险[36]。如患者同时合并肾功能不全、心肌病、重症肌无力，或体重较轻者，硫酸镁应慎用或减量。

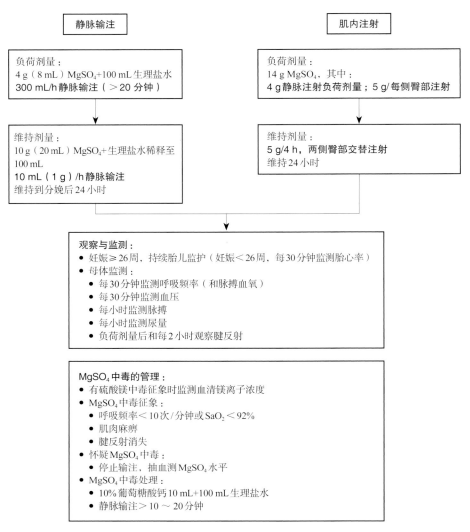

图 14-5 硫酸镁预防和治疗子痫方案及硫酸镁中毒管理

注：不同国家硫酸镁浓度可能不同，必须仔细确认镁浓度，以匹配相应治疗剂量。引自 Brown MA, Magee LA, Kenny LC, et al. The hypertensive disorders of pregnancy: ISSHP classification, diagnosis & management recommendations for international practice[J]. Pregnancy Hypertension, 2018, 13: 291-310.

（五）分娩时机和分娩时管理

合适的分娩时机需要综合考虑孕周、母体及胎儿监测和评估的状况，权衡母儿的风险利弊，以及根据医疗护理资源的水平来决定。对于子痫前期患者目前比较公认的分娩管理如下。

（1）患者病情稳定，可期待至妊娠满37周。

（2）妊娠34～37周的子痫前期患者应采用期待治疗。出现以下任何一种情况，应提前终止妊娠：① 三种降压药维持仍反复发生严重高血压；② 孕妇脉搏血氧饱和度＜90%；③ 肝肾功能异常进行性加重，进行性血小板减少；④ 肺水肿；

⑤ 神经系统症状或体征，如顽固性头痛、反复视盲或子痫；⑥ 胎盘早剥；⑦ 胎儿情况恶化（脐动脉多普勒血流测定舒张末期持续性反向血流、胎儿监护异常或死胎）。

（3）妊娠＜34周的子痫前期患者应在具有母婴医学专业知识的医疗中心进行期待治疗。

（4）患有子痫前期，且胎儿处于生存能力极限（国外指南＜妊娠24周，国内指南＜26周）的孕妇，可能需要终止妊娠。如果在妊娠不足34周时分娩，建议使用皮质类固醇促进胎肺成熟，但不能因此而延迟分娩[3, 4, 7]。

ISSHP推荐：慢性高血压无异常情况，可期待至妊娠39周终止妊娠；妊娠期高血压如果血压控制良好，胎儿监护正常，可期待至妊娠39周[3]。

妊娠期高血压或子痫前期的严重程度在分娩过程中可以发生进展，因此所有妊娠期高血压或子痫前期的患者即使无严重特征也必须加强监测（包括密切观察自觉症状、监测母胎情况和积极预防产后出血），以便早期发现进展为严重疾病。子痫前期患者分娩期间管理的主要目标是控制高血压和预防子痫。临产时应口服降压药，如果血压升高≥160/110 mmHg，立即口服硝苯地平或静脉注射拉贝洛尔或肼苯哒嗪治疗。如果进展为子痫前期，应开始硫酸镁治疗（见硫酸镁应用章节）。子痫前期患者血容量相对不足，但常伴毛细血管渗漏和胶体渗透压降低，常规补液治疗存在导致肺水肿风险，应限制液体总摄入量，补液量控制在60～80 mL/h。

（六）子痫的治疗

中华医学会2015版指南[7]建议，子痫发作时的紧急处理包括一般急诊处理、控制抽搐、控制血压、预防再发抽搐以及适时终止妊娠等。子痫诊治过程中，要注意与其他抽搐性疾病（如癔病、癫痫、颅脑病变等）进行鉴别。同时，应监测心、肝、肾、中枢神经系统等重要器官的功能、凝血功能和水电解质及酸碱平衡。

1. 一般急诊处理 子痫发作时应预防患者坠地外伤、唇舌咬伤，需保持气道通畅，维持呼吸、循环功能稳定，密切观察生命体征、尿量（留置导尿监测）等。避免声、光等一切不良刺激。

2. 控制抽搐 硫酸镁是治疗子痫及预防复发的首选药物。大多数子痫发作是自限性的，硫酸镁不一定能阻止抽搐，但能预防反复抽搐。子痫患者产后需继续应用硫酸镁24～48小时。

3. 控制血压和监控并发症 脑血管意外是子痫患者死亡的最常见原因。当收缩压持续≥160 mmHg、舒张压≥110 mmHg时要积极降压以预防心脑血管并发症。注意监测子痫之后的胎盘早剥、肺水肿等并发症。

ACOG指出，子痫患者应及时分娩，但子痫本身并不是剖宫产的指征，即使在子痫发作后，那些产程进展充分的患者也可以继续分娩。如果患者病情稳定，分娩方式部分取决于孕周、胎儿情况和子宫颈检查结果等因素。妊娠不足30周未临产且宫颈

成熟度评分（Bishop评分）不理想的患者，引产失败率可能会增加，建议立即选择剖宫产[4]。

（七）HELLP综合征管理

HELLP综合征增加孕产妇高血压患病率和死亡率，临床以母胎状况的逐步恶化或突然恶化为特征。患有HELLP综合征的妇女患肺水肿、急性呼吸窘迫综合征和肾衰竭的风险往往增加。考虑到疾病的严重性，多数人认为不管孕周多大，患有HELLP综合征的孕妇应立即分娩。对HELLP综合征患者需保持频繁监测直至分娩和产褥期，至少每隔12小时进行1次实验室检查。AST水平超过2 000 U/L或LDH超过3 000 U/L，提示死亡风险增加。在HELLP综合征的自然病程中，血小板的变化趋势与转氨酶水平呈负相关。在疾病不断加重的过程中，血小板计数通常以每天约40%的平均速率减少，而转氨酶值则往往增加，分娩后趋于恢复。如果产后4天血小板计数继续下降，转氨酶升高，应重新评估初步诊断HELLP综合征的可靠性[4]。

HELLP综合征患者必须住院治疗。在按照重度子痫前期对重要器官监测和保护及治疗的基础上，其他治疗措施包括[7]：

1. 有指征地输注血小板和使用肾上腺皮质激素[37, 38]

（1）血小板计数＞50×10^9/L且不存在过度失血或血小板功能异常时，不建议预防性输注血小板或剖宫产术前输注血小板。

（2）血小板计数＜50×10^9/L可考虑肾上腺皮质激素治疗。

（3）血小板计数＜50×10^9/L且血小板计数迅速下降或者存在凝血功能障碍时应考虑备血，包括血小板。

（4）血小板计数＜20×10^9/L时阴道分娩前强烈建议输注血小板，剖宫产前建议输注血小板。

2. 孕妇状况整体评估，适时终止妊娠：

（1）时机：绝大多数HELLP综合征孕妇应在积极治疗后终止妊娠。只有当胎儿不成熟且母胎病情稳定的情况下方可在三级医疗机构进行期待治疗。

（2）分娩方式：HELLP综合征孕妇可酌情放宽剖宫产指征。

（3）麻醉选择：血小板计数＞75×10^9/L，如

无凝血功能障碍和进行性血小板计数下降，可选择区域麻醉。

3. 其他治疗

在HELLP综合征治疗中必要时需进行血浆置换或血液透析，关键是注意全面的母体状况整体评估和病因鉴别，给予合理的对症治疗和多学科管理，存在严重并发症时注意强化危重症管理（表14-10）[39]。

表14-10　HELLP综合征并发症管理

并发症	管　　　理
凝血障碍与出血/DIC	及时止血和多学科监测有助于产后24～48小时的自然恢复 输血应该从临床上怀疑凝血障碍开始，即使没有实验室检查 对大量输血无反应的患者予重组因子Ⅶa可能有效
急性呼吸窘迫综合征	评估是否需要机械通气 随时准备好紧急情况下行气管切开
心血管不稳定与卒中	神经影像 由神经外科、神经病学和产科专家组成的团队负责管理治疗 孕妇tPA使用存争议 有HELLP综合征病史者应行心血管结局筛选，改变生活方式（包括：运动、控制饮食和减肥）
感染/败血症	肾盂肾炎、肺炎、子宫内膜异位症和流产感染可发展为HELLP综合征 必须考虑充分的液体复苏、经验性抗生素治疗和预防感染的措施
肝包膜下血肿/破裂	手术是治疗肝包膜下血肿破裂的主要方式 对于未破裂的肝包膜下血肿，保守治疗是一种选择，包括输血、纠正凝血异常和连续超声或CT监测血肿大小

注：tPA，组织纤溶酶原激活物。引自Lam MTC, Dierking E. Intensive Care Unit issues in eclampsia and HELLP syndrome[J]. Int J Crit Illn Inj Sci, 2017, 7(3): 136-141.

（八）分娩后管理和远期风险

子痫前期患者是分娩后3天内发生子痫前期并发症的高危人群，应继续监测血压、实验室检查和观察临床表现。产前应用的降压药应继续使用，至少用到分娩后6天，并在数天后缓慢撤药。产后及哺乳期应用降压药的有效性和安全性研究较少，相关指南建议需要对服用降压药同时进行母乳喂养产妇的婴儿进行监测[5]。重度子痫前期患者产后应继续使用硫酸镁至少24～48小时，预防产后子痫。并且应注意产后迟发型子痫前期及子痫（发生在产后48小时后）的发生。产后应用非甾体类抗炎药（non-steroidal anti-inflammatory drugs, NSAIDs）进行镇痛尚存争议，NSAIDs类药物抑制前列腺素合成，引起血管舒张不足和钠潴留增加，从而有导致高血压加重风险，ISSHP建议产后应避免使用。而最新一些研究显示，NSAIDs与产后血压升高无关，并且不延长产后严重高血压持续时间[40, 41]。

对妊娠期高血压疾病患者的长期随访研究表明，与未受高血压疾病影响的女性相比，其长期心血管疾病风险增加[42]。有子痫前期病史的女性在之后几年心血管疾病（高血压、心肌梗死、充血性心力衰竭）、脑血管事件（卒中）、外周动脉疾病和日后因心血管疾病死亡的风险，较未患子痫前期女性增加了一倍[43, 44]。子痫前期患者远期心血管疾病风险增加的机制尚待研究，医疗机构需提供更密切的长期甚至终生随访，并充分告知患者上述风险，加强自我健康管理，注意生活方式调整（包括健康的饮食和生活习惯、加强体育锻炼、控制体重、戒烟等），以降低再次妊娠时的发病风险。

七、总结与展望

妊娠期高血压疾病临床表现多样、病情复杂、存在进展性变化，孕产妇多个脏器受累，严重者甚至危及产妇生命，导致母婴的不良结局。国内外有大量研究致力于疾病病因和临床管理方面的研究，疾病的远期心血管疾病风险也越来越受到重视。有关子痫前期发病机制的探索，以及在此基础上建立的预测模型仍需要进一步验证，从而为进一步指导疾病的预测和预防而努力。同时，各国妊娠期高血压疾病诊治指南都在不断更新完善，控制相关危险因素，多学科合作规范化管理，以期能最大程度减少围产期并发症，改善母婴预后。

（余怡冰）

参·考·文·献

[1] Steegers EA, von Dadelszen P, Duvekot JJ, et al. Pre-eclampsia[J]. Lancet, 2010, 376(9741): 631−644.

[2] Mol BWJ, Roberts CT, Thangaratinam S, et al. Pre-eclampsia[J]. The Lancet, 2016, 387(10022): 999−1011.

[3] Brown MA, Magee LA, Kenny LC, et al. The hypertensive disorders of pregnancy: ISSHP classification, diagnosis & management recommendations for international practice[J]. Pregnancy Hypertension, 2018, 13: 291−310.

[4] ACOG Practice Bulletin No. 202: Gestational Hypertension and Preeclampsia[J]. Obstet Gynecol, 2019, 133(1): 1−25.

[5] NICE. Hypertension in pregnancy: diagnosis and management[J]. National Institute for Health Care Excellence guideline, 2019, June.

[6] Umesawa M, Kobashi G. Epidemiology of hypertensive disorders in pregancy: prevalence, risk factors, predictors and prognosis[J]. Hypertension Research, 2016, 40(3): 213−220.

[7] 中华医学会妇产科学分会妊娠期高血压疾病学组. 妊娠期高血压疾病诊治指南（2015）[J]. 中华妇产科杂志，2015，50（10）：721−728.

[8] Redman CW, Sargent IL. Latest advances in understanding preeclampsia[J]. Science, 2005, 308(5728): 1592−1594.

[9] Phipps E, Prasanna D, Brima W, et al. Preeclampsia: Updates in Pathogenesis, Definitions, and Guidelines[J]. Clin J Am Soc Nephrol, 2016, 11(6): 1102−1113.

[10] Burton GJ, Redman CW, Roberts JM, et al. Pre-eclampsia: pathophysiology and clinical implications[J]. BMJ, 2019, 366: 12381.

[11] Yung HW, Atkinson D, Campion-Smith T, et al. Differential activation of placental unfolded protein response pathways implies heterogeneity in causation of early- and late-onset pre-eclampsia[J]. J Pathol, 2014, 234(2): 262−276.

[12] Theilen LH, Fraser A, Hollingshaus MS, et al. All-Cause and Cause-Specific Mortality After Hypertensive Disease of Pregnancy[J]. Obstet Gynecol, 2016, 128(2): 238−244.

[13] Castleman JS, Ganapathy R, Taki F, et al. Echocardiographic Structure and Function in Hypertensive Disorders of Pregnancy[J]. Circulation: Cardiovascular Imaging, 2016, 9(9): e004888.

[14] Butalia S, Audibert F, Cote AM, et al. Hypertension Canada's 2018 Guidelines for the Management of Hypertension in Pregnancy[J]. Can J Cardiol, 2018, 34(5): 526−531.

[15] Brown MA. Is there a role for ambulatory blood pressure monitoring in pregnancy?[J]. Clin Exp Pharmacol Physiol, 2014, 41(1): 16−21.

[16] Lee-Ann Hawkins T, Brown MA, Mangos GJ, et al. Transient gestational hypertension: Not always a benign event[J]. Pregnancy Hypertens, 2012, 2(1): 22−27.

[17] Mateus J, Newman R, Sibai BM, et al. Massive Urinary Protein Excretion Associated with Greater Neonatal Risk in Preeclampsia[J]. AJP Rep, 2017, 7(1): e49−e58.

[18] Dusse LM, Alpoim PN, Silva JT, et al. Revisiting HELLP syndrome[J]. Clin Chim Acta, 2015, 451(Pt B): 117−120.

[19] Martin JN, Jr., Blake PG, Perry KG, Jr., et al. The natural history of HELLP syndrome: patterns of disease progression and regression[J]. Am J Obstet Gynecol, 1991, 164(6 Pt 1): 1500−1513.

[20] Martin JN, Jr., Rose CH, Briery CM. Understanding and managing HELLP syndrome: the integral role of aggressive glucocorticoids for mother and child[J]. Am J Obstet Gynecol, 2006, 195(4): 914−934.

[21] Brady CW. Liver Disease in Pregnancy: What's New[J]. Hepatology Communications, 2020, 4(2): 145−156.

[22] Williams D. Long-term complications of preeclampsia[J]. Semin Nephrol, 2011, 31(1): 111−122.

[23] Espinoza J. Recent biomarkers for the identification of patients at risk for preeclampsia: the role of uteroplacental ischemia[J]. Expert Opin Med Diagn, 2012, 6(2): 121−130.

[24] Wright D, Syngelaki A, Akolekar R, et al. Competing risks model in screening for preeclampsia by maternal characteristics and medical history[J]. Am J Obstet Gynecol, 2015, 213(1): 62.e61−62.e10.

[25] Akolekar R, Syngelaki A, Poon L, et al. Competing risks model in early screening for preeclampsia by biophysical and biochemical markers[J]. Fetal Diagn Ther, 2013, 33(1): 8−15.

[26] O'Gorman N, Wright D, Poon LC, et al. Multicenter screening for pre-eclampsia by maternal factors and biomarkers at 11−13 weeks' gestation: comparison with NICE guidelines and ACOG recommendations[J]. Ultrasound Obstet Gynecol, 2017, 49(6): 756−760.

[27] Poon LC, Kametas NA, Maiz N, et al. First-trimester prediction of hypertensive disorders in pregnancy[J]. Hypertension, 2009, 53(5): 812−818.

[28] Sotiriadis A, Hernandez-Andrade E, da Silva Costa F, et al. ISUOG Practice Guidelines: role of ultrasound in screening for and follow-up of pre-eclampsia[J]. Ultrasound Obstet Gynecol, 2019, 53(1): 7−22.

[29] Rolnik DL, Wright D, Poon LC, et al. Aspirin versus Placebo in Pregnancies at High Risk for Preterm Preeclampsia[J]. N Engl J Med, 2017, 377(7): 613−622.

[30] Roberge S, Nicolaides K, Demers S, et al. The role of aspirin dose on the prevention of preeclampsia and fetal growth restriction: systematic review and meta-analysis[J]. Am J Obstet Gynecol, 2017, 216(2): 110−120.e116.

[31] Meher S, Duley L, Hunter K, et al. Antiplatelet therapy before or after 16 weeks' gestation for preventing preeclampsia: an individual participant data meta-analysis[J]. Am J Obstet Gynecol, 2017, 216(2): 121−128.e122.

[32] Barakat R, Pelaez M, Cordero Y, et al. Exercise during pregnancy protects against hypertension and macrosomia: randomized clinical trial[J]. Am J Obstet Gynecol, 2016, 214(5): 649.e641−648.

[33] Magee LA, von Dadelszen P, Rey E, et al. Less-tight versus tight control of hypertension in pregnancy[J]. N Engl J Med, 2015, 372(5): 407−417.

[34] Magee LA, von Dadelszen P, Singer J, et al. The CHIPS Randomized Controlled Trial (Control of Hypertension in Pregnancy Study): Is Severe Hypertension Just an Elevated Blood Pressure?[J]. Hypertension, 2016, 68(5): 1153−1159.

[35] Duley L, Gulmezoglu AM, Henderson-Smart DJ, et al. Magnesium sulphate and other anticonvulsants for women with pre-eclampsia[J]. Cochrane Database Syst Rev, 2010, (11): Cd000025.

[36] Lu JF, Nightingale CH. Magnesium sulfate in eclampsia and pre-eclampsia: pharmacokinetic principles[J]. Clin Pharmacokinet, 2000, 38(4): 305−314.

[37] Lowe SA, Bowyer L, Lust K, et al. SOMANZ guidelines for the management of hypertensive disorders of pregnancy 2014[J]. Aust N Z J Obstet Gynaecol, 2015, 55(5): e1−29.

[38] Magee LA, Pels A, Helewa M, et al. Diagnosis, evaluation, and management of the hypertensive disorders of pregnancy: executive summary[J]. J Obstet Gynaecol Can, 2014, 36(7): 575−576.

[39] Lam MTC, Dierking E. Intensive Care Unit issues in eclampsia and HELLP syndrome[J]. Int J Crit Illn Inj Sci, 2017, 7(3): 136−141.

[40] Blue NR, Murray-Krezan C, Drake-Lavelle S, et al. Effect of ibuprofen vs acetaminophen on postpartum hypertension in preeclampsia with severe features: a double-masked, randomized controlled trial[J]. Am J Obstet Gynecol, 2018, 218(6): 616.e611−616.e618.

[41] Viteri OA, England JA, Alrais MA, et al. Association of Nonsteroidal Antiinflammatory Drugs and Postpartum Hypertension in Women With Preeclampsia With Severe Features[J]. Obstet Gynecol, 2017, 130(4): 830−835.

[42] Grandi SM, Vallee-Pouliot K, Reynier P, et al. Hypertensive Disorders in Pregnancy and the Risk of Subsequent Cardiovascular Disease[J]. Paediatr Perinat Epidemiol, 2017, 31(5): 412−421.

[43] Behrens I, Basit S, Melbye M, et al. Risk of post-pregnancy hypertension in women with a history of hypertensive disorders of pregnancy: nationwide cohort study[J]. BMJ, 2017, 358: j3078.

[44] Stuart JJ, Tanz LJ, Missmer SA, et al. Hypertensive Disorders of Pregnancy and Maternal Cardiovascular Disease Risk Factor Development: An Observational Cohort Study[J]. Ann Intern Med, 2018, 169(4): 224−232.

第十五章
围产期心肌病

围产期心肌病（peripartum cardiomyopathy, PPCM）是引起育龄妇女发生心力衰竭的少见原因，但可以导致严重后果，造成孕产妇残疾甚至死亡。PPCM通常影响妊娠晚期或产后的女性，出现以心脏收缩功能障碍为主要特征的临床表现。其发病机制目前尚未完全阐明，可能为多种致病因素协同所致。PPCM的诊治对于临床医师来说极具挑战性，面对的症状可能从并不严重的水肿、气促一直到心源性休克，而且治疗措施必须兼顾孕产妇与胎儿二者的健康安全。由于针对PPCM的临床研究不多，本文结合近年来相关文献，尝试从定义变迁、发病机制、诊疗措施以及预后等方面的进展进行说明。

一、定义的变迁

早在19世纪便已经有关于妊娠期间出现心肌病的描述，但是直到20世纪30年代才被认为是一种独立的病症。1990年美国国家心肺血液研究所对其进行了明确定义：PPCM是一种发生于妊娠期最后1个月到产后5个月内的心力衰竭，超声检查发现有左心室收缩功能障碍，体现为左室射血分数（left ventricular ejection fraction, LVEF）低于45%和（或）左室短轴缩短率＜30%。之所以将妊娠更早时期发生心力衰竭的患者排除，是为了避免将那些原本就存在心肌病的患者误归类其中，该类患者通常在妊娠早期出现临床症状。但由于在妊娠36周前也有类似患者满足诊断标准，表现为同样的疾病进程，为避免过于严格的标准漏诊这些患者，2010年欧洲心脏病学会（European Society of Cardiology, ESC）再次将PPCM重新进行定义，新的定义包含三部分。

（1）妊娠晚期或产后（包括自然流产与人工流产）数个月内发生的心力衰竭。

（2）排除其他可识别的原因（如结构性心脏病）所引起。

（3）表现为左心室功能障碍（心超检查提示LVEF＜45%伴或不伴左心室扩大）。

虽然这版定义是目前使用最为广泛的定义，但是对于PPCM发生的时机仍然无法明确界定，大部分的PPCM发生在产后的第一周内，这与妊娠中期就开始出现显著的妊娠相关血流动力学改变如后负荷降低、血容量增加以及心输出量大幅度增加是不相一致的。

二、流行病学

由ESC发起的EORP研究[1]表明，全球范围内黑人女性的PPCM发生率较高，而斯堪的纳维亚半岛与日本的发生率较低。同样，美国的研究也表明，诊断为PPCM的患者中约一半为黑人女性[2]。我国尚无确切的流行病学数据报道，据北京协和医院报道[3]，1995年1月至2014年12月间，其医院内PPCM发生率约为1/1 067，但作为区域内危重疑难孕产妇医疗中心，此数据可能会高估该地区PPCM的实际发生情况，因此我国真实的PPCM发病情况还需要更大规模、多中心的流行病学调查来明确。

近年来，PPCM的发生率有上升的趋势，可能与包括高龄孕产妇以及促进疾病发生的危险因素（如肥胖、糖尿病、慢性高血压、子痫前期/子痫、辅助生殖技术导致的多胎）发生率越来越高有关，此外，对于PPCM的认识加深、重视程度较前增加，以及诊断技术的不断提升，也是诊断例数增加的部分原因。

三、病因学

PPCM的具体病因尚未完全阐明，专家认为其应该是多种因素导致的结果，现有研究证据倾向于"双重打击"学说：① 患者本身的基因易感性；② 妊娠晚期/产后激素效应所致的系统性血管生成失衡。

（一）基因易感性

目前的研究已经证实，遗传性因素是引起原发性心肌病的重要原因，扩张型心肌病（dilated cardiomyopathy, DCM）中至少25%有家族遗传背景，而肥厚性心肌病（hypertrophic cardiomyopathy, HCM）中家族性发病占HCM病例的65%以上。PPCM同样显示出部分病例存在家族聚集性的倾向。最近的IPAC研究[4]对172例PPCM患者进行基因测序，检测43个已知与DCM相关的基因突变情况，结果提示在PPCM患者中有8个基因存在26种不同且罕见的缺失突变，发生率与DCM患者接近，且明显高于对照人群，其中2/3的缺失突变发生在 TTN（编码肌联蛋白的基因），TTN 突变者有着更低的1年后LVEF（44% vs 54%），而且 TTN 突变在黑人女性中相较白人女性发生率更高。其他与PPCM发生可能相关的基因还包括β肌球蛋白重链、肌球蛋白结合蛋白C、核纤层蛋白A/C及 SCN5A 基因。但目前仍不明确为何有着同样基因突变的妇女有些发生PPCM，而另一些发生DCM。但基于上述原因，对于有PPCM家族史的患者可以考虑行相关基因检测[5]。

（二）激素-血管效应

研究表明，由脑垂体前叶分泌的泌乳素（prolactin, PRL），在PPCM的发生中起到了重要的作用。PRL可直接作用于内皮细胞，或是间接上调促血管生成因子如血管内皮生长因子（vascular

endothelial growth factor, VEGF）的表达来促进新血管的生成。妊娠晚期孕妇的氧化应激与抗氧化应激程度增加，产后抗氧化应激水平更是达到巅峰。某些氧化应激因素可以刺激心肌细胞表达组织蛋白酶D（cathepsin D），在溶酶体的酸性环境（pH < 5.5）下它可以将23 kDa的PRL裂解成为具有抗血管生成作用的16 kDa的N末端片段，16 kDa的PRL可以上调抑制VEGF的效应，减少内皮细胞一氧化氮（NO）的生成，抑制内皮细胞增殖，抑制血管舒张，导致血管通透性上升、促进细胞凋亡。最近的研究认为，16 kDa PRL的这些效应是由于其可以促进内皮细胞释放含microRNA-146a（miR-146a）的外泌体，而miR-146a可以阻断诸如Erbb4、Nras、Notch1多条抗心肌细胞凋亡的通路而导致心肌受损[6]。心肌细胞中的转录信号转导子与激活子3（signal transducers and activators of transcription 3, STAT3）具有保护心肌的作用，STAT3可以与特定DNA序列结合，上调抗凋亡基因 BCL-2 而下调促凋亡基因 BAX 的表达，转录生成诱导型一氧化氮合酶、环氧合酶-2等多种心肌保护因子，抑制心肌细胞凋亡，减轻缺血/再灌注损伤等心肌损伤效应。围产期心肌病患者中STAT3的表达较正常人明显减少，从而无法有效抑制组织蛋白酶D的作用，出现明显增高的16 kDa PRL表达水平，而23 Kda PRL的表达水平与正常人群没有明显区别。

可溶性Fms样酪氨酸激酶受体-1（soluble fms-like tyrosine kinase 1, sFlt-1）是一种由胎盘分泌的具有血管毒性作用的激素，妊娠早中期的水平相对稳定，妊娠晚期达到分泌高峰，产后迅速下降，但是在PPCM患者中始终保持较高水平[7]。sFlt-1能够抑制VEGF的活性，导致内皮细胞功能障碍以及进一步的血管生成失衡。在PPCM患者中，高水平的sFlt-1与更严重的临床症状以及更差的预后相关[7]。同样，sFlt-1也被认为是子痫前期患者引起高血压以及内皮细胞功能障碍的驱动因素[8]，这也可以解释为何PPCM往往伴随子痫前期同时出现。

（三）其他

其他可能的原因还包括：① 病毒性心肌炎；② 妊娠期母体循环系统发生适应性改变带来的心脏前、后负荷的改变；③ 胎儿来源的细胞通过微嵌合体方式逃逸进入母体循环并定居于心脏组织后，胎儿抗原被母体识别并激活自身免疫反应；④ 某些营养不良情况如硒缺乏以及某些细胞因子如肿瘤坏死因子-α、白介素-6、Fas/Apo-1的作用均被认为可能是导致PCCM发生发展的协同原因，但这些都不是主要原因。

四、危险因素

虽然PPCM的病因仍未明确，但是以下危险因素被认为与发病相关。

1. 年龄＞30岁　50%的病例发生在30岁以上孕产妇中，超过40岁与20岁以下相比，二者发生PPCM的OR值约为10[9]。

2. 非洲裔　虽然PPCM是全球性的疾病，但来自非洲大陆、海地及非洲裔美国人的病例报道最多，而且相较其他种族人群，她们具有收缩功能障碍更明显以及诊断时LVEF更低的特征，且预后更差[10]。

3. 妊娠期高血压疾病　有研究报道称PPCM患者中大约有30%合并有子痫前期，46.9%合并有高血压[11]。需要注意的是，虽然子痫前期也可导致肺水肿，但PPCM不应当被简单视作重度子痫前期的表现，绝大部分的子痫前期患者并不发展成为PPCM，二者可能拥有相似的发病机制。

4. 多胎妊娠　在PPCM患者中双胎甚至三胎的比例要高于平均水平。

5. 其他　可卡因滥用、贫血、哮喘、糖尿病、肥胖、长期口服保胎药物以及营养不良也被认为可能与PPCM相关，但并没有得到明确证明。

五、临床表现

PPCM通常见于分娩后，尤其是产后第一个月内，也有少数病例可发生在妊娠中、晚期。临床表现主要为心力衰竭的症状与体征，包括易疲劳、劳累后呼吸困难、端坐呼吸、阵发性夜间呼吸困难与下肢水肿，这些症状容易与妊娠晚期的正常表现混淆，从而导致PPCM诊断延迟甚至漏诊。病情严重者，可以出现严重的呼吸窘迫，以及需要药物或机械支持的低心输出量表现。复杂性室性心律失常、动脉栓塞以及心源性猝死也有报道。体格检查主要为：① 心力衰竭的相应表现，包括心动过速、颈静脉怒张、肺部湿啰音以及外周水肿；② 左心室扩张的相应表现，包括第三心音，心尖搏动移位、二尖瓣或三尖瓣反流杂音。

六、辅助检查

1. 影像学检查　超声心动图是诊断PPCM的首选临床工具，可用来评估既往存在或现有的心脏疾病情况，了解有无PPCM并发的心内血栓，并可以对预后进行评判。主要影像学表现包括左心室收缩功能降低（LVEF＜45%），伴或不伴左心室扩大，左心室短轴缩短率＜30%，以及左心室舒张末期内径（LVEDd）＞2.7 cm/m^2（体表面积）。待病情稳定后，可通过磁共振成像（magnetic resonance imaging, MRI）来进行更精确的心脏结构与功能的评估，包括心室容积、心室功能、左心室血栓以及心肌纤维化的情况。这有助于将PPCM与其他心肌病如缺血性心肌病，应激性心肌病或浸润性疾病如淀粉样变形进行区别。但需要注意的是，产前应用钆作为造影剂来进行增强MRI检查时，可能增加死产、新生儿死亡、风湿性疾病或浸润性皮肤病的风险，通常不推荐孕产妇行此检查。[12]。其他检查阳性发现还包括通过胸片发现肺水肿及心脏轮廓增大，伴或不伴随胸腔积液表现。

2. 生物标志物　目前尚无特异性的标志物可以用来诊断PPCM[13]。正常妊娠期B型钠尿肽（brain natriuretic peptide, BNP）或N末端B型利钠肽原（N-Terminal pro-brain natriuretic peptide, NT-proBNP）水平正常或轻度升高，而PPCM患者二者可明显升高，但在子痫前期或肺栓塞患者中也可以见到升高。有研究[14]指出，BNP＞1 860 pg/mL是PPCM患者出现持续左心室功能障碍的独立危险因素，但对于预后的意义尚不明朗，也不能单独用来作为诊断依据。PPCM时还可见肌钙蛋白水平轻度升高，但同样为非特异性表现。近年来，对于PPCM特异性标志物的研究主要集中在16 kDa PRL、γ干扰素、miR-146a、胎盘生长因子与sFlt-1上，但仍需进行更深入的研究，目前尚不被指南推荐使用[15]。

3. 其他检查　其他可用于PPCM诊断的检查如下。

（1）心电图检查：通常作为初期筛查来排除其他可能出现类似表现的心脏疾病，PPCM患者的

EKG的表现大多为窦性心动过速，其他还包括非特异性ST段及T波改变、左心室肥厚。有研究表明QT间期延长与心动过速是PPCM患者不良预后的预测因素[16]。

（2）心内膜心肌活检（endomyocardial biopsy, EMB）：EMB可以提供有限的诊断或预后判断意义，但因为其有创性以及可能引起并发症的担忧，从而限制了临床的应用，当进行最优化治疗2周后症状仍无明显改善时考虑行心肌活检，有助于发现有无炎症或病毒因素的存在，从而进行病因治疗[17]。

结合以上临床表现及检查手段，ESC推荐将PPCM的诊断流程制定如以下方式（图15-1）。

七、诊断标准

目前国外多采用Hibbard诊断标准：① 既往无心脏病史，且妊娠前1个月无其他导致心功能不全的因素；② 妊娠最后1个月或产后5个月内发生的心力衰竭；③ 超声心动图表现：左室舒张末期内径（LVEDd）＞ 2.7 cm/m^2；LVEF ＜ 45%和（或）LVFS ＜ 30%，符合以上标准可诊断为PPCM。但同时应排除其他疾病，如贫血、甲状腺疾病、特发性

扩张型心肌病、高血压、心肌梗死、败血症、重度子痫前期、心脏瓣膜病、产后抑郁、肺血管炎、羊水栓塞和肺栓塞等。

八、鉴别诊断

由于PPCM的临床表现容易与妊娠期正常表现相混淆，所以必须对具有高危风险的疑似患者进行仔细评估。此外，需要与PPCM进行鉴别诊断的疾病包括：先前已存在的心脏疾病，比如家族性扩张型心肌病、心肌炎、瓣膜疾病、先天性心脏病与肺动脉高压。由于在妊娠中晚期血容量以及心输出量可以增加50%并一直维持到分娩，所以相较PPCM患者，罹患以上心脏疾病的患者容易在妊娠更早时期表现出呼吸困难或其他心力衰竭表现，但也有部分既往存在心脏疾患的患者会在妊娠晚期或产后出现临床症状[13]。而PPCM也可以表现为瓣膜异常情况如二尖瓣反流。尽管心肌梗死在育龄妇女中很罕见，但是还是有可能因为冠状动脉疾病、冠状动脉痉挛或冠状动脉夹层等原因引起，可以通过心绞痛症状、心电图改变、心肌标志物上升以及局部心室壁运动异常的超声影像来加以鉴别。此外，PPCM

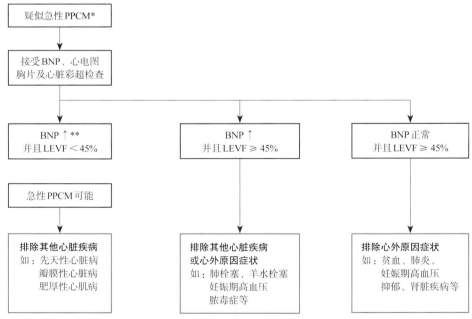

图15-1 疑似PPCM患者的诊断流程

注：* 妊娠晚期或产后发生的呼吸困难、外周水肿、胸痛、眩晕、疲劳、咳嗽等症状。**急性心力衰竭临界值：NT-proBNP ＞ 300 pg/mL BNP ＞ 100 pg/mL。引自Bauersachs J, Konig T, van der Meer P, et al. Pathophysiology, diagnosis and management of peripartum cardiomyopathy: a position statement from the Heart Failure Association of the European Society of Cardiology Study Group on peripartum cardiomyopathy[J]. European journal of heart failure, 2019, 21(7): 827-843.

还需要与肺部相关疾病进行鉴别诊断，如妊娠期间高凝状态所引起的肺栓塞或由于子痫前期引起的急性肺水肿。前者在妊娠及产后期间发生的风险是妊娠前的5～10倍[18]，如患者出现呼吸困难但不伴有心力衰竭的临床表现时更倾向于肺栓塞的诊断而不是PPCM。高血压性心脏病大多既往有高血压家族史，或者有前次妊娠期间的高血压、子痫前期史，心脏彩超可见左心室肥厚，但病死率较PPCM低得多[19]。PPCM与常见几种心肺疾病的鉴别诊断（表15-1）。

九、治疗措施

目前PPCM的治疗措施主要参照其他引起左心室收缩功能障碍的心力衰竭治疗，包括前负荷的优化、调节失衡的神经体液反应、预防血栓以及抗心律失常等方面。药物治疗时需要考虑到对于孕产妇、胎儿或接受哺乳的新生儿的影响。当患者出现血流动力学不稳定等严重表现时，应当转至CCU或是ICU，以便及时接受包括主动脉内球囊反搏（intra-aortic balloon counterpulsation, IABP），心室辅助装置（ventricular assisted circulation, VAD）、体外膜氧合（extracorporeal membrane oxygenation, ECMO）等特殊机械循环支持治疗，以及心脏移植方面专家的评估[20, 21]。

（一）抗心力衰竭药物选择

发生心力衰竭时除了限制入量之外，通常使用利尿剂来进行容量控制，但要注意仅限于出现肺水肿时应用，以避免不必要的胎盘灌注减少。改善心室重塑以及心脏长期预后的药物中，血管紧张素转化酶抑制剂（angiotensin-converting enzyme inhibitor, ACEI）、血管紧张素II受体拮抗剂（angiotensin receptor blocker, ARB）、血管紧张素受体脑啡肽抑制剂（angiotensin receptor neprilysin inhibitor, ARNi）与醛固酮拮抗剂由于具有致畸性，不能用于妊娠期间。肼苯哒嗪或是硝酸酯类药物可以替代ACEI/ARB来达到降低后负荷的目的。β受体阻滞剂可导致胎儿宫内生长延缓、心率下降、低血糖及低血压，如需使用，应当加强胎儿监测直至出生后的24～48小时，选择性β1受体阻滞剂如美托洛尔可能更为合适。最近的研究提示STAT3表达

表 15-1　PPCM 常见的鉴别诊断

	病　史	发病时机	影像学表现	鉴别手段
PPCM	无已知心脏疾病史	临近分娩或产后数月内发生	左心室功能障碍LVEF≤45%	—
心肌炎	病毒感染史	感染后短时间内发生	左心室收缩功能基本正常；MR增强延迟；心包积液	MRI；心肌活检
妊娠期心肌梗死	胸痛；上腹部疼痛	妊娠期间或产后突然发生	局部心室壁运动障碍；心肌瘢痕表现	ECG；冠状动脉造影；MRI
既往存在心脏疾病	已知病史；妊娠前已有表现	妊娠中期即可发生	相应疾病表现（瓣膜表现、反流、缺陷）	病史；心脏彩超
肺栓塞	胸痛、单侧肢体肿胀、突发呼吸困难	妊娠期间或产后突然发生	右心室功能障碍；右心室扩张；左心室通常正常	CTPA；V/Q扫描
羊水栓塞	分娩时或分娩后急性胸痛或呼吸困难	分娩时或分娩后突然发生	右心室功能障碍；右心室扩张	病史；心脏彩超

注：引自 Bauersachs J, Konig T, van der Meer P, et al. Pathophysiology, diagnosis and management of peripartum cardiomyopathy: a position statement from the Heart Failure Association of the European Society of Cardiology Study Group on peripartum cardiomyopathy[J]. European journal of heart failure, 2019, 21(7): 827-843.

缺陷的PPCM患者应当尽可能避免接受β受体激动剂如多巴酚丁胺治疗，因后者可能在这类患者中导致心肌细胞的进一步受损[22]。如PPCM患者需要接受正性肌力药物治疗，钙离子增敏剂左西孟旦可能要比儿茶酚胺类药物更适合[23]，但需要更多研究来证明其确切预后。至于产后哺乳的患者，应当根据药物是否在乳汁中分泌到足以影响婴儿的浓度来决定是否采用，停止哺乳者可按照普通患者进行标准治疗。妊娠期间及产后常用药物的推荐（表15-2）。抗心力衰竭药物应用的时程尚不明确，尤其当心室功能未恢复正常的情况下。

（二）抗心律失常治疗

有研究指出因PPCM住院的患者中约有18.7%出现心律失常，其中以室性心动过速最为常见（4.2%），2.2%会出现心搏骤停表现[24]，房颤也是常见的心律失常。由于心源性猝死是造成PPCM患者死亡的重要原因，而其中可能很大一部分是由于心律失常所致，所以在出现心律失常时应当接受抗心律失常药物治疗。紧急情况下应当立即给予电复律及电除颤治疗，妊娠并非其禁忌证[25]。如果情况允许，可以在非紧急电复律治疗时对胎儿进行有效的监护以减少其继发心律失常的可能。显著降低的LVEF被认为是导致致死性室性心律失常发生率增加的危险因素，但由于大部分患者LVEF可以完全

恢复，故并不推荐早期植入埋藏式复律除颤器，应当在患者接受至少3～6个月的正规药物治疗后再评估有无指征[26]。目前并无明确的证据表明早期可穿戴式心脏除颤器对于预防心源性猝死的益处。心脏再同步化治疗同样因为缺乏相关证据，被认为应当在患者接受至少3～6个月的正规药物治疗后再评估有无指征。

（三）抗凝治疗

血栓栓塞是PPCM比较常见的并发症，包括肺栓塞、冠状动脉栓塞及左右心室栓塞。由于妊娠期本身的高凝状态，加上心脏肥大，内皮损伤以及活动能力下降，PPCM患者比起其他心肌病患者更容易发生栓塞事件。对此，ESC指南建议LVEF≤35%的PPCM患者接受溴隐亭治疗时应当给予预防性抗凝治疗[27, 28]，美国心脏病学会（American Heart Association, AHA）指南则建议LVEF≤30%的PPCM患者应当接受预防性抗凝治疗[21]，也有专家认为应当对于所有患者进行预防性抗凝治疗直至产后8周[13]。普通肝素与低分子肝素不穿透胎盘，所以是妊娠期或产后的首选抗凝药物。在临近分娩时，普通肝素由于具有半衰期短的特点可能更为适宜。华法林可以穿透胎盘并且有致畸作用，妊娠期不推荐使用，但其不分泌入乳汁，所以可与肝素或低分子肝素一样用于哺乳期患者。

表15-2　PPCM常用药物在妊娠期及产后的推荐说明

药　　　物	妊娠期是否推荐	哺乳期是否推荐	产　　　后
ACEI/ARB	不	卡托普利、贝那普利、依那普利较为安全	根据指南应用
ARNI	不	证据有限	证据有限
β受体阻滞剂	美托洛尔、卡维地洛；阿替洛尔禁用	美托洛尔可用	根据指南应用
利尿剂	呋塞米、布美他尼	呋塞米可用（有限证据）	根据指南应用
正性肌力药物	推荐左西孟旦（但证据有限）	未知	根据指南应用
血管扩张药物	有争议	肼苯哒嗪可用	切换ACEI/ARNI
地高辛	可以	最小剂量	根据指南应用

注：引自McNamara DM, Elkayam U, Alharethi R, et al. Clinical Outcomes for Peripartum Cardiomyopathy in North America: Results of the IPAC Study (Investigations of Pregnancy-Associated Cardiomyopathy)[J]. Journal of the American College of Cardiology, 2015, 66(8): 905-914. 和 Elkayam U. Risk of subsequent pregnancy in women with a history of peripartum cardiomyopathy[J]. Journal of the American College of Cardiology, 2014, 64(15): 1629-1636.

新型口服抗凝药物不推荐用于孕产妇。对于使用低分子肝素的孕妇，建议测定抗 Xa 因子浓度[27]。

（四）新药物

溴隐亭是近期研究的热点药物，它是多巴胺受体 D_2 激动剂，可以治疗高泌乳素血症或用于产后抑制乳汁分泌。由于不少研究显示由泌乳素裂解形成的 16 kDa 片段所导致的抑制血管生长作用可能是 PPCM 的发病机制之一，所以通过药物阻断泌乳素的生成成为治疗目标。动物实验也表明，溴隐亭可以在 STAT3 表达缺陷小鼠中逆转 PPCM 的发生，循环中高 miR-146a 水平在接受溴隐亭治疗后可以恢复正常。近期一项对照研究显示，在标准心力衰竭治疗外接受短期（2.5 mg/d，维持 1 周）与长期（5 mg/d，维持 2 周，然后 2.5 mg/d，维持 6 周）溴隐亭治疗的患者，左心室功能恢复更好且有着更好的临床结局，长期组中该优势似乎更为明显[29]。基于此项研究，ESC 专家提出了以溴隐亭为核心的 BOARD 治疗方案[30]：溴隐亭（bromocriptine），口服抗心力衰竭药物（oral heart failure therapies），抗凝治疗（anticoagulants），扩血管治疗（Vaso relaxing agents）与利尿剂（diuretics）（图 15-2）。但与其他研究中未接受溴隐亭治疗，左心室功能仍恢复良好的数据对比，是否应当将该项治疗作为标准治疗仍存在争议。2018 年 ESC 指南推荐应用溴隐亭来回乳并加速左心室功能的恢复，但证据级别为弱[27]。另外近期研究指出，行 V-A ECMO 治疗时泌乳素水平会明显增加，从而加重 PPCM 病情，所以在这部分人群中可考虑增加溴隐亭剂量至 10 mg，bid 以有效抑制泌乳素的效应[28]。需要注意的是，应用溴隐亭可能导致栓塞事件的发生率增加，需要辅助常规抗凝预防。当溴隐亭无法获得时，可以考虑卡麦角林替代，但尚缺乏其对于左心室功能恢复情况的具体评估[31]。

其他正在接受研究的药物还包括针对 miR-14a 的反义寡核苷酸、VEGF 类似物或受体激动剂、重组松弛素、双环己哌啶、己酮可可碱，但这些药物均需要进一步证明其在 PPCM 患者中的疗效。

（五）机械循环支持与心脏移植

患者出现血流动力学不稳定或对大剂量正性肌力药物无反应时应当考虑接受机械循环支持治疗

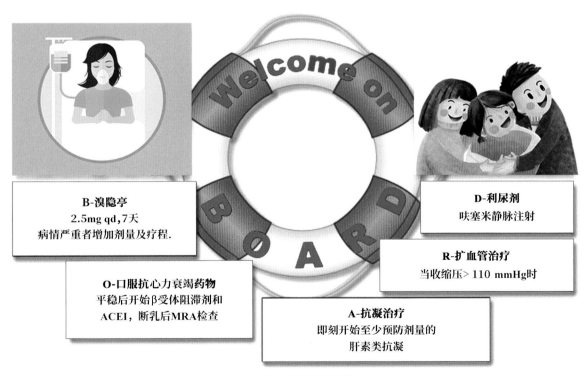

B-溴隐亭
2.5mg qd, 7天
病情严重者增加剂量及疗程.

O-口服抗心力衰竭药物
平稳后开始β受体阻滞剂和
ACEI，断乳后MRA检查

D-利尿剂
呋塞米静脉注射

R-扩血管治疗
当收缩压 > 110 mmHg时

A-抗凝治疗
即刻开始至少预防剂量的
肝素类抗凝

图 15-2 BOARD 方案

注：引自 Arrigo M, Blet A, Mebazaa A. Bromocriptine for the treatment of peripartum cardiomyopathy: welcome on BOARD[J]. European heart journal, 2017, 38(35): 2680-2682.

（mechanical circulatory support, MCS）。由于多巴酚丁胺可能具有心脏毒性效应，当PPCM患者出现心源性休克时，接受MCS比起接受正性肌力药物治疗可能更为合适[32]。MCS的目标如下。

1. 桥接-恢复　在急性期植入，平稳后尽早撤离。

2. 桥接-桥接　早期植入临时性装置，如病情发展至需要持续循环支持时改为长期装置。

3. 桥接-移植　当病情无法恢复时，作为心脏移植前的桥接治疗。目前可以应用的MCS装置包括IABP、左室/双室辅助装置（LVAD/BVAD）、ECMO[33]。决定采取何种治疗方案主要根据患者的血流动力学情况以及当时的医疗条件进行选择。而且由于大多数PPCM患者在诊断后的6个月内左心室功能可以恢复正常，短期的辅助装置如微轴流泵或ECMO可能较为合适[34]。当MCS治疗无法获得、因个人原因拒绝或是经过6～12个月MCS治疗后仍未康复时，可以考虑接受心脏移植。但PPCM患者相较其他原因接受心脏移植的患者，其病死率、排斥发生率及再次移植率均更高，移植后存活率更低[35]。

（六）产科处理

1. 终止分娩　虽然PPCM大多发生在产后，但对于少数发生在妊娠晚期的病例，仍应当由产科医师与心脏科医师联合评估胎儿娩出时机与方式，目前没有证据支持常规提前终止分娩或是择期剖宫产可以改善PPCM患者以及胎儿的预后。血流动力学平稳且无绝对剖宫产指征时，优先考虑在严密的血流动力学监测下经阴道分娩[27]。孕妇在接受最优化的药物治疗之后心力衰竭仍不断进展或是出现血流动力学不稳定表现时，建议立即终止妊娠[28]。

2. 哺乳　结合现有证据推荐对于存在严重左心室功能障碍（如LVEF＜25%）或心源性休克的患者，接受溴隐亭治疗时不考虑哺乳，其余左心室功能受损较轻患者则可以考虑哺乳[32]。

十、预后

由于抗心力衰竭治疗不断获得进展，对于PPCM的认识也越来越充分，而且相较其他心肌病，其病死率更低，所以总体的预后正在逐渐好转中。2～5年间的死亡率在发达国家（0～6%）与发展中国家（15%～30%）的差异较大，死亡原因大多为进展性泵衰竭、心源性猝死或是栓塞事件。

以下情况被认为与不良的预后相关：NYHA分级较高、LVEF＜25%、非洲裔、贫困、经产妇、年龄超过30～35岁。PPCM患者的左心室功能部分或完全恢复的概率相较其他心肌病来说更高（大约占总体患者的2/3），且通常在诊断后的6个月内达成。

以下情况被认为与持续性左心室功能障碍相关[36, 37]：LVEF≤30%、左室短轴缩短率＜20%并且左心室舒张末期直径≥6 cm、肌钙蛋白上升、非洲裔、妊娠时发生PPCM、右心室功能减退。对于存在持续性左心室收缩功能障碍者，再次妊娠可能导致复发风险增高，故ESC与AHA指南均建议，如未恢复正常LVEF水平的患者应当避免再次妊娠[27, 21]。而任何有再次妊娠意愿的女性及其家庭成员均应当接受有经验的多学科团队评估及指导，以及持续整个妊娠期及产后一年内的密切随访。

十一、未来展望

尽管在过去的十几年中，对于PPCM的研究取得了不小的进步，但仍有许多问题等待我们去解答，尤其对于发病机制需要进一步明确。在治疗上，除了溴隐亭这一特异性药物外，是否还存在其他治疗靶点可供我们利用，以及最佳疗程的制定等问题，均需要更多的基础及临床研究进行探讨与说明。

（陶伟民，刘小华）

------------------------------ 参・考・文・献 ------------------------------

[1] Sliwa K, Mebazaa A, Hilfiker-Kleiner D, et al. Clinical characteristics of patients from the worldwide registry on peripartum cardiomyopathy (PPCM): EURObservational Research Programme in conjunction with the Heart Failure Association of the European Society of Cardiology Study Group on PPCM[J]. Eur J Heart Fail, 2017, 19(9): 1131-1141.

[2] Krishnamoorthy P, Garg J, Palaniswamy C, et al. Epidemiology and outcomes of peripartum cardiomyopathy in the United States: findings from the Nationwide Inpatient Sample[J]. J Cardiovasc Med (Hagerstown), 2016, 17(10): 756-761.

[3] 郭潇潇，刘永太，方理刚，等 . 围产期心肌病的临床特点及预后分析 [J]. 中华内科杂志，2016，55（2）：127−130.

[4] Ware JS, Li J, Mazaika E, et al. Shared Genetic Predisposition in Peripartum and Dilated Cardiomyopathies[J]. N Engl J Med, 2016, 374(3): 233−241.

[5] Bauersachs J, Konig T, van der Meer P, et al. Pathophysiology, diagnosis and management of peripartum cardiomyopathy: a position statement from the Heart Failure Association of the European Society of Cardiology Study Group on peripartum cardiomyopathy[J]. Eur J Heart Fail, 2019, 21(7): 827−843.

[6] Halkein J, Tabruyn SP, Ricke-Hoch M, et al. MicroRNA-146a is a therapeutic target and biomarker for peripartum cardiomyopathy[J]. J Clin Invest, 2013, 123(5): 2143−2154.

[7] Damp J, Givertz MM, Semigran M, et al. Relaxin-2 and Soluble Flt1 Levels in Peripartum Cardiomyopathy: Results of the Multicenter IPAC Study[J]. JACC Heart Fail, 2016, 4(5): 380−388.

[8] Honigberg MC, Cantonwine DE, Thomas AM, et al. Analysis of changes in maternal circulating angiogenic factors throughout pregnancy for the prediction of preeclampsia[J]. J Perinatol, 2016, 36(3): 172−177.

[9] Kolte D, Khera S, Aronow WS, et al. Temporal trends in incidence and outcomes of peripartum cardiomyopathy in the United States: a nationwide population-based study[J]. J Am Heart Assoc, 2014, 3(3): e001056.

[10] Irizarry OC, Levine LD, Lewey J, et al. Comparison of Clinical Characteristics and Outcomes of Peripartum Cardiomyopathy Between African American and Non-African American Women[J]. JAMA Cardiol, 2017, 2(11): 1256−1260.

[11] Kao DP, Hsich E, Lindenfeld JA. Characteristics, Adverse Events, and Racial Differences Among Delivering Mothers With Peripartum Cardiomyopathy[J]. Jacc Heart Failure, 2013, 1(5): 409−416.

[12] Ray JG, Vermeulen MJ, Bharatha A, et al. Association Between MRI Exposure During Pregnancy and Fetal and Childhood Outcomes[J]. Jama, 2016, 316(9): 952−961.

[13] Arany Z, Elkayam U. Peripartum Cardiomyopathy[J]. Circulation, 2016, 133(14): 1397−1409.

[14] Biteker M, Ozlek B, Ozlek E, et al. Predictors of early and delayed recovery in peripartum cardiomyopathy: a prospective study of 52 Patients[J]. J Matern Fetal Neonatal Med, 2018: 1−8.

[15] Mebazaa A, Seronde MF, Gayat E, et al. Imbalanced Angiogenesis in Peripartum Cardiomyopathy- Diagnostic Value of Placenta Growth Factor[J]. Circ J, 2017, 81(11): 1654−1661.

[16] Hoevelmann J, Viljoen CA, Manning K, et al. The prognostic significance of the 12−lead ECG in peripartum cardiomyopathy[J]. International Journal of Cardiology, 2018, 276.

[17] Gil KE, Pawlak A, Gil RJ, et al. The role of invasive diagnostics and its impact on the treatment of dilated cardiomyopathy: A systematic review[J]. Adv Med Sci, 2016, 61(2): 331−343.

[18] Fogerty AE. Challenges of Anticoagulation Therapy in Pregnancy[J]. Curr Treat Options Cardiovasc Med, 2017, 19(10): 76.

[19] Ntusi NB, Badri M, Gumedze F, et al. Pregnancy-Associated Heart Failure: A Comparison of Clinical Presentation and Outcome between Hypertensive Heart Failure of Pregnancy and Idiopathic Peripartum Cardiomyopathy[J]. PLoS One, 2015, 10(8): e0133466.

[20] Mebazaa A, Yilmaz MB, Levy P, et al. Recommendations on pre-hospital & early hospital management of acute heart failure: a consensus paper from the Heart Failure Association of the European Society of Cardiology, the European Society of Emergency Medicine and the Society of Academic Emergency Medicine[J]. Eur J Heart Fail, 2015, 17(6): 544−558.

[21] Bozkurt B, Colvin M, Cook J, et al. Current Diagnostic and Treatment Strategies for Specific Dilated Cardiomyopathies: A Scientific Statement From the American Heart Association[J]. Circulation, 2016, 134(23): e579−e646.

[22] Stapel B, Kohlhaas M, Ricke-Hoch M, et al. Low STAT3 expression sensitizes to toxic effects of beta-adrenergic receptor stimulation in peripartum cardiomyopathy[J]. Eur Heart J, 2017, 38(5): 349−361.

[23] Labbene I, Arrigo M, Tavares M, et al. Decongestive effects of levosimendan in cardiogenic shock induced by postpartum cardiomyopathy[J]. Anaesth Crit Care Pain Med, 2017, 36(1): 39−42.

[24] Mallikethi-Reddy S, Akintoye E, Trehan N, et al. Burden of arrhythmias in peripartum cardiomyopathy: Analysis of 9841 hospitalizations[J]. Int J Cardiol, 2017, 235: 114−117.

[25] Jeejeebhoy FM, Zelop CM, Lipman S, et al. Cardiac Arrest in Pregnancy: A Scientific Statement From the American Heart Association[J]. Circulation, 2015, 132(18): 1747−1773.

[26] Duncker D, Haghikia A, Konig T, et al. Risk for ventricular fibrillation in peripartum cardiomyopathy with severely reduced left ventricular function-value of the wearable cardioverter/defibrillator[J]. Eur J Heart Fail, 2014, 16(12): 1331−1336.

[27] Regitz-Zagrosek V, Roos-Hesselink JW, Bauersachs J, et al. 2018 ESC Guidelines for the management of cardiovascular diseases during pregnancy[J]. Eur Heart J, 2018, 39(34): 3165−3241.

[28] Bauersachs J, Arrigo M, Hilfiker-Kleiner D, et al. Current management of patients with severe acute peripartum cardiomyopathy: practical guidance from the Heart Failure Association of the European Society of Cardiology Study Group on peripartum cardiomyopathy[J]. Eur J Heart Fail, 2016, 18(9): 1096−1105.

[29] Hilfiker-Kleiner D, Haghikia A, Berliner D, et al. Bromocriptine for the treatment of peripartum cardiomyopathy: a multicentre randomized study[J]. European Heart Journal, 2017, 38(35): 2671−2679.

[30] Arrigo M, Blet A, Mebazaa A. Bromocriptine for the treatment of peripartum cardiomyopathy: welcome on BOARD[J]. Eur Heart J, 2017, 38(35): 2680−2682.

[31] Ersboll AS, Johansen M, Damm P, et al. Peripartum cardiomyopathy in Denmark: a retrospective, population-based study of incidence, management and outcome[J]. Eur J Heart Fail, 2017, 19(12): 1712−1720.

[32] Honigberg MC, Givertz MM. Peripartum cardiomyopathy[J]. BMJ, 2019, 364: k5287.

[33] Bouabdallaoui N, Mouquet F, Lebreton G, et al. Current knowledge and recent development on management of peripartum cardiomyopathy[J]. Eur Heart J Acute Cardiovasc Care, 2017, 6(4): 359−366.

[34] Sieweke JT, Pfeffer TJ, Berliner D, et al. Cardiogenic shock complicating peripartum cardiomyopathy: Importance of early left ventricular unloading and bromocriptine therapy[J]. European Heart Journal Acute Cardiovascular Care, 2018: 204887261877787.

[35] Rasmusson K, Brunisholz K, Budge D, et al. Peripartum cardiomyopathy: post-transplant outcomes from the United Network for Organ Sharing Database[J]. J Heart Lung Transplant, 2012, 31(2): 180−186.

[36] Pillarisetti J, Kondur A, Alani A, et al. Peripartum cardiomyopathy: predictors of recovery and current state of implantable cardioverter-defibrillator use[J]. J Am Coll Cardiol, 2014, 63(25 Pt A): 2831−2839.

[37] Haghikia A, Rontgen P, Vogel-Claussen J, et al. Prognostic implication of right ventricular involvement in peripartum cardiomyopathy: a cardiovascular magnetic resonance study[J]. ESC Heart Fail, 2015, 2(4): 139−149.

第十六章
妊娠期呼吸系统急症

第一节 · 概　　论

妊娠期呼吸系统发生的适应性改变导致妊娠期容易出现呼吸系统并发症，了解妊娠期呼吸系统功能的改变有助于呼吸系统急症的诊断和治疗。

一、妊娠期呼吸系统生理变化

（一）解剖学改变

妊娠期雌激素水平升高可引起毛细血管充血和黏膜腺体增生、腺体分泌增加，特别是在妊娠晚期，影响呼吸道防御功能。如果合并妊娠期高血压或子痫前期所致的液体负荷过重或组织水肿，可能会导致呼吸系统急症。孕酮水平在妊娠期逐渐增加，增加了呼吸中枢对二氧化碳的敏感性，并对呼吸道平滑肌有松弛作用。

随着子宫的逐渐增大，膈肌上升，肋膈角增宽，肋骨向外扩展，使胸腔横径及前后径增加，一定程度地补偿了横膈的升高，使肺活量一般不受影响。妊娠期以胸式呼吸为主，呼吸深大，约20次/分钟[1]（图16-1）。

（二）肺功能的改变

妊娠期的肺功能变化总结见表16-1[1]。增大的子宫使腹腔压力增大，膈肌抬高，胸壁顺应性下

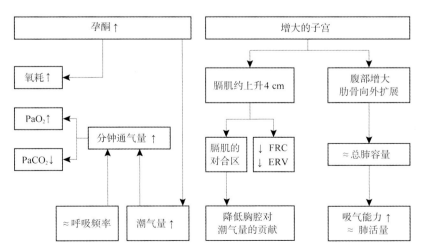

图16-1　妊娠期呼吸系统的生理性改变（受生化和物理因素的双重影响）

注：PaO_2，动脉血氧分压；$PaCO_2$，动脉血二氧化碳分压；FRC，功能残气量；ERV，呼气储备量；TLC，总肺活量。

表 16-1 妊娠期肺功能变化总结

呼吸参数	孕期变化
氧耗量	增加20%，分娩时进一步增加
每分通气量	增加40%
呼吸频率	变化不大
潮气量	增加40%～50%
总肺容量	减少4%～5%
功能残气量	降低20%
残气量	降低20%
肺活量	变化不大
弥散能力	微小改变
胸壁顺应性	降低45%

注：引自 Soma-Pillay P, Nelson-Piercy C, Tolppanen H, et al. Physiological changes in pregnancy[J]. Cardiovasc J Afr, 2016, 27(2): 89–94.

降，同时由于胸廓扩张的代偿性作用，与非妊娠期女性相比，妊娠28周以前肺容量无明显改变，但28周后肺容量（TLC）有所下降[2]。

二、妊娠期呼吸系统急症的诊断与治疗

详细的病史采集、体格检查结合必要的实验室检查是呼吸系统疾病诊断的基础。相关的辅助检查如下。

1. 动脉血气分析（表 16-2）

表 16-2 妊娠期间血气分析变化

参数	妊娠期间	未妊娠
pH	7.40～7.47	7.35～7.45
$PaCO_2$（mmHg）	25～32	35～45
PaO_2（mmHg）	106～108（妊娠早期） 101～104（妊娠后期）	90～100
HCO_3^-（mmol/L）	18～21	20～28
BE（mmol/L）	−3～4	−3～3

2. 胸部X线检查

胸部 X 线对了解肺部疾病的部位、估计病情的严重程度都有帮助。目前的研究支持该检查胎儿放射暴露风险较小。因此，对可能提供重要诊断信息的放射学检查不应该从孕产妇的检查中排除[3, 4]。

3. 肺部超声在产科中的应用

近年来，床旁肺部超声作为一种诊断和监测工具，被越来越多的医师接受，而且形成了比较系统的检查方法[5]。因肺部超声具有无创、动态、实时、无辐射等特点，在孕产妇检查中具有明显优势[6-8]。肺部超声常用检查方法如图16-2[6]，具体内容详见本书第二篇第八章"超声技术在产科危重症中的应用"。

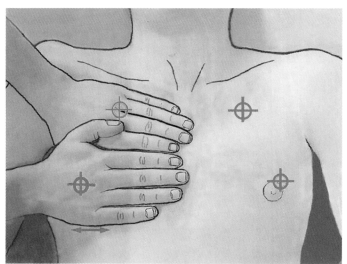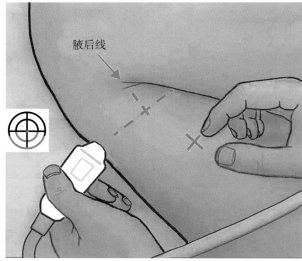

腋后线

图 16-2 肺部超声检查方法

注：引自 Lichtenstein D A. BLUE-protocol and FALLS-protocol: two applications of lung ultrasound in the critically ill[J]. Chest, 2015, 147(6): 1659–1670.

第二节 · 妊娠与哮喘

哮喘是妊娠期常见疾病，哮喘可以在妊娠时首次发生或在妊娠时发生变化[9]。妊娠期哮喘应该积极治疗，控制哮喘发作，保护母婴健康[10]。

一、病理生理

妊娠期哮喘病情变化过程的确切机制尚不清楚，可受多因素综合影响，包括宿主因素（遗传因素）和环境因素两大方面[11]。此外还可能与妊娠期的生理性改变及激素水平变化有关。

二、诊断与分级

妊娠期支气管哮喘诊断标准[10, 12]、分期与非妊娠人群相同。妊娠期哮喘严重程度分级见表16-3[14]。孕产妇哮喘控制评定见表16-4[15]。

三、鉴别诊断

妊娠期哮喘需和以下疾病相鉴别。

1. 左心衰竭引起的喘息样呼吸困难　多见于老年人。多伴有高血压、冠状动脉硬化、二尖瓣狭窄或慢性肾炎等，发作以夜间阵发性多见。患者除有哮鸣音外，常咳大量稀薄水样、泡沫状痰或粉红色泡沫痰，并有典型的肺底湿啰音。

2. 慢性阻塞性肺疾病　多见于中老年人，有慢性咳嗽史，喘息常年存在，有加重期。患者多有长期吸烟或接触有害气体的病史，有肺气肿体征，两

表16-3　妊娠期哮喘严重程度分级

哮喘严重性	症状频率	夜间症状	正常活动受限	FEV1或者是呼气峰流速（占预计值的比例）
间歇状态	≤2次/周	≤2次/月	不受限	≥80%
轻度持续	>2次/周，不是每天都有症状	>2次/月	轻度受限	≥80%
中度持续	每天都有发作	>1次/周	有一些受限	60%～80%
重度持续	全天都有症状	≥4次/周	严重受限	<60%

注：引自 Namazy J A, Schatz M. Management of Asthma during Pregnancy: Optimizing Outcomes and Minimizing Risk[J]. Semin Respir Crit Care Med, 2018, 39(1): 29-35.

表16-4　妊娠期哮喘控制评定

项　　目	完全控制	部分控制	未控制
症状频率	≤2次/周	>2次/周	每天都有症状
夜间症状	≤2次/月	1～3次/周	≥4次/周
活动受限	无	有	严重受限
需要使用缓解药物次数	≤2次/周	>2次/周	每天多次使用
FEV1/PEF占预计值或个人最大值%	>80%	60%～80%	<60%
急性加重需要全身使用激素	过去一年0～1次	过去一年≥2次	过去一年≥2次

注：引自 de Araujo GV, Leite DF, Rizzo JA, Sarinho ES. Asthma in pregnancy: association between the Asthma Control Test and the Global Initiative for Asthma classification and comparisons with spirometry[J]. Eur J Obstet Gynecol Reprod Biol, 2016, 203: 25-29.

肺或可闻及湿啰音。

3. 变态反应性肺浸润 这是一组肺嗜酸细胞浸润的疾病，它们都可能有哮喘症状，特别是哮喘型嗜酸细胞性肺炎尤为明显。该病可见于任何年龄，大多数与下呼吸道细菌感染有关。患者常有发热，胸部X线检查可见多发性、此起彼伏的淡薄斑片浸润阴影，可自行消失或反复再发。肺组织活检有助于鉴别。

4. 气管、主支气管肺癌 由于癌肿压迫或侵犯气管或主支气管，使上呼吸道管腔狭窄或不完全阻塞，出现咳嗽或喘息，甚至伴哮鸣音。但患者通常无哮喘发作史，咳痰可带血，喘息症状多呈吸气性呼吸困难，哮鸣音为局限性，平喘药物治疗无效。

四、治疗

妊娠期哮喘在治疗与管理中具有特殊性，既要控制哮喘，使孕产妇顺利渡过妊娠期至分娩，又要避免药物对胎儿可能导致的危害。妊娠期控制不佳、反复发作的哮喘与若干不良围产期结局有关，严重者甚至会对孕产妇和胎儿的生命构成威胁。哮喘控制可能降低新生儿并发症的风险[16, 17]，有研究认为孕产妇哮喘的控制与儿童哮喘风险有关[18]。

（一）最终目的和治疗原则

通过防止母体缺氧事件的发生从而保证胎儿足够的氧合。妊娠期治疗有赖于呼吸科医师、孕产妇和产科医师的配合。原则是注意预防哮喘发作，及时缓解哮喘，纠正孕妇及胎儿的缺氧状态，以及避免使用对胎儿和孕妇有损害的药物。妊娠期哮喘发作若得不到有效控制，其后果可直接或间接损害母亲和胎儿[19]。妊娠期间哮喘护理的多学科和多层面评估见图16-3[20]。

（二）妊娠期哮喘的处理

与经典的常规治疗类似，妊娠期哮喘的最佳处理包括：肺功能监测、避免或者控制哮喘诱因、患者教育以及个体化的药物治疗以维持最佳的肺功能。美国妇产科医师学会（ACOG）指南建议，妊娠期间的药物治疗原则是使用最低量药物控制哮喘症状，防止产妇缺氧发作，保持胎儿充足氧供的阶梯式方法[21, 22]。哮喘发作的治疗取决于哮喘的严重程度以及孕产妇对治疗的反应。

1. 妊娠期慢性哮喘的处理 尽可能避免接触特异或非特异激发因素。根据患者的发作频率、病史、体检和肺功能状况，监测每天的最大呼气峰流速值（PEF）及活动情况，根据哮喘的程度给予药

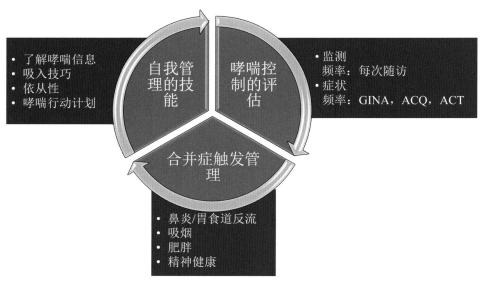

图16-3 妊娠期间哮喘护理的多学科和多层面评估

注：GINA（Global Initiative For Asthma），全球哮喘防治创议；ACQ（asthma control questionnaire），哮喘控制问卷；ACT（asthma control test GINA），哮喘控制测试。引自Murphy VE, Jensen ME, Gibson PG: Asthma during Pregnancy: Exacerbations, Management, and Health Outcomes for Mother and Infant[J]. Semin Respir Crit Care Med, 2017, 38(2): 160-173.

物支持及加强监测。妊娠期哮喘的药物治疗主要为吸入疗法。

2. 妊娠期急性哮喘发作的处理　妊娠期哮喘急性发作时，应注意其症状和体征，需测定峰值呼气流速（PEF）和动脉血气分析，以判断病情的严重程度，同时密切监测胎儿的征象（胎心率、胎动等）。如出现咳嗽、胸闷、气急、喘息或PEF下降20%，胎动减少以及$SaO_2 < 90\%$时，应立即每20分钟吸入2～4吸沙丁胺醇，观察1小时仍无改善需立即就诊。

（三）妊娠期哮喘药物使用

我们将妊娠期治疗哮喘的相关药物及安全性分类作一总结[23]（表16-5）。

1. 吸入糖皮质激素（inhaled corticosteroid, ICS）　最基础也是最有效的哮喘控制药物。大量研究表明，哮喘患者在妊娠期包括妊娠早期吸入糖皮质激素，不会增加新生儿畸形的风险[19, 24]。

吸入布地奈德是唯一被FDA评定为妊娠B类的ICS药物，故妊娠期及哺乳期妇女推荐布地奈德为ICS的首选药物。但没有试验证据表明其他种类的吸入性激素是不安全的。因此，如果哮喘患者在孕前使用其他的吸入性激素，且哮喘控制良好，则可维持原有治疗。

2. 口服糖皮质激素　既往研究表明妊娠早期（前3个月）应用口服糖皮质激素可增加胎儿唇裂和腭裂的发生率。此外，妊娠期口服糖皮质激素可增加子痫前期、早产和低出生体重儿的发生率，且胎儿低出生体重与口服糖皮质激素有显著的剂量-反应趋势。但新近的研究未发现该类风险[25]。

3. 白三烯受体拮抗剂（leukotriene receptor antagonists, LTRAs）　白三烯参与了哮喘和变应性鼻炎等变态反应性疾病的发病机制。孟鲁司特和扎鲁司特是白三烯受体拮抗剂，被认为对妊娠期哮喘和变应性鼻炎都是安全的，适合作为轻度持续性哮喘的唯一治疗方案。多项研究认为低剂量孟鲁司特与早产、低Apgar评分、胎儿生长发育、子痫前期或流产等风险无相关性[26, 27]。孟鲁司特以极低水平排泄到母乳中，远远低于婴儿的治疗范围[26]，因此孟鲁司特对母乳喂养是安全的。

4. β2受体激动剂　常用的有短效β2受体激动剂（short acting beta agonist, SABA）和长效β2受体

表16-5　FDA对妊娠期哮喘使用药物的安全性分类

分　类	药物名称	FDA妊娠分类
全身糖皮质激素		
	地塞米松	C
	泼尼松	C
	泼尼松龙	C
	氢化可的松	C
吸入糖皮质激素		
	倍氯米松	C
	布地奈德	B
	氟替卡松	C
	莫米松	C
	曲安奈德	C
β2受体激动剂		
SABA	沙丁胺醇	C
	特布他林	B
	比托特罗	C
	奥西那林	C
LABA	福莫特罗	C
	沙美特罗	C
	茶碱	C
白三烯受体拮抗剂		
	孟鲁司特	B
	扎鲁司特	B
	奥马珠单抗	B

注：美国食品和药品管理局（Food and Drug Administration, FDA），各妊娠分类含义详见妊娠期用药。

激动剂（long acting beta agonist, LABA）。SABA具有强支气管扩张作用，能迅速解除支气管痉挛，降低呼吸道阻力，减弱气道高反应性，是治疗支气管哮喘急性发作的一线用药。

在与糖皮质激素联合的治疗方案中，LABA比茶碱和LTRAs的潜在毒性小，且治疗更加有效，因此，美国妇产科医师学会和美国变态反应、哮喘与免疫学会把LABA作为ICS的首选联合用药，不建

议 LABA 单药治疗。临床常用的联合用药方案包括沙美特罗/替卡松粉吸入剂、布地奈德/福莫特罗粉吸入剂等[22, 28]。

5. 奥马珠单抗 奥马珠单抗是重组人源化抗免疫球蛋白 E 单克隆抗体，用于治疗成人和青少年患者经 ICS/LABA 治疗后，仍不能有效控制症状的中至重度持续性过敏性哮喘[29]。一项接受奥马珠单抗治疗的观察性研究发现，与未接受奥马珠单抗的孕妇相比，胎儿出生异常的发生率没有明显增加[30]。由于该药尚缺乏用于妊娠期哮喘患者的临床数据[31, 32]，且该药导致过敏反应的风险可能危及孕产妇和胎儿的生命[33]，因此专家不建议妊娠期间服用奥马珠单抗。

（四）产科管理

与非哮喘的孕产妇相比，合并哮喘的孕产妇产科管理略有差异，主要体现在以下几个方面。

1. 催产 哮喘患者对前列腺素 $F_{2\alpha}$ 的敏感性增加，当使用该类药物进行引产时，可诱发支气管痉挛，哮喘患者应谨慎使用前列腺素类药物[34]。前列腺素 E_2（PGE_2）喷雾剂可诱发哮喘患者支气管痉挛，这可能与其刺激性作用有关[35]。但 Towers 等[36]研究发现，具有哮喘病史或活动性哮喘的孕产妇经阴道使用 PGE_2，哮喘临床恶化的最大风险仅为 2%。如果有临床指征，这些信息将支持 PGE_2 在哮喘孕妇中的使用。

2. 产后出血的管理 哮喘患者产后出血的发生率高于非哮喘孕产妇，可能原因有：平滑肌及其收缩功能的神经调节异常，β 受体激动剂的使用。

子宫收缩药是一类能选择性兴奋子宫平滑肌，促进子宫收缩的药物。临床常用的药物主要有三类：垂体后叶素类、前列腺素类、麦角生物碱类。

缩宫素是垂体后叶素类的主要代表，也是目前使用最多的收缩子宫的药物。目前研究认为缩宫素可以安全用于围产期，但应警惕潜在的过敏反应和对气道平滑肌的收缩作用[37]。

15-甲基前列腺素 $F_{2\alpha}$（欣母沛）可能诱发支气管痉挛或哮喘发作。此外使用麦角生物碱类药物由于激活气道平滑肌相应受体，也可能导致支气管痉挛发作。临床中使用欣母沛或者麦角生物碱应考虑风险-收益比，并准备好治疗支气管痉挛的药物及有效措施[38]。

3. 高血压的治疗 近年来，阿司匹林因可预防血栓栓塞性疾病和妊娠期高血压，降低子痫的发生率而被产科广泛应用。哮喘患者使用低剂量阿司匹林时，对已知阿司匹林敏感人群应警惕该药可能诱发支气管痉挛[39]。

β 肾上腺素受体阻滞剂是非妊娠、非哮喘患者高血压治疗的一线药物。值得注意的是，所有的 β 受体阻滞剂，尤其是非 β1 受体选择性阻滞剂，可能诱发支气管痉挛，应避免使用。其他药物如血管扩张剂肼屈嗪、钙离子通道阻断药、硝酸甘油等可安全用于哮喘合并子痫前期的高血压治疗。但应警惕该类药物对缺氧性肺血管收缩机制的干预，从而影响通气血流比值，导致低氧血症等潜在不良影响[38]。常用于预防子痫前期惊厥的硫酸镁，可以扩张支气管而增强支气管痉挛治疗的效果。

（五）麻醉管理

1. 术前评估 术前评估和干预是哮喘患者成功治疗的关键。麻醉医师应获取完整的病史和体格检查资料。

2. 分娩和娩出 分娩期哮喘发作较少。在临产与产程中，可继续吸入糖皮质激素、色甘酸或口服茶碱。对平时规律使用激素或妊娠期经常使用激素者，为了应急和防止哮喘发作，可以补充糖皮质激素。在麻醉前应使其肺功能改善至最佳状态，如果患者有喘息或者胸闷征象，应请相关专科会诊。

为避免产妇用力过度致腹压增加、减少体力消耗，应尽量缩短产程。分娩期应尽量避免使用可能诱发支气管痉挛的药物（表 16-6）。

3. 经阴道分娩和剖宫产的椎管内麻醉 椎管内麻醉和分娩镇痛可以减少应激反应，降低产妇血儿

表 16-6 可引起哮喘发作的药物

非选择性 β1 受体阻滞剂，如拉贝洛尔
前列腺素 $F_{2\alpha}$，如欣母沛
麦角生物碱类
非甾体类抗炎药，如吲哚美辛、阿司匹林
H2 受体阻断剂，如西咪替丁
肌松剂，如琥珀胆碱、阿曲库铵

茶酚胺水平及氧耗，对合并哮喘的产妇有益。椎管内使用麻醉性镇痛药物时，应严密监测产妇呼吸参数，避免发生呼吸抑制。不稳定哮喘的患者可能需依赖辅助性呼吸肌才能有效呼吸，椎管内麻醉平面控制不佳时可能导致呼吸功能恶化。对病情稳定的哮喘患者首选椎管内麻醉，但同时要考虑到使用激素治疗的产妇椎管内穿刺感染的风险。注意阻滞平面的调节，平面高于T2以上可能导致呼吸功能受抑制，且交感神经阻滞、迷走神经功能相对兴奋可诱发哮喘。

哮喘患者全身使用阿片类药物还存在争议。全身阿片类药物的使用可适当缓解疼痛，减少因疼痛产生过度通气的刺激；但阿片类药物可能通过组胺释放诱发支气管痉挛，且哮喘患者可能无法耐受高剂量阿片类药物潜在的呼吸抑制的风险[40]。

4. 全身麻醉　剖宫产手术，因存在椎管内麻醉禁忌而选用全身麻醉时应注意以下几点。

（1）应警惕麻醉深度不够时不能有效抑制气管导管刺激而诱发支气管痉挛。

（2）药物：诱导时静脉注射利多卡因可抑制气道反应，也可减轻插管时的血流动力学波动。雾化利多卡因具有气道刺激性，避免用于哮喘患者。去极化肌松药琥珀胆碱和非去极化肌松药阿曲库铵具有组胺释放作用，可加重支气管痉挛，应避免使用。罗库溴铵可安全用于全麻诱导。挥发性卤代麻醉药可扩张支气管，对哮喘产妇有利。但在胎儿娩出后可引起剂量依赖性子宫松弛而增加出血的风险。

（3）产妇由于存在反流误吸风险，不建议为了避免刺激而在深麻醉下拔管，术中可根据情况适当使用β受体激动剂、激素等药物，术毕产妇完全清醒后拔管。

第三节 · 妊娠与肺水肿

妊娠合并肺水肿是妊娠期进行重症监护的常见原因，是妊娠期尤其妊娠晚期孕妇死亡的重要原因[10, 41]。它本身不是一个独立的疾病，而是多种疾病发展过程中引发的急性肺功能损害的一种临床表现。在孕产妇中肺水肿发病相对较少，妊娠晚期由于水钠潴留、妊娠期水肿、合并低蛋白血症或妊娠期高血压疾病，易发生肺淤血及肺水肿[41]。

一、病理生理进展

1. 肺水肿的病理机制　肺毛细血管内压力升高，肺毛细血管通透性增加，血浆胶体渗透压降低，淋巴系统引流障碍等。

2. 妊娠合并肺水肿的病因　主要有基础疾病及诱发因素。基础疾病如妊娠期高血压、重度子痫前期、妊娠合并心脏病、双胎妊娠、先兆早产等，其中高血压是肺水肿最常见的潜在病因。诱发因素包括：中重度贫血、低蛋白血症、短期内大量静脉输液、肾上腺素受体激动药以及肺部感染等（表16-7）。

表16-7　妊娠期肺水肿常见原因

保胎药物
高血压
羊水栓塞
医源性补液过量
心脏疾病（心肌病，心脏缺血性疾病）
围产期心肌病

二、诊断和临床表现

1. 诊断标准[21]　① 患者突然出现呼吸困难、咳嗽，咳白色或粉红色泡沫痰；② 查体：端坐呼吸，心率正常或加快，两肺可闻及干、湿啰音；③ 肺部X线：肺纹理增粗，片状或棉絮状模糊阴影。

2. 临床表现　肺水肿间质期，患者常有咳嗽、胸闷，轻度呼吸浅速、急促。查体可闻及两肺哮鸣音，心源性肺水肿可发现心脏病体征。PaO_2和$PaCO_2$均轻度降低。肺水肿液体渗入肺泡后，患者可表现为面色苍白、发绀、严重呼吸困难、咳大量白色或血性泡沫痰，两肺满布湿啰音。血气分析提示低氧血症加重，甚至出现 CO_2 潴留和混合性酸中毒。

3. 辅助检查　急性肺水肿的诊断通常有赖于胸部X线的检查，典型病例正位胸片即可诊断，少数患者需行CT检查，以与其他疾病鉴别。

心电图和超声心动图：二维、M型、多普勒和经胸超声心动图可用于评价心脏结构和功能，从而区分心源性和非心源性肺水肿，并有助于确定心功能不全是收缩性、舒张性还是瓣膜性。12导联心电图有助于检测心室肥大、缺血、心肌梗死、传导阻滞和心律失常。

通过超声检查发现弥漫性的彗星尾征（comet tail artifact, CTA）可协助诊断肺水肿，是产科急性肺水肿诊断的又一手段[42]（图16-4）。肺部超声可实时有效地反映肺水肿程度，是可行的监测方式[6,43]，对诊断肺水肿有较高的敏感性和特异性。超声可以在妊娠中任何时期进行，特别是在高危情况下[44]。也有研究提出视神经鞘直径（ONSD）与肺部超声回声彗星评分（ECS）的相关性显著，均可用于重度子痫前期患者液体状态的评估和围产期液体治疗的指导[45]。

脑钠肽（BNP）是反应左心室收缩、舒张末期容积及左室射血分数的独立指标，当心室负荷与室壁张力增高时，BNP分泌增加[46]。肺部超声方案与BNP等检查结合时，可提高临床上鉴别诊断肺水肿的准确性。

对于妊娠23～24周的胎儿，可实施间歇性或连续性电子胎心率监测。在妊娠管理中，胎心率有时被视作额外的生命体征，因为其可在胎盘水平提供氧合不足的最早证据。氧合不足可能表现为胎心率基线升高，心率变异性降低。晚期减速和胎心率基线变异性降低也可能意味着子宫胎盘含氧血液的灌注减少。

三、鉴别诊断

1. 心源性肺水肿　主要见于风湿性心脏病、

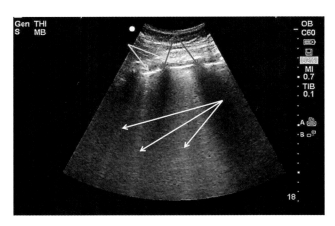

图16-4　肺水肿的超声图像

注：B线（白色箭头）高度提示肺水肿；红色箭头表示肋骨阴影；黄色箭头表示胸膜线[42]。引自 Pachtman S, Koenig S, Meirowitz N. Detecting Pulmonary Edema in Obstetric Patients Through Point-of-Care Lung Ultrasonography[J]. Obstet Gynecol, 2017, 129(3): 525-529.

二尖瓣病变及冠心病。该类患者往往有心脏基础疾病。

2. 肾源性肺水肿　往往见于急、慢性肾功能衰竭，可合并尿毒症。肾源性肺水肿的发生机制除了水钠潴留，往往也合并了一定程度的左心衰竭。

3. 复张性肺水肿　往往见于严重气胸或者大量胸腔积液的患者，肺水肿仅发生在复张的一侧肺脏。

四、治疗

提高氧合，并在确诊后逆转肺水肿的主要潜在病因。根据肺水肿的原因和类型，治疗的优先顺序不同。特别注意确保最佳的子宫胎盘灌注。无论病因如何，都应快速治疗，以防止进一步失代偿。

1. 肺水肿的治疗　应治疗原发病，去除诱因，利尿、扩血管，纠正低蛋白血症，改善肺毛细血管通透性。

2. 加强对孕产妇的液体管理　在量出而入的原则下，适当保持负平衡，有利于减少肺水肿的发生。一旦病情改善，胎儿分娩后能够存活，应积极终止妊娠改善孕妇及胎儿预后[41]。在排除抗凝禁忌的情况下，硬膜外麻醉是剖宫产的首选麻醉方式。

第四节 · 妊娠合并呼吸衰竭

妊娠期急性呼吸衰竭是指原呼吸功能正常，妊娠期由于突发原因导致严重呼吸功能障碍，引起动脉血氧分压（PaO_2）降低，伴或不伴动脉血二氧化碳分压（$PaCO_2$）增高而出现的一系列病理生理紊乱的临床综合征，是孕产妇死亡的重要原因[47]。

一、病理生理进展

妊娠期急性呼吸衰竭的常见原因如下[48]（表16-8）。

表16-8　妊娠期急性呼吸衰竭的常见原因

类　型	原　因
产科原因	ARDS： 　胎盘早剥 　羊水栓塞 　产科败血症（如绒毛膜羊膜炎） 　子痫前期
	围产期心肌病
	子痫前期肺水肿
	滋养层的栓塞
妊娠导致风险增加	ARDS： 　反流误吸 　病毒性肺炎 　非产科败血症（如肾盂肾炎） 　输血相关性急性肺损伤 　空气栓塞
	肺血栓栓塞症
	哮喘（妊娠可以加重或改善）
	心脏瓣膜病（狭窄）、肺动脉高压
非特异性因素	ARDS： 　外伤 　胰腺炎
	神经肌肉疾病
	药物、毒素

注：ARDS（acute respiratory distress syndrome）急性呼吸窘迫综合征。引自 Hung C-Y, Hu H-C, Chiu L-C, et al. Maternal and neonatal outcomes of respiratory failure during pregnancy[J]. J Formos Med Assoc, 2018, 117(5): 413-420.

ARDS是一个连续的病理过程，是妊娠期间呼吸衰竭最常见病因。ARDS的具体病因见表16-8。根据ARDS柏林定义，满足如下4项条件方可诊断为ARDS[49-51]（表16-9）。与非妊娠ARDS患者相比，妊娠ARDS需要呼吸支持的比例更高。然而，其死亡率和预后与非妊娠人群相似[52]。

二、呼吸衰竭的诊断

妊娠期呼吸衰竭患者与普通呼吸衰竭患者的症状、诊断相同。以下诊断方法有助于进一步诊断及指导治疗。

1. 放射线诊断　可了解肺部病变情况。

2. 血流动力学监测　对产妇而言，心、肺监测很重要。肺动脉导管监测中心静脉压的并发症与普通患者相同。产科使用的指征为：心功能Ⅲ级及Ⅳ级的心脏病、脓毒性休克、肺水肿、肺动脉高压及ARDS等。

3. 动脉血气分析　$PaO_2 < 60$ mmHg、$PaCO_2 > 50$ mmHg作为诊断急性呼吸衰竭的指标。血气分析不仅用于诊断，对治疗有重要的指导意义。

4. 肺部超声　床旁肺部超声对急性呼吸衰竭常见原因诊断有较高的特异性及敏感性[53]。

三、治疗进展

治疗原则与非妊娠期患者的治疗原则基本相同：① 控制或解除引起呼吸衰竭的病因和诱因；② 改善肺通气和换气功能，保证产妇的氧供（包括应用机械通气治疗）；③ 治疗和改善各重要生命器官功能及病理状态。

处理危重孕产妇时应积极治疗原发病，呼吸支持是治疗的关键，胎儿宫内情况的早期评估以及适时终止妊娠是改善母婴结局的要点。最关键的问题是分娩时机的选择。不应以终止妊娠作为改善孕妇呼吸功能及氧合的一种治疗措施。病情较轻、肺功能良好、无严重并发症的孕妇可以在具备紧急剖宫

表 16-9　ARDS 诊断条件

指　　标	数　　　值
起病时间	已知临床症状 1 周内出现的新发或加重呼吸系统症状
影像学改变[1]	双肺浸润影，不能完全用胸腔积液、肺叶 / 全肺塌陷和结节影解释
肺水肿来源	呼吸衰竭不能完全用心力衰竭和液体负荷过重解释，如果临床没有危险因素，需要用客观检查（如超声心动图）来排除静水压性肺水肿
氧合状态[2]	
轻度	200 mmHg ＜ PaO_2/FiO_2 ≤ 300 mmHg，且 PEEP 或 CPAP ≥ 5 cmH$_2$O
中度	100 mmHg ＜ PaO_2/FiO_2 ≤ 200 mmHg，且 PEEP ≥ 5 cmH$_2$O
重度	PaO_2/FiO_2 ≤ 100 mmHg，且 PEEP ≥ 5 cmH$_2$O

注：[1] 影像学包括胸片或 CT；[2] 如果海拔超过 1 000 m，PaO_2/FiO_2 值需用公式校正，校正后 PaO_2/FiO_2=PaO_2/FiO_2×（当地大气压/760）；CPAP，持续气道正压；FiO$_2$，吸入氧分数；PEEP，呼气末正压。引自 Ranieri V M, Rubenfeld G D, Thompson B T, et al. Acute respiratory distress syndrome: the Berlin Definition[J]. Jama, 2012, 307(23): 2526-2533.

产医疗资源的情况下尝试经阴道分娩。

1. 病因治疗　针对不同病因采取适当的治疗十分重要。

2. 一般支持治疗　纠正电解质、酸碱平衡失调，积极抗感染，及时补充血容量，纠正低血压、贫血，防止消化道出血，保证充足的营养及热量供给对母婴的预后很重要。

3. 保持气道通畅　清除分泌物，必要时需建立人工气道。

4. 氧疗　可提高动脉氧分压，使组织缺氧得到改善，氧疗也可使心、肺负荷得以减轻。可根据病情采用经鼻导管吸入、面罩吸氧、气管内给氧。根据呼吸衰竭的不同分型，选择不同的给氧浓度。具体非侵入性氧疗方法见表 16-10。

5. 高流量鼻导管氧疗（high flow nasal cannulation, HFNC）　HFNC 通过无须密封的鼻导管直接将流量高达 60 L/min、温度 37℃、相对湿度 100% 的气体输送给患者。HFNC 由于能产生一定的持续气道正压（continuous positive airway pressure, CPAP），减少氧疗中氧气的稀释，故能迅速地改善氧合，目前广泛应用于急性低氧性呼吸衰竭、呼吸衰竭未行气管插管、心功能不全的患者[54-57]。理论上，该系统因鼻导管的佩戴方式不影响经口进行的气管插管操作，可以进一步强化氧合，延缓低氧的发生[58, 59]。但近来的一项荟萃分析提出，与常规氧疗相比，使用高流量鼻导管氧疗可能对重度缺氧、严重并发

表 16-10　非侵入性氧疗方法

鼻导管	氧流量 ≥ 6 L/min 时氧浓度可达到 24% ～ 40% 氧流量 ＜ 4 L/min 以下时不需要加湿
简易氧气面罩	易固定，氧流量为 5 ～ 10 L/min 时氧浓度可达到 35% ～ 50% 氧流量应该维持在 5 L/min 或者更高，以避免呼出的 CO_2 停留在面罩里
部分重复吸入面罩 （带有气囊的简易面罩）	氧流量应该维持在呼吸时气囊容积的 1/3 ～ 1/2； 当流量为 6 ～ 10 L/min 时，可以提供 40% ～ 70% 的氧浓度
非重复吸入面罩	氧浓度可以保持在 60% ～ 80%； 最小氧流量为 10 L/min
高流量经鼻导管吸氧 （HFNC）	60 L/min 氧流量，温度 37℃、相对湿度 100% 的气体

症、呼吸暂停时间、氧合、ICU住院时间或插管前后的总生存期没有影响[60]。

HFNC应用于孕产妇的研究非常有限[61]，近年来有妊娠29周合并ARDS患者成功使用HFNC的病例报道[62]。HFNC为临床救治妊娠合并呼吸衰竭提供了一个新的治疗方案，但HFNC氧疗能否改善妊娠期呼吸衰竭的预后及不良事件的发生率，使用的安全性等问题尚待进一步地深入研究。

6. 呼吸兴奋剂 呼吸衰竭患者是否使用呼吸兴奋剂尚有争论。对有中枢抑制状态者，适当使用可改善低氧血症及二氧化碳的潴留。外周化学感受器兴奋剂烯丙哌三嗪，可增加通气、降低二氧化碳分压、轻度升高氧分压，但有导致肺血管收缩及增加右心负担的缺点。

7. 机械通气呼吸支持治疗 通气方式包括无创通气如鼻面罩、口鼻面罩、全脸面罩和有创机械通气如经口气管插管、经鼻气管插管、气管切开等模式。通气模式：SIMV、CPAP、BiPAP等。机械通气的指征见表16-11。

表16-11 机械通气指征

机械通气指征（侵入性或非侵入性）
（1）严重呼吸衰竭或者呼吸衰竭合并代谢性酸中毒
（2）呼吸频率在40次/分钟
（3）不正常的呼吸模式加重呼吸负担或者呼吸肌疲劳
（4）精神抑制状态
（5）严重低氧血症

妊娠期机械通气注意事项：① 妊娠期气管插管时易造成损伤，应选择较小型号的气管导管；② 插管前需给100%的氧。但不可过度换气来增加动脉氧分压，以免发生碱中毒，导致子宫血流减少而使胎儿缺氧；③ 机械通气调整血氧保持在正常妊娠期水平，即$PaCO_2$维持在30～32 mmHg，妊娠期的SPO_2大于92%，以保证胎儿有足够的氧气输送。

研究发现，孕产妇比非妊娠期患者更易发生气道损伤。肺保护性通气策略的应用应得到重视[63, 64]。该策略是通过小潮气量（4～8 mL/kg预测体重，PBW）来限制气道压力（＜30 cmH₂O），防止肺容积过高，联合适当水平的PEEP可使萎陷的肺泡和小气道重新开放增加呼气末肺容量，从而改善肺泡弥散功能和通气/血流比例，减少肺内分流，达到改善氧合、增加肺顺应性的目的[65]。有研究发现，接受机械通气的ARDS孕妇，死亡率在9%～14%，这取决于机械通气的持续时间。许多产科因素与较高的院内死亡率相关，包括肾衰竭、围产期感染、羊水栓塞和流感[66]。

8. 体外膜氧合（extracorporeal membrane oxygenation, ECMO） ECMO可以提供呼吸支持或呼吸和循环支持。近年来的研究确认了妊娠晚期ECMO的可行性和安全性，一般均能获得良好的母婴结局[67-69]。鉴于妊娠合并ARDS的复杂性，ECMO目前存在的主要问题是操作时间及妊娠期的管理，在应用ECMO期间终止妊娠有严重出血的风险，这仍是ECMO应用的一个主要缺陷。多学科的评估有助于建立正确的治疗时机，并有助于取得良好的妊娠结局。

四、麻醉管理

呼吸衰竭患者的麻醉管理需要纳入适当的内科管理技巧。椎管内麻醉可以提供满意的镇痛而不会产生高剂量阿片类药物相关的新生儿呼吸抑制，但应注意避免阻滞平面过高对呼吸功能的不利影响。

（周双琼）

----------------- 参 · 考 · 文 · 献 -----------------

[1] Soma-Pillay P, Nelson-Piercy C, Tolppanen H, et al. Physiological changes in pregnancy[J]. Cardiovasc J Afr, 2016, 27(2): 89–94.

[2] Mehta N, Chen K, Hardy E, et al. Respiratory disease in pregnancy[J]. Best practice & research Clinical obstetrics & gynaecology, 2015, 29(5): 598–611.

[3] McCollough C H, Schueler B A, Atwell T D, et al. Radiation exposure and pregnancy: when should we be concerned?[J]. Radiographics, 2007, 27(4): 909–917; discussion 917–918.

[4] Needleman S, Powell M. Radiation hazards in pregnancy and methods of prevention[J]. Best practice & research Clinical obstetrics & gynaecology, 2016, 33: 108−116.

[5] Mojoli F, Bouhemad B, Mongodi S, et al. Lung Ultrasound for Critically Ill Patients[J]. Am J Respir Crit Care Med, 2019, 199(6): 701−714.

[6] Lichtenstein D A. BLUE-protocol and FALLS-protocol: two applications of lung ultrasound in the critically ill[J]. Chest, 2015, 147(6): 1659−1670.

[7] Zieleskiewicz L, Bouvet L, Einav S, et al. Diagnostic point-of-care ultrasound: applications in obstetric anaesthetic management[J]. Anaesthesia, 2018, 73(10): 1265−1279.

[8] Ambrozic J, Brzan Simenc G, Prokselj K, et al. Lung and cardiac ultrasound for hemodynamic monitoring of patients with severe pre-eclampsia[J]. Ultrasound in obstetrics & gynecology : the official journal of the International Society of Ultrasound in Obstetrics and Gynecology, 2017, 49(1): 104−109.

[9] Robijn A L, Murphy V E, Gibson P G. Recent developments in asthma in pregnancy[J]. Current opinion in pulmonary medicine, 2019, 25(1): 11−17.

[10] Aaron S D, Vandemheen K L, FitzGerald J M, et al. Reevaluation of Diagnosis in Adults With Physician-Diagnosed Asthma[J]. Jama, 2017, 317(3): 269−279.

[11] Grayson M H, Feldman S, Prince B T, et al. Advances in asthma in 2017: Mechanisms, biologics, and genetics[J]. The Journal of allergy and clinical immunology, 2018, 142(5): 1423−1436.

[12] Yawn B P, Han M K. Practical Considerations for the Diagnosis and Management of Asthma in Older Adults[J]. Mayo Clin Proc, 2017, 92(11): 1697−1705.

[13] Becker AB, Abrams EM. Asthma guidelines: the Global Initiative guidelines: the Global Initiative for Asthma in relation to national guidelines. Curr Opin Allergy Clin Immunol. 2017 Apr, 17(2): 99−103.

[14] Namazy J A, Schatz M. Management of Asthma during Pregnancy: Optimizing Outcomes and Minimizing Risk[J]. Semin Respir Crit Care Med, 2018, 39(1): 29−35.

[15] de Araujo G V, Leite D F, Rizzo J A, et al. Asthma in pregnancy: association between the Asthma Control Test and the Global Initiative for Asthma classification and comparisons with spirometry[J]. Eur J Obstet Gynecol Reprod Biol, 2016, 203: 25−29.

[16] Yland J J, Bateman B T, Huybrechts K F, et al. Perinatal Outcomes Associated with Maternal Asthma and Its Severity and Control during Pregnancy[J]. J Allergy Clin Immunol Pract, 2020.

[17] Martel M J, Rey E, Beauchesne M F, et al. Control and severity of asthma during pregnancy are associated with asthma incidence in offspring: two-stage case-control study[J]. The European respiratory journal, 2009, 34(3): 579−587.

[18] Liu X, Agerbo E, Schlünssen V, et al. Maternal asthma severity and control during pregnancy and risk of offspring asthma[J]. The Journal of allergy and clinical immunology, 2018, 141(3).

[19] Garne E, Hansen A V, Morris J, et al. Use of asthma medication during pregnancy and risk of specific congenital anomalies: A European case-malformed control study[J]. The Journal of allergy and clinical immunology, 2015, 136(6): 1496−1502 e7.

[20] Murphy V E, Jensen M E, Gibson P G. Asthma during Pregnancy: Exacerbations, Management, and Health Outcomes for Mother and Infant[J]. Semin Respir Crit Care Med, 2017, 38(2): 160−173.

[21] Clifton V L. Managing asthma in pregnancy: effects on future child health[J]. The Lancet Respiratory medicine, 2019, 7(6): 485−486.

[22] Bonham C A, Patterson K C, Strek M E. Asthma Outcomes and Management During Pregnancy[J]. Chest, 2018, 153(2): 515−527.

[23] Kiernan E, Jones K L. Medications that Cause Fetal Anomalies and Possible Prevention Strategies[J]. Clin Perinatol, 2019, 46(2): 203−213.

[24] Enriquez R, Griffin M R, Carroll K N, et al. Effect of maternal asthma and asthma control on pregnancy and perinatal outcomes[J]. The Journal of allergy and clinical immunology, 2007, 120(3): 625−630.

[25] Bandoli G, Palmsten K, Forbess Smith C J, et al. A Review of Systemic Corticosteroid Use in Pregnancy and the Risk of Select Pregnancy and Birth Outcomes[J]. Rheum Dis Clin North Am, 2017, 43(3): 489−502.

[26] Datta P, Rewers-Felkins K, Baker T, et al. Transfer of Montelukast into Human Milk During Lactation[J]. Breastfeeding medicine : the official journal of the Academy of Breastfeeding Medicine, 2017, 12: 54−57.

[27] Sarkar M, Koren G, Kalra S, et al. Montelukast use during pregnancy: a multicentre, prospective, comparative study of infant

outcomes[J]. Eur J Clin Pharmacol, 2009, 65(12): 1259−1264.

[28] Namazy J A, Schatz M. Pharmacological difficulties in the treatment of asthma in pregnant women[J]. Expert review of clinical pharmacology, 2017, 10(3): 285−292.

[29] Israel E, Reddel H K. Severe and Difficult-to-Treat Asthma in Adults[J]. New Engl J Med, 2017, 377(10): 965−976.

[30] Namazy J, Cabana M D, Scheuerle A E, et al. The Xolair Pregnancy Registry (EXPECT): the safety of omalizumab use during pregnancy[J]. The Journal of allergy and clinical immunology, 2015, 135(2): 407−412.

[31] Namazy J A, Blais L, Andrews E B, et al. Pregnancy outcomes in the omalizumab pregnancy registry and a disease-matched comparator cohort[J]. The Journal of allergy and clinical immunology, 2020, 145(2): 528−536. e1.

[32] Namazy J, Cabana M D, Scheuerle A E, et al. The Xolair Pregnancy Registry (EXPECT): the safety of omalizumab use during pregnancy[J]. The Journal of allergy and clinical immunology, 2015, 135(2): 407−412.

[33] Gonzalez-Estrada A, Geraci S A. Allergy Medications During Pregnancy[J]. The American journal of the medical sciences, 2016, 352(3): 326−331.

[34] Machado-Carvalho L, Roca-Ferrer J, Picado C. Prostaglandin E2 receptors in asthma and in chronic rhinosinusitis/nasal polyps with and without aspirin hypersensitivity[J]. Respir Res, 2014, 15: 100.

[35] Woodward D F, Jones R L, Narumiya S. International Union of Basic and Clinical Pharmacology. LXXXIII: classification of prostanoid receptors, updating 15 years of progress[J]. Pharmacol Rev, 2011, 63(3): 471−538.

[36] Towers C V, Briggs G G, Rojas J A. The use of prostaglandin E2 in pregnant patients with asthma[J]. Am J Obstet Gynecol, 2004, 190(6): 1777−1780; discussion 1780.

[37] Amrani Y, Syed F, Huang C, et al. Expression and activation of the oxytocin receptor in airway smooth muscle cells: Regulation by TNFalpha and IL-13[J]. Respir Res, 2010, 11: 104.

[38] Booker W A, Siddiq Z, Huang Y, et al. Use of Antihypertensive Medications and Uterotonics During Delivery Hospitalizations in Women With Asthma[J]. Obstet Gynecol, 2018, 132(1): 185−192.

[39] Rodríguez-Jiménez J C, Moreno-Paz F J, Terán L M, et al. Aspirin exacerbated respiratory disease: Current topics and trends[J]. Respir Med, 2018, 135: 62−75.

[40] Self T H, Shah S P, March K L, et al. Asthma associated with the use of cocaine, heroin, and marijuana: A review of the evidence[J]. The Journal of asthma : official journal of the Association for the Care of Asthma, 2017, 54(7): 714−722.

[41] Dennis A T, Solnordal C B. Acute pulmonary oedema in pregnant women[J]. Anaesthesia, 2012, 67(6): 646−659.

[42] Pachtman S, Koenig S, Meirowitz N. Detecting Pulmonary Edema in Obstetric Patients Through Point-of-Care Lung Ultrasonography[J]. Obstet Gynecol, 2017, 129(3): 525−529.

[43] Picano E, Pellikka P A. Ultrasound of extravascular lung water: a new standard for pulmonary congestion[J]. Eur Heart J, 2016, 37(27): 2097−2104.

[44] Ortner C M, Krishnamoorthy V, Neethling E, et al. Point-of-Care Ultrasound Abnormalities in Late-Onset Severe Preeclampsia: Prevalence and Association With Serum Albumin and Brain Natriuretic Peptide[J]. Anesth Analg, 2019, 128(6): 1208−1216.

[45] Hammad Y, Hasanin A, Elsakka A, et al. Thoracic fluid content: a novel parameter for detection of pulmonary edema in parturients with preeclampsia[J]. J Clin Monit Comput, 2019, 33(3): 413−418.

[46] Roberts E, Ludman A J, Dworzynski K, et al. The diagnostic accuracy of the natriuretic peptides in heart failure: systematic review and diagnostic meta-analysis in the acute care setting[J]. BMJ (Clinical research ed), 2015, 350: h910.

[47] Rochwerg B, Brochard L, Elliott M W, et al. Official ERS/ATS clinical practice guidelines: noninvasive ventilation for acute respiratory failure[J]. Eur Respir J, 2017, 50(2): 1602426.

[48] Hung C-Y, Hu H-C, Chiu L-C, et al. Maternal and neonatal outcomes of respiratory failure during pregnancy[J]. J Formos Med Assoc, 2018, 117(5): 413−420.

[49] Matthay M A, Zemans R L, Zimmerman G A, et al. Acute respiratory distress syndrome[J]. Nat Rev Dis Primers, 2019, 5(1): 18.

[50] Fan E, Brodie D, Slutsky A S. Acute Respiratory Distress Syndrome: Advances in Diagnosis and Treatment[J]. Jama, 2018, 319(7): 698−710.

[51] Ranieri V M, Rubenfeld G D, Thompson B T, et al. Acute respiratory distress syndrome: the Berlin Definition[J]. Jama, 2012, 307(23): 2526−2533.

[52] Muthu V, Agarwal R, Dhooria S, et al. Epidemiology, lung mechanics and outcomes of ARDS: A comparison between pregnant

and non-pregnant subjects[J]. J Crit Care, 2019, 50: 207−212.

[53] Radzina M, Biederer J. Ultrasonography of the Lung[J]. Rofo, 2019, 191(10): 909−923.

[54] Makdee O, Monsomboon A, Surabenjawong U, et al. High-Flow Nasal Cannula Versus Conventional Oxygen Therapy in Emergency Department Patients With Cardiogenic Pulmonary Edema: A Randomized Controlled Trial[J]. Ann Emergency Med, 2017, 70(4): 465−472 e2.

[55] Ni Y N, Luo J, Yu H, et al. Can High-flow Nasal Cannula Reduce the Rate of Endotracheal Intubation in Adult Patients With Acute Respiratory Failure Compared With Conventional Oxygen Therapy and Noninvasive Positive Pressure Ventilation?: A Systematic Review and Meta-analysis[J]. Chest, 2017, 151(4): 764−775.

[56] Crimi C, Noto A, Cortegiani A, et al. High Flow Nasal Therapy Use in Patients with Acute Exacerbation of COPD and Bronchiectasis: A Feasibility Study[J]. COPD, 2020: 1−7.

[57] Frat J-P, Coudroy R, Thille A W. Non-invasive ventilation or high-flow oxygen therapy: When to choose one over the other?[J]. Respirology (Carlton, Vic), 2019, 24(8): 724−731.

[58] Miguel-Montanes R, Hajage D, Messika J, et al. Use of high-flow nasal cannula oxygen therapy to prevent desaturation during tracheal intubation of intensive care patients with mild-to-moderate hypoxemia[J]. Crit Care Med, 2015, 43(3): 574−583.

[59] Min J Y, Jo H, Roh K, et al. Preventing deoxygenation with high flow nasal cannula oxygen during induction of general anesthesia for rigid bronchoscopy: Two case reports[J]. Medicine, 2019, 98(27): e15998.

[60] Chaudhuri D, Granton D, Wang D X, et al. Moderate Certainty Evidence Suggests the Use of High-Flow Nasal Cannula Does Not Decrease Hypoxia When Compared With Conventional Oxygen Therapy in the Peri-Intubation Period: Results of a Systematic Review and Meta-Analysis[J]. Crit Care Med, 2020, 48(4): 571−578.

[61] Tan P, Dennis A T. High flow humidified nasal oxygen in pregnant women[J]. Anaesth Intensive Care, 2018, 46(1): 36−41.

[62] Hengen M, Willemain R, Meyer A, et al. Transnasal Humidified Rapid-Insufflation Ventilatory Exchange for Preoxygenation Before Cesarean Delivery Under General Anesthesia: A Case Report[J]. A & A case reports, 2017, 9(7): 216−218.

[63] Pham T, Brochard L J, Slutsky A S. Mechanical Ventilation: State of the Art[J]. Mayo Clin Proc, 2017, 92(9): 1382−1400.

[64] Barbas C S, de Matos G F, Pincelli M P, et al. Mechanical ventilation in acute respiratory failure: recruitment and high positive end-expiratory pressure are necessary[J]. Curr Opin Crit Care, 2005, 11(1): 18−28.

[65] Narendra D K, Hess D R, Sessler C N, et al. Update in Management of Severe Hypoxemic Respiratory Failure[J]. Chest, 2017, 152(4): 867−879.

[66] Rush B, Martinka P, Kilb B, et al. Acute Respiratory Distress Syndrome in Pregnant Women[J]. Obstet Gynecol, 2017, 129(3): 530−535.

[67] Pacheco L D, Saade G R, Hankins G D V. Extracorporeal membrane oxygenation (ECMO) during pregnancy and postpartum[J]. Semin Perinatol, 2018, 42(1): 21−25.

[68] Moore S A, Dietl C A, Coleman D M. Extracorporeal life support during pregnancy[J]. J Thorac Cardiovasc Surg, 2016, 151(4): 1154−1160.

[69] Brodie D, Slutsky A S, Combes A. Extracorporeal Life Support for Adults With Respiratory Failure and Related Indications: A Review[J]. Jama, 2019, 322(6): 557−568.

第十七章
妊娠期肝脏疾病

妊娠期肝功能异常可导致各类母婴并发症的发生,早期识别、诊断与治疗对改善母婴结局至关重要。妊娠期肝脏疾病主要可分为两类:一类为妊娠合并肝脏疾病,包括病毒性肝炎、布加综合征(Budd-Chiari)、由自身免疫性疾病及代谢性疾病引起的肝功能损伤表现等;第二类为妊娠期特有的肝脏疾病,包括妊娠剧吐(hyperemesis gravidarum, HG)、妊娠肝内胆汁淤积症(intrahepatic cholestasis of pregnancy, ICP)、HELLP综合征(hemolysis, elevated liver enzymes and low platelets count)、妊娠急性脂肪肝(acute fatty liver of pregnancy, AFLP)等[1](表17-1)。大部分妊娠期肝脏疾病可通过询问病史、观察临床表现、实验室检查和影像学检查确诊。依据肝损伤的严重程度,临床症状也可由轻至重表现为腹痛、恶心、呕吐至肝功能衰竭等。实验室检查应包括肝功能、凝血功能等指标,转氨酶、胆红素、凝血因子、INR等任一指标的升高都应引起重视。但某些指标异常是妊娠期正常生理反应所引起的,因而也不可过度解读,比如妊娠晚期可出现碱性磷酸酶升高等。影像学检查首选超声,磁共振成像(MRI)可作为备选,而CT由于存在辐射风险仅在无替代方法时应用。此外,尽管指南及相关临床研究均未提示肝组织活检增加出血等相关风险[2-3],但除非必要,仍应谨慎将其用于诊断。妊娠期肝脏疾病的治疗决策需充分考量治疗措施(包括药物选用及其他处理措施)对母婴的影响,应尽可能地平衡风险与收益。影响孕产妇预后的因素主要包括疾病类型、肝功能(合成、代谢、分泌)受

表 17-1 妊娠期肝脏疾病分类

妊娠相关肝病	非妊娠相关肝病	
	妊娠前已存在慢性肝病	妊娠期合并
妊娠剧吐	乙肝、丙肝、戊肝	急性病毒性肝炎
妊娠肝内胆汁淤积症	肝硬化和门脉高压	胆道疾病(胆石症、原发性胆管硬化)
HELLP综合征	自身免疫性肝病	血管病变(布加综合征)
妊娠急性脂肪肝	威尔森病(Wilson's disease)	代谢性疾病
子痫及子痫前期	肝移植后	肝脏肿瘤
	非酒精性脂肪肝	药物诱发的肝毒性

注:引自Garcia-Romero CS, Guzman C, Cervantes A, et al. Liver disease in pregnancy: Medical aspects and their implications for mother and child[J]. Ann Hepatol, 2019, 18(4): 553-562.

损程度及终止妊娠时机，在一些紧急情况下，快速决策何时终止妊娠对孕产妇和胎儿的结局至关重要[4-5]。

妊娠期肝脏疾病的诊治需兼顾孕产妇与胎儿，这无疑是临床工作中的一项挑战，充分了解与掌握相关疾病知识有助于临床医生正确判断病情、及时提供恰当的医疗措施。本章节主要围绕流行病学、病理生理学特点、诊断和鉴别诊断、治疗等内容及相关进展介绍以下两种妊娠期特有的肝脏疾病，其余包括妊娠剧吐、子痫及子痫前期、HELLP综合征等部分内容详见本书第三篇第十四章"妊娠期高血压疾病"和第二十五章"妊娠剧吐"。

1. 妊娠急性脂肪肝（AFLP）
2. 妊娠肝内胆汁淤积症（ICP）

第一节 · 妊娠急性脂肪肝

妊娠急性脂肪肝（acute fatty liver of pregnancy, AFLP）是一种罕见但严重的产科并发症，又称急性黄色肝萎缩。于1934年首次被提及，以继发于脂肪浸润的肝衰竭为特点。通常发生于妊娠晚期（大于妊娠30周），但亦有早至妊娠22周出现症状的病例，最迟可见于产后。妊娠急性脂肪肝起病急、病情凶险，可导致凝血功能障碍、电解质紊乱、多器官功能衰竭等，目前仍是可能危及母婴生命的产科急重症之一。

一、流行病学

妊娠急性脂肪肝（AFLP）的确诊率不高，但随着临床意识的加强和产前诊断技术的提高，越来越多的病例得到早期识别与诊断。妊娠急性脂肪肝的普遍发生率为1～3例/万次分娩[7]，但不同文献报道的调查结果存在较大差异[8-9]，人种及地区差异的影响不详。

妊娠急性脂肪肝的病死率已由20世纪80年代的70%大幅降低至2%左右[7-10]。孕产妇预后的改善得益于轻症患者的早期识别、早期干预、早期终止妊娠和积极治疗并发症。尽管如此，胎儿预后仍不容乐观，由于未知的原因，胎儿的并发症发生率及其严重程度与孕产妇疾病的严重程度的相关性并不一致[11]。除了高达10%～20%的病死率[7]（以死胎为主），亦存在胎儿酸中毒及早产等不良结局。

妊娠急性脂肪肝的危险因素主要包括多胎妊娠、男性胎儿、胎儿脂肪酸氧化功能异常以及孕产妇既往妊娠急性脂肪肝病史。合并其他妊娠期肝脏疾病也是疑似易感因素，如子痫前期（20%～40%）、HELLP综合征（20%）等。此外体重指数（BMI）小于20也可能增加罹患风险，但由于该疾病的罕见性，这一发现是巧合还是确有因果关系有待进一步研究[12]。

二、病理生理学

妊娠急性脂肪肝的发病机制尚未完全明确，核心是脂肪酸分解代谢功能异常。

1. 生理基础 孕产妇对脂肪酸的需求增加，各组织中的激素敏感性脂肪酶活性增加，再加上妊娠期胰岛素抵抗，导致孕产妇血液中可分解成游离脂肪酸的甘油三酯水平升高，而具有肝脏毒性的游离脂肪酸过负荷使得危重孕产妇罹患妊娠急性脂肪肝的易感性大大增加。

2. 胎儿脂肪酸氧化功能异常（fatty acid oxidation disorders, FAOD） 胎儿脂肪酸氧化功能异常与孕产妇妊娠急性脂肪肝的相关性是病理生理学上的一个突破性发现。研究显示FAOD可使妊娠急性脂肪肝患病率增加20倍。游离脂肪酸一般经由胎儿和胎盘代谢，胎儿脂肪酸氧化功能异常可引起脂肪酸代谢紊乱，导致代谢中间产物积聚在胎盘和母体血液中，进一步引发母体毒性反应[13]。

线粒体脂肪酸代谢中特异性酶缺陷可导致FAOD，其中以长链3-羟酰辅酶A脱氢酶（long-chain 3-hydroxyacyl-CoA dehydrogenase, LCHAD）缺陷的报道最多，高达75%的怀有LCHAD缺陷胎儿的孕产妇合并肝病。该酶参与线粒体脂肪酸β-氧化过程，其缺陷可影响ATP生成[7]（图17-1）。

FAOD为常染色体隐性遗传，因而脂肪酸氧化功能异常的胎儿其母亲通常也是隐性携带者，故其对游离脂肪酸过负荷引起的毒性反应也更为敏感。因此我们需谨慎筛查和监测这一人群的后代是否存在FAOD的症状体征，包括新生儿低血糖和代谢性脑病等并发症。此外，存在FAOD的患者再次妊娠有复发风险，预先筛查携带者可为再次妊娠提供更好的风险防控咨询。

3. 基因突变 编码LCHAD、线粒体三功能蛋白（mitochondrial trifunctional protein, MTP）和其他参与脂肪酸氧化过程的酶的基因突变与孕产妇肝脏疾病发生率升高相关，如G1528C突变和E474Q突变[14-16]。国际性的指南建议所有罹患妊娠急性脂肪肝的女性及其子女都应该做LCHAD/MTP的分子学筛查[2, 14, 16, 17]。

4. 病理学特点 妊娠急性脂肪肝的病理学特点为多器官脂肪浸润。广泛的肝脂肪变性损伤了肝生成胆固醇、纤维蛋白原和凝血因子的功能，减少了胆红素的结合与清除。多因素性肾脏低灌注及脂肪浸润可引起肾功能损伤，病情晚期可出现肝肾综合征。脂肪酸代谢产物的胰腺组织毒性可引起妊娠急性脂肪肝相关性胰腺炎。胎盘中不断积聚增加的脂肪酸可导致胎盘功能障碍，影响正常的胎儿氧输

送；而绒毛膜绒毛中的纤维蛋白沉积也可导致胎盘低灌注和胎儿缺氧性损伤。此外，内皮细胞功能障碍可导致消耗性凝血功能障碍，伴发纤维蛋白溶解亢进和血管通透性增加。

三、诊断及鉴别诊断

（一）诊断

妊娠急性脂肪肝的症状无特异性，与其他妊娠特有肝脏疾病的表现相似。其前驱症状常常不明显，可经历数天至数周的精神萎靡、厌食、疲倦等。随后发展为恶心、呕吐、腹痛、黄疸、头痛、多饮、多尿、瘙痒等，随着病情恶化进一步出现急性肝衰竭及肾功能衰竭，表现为凝血功能障碍、低血糖、高血压、水肿、腹水、脑病、扑翼样震颤等。

实验室检查可见血生化和凝血功能的异常，如转氨酶升高、高胆红素血症、γ-谷氨酰转肽酶升高、血氨升高、碱性磷酸酶升高、高尿酸血症、血肌酐和尿素氮升高、中性粒细胞增多、低胆固醇血症、国际标准化比值（INR）升高、凝血时间延长、低纤维蛋白原血症、血小板减少、低血糖和脂肪酶升高。当出现溶血、网织红细胞、有核红细胞、棘

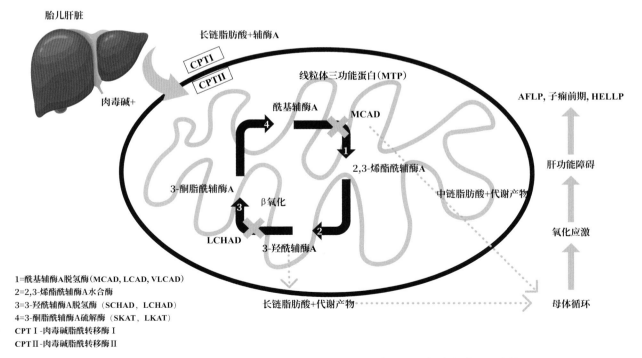

图17-1 胎儿线粒体脂肪酸代谢中特异性酶缺陷与孕产妇妊娠急性脂肪肝可能的机制

注：引自Liu J, Ghaziani TT, Wolf JL. Acute Fatty Liver Disease of Pregnancy: Updates in Pathogenesis, Diagnosis, and Management[J]. Am J Gastroenterol, 2017, 112(6): 838-846.

状红细胞以及纤维蛋白降解产物升高时提示病情进展。其中低血糖和凝血功能障碍是其区别于HELLP综合征及子痫前期等的独特表现。

抗凝血酶Ⅲ水平在急性肝衰竭时可降低，在妊娠急性脂肪肝时也可被抑制，这与肝脏生成减少和DIC时消耗增多有关。一些存在妊娠相关肝功能障碍的孕产妇中，抗凝血酶活性降低可能先于肝损伤临床征象出现。在妊娠晚期对存在危险因素的孕妇进行抗凝血酶Ⅲ水平的监测可帮助预测和快速诊断急性肝衰竭。研究显示，联合使用抗凝血酶活性和血小板计数两种检测可提高围产期肝功能障碍实验室检查的敏感性和阳性预测值[18]。

影像学检查可辅助诊断，尽管传统观点认为影像学结果对妊娠急性脂肪肝的诊断价值有限，但其对围产期及产后相关并发症（如肺、胰腺和血管病变）的诊断价值是不可否认的。腹部超声可见肝脂肪浸润或腹水，但超声诊断的特异性和敏感性都有限。近期一项研究显示妊娠急性脂肪肝患者的磁共振成像（MRI）上可见脂肪成像且于产后2周消失，这一特征不存在于符合6条Swansea标准但最后被

诊断为子痫前期或HELLP综合征的患者中[19]。

肝组织活检是诊断妊娠急性脂肪肝的金标准，主要表现为弥散性或血管周围小泡型脂肪变性。考虑到凝血功能异常和操作的困难性，并不推荐在产前行肝组织活检，但产后获取病理学结果、明确诊断，有助于为下次妊娠提供必要的医疗咨询及对出生婴儿提供相应的医疗照顾。由于病理学改变通常会在产后迅速消失，故建议于产后4日内进行[20]。经颈静脉入路肝穿刺活检的安全系数较高，可用于存在凝血功能障碍的患者[21]。

早期诊断对改善母婴结局非常重要。在病理学诊断缺失的情况下，Swansea标准（表17-2）是一项有用的诊断工具，可为妊娠中期末和妊娠晚期出现原因未明的肝衰竭的孕妇提供诊断帮助[22]。Swansea标准的特异性不高，一些符合其诊断标准的病例最后被证实是HELLP综合征或子痫前期。一项研究显示，Swansea标准具有100%敏感性，57%特异性，其阳性预测值和阴性预测值分别为85%和100%[20]。此外，Swansea标准的评判标准亦有争议，一些作者建议将符合6项以上标准更改为

表17-2 AFLP的Swansea标准

符合六项以上且排除其他疾病		
症状	呕吐	
	腹痛	
	多饮、多尿	
	脑病	
实验室检查	胆红素升高	＞0.8 mg/dL或＞14 μmol/L
	低血糖	＜4 mmol/L（72 mg/dL）
	高尿酸	＞340 μmol/L
	白细胞增多症	＞11 000/μL
	转氨酶升高（ALT/AST）	＞42 IU/L
	血氨升高	＞47 μmol/L
	凝血障碍	PT＞14秒或APPT＞34秒
	肾功能损伤	肌酐＞150 μmol/L
影像学表现	超声显示腹水或肝区透亮	
病理学	肝组织活检示小泡型脂肪变性	

注：引自Alghamdi S, Fleckenstein J. Liver Disease in Pregnancy and Transplant[J]. Curr Gastroenterol Rep, 2019, 21(9): 43.

符合9项以上。

（二）鉴别诊断

妊娠期新发肝脏疾病的诊断本身是具有挑战性的，故有专家建议这种情况下先锁定一组可能的孕产妇肝脏疾病谱而非急于确诊疾病。鉴于妊娠急性脂肪肝大多起病于妊娠中晚期阶段，因此需要重点与之进行鉴别诊断的疾病也以好发于妊娠中晚期阶段的相关疾病为主，包括HELLP综合征、子痫前期伴肝功能障碍和妊娠肝内胆汁淤积症（ICP）[6]（表17-3）。

（三）HELLP综合征

相较于妊娠急性脂肪肝，同样好发于妊娠中晚期的HELLP综合征更为常见，有时要鉴别二者并非易事。二者拥有很多共同特征，比如有相似的危险因素如多胎妊娠，有肝功能异常且都可发展为肝功能障碍。甚至在一些情况下，由于组织学结果表现多样化，即使进行肝组织活检，也很难将妊娠急性脂肪肝与严重的HELLP综合征区分开来。当然从另一些方面，我们还是可以发现其差异。如高血压更常见于HELLP综合征。肝组织学表现上，

表17-3　妊娠急性脂肪肝鉴别诊断

疾　病	妊娠急性脂肪肝（AFLP）	HELLP综合征	子痫前期合并肝功能障碍	妊娠肝内胆汁淤积（ICP）
妊娠阶段	第三阶段～产后	第三阶段～产后（25%）	＞20周	第二～第三阶段
发病率	0.01%	0.2%～0.6%	5%～10%	0.1%～5%
临床表现	腹痛，呕吐，多饮、多尿，脑病	腹痛，呕吐，蛋白尿，头痛，周围性水肿	腹痛，高血压，蛋白尿，头痛，视物模糊，周围性水肿	瘙痒，黄疸（25%）
腹水	±	－	－	－
血小板减少	±↓	±↓	↓	－
胆红素	＜170 μmol/L	＜85 μmol/L	＜85 μmol/L	＜85 μmol/L
胆汁酸	－	－	－	30～100倍
低血糖	±			
蛋白尿	±↑	±↑	↑	
转氨酶	5～10倍	1～100倍	1～100倍（20%～30%）	1～5倍
乳酸脱氢酶	↑	≥600 IU/L	↑	－
碱性磷酸酶	↑	↑	↑轻度	↑
尿酸	↑（80%）	↑	↑	－
溶血	－	↑	±↑	
肌酐	↑			
肝脏影像学	脂肪浸润，光亮肝	肝梗死、血肿、破裂	肝梗死、血肿、破裂	需排除胆石症
组织学	小泡型脂肪变性	纤维素沉积，出血，肝细胞坏死	纤维素沉积，出血，肝细胞坏死	肝细胞和毛细胆管胆汁浸润，胆汁淤积
复发	罕见，脂肪酸 β 氧化缺陷者风险：25%	++（4%～19%）	++	+++

注：引自 Garcia-Romero CS, Guzman C, Cervantes A, et al. Liver disease in pregnancy: Medical aspects and their implications for mother and child[J]. Ann Hepatol, 2019, 18(4): 553-562.

HELLP综合征的典型表现为门静脉周围出血和细胞坏死，相对的妊娠急性脂肪肝的典型表现为小泡型脂肪变性；从肝损伤的发病机制上看，HELLP综合征主要通过细胞因子和免疫介导，而妊娠急性脂肪肝是活性氧自由基损伤线粒体功能后导致的细胞凋亡引起的；并发症方面，一些严重合并症如重度低血糖、肾功能衰竭、凝血功能障碍、DIC和脑病，通常与妊娠急性脂肪肝的相关性更高；HELLP综合征虽然以血小板减少为特点但并非一定会出现凝血功能障碍，同样的妊娠急性脂肪肝也并非一定会出现血小板减少，一些情况下其血小板计数可以是正常的（HELLP综合征的详细介绍见妊娠期高血压疾病章节）。

四、并发症

妊娠急性脂肪肝可出现各种继发于肝功能障碍的并发症，这些并发症可影响多个脏器系统的功能，主要包括胰腺炎（pancreatitis）、感染（infection）、凝血障碍（coagulopathy）、肾功能受损（kidney injury）、肝功能衰竭（liver failure）、水肿（edema），为方便记忆可取首字母组合后简称为PICKLE。下面简要介绍各种并发症。

1. 胰腺炎　胰腺炎是预后不良的征象。胰腺炎可并发于伴继发感染的假性囊肿、出血性胰腺炎和坏死性胰腺炎。胰腺炎通常在肾功能及肝功能障碍发生后起病。一些专家建议发生肝肾损伤后持续跟踪包括胰淀粉酶和胰脂肪酶在内的血清标志物，一旦发现指标出现异常即进行影像学检查。

2. 感染　感染包括脓毒血症、肺炎、尿道感染、艰难梭菌感染和腹膜炎。愈后不良常常出现在皮下积液、感染、免疫系统功能减退、重症患者病情急转直下时。当发生急性呼吸窘迫综合征和肺水肿时往往需要气管插管和机械通气。

3. 血液系统并发症　常见的血液系统并发症有凝血功能障碍、血小板减少、DIC和溶血。急性肝功能衰竭时由于凝血因子和促凝蛋白生成减少，导致出现合并高凝状态的凝血功能障碍。当合并尿毒症和内皮功能异常时还可出现功能性血小板缺乏，且血小板减少与肝功能损伤程度相关。此外纤维蛋白原生成减少、抗纤溶通路因子水平降低，组织纤溶酶原激活剂水平上调，促发纤溶亢进和DIC。一

些医疗中心使用血栓弹力图（TEG）指导复苏和治疗，由于缺乏比较血栓弹力图与传统出凝血功能检测的大规模前瞻性研究，其临床适用性还有待进一步确认。妊娠急性脂肪肝时所呈现的凝血功能障碍可加剧宫缩乏力、手术创面、会阴或宫颈撕裂引起的出血，其中腹腔出血是主要的预后不良因素，且通常与分娩方式无关。患者常常需要输注血制品。外科及产科出血性并发症的发生率升高，导致再次手术探查止血的发生率也相应升高。非产科因素导致的出血大多缘于上消化道出血，常见的包括Mallory-Weiss综合征（食管-贲门黏膜撕裂综合征）。

4. 肾脏并发症　肾脏并发症可以是轻度急性肾损伤，也可以是严重到需要血液透析的肾衰竭终末期。急性肝衰竭时，一些肾功能不全的病例可并发肝肾综合征；另一些因为肾功能受损导致本该经肾脏清除的抗利尿激素在循环中的水平升高，引起暂时性尿崩症。

5. 肝功能衰竭　急性肝功能衰竭是肝功能严重损伤后失代偿，进而出现的一组临床症候群。可出现转氨酶急剧升高、黄疸、腹水等。肝性脑病是急性肝功能衰竭的典型表现，且会迅速进展为惊厥和昏迷，若发展至脑水肿和颅内高压则提示死亡率和病残率的高风险。肝性脑病恶化和颅内压升高时需要及时进行治疗。此外，肝血肿、肝破裂、肝梗死等也可在肝损伤恶化时出现，急性门脉高压可进一步影响循环并导致多器官功能不全。

最近一项小样本量的研究应用终末期肝病模型（model for end-stage liver disease, MELD）评分来预测妊娠急性脂肪肝并发症的发生率，结果显示MELD评分具有良好的预测价值，当MELD评分≥30时，包括腹水、肝性脑病、脓毒血症、肾功能不全、凝血功能障碍等在内的并发症发生率较评分<30时高，并提示MELD评分可能对妊娠急性脂肪肝的预后有临床参考价值[23]。

五、治疗

迅速察觉、早期识别、及时终止妊娠、娩出胎儿是治疗妊娠急性脂肪肝的要点。多学科（产科、麻醉科、新生儿科、血液科、ICU）协同及个体化的治疗方案（产科处理计划、麻醉方案等）应贯穿

于整个治疗过程中，可优化母婴结局。简要的诊治策略见图17-2[7]。

（一）产科处理

快速而安全地娩出胎儿是妊娠急性脂肪肝的产科处理要点，但分娩时机和分娩方式需由产科医生根据个体情况决定。经阴道分娩可能会经历较长的产程，消耗更多的能量，而这对因线粒体功能障碍而已经存在供能不足的孕产妇而言无疑是雪上加霜，可能会因此进一步加重肝脏和（或）其他器官功能障碍的程度。相对的，剖宫产又会增加出血和麻醉相关并发症风险，尤其是在急诊情况下，剖宫产腹腔出血的发生率高于经阴道分娩[24]。有研究指出剖宫产的病死率高于经阴道分娩，然而也不能据此妄下结论，因为两组患者病情严重程度分布不均，存在偏倚，重症患者往往更倾向于接受剖宫产以快速分娩[25]。由于缺少完全随机对照研究提供明确的证据，而影响产科决策的因素又太多（包括孕产妇病情严重程度、胎儿情况、医生的经验等），因此制定个体化的分娩计划非常重要。目前大多数

医疗机构都倾向于选择剖宫产。无论选择哪种分娩方式，都需要准备充足的血液制品以应对凝血功能障碍，同时需密切监测胎心率以及时发现因突然发生的胎儿宫内窘迫和酸中毒导致的胎心变化。出血常发生在肝衰竭和凝血功能障碍时，因此在允许的情况下应尽量避免会阴切开。

（二）麻醉处理

在进行术前评估和制定麻醉计划时需加强与产科团队的沟通。麻醉团队成员中需有擅长产科麻醉与急性肝衰竭麻醉处理的专业人员。此外，由于急性肝衰竭时病情有可能急转直下，建议同时配备肝移植麻醉专科医生。

分娩时的麻醉处理应结合患者情况，关注急性肝衰竭的相关并发症对麻醉的影响，如颅内高压、凝血功能障碍、肾功能不全、电解质紊乱、循环不稳定、多器官功能障碍和药物代谢异常等[26, 28]（表17-4）。分娩前应尽量改善母体状态，包括处理颅内高压、输注血制品、容量替代治疗、补充电解质和使用血管活性药物稳定循环等。术前准备包括建

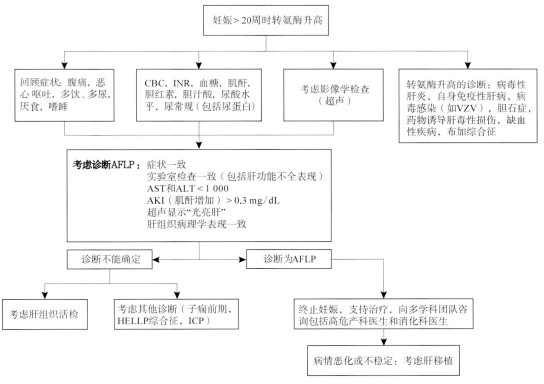

图17-2　AFLP诊治策略

注：CBC，血细胞计数（cell blood count）；VZV，水痘-带状疱疹病毒（varicella zoster virus）。引自 Liu J, Ghaziani TT, Wolf JL. Acute Fatty Liver Disease of Pregnancy: Updates in Pathogenesis, Diagnosis, and Management. The American journal of gastroenterology, 2017, 112(6): 838-846.

表 17-4　妊娠急性脂肪肝患者的麻醉处理

产前
液体：晶体、胶体和（或）血制品； 实验室检查：电解质紊乱、贫血和（或）凝血功能障碍； 容量替代、补充电解质以改善循环； 为输血准备充足的交叉配型血制品； 检查：静脉通路的数量与口径、动脉管路、中心静脉通路和（或）中心静脉测压； 持续性神经功能监测，评估肝性脑病的进展
产时
分娩镇痛：根据实验室检查结果和疾病发展程度评估椎管内麻醉的安全性； 剖宫产：根据实验室检查结果和疾病发展程度选择全身麻醉或椎管内麻醉； 给予血管活性药物维持血流动力学稳定； 持续液体治疗：晶体和（或）胶体； 输注血制品纠正凝血功能障碍； 考虑使用氨甲环酸； 必要时使用促宫缩药物； 避免使用脑血管扩张药物
产后
病人安置：产科病房或重症监护病房； 镇痛治疗：局麻药，短效阿片类药物； 并发症处理：脑病，持续性凝血功能障碍，肾衰竭，呼吸衰竭，循环衰竭，肝衰竭恶化，脓毒血症，胰腺炎； 持续监测神经功能、血流动力学和实验室结果

注：引自 Naoum EE, Leffert LR, Chitilian HV, et al. Acute Fatty Liver of Pregnancy: Pathophysiology, Anesthetic Implications, and Obstetrical Management[J]. Anesthesiology, 2019, 130(3): 446-461.

立有创血压监测，留置大口径的静脉通路，重症患者可能需要建立中心静脉通路。肺动脉导管和经食管心脏超声可用于特定患者。麻醉方式主要有椎管内麻醉和全身麻醉，实际工作中选择前者的更多。急性肝衰竭时，两种方式都存在风险。

1. 椎管内麻醉　凝血功能障碍和颅内高压增加了椎管内麻醉的风险。尽管研究显示，妊娠急性脂肪肝患者接受椎管内麻醉后的并发症发生率不高。然而，鉴于凝血功能障碍的高发生率和潜在的神经并发症风险如硬膜外血肿，关于这类患者的麻醉选择仍存在广泛争议。有病例系列报道纳入了存在凝血功能障碍但仍然接受了蛛网膜下腔或硬膜外麻醉的患者，这些患者无一发生神经并发症，但相关报道纳入的病例数很少且许多病例都在接受椎管内阻滞前输注了新鲜冰冻血浆和血小板。当患者病情处于进展中时，通过输注血制品来纠正凝血功能障碍往往效果不确切，任何实验室异常指标的改善都可能是暂时的。当国际标准化比值（INR）大于 1.5 时，不推荐椎管内麻醉。若患者接受椎管内麻醉后

才发生凝血功能障碍，则必须密切监测外周神经功能以及时发现硬膜外血肿的征象，且应放宽神经影像学检查的指征。在这种情况下，有人建议保留硬膜外导管直至凝血功能被纠正。当然这种做法需衡量感染风险，因为妊娠急性脂肪肝患者血象纠正所需的时间很难预估，且这类患者发生脓毒血症的风险是增加的。即使血小板计数正常，也可能出现血小板功能异常，分娩前可考虑输注血小板[2]。发生脑病时，决定实施椎管内麻醉前还需考虑颅内压升高和脑疝的风险。

2. 全身麻醉　凝血功能和血小板功能障碍时，全身麻醉下行剖宫产是更好的选择。但全麻对合并急性肝衰竭的产妇也存在显著的风险，全麻除了存在气管插管困难风险外还可能进一步恶化颅内高压和肝功能不全。麻醉诱导宜采用快速序贯诱导方式，可迅速建立气道，减少呛咳、误吸和高碳酸血症等风险。由于妊娠会增加气道水肿和（或）困难气道的风险，在合并凝血功能障碍时还存在出血风险，因此插管时务必轻柔操作。选择麻醉用药时应

注意肝脏功能改变对麻醉药的药代动力学和药效动力学的影响以及麻醉药对肝脏功能的影响。神经肌肉阻滞剂（肌松药）通常在肝脏代谢，故而作用时间往往会延长，需要在肌松监测（TOF）指导下使用。一些诱导药物有负性肌力和血管扩张作用，可导致相对容量不足的患者循环不稳定，需要使用血管活性药物纠正[26]。吸入麻醉药引起肝血流量下降、氧输送减少，理论上会加重肝脏代谢紊乱，还会增加脑血流量而使颅内压升高，因此吸入麻醉药相对慎用于急性肝衰竭患者中，使用时也需将最低肺泡有效浓度（MAC）控制在 1 以内。机械通气过程中将呼气末二氧化碳分压控制在 $30 \sim 40$ mmHg、呼吸末正压控制在 12 cmH_2O[27]，急性颅内压升高时宜行过度通气并给予高渗盐水或甘露醇。维持血管内容量和正常的血压可维持正常的脑灌注压和肝血流量。

剖宫产术后镇痛可选择腹横肌平面（TAP）阻滞，TAP 阻滞可降低镇静和镇痛评分，在椎管内未使用阿片类药物的情况下可减少术后阿片类药物消耗量。但值得注意的是，在选择药物剂量时需充分考虑妊娠期相关糖蛋白和白蛋白降低及肝肾清除功能减退带来的影响，以避免局麻药全身中毒。此外，凝血功能障碍是 TAP 阻滞的相对禁忌证，可备选的镇痛方案很有限，对乙酰氨基酚和非甾体类抗炎药物均相对禁用于急性肝衰竭、肾功能不全和胃肠道出血风险高的患者。若使用阿片类药物镇痛时，需仔细斟酌剂量，要预先考虑到肝肾代谢受损带来的影响，并准备好相应的拮抗剂以应对意外的药物过量。

（三）并发症处理

1. 出血　凝血功能障碍是妊娠急性脂肪肝的常见并发症之一，由其引起的出血单纯通过输血治疗往往难以得到控制。许多出血处理过程中会用到重组 Ⅶa 因子，但对其效果评价不一，将 Ⅶa 因子应用于产科出血时可减少对血制品的需求，但必须考虑高凝产妇的栓塞风险。支持将重组 Ⅶa 因子应用于重症妊娠急性脂肪肝和持续性术后出血的凝血功能障碍患者中的研究数据有限，需要大型研究进一步证实其安全性和有效性。氨甲环酸是一种抗纤溶药，可稳定血凝块，对凝血功能障碍高危患者和 DIC 风险升高的妊娠急性脂肪肝患者有治疗作用，但对低危患者预防性使用作用有限[29]。另一项针对

产后出血患者的研究中发现氨甲环酸可减少死亡且并不增加血栓栓塞风险[30]。上述发现提示早期使用氨甲环酸可改善预后。

2. 急性肝功能衰竭　肝功能衰竭的各种指南也适用于妊娠急性脂肪肝患者。一旦怀疑出现急性肝衰竭，患者需转入可提供肝移植治疗的三级医疗机构并收治入 ICU 中密切监护，仔细评估其神经系统状态和脑病程度，凡是能快速确诊的实验室检查都要尽快进行。急性肝衰竭的神经并发症往往是致命的，脑水肿和颅内高压与急性肝衰竭的病死率密切相关，因此实施干预措施来减慢脑水肿进程很重要[31]。N-乙酰半胱氨酸（NAC）可恢复谷胱甘肽储备并改善肝脏氧供需平衡，一些数据提示 NAC 对非药物诱导的急性肝衰竭有效且副作用较小，因此可考虑将其加入中重度妊娠急性脂肪肝的治疗方案中。当神经精神症状进一步恶化至影响患者神志（肝性脑病 West-Haven 分级 2 级以上、嗜睡、定向障碍）时往往需要气管插管以保护呼吸道并积极处理颅内压升高[31]（推荐治疗目标为颅内压 < 20 mmHg，脑灌注压 > 50 mmHg）。颅内压监测是诊断颅内高压的金标准，但有创颅内压监测对凝血功能障碍的患者而言存在颅内出血的风险，而且并不改善急性肝衰竭患者的结局，因此实践过程中还需参考不同医疗机构的诊治规范[32]。治疗脑水肿和降颅压的措施包括抬高床头 30°，气管插管患者使用丙泊酚镇静，避免高碳酸血症，使用高渗盐水和甘露醇。体外肝支持治疗对改善脑水肿和降低颅内压的疗效不确切，不常规使用。急性肝衰竭时可经验性使用维生素 K 来纠正凝血功能异常，可根据出血情况、实验室检查结果考虑输注血制品或使用抗纤溶药物，但在无活跃出血时不推荐过于激进的输血治疗。肠内或肠外营养支持可改善肝衰竭时的分解状态、补充能量供应。循环衰竭在急性肝衰竭时也很常见，为维持足够的脑灌注压和体循环压力，需要进行液体复苏，使用血管活性药物。脉搏波分析可发现脉压变化，后者可预测气管插管机械通气患者的液体反应。代谢异常和电解质紊乱的处理往往很棘手，可考虑肾脏替代治疗。

3. 感染　感染可发生于任何部位，包括肺、尿道、血液系统和手术创面。当怀疑感染时，需考虑抗生素治疗。尽管预防性抗生素治疗并不推荐，但出现低血压症状恶化或无法解释的进展性脑病时还

是需要经验性地使用广谱抗生素。此外，预防性使用抗生素或抗真菌药并不改善生存率，但考虑到急性肝衰竭患者处于感染的高风险中，仍需常规定期行血培养，一旦发现可疑迹象立即开始治疗[31]。

（四）肝移植

只有极少数的妊娠急性脂肪肝患者需要肝移植。该类患者的肝移植指征是很难界定的，常用的急性肝衰竭肝移植标准（如KCH标准）并未证实也适用于妊娠相关肝脏疾病。还有一些患者在等待移植的过程中因肝功能自行恢复而被移出移植排队系统。一般情况下，胎儿娩出可改善肝功能不全的情况，因此对只需要临时肝支持治疗的患者而言，产后辅助性肝移植是比较理想的选择。该移植方案将自体肝保留在原位，如此既不干扰原肝的功能恢复以便后续摘除移植肝，又可避免原位肝移植术后的长期免疫抑制剂治疗。当然也有难治性急性肝衰竭病例实施原位肝移植后获得良好的长期预后的案例。肝移植是重症患者恢复肝功能最后的治疗手段，无论选择何种移植方案，都特别强调多学科协作参与的重要性。

（五）其他特殊治疗

急性肝衰竭患者其他的特殊治疗主要还有人工肝治疗。妊娠急性脂肪肝患者可接受血浆置换治疗。血浆置换可清除内毒素，维持凝血因子、血容量和血浆蛋白含量，保持电解质和酸碱平衡。通过血浆置换，患者肝功能可加速恢复，缩短ICU住院时间和总体住院时间，但并无证据显示血浆置换可降低死亡率。小样本回顾性研究显示联合使用血浆置换和血液灌流相较于传统的单一方案生存率更高，但并不能因此就下结论[33]。联合使用血浆置换和连续肾脏替代治疗可改善重度妊娠急性脂肪肝和多器官功能衰竭患者的临床症状和实验室结果。人工肝分子吸附再循环系统（molecular adsorbent recirculating system, MARS）是一种新型人工肝支持治疗系统，使用的是非生物性蛋白透析技术。使用MARS治疗可改善高胆红素血症、稳定肝功能，同样的没有足够强烈的证据证实其可降低死亡率。妊娠急性脂肪肝患者经最大限度的药物治疗后临床状况仍恶化或需要紧急肝移植时可考虑MARS治疗，治疗可持续至肝功能恢复、肝移植后或发生不可逆的系统并发症时。由于人工肝技术的专业性，应由多学科团队和有治疗经验的医疗中心把握指征和疗法。

六、预后

大多数妊娠急性脂肪肝患者的病情在产后数日内都可迅速改善，肝功能也可随之恢复正常。预后情况取决于肝功能不全的严重程度（血胆红素、凝血时间）、血肌酐水平以及分娩时机的把握。尽管罕见，但可以肯定的是，那些已经筛查出脂肪酸氧化功能异常的患者再次妊娠时存在风险，建议提前给予专业咨询与指导。

七、总结与展望

妊娠急性脂肪肝（AFLP）是好发于妊娠晚期的罕见但严重的产科并发症，早期识别、早期干预、及时终止分娩和积极治疗并发症是改善母婴预后的关键。胎儿脂肪酸氧化功能异常与AFLP的相关性是其发病机制中突破性的发现。Swansea标准是一项高敏感性低特异性的诊断工具，临床上仍需与HELLP综合征、妊娠肝内胆汁淤积症（ICP）、子痫前期合并肝功能障碍等疾病相鉴别。AFLP的治疗要点是快速而安全地娩出胎儿及多学科联合治疗。未来的研究需关注的方面包括特异性更高的快速诊断工具、更全面的人群流行病学特征调查、母婴长期预后随访等。

第二节 · 妊娠肝内胆汁淤积症

妊娠肝内胆汁淤积症（intrahepatic cholestasis of pregnancy, ICP）是妊娠中晚期一种常见的妊娠期特有的肝脏疾病，于1883年首次被提及，以可逆性胆汁淤积、全身瘙痒、血清胆汁酸升高为特征，可同时伴有肝功能异常，症状多可于产后完全恢复。妊娠肝内胆汁淤积症与多种不良妊娠结局相关，包括医源性或自发性早产、羊水胎粪污染、新生儿呼吸抑制、呼吸窘迫综合征和死产[34]。该疾病复发率高，且有阳性病史的妇女产后肝胆疾病（如慢性肝炎、肝纤维化或肝硬化、丙型肝炎、胆管炎）、免疫性疾病及心血管疾病的发病风险大大增加，因此需要及时给予阳性病史妇女以专业咨询并积极处理。目前国内外关于该疾病的诊断标准、母婴监测及药物治疗、分娩时机等问题尚无统一标准，各国家及各组织发布的指南也存在不同程度的差异。中华医学会妇产科学分会产科学组于2011年发布了第1版妊娠肝内胆汁淤积症诊疗指南，并于2015年进行了更新。本节将结合国内外相关文献，介绍有关妊娠肝内胆汁淤积症的研究进展。本节涉及的国外指南发布机构包括美国胃肠病学院（American College of Gastroenterologists, ACG）、皇家妇产科医师学会（Royal College of Obstetricians and Gynaecologists, RCOG）、南澳大利亚母婴实践组织（South Australia Maternal and Neonatal Community of Practice, SAMNCP）、西澳大利亚政府卫生部（Government of Western Australia Department of Health, GWADOH）、欧洲肝病学会（European Association for the Study of the Liver, EASL）、美国母胎医学会（The Society for Maternal-Fetal Medicine, SMFM）。

一、流行病学

妊娠肝内胆汁淤积症的总体发病率约为0.2%～2%，存在地域、种族和季节差异[34]。调查显示南美、北欧和南亚地区的发病率较其他地区高，非洲地区罕见[34-38]。我国也是高发国家之一，具体数据不详。在一些国家，冬季发病率高于其他季节[34-37]。

妊娠肝内胆汁淤积症的危险因素包括高龄产妇（超过35岁）、合并肝胆疾病（如丙型肝炎[39]、胆石症、非酒精性肝硬化等）、有继发于口服避孕药的黄疸病史、有妊娠肝内胆汁淤积症的个人史或家族史、多胎妊娠和人工授精[34-38]。

二、病因学和发病机制

妊娠肝内胆汁淤积症的确切发病机制尚不完全明确，已知其受多因素包括激素、遗传、环境因素等综合影响[37, 38, 40]，近年来发现免疫系统功能异常及代谢功能紊乱也与ICP的发病机制相关。此外，针对胎盘上的基因表达及各种信号通路的研究，进一步揭示了ICP发病过程中胎儿的病理生理学机制及导致围产期胎儿预后不良的相关机制。

1. 激素　体内高雌激素水平可通过减少肝转运蛋白表达、抑制胆盐输出泵导致胆汁酸转运障碍，诱发遗传性易感个体发生ICP。孕激素则可通过下调负责调控肝内胆汁酸受体（FXR）的功能来破坏肝胆汁酸代谢平衡[41]。

2. 环境因素　ICP患者血浆硒浓度和维生素D_3浓度明显降低，这两种成分的自然浓度在冬季处于较低水平，是ICP常见于冬季的季节性差异现象的可能解释。

3. 遗传因素　ICP的家族聚集性，种族、地域差异和肝转运蛋白基因变异提示ICP患者具有遗传易感性。遗传易感性可改变胆道和肝细胞膜成分并引起胆管转运体功能障碍。多种基因变异参与了ICP的发生发展[34, 37, 40, 42]，如肝磷脂转运体（MDR3/ABCB4）基因变异、胆盐输出泵（BSEP/ABCB11）基因变异[43]。3类多重耐药P糖蛋白（MDR3蛋白）为磷脂转运体，ABCB4基因变异可导致MDR3蛋白丢失或功能障碍，引起胆汁中磷脂水平降低，缺乏磷脂的胆汁成分可损伤肝细胞和胆管上皮细胞。胆盐输出泵（BSEP）是肝细胞向胆汁输出胆盐的主要转运体，当出现ABCB11基因变异和（或）ABCB4基因变异时，肝细胞分泌转运胆汁酸受到影响，导致胆汁淤积[40, 42, 44]。另有小部分ICP患者存在氨基磷酸酯转运体（ATP8B1/FIC1）基因变异，具体发病机制尚不明确。此外，编码细胞核激素受体farnesoid X受体（FXR）的NR1H4基因变异可能与BSEP表达下调有关。

4. 免疫应答　针对胎盘组织基因表达的系统分析结果提示免疫应答和血管生成的多重分子通路参与了ICP的发病机制[45-46]，且相关基因异常表达与ICP严重程度相关。ICP患者胎盘过氧化酶活化增生受体γ（PPAR-γ）和核因子活化B细胞κ轻链增强子（NF-κB）表达增加，诱导血浆白介素4（IL-4）、白介素6（IL-6）、白介素12（IL-2）和肿瘤坏死因子α（TNF-α）表达异常，并因此扰乱炎症反应与免疫应答的平衡，最终导致致命性胆汁淤积[47]。相关研究可能有助于发现ICP治疗的新靶点。

5. 代谢功能紊乱 糖耐量异常和血脂异常是ICP的两大代谢异常特征。ICP患者发生妊娠糖尿病的风险更高，超重现象更常见。糖代谢异常可能与FXR活性降低有关，如上所述，孕激素可降低FXR功能，而FXR可影响葡萄糖、脂肪和胆汁酸的平衡，进而引起糖耐量异常。

6. 胎盘转运体 胎儿不良结局与母体血清胆汁酸水平之间存在关联，与胆汁酸的毒性作用相关。研究发现ICP患者中胎盘组织上的胆盐转运体OATP1A2、OATP1B1、OATP1B3表达下调，影响了胆汁向母体循环转运。但母体/胎儿血浆胆汁酸水平比值的研究显示，在正常情况下胎儿胆汁酸水平高于母体、而在ICP时恰恰相反，提示OATPs表达下调可能是防止母体胆汁酸逆流的保护性反应[45]。

三、诊断与鉴别诊断

ICP的诊断应建立在临床表现、实验室检查等基础上，同时应排除其他肝胆疾病。

1. 临床表现 皮肤瘙痒为主要首发症状，可由手掌、足底或脐周逐渐延展至四肢、躯干及颜面部；瘙痒程度多于夜间加重，严重者可影响睡眠；症状多起于妊娠第二阶段晚期或第三阶段，高达80%的患者于妊娠30周后发病。但也有妊娠7周就发病的报道，瘙痒大多在分娩后24～48小时缓解，少数超过48小时。黄疸发生率较低，多于瘙痒症状出现后2～4周内出现，程度多为轻度，于分娩后1～2周内消退。ICP患者不存在原发性皮疹，但可出现因瘙痒搔抓皮肤而引起的抓痕，有学者提出将其归属于妊娠期皮肤疾病的一种，但未得到公认。此外，少数患者可有恶心、呕吐、纳差、腹痛、腹泻、脂肪泻等非特异性症状，极少数患者出现体重下降及维生素K相关凝血因子缺乏，后者可增加产后出血风险。

2. 实验室检查 血清胆汁酸水平升高，大多数研究的胆汁酸升高的临界值范围为10～14 μmol/L。肝酶水平可升高，包括AST、ALT、γ-GT、α谷胱甘肽转移酶等，其中ALT的敏感性高于AST，可升高2～30倍。血清总胆红素水平正常或轻度升高，以直接胆红素水平升高为主。

3. 肝脏超声 ICP患者的肝脏超声无特异性改变，但可通过超声检查排除其他肝胆疾病。

4. 妊娠期筛查 我国2015版指南[48]中特别区分了ICP高发地区和非高发地区的不同妊娠期筛查策略。非高发地区孕妇如出现皮肤瘙痒、黄疸、转氨酶和胆红素水平升高应测定血清胆汁酸水平。高发地区孕妇应加强筛查：产前检查常规询问有无皮肤瘙痒，若有则动态监测胆汁酸水平变化；高危人群于妊娠28～30周测定总胆汁酸水平和转氨酶水平，若结果正常则3～4周后复查，若总胆汁酸水平正常但肝功能异常且无法解释则密切随访，每1～2周复查一次；无瘙痒症状及非高危人群于妊娠32～34周测定总胆汁酸和转氨酶水平。

5. 诊断标准 目前国内外缺乏统一的ICP诊断标准。我国指南着重指出了4个诊断要点，即：① 其他原因无法解释的皮肤瘙痒；② 空腹血总胆汁酸≥10 μmol/L；③ 胆汁酸水平正常但存在其他原因无法解释的肝功能异常；④ 皮肤瘙痒和肝功能异常在产后恢复正常（皮肤瘙痒多于产后24～48小时消退、肝功能于产后4～6周恢复正常）。GWADOH[49]指南和RCOG[50]指南的定义为产科瘙痒伴随其他原因无法解释的肝功能或胆汁酸水平异常且在产后恢复正常。RCOG特别指出仅在产后症状和实验室检查都恢复正常时方可确诊，且所有的6个国外指南都建议若产后出现实验室检查持续的异常需重新考虑ICP的诊断。我国指南和SAMNCP[49]指南均对ICP作了严重程度分层。SAMNCP指南将ICP分成轻度（胆汁酸水平10～40 μmol/L）和重度（胆汁酸水平＞40 μmol/L），并指出当胆汁酸＞10 μmol/L时可疑似诊断、＞15 μmol/L时可诊断，同时该指南将转氨酶升高排除在诊断标准外。我国指南的分层更细致，轻度ICP符合血清总胆汁酸10～40 μmol/L且临床症状以皮肤瘙痒为主；重度ICP符合血清总胆汁酸≥40 μmol/L且瘙痒严重，伴其他情况如多胎妊娠、妊娠期高血压疾病、复发性ICP、曾因ICP致围产期胎儿死亡和早发型ICP。

6. 鉴别诊断 由于ICP的诊断是排除性诊断，所以任何可引起皮肤瘙痒和肝功能异常的因素都需要鉴别，尤其是存在非典型症状包括腹痛、腹水、扑翼样震颤、黄疸等时。若存在非酒精性肝硬化危险因素（如肥胖、2型糖尿病或血脂异常）、自身免疫性疾病的个人史或家族史、肝病家族史或暴露于可致肝损伤的药物或毒物时，需考虑其他疾病诊断或咨询肝病科医生。如果高度怀疑其他诊断，需要考虑行肝脏超声在内的其他检查。RCOG、GWADOH、SAMNCP建议行相关实验室检查排除其他可引起肝功能异常的疾病，如病毒性肝炎、EB病毒感染、巨细胞病毒感染、原发性胆汁性肝硬化和原发性硬化性胆管炎（表17-3，表17-5）。ACG[2]、GWADOH建议超声检查排除阻塞性肝胆疾病。SMFM[51]仅推荐考虑筛查丙型肝炎。

表17-5　需要与ICP鉴别的疾病

ICP 鉴别诊断	
妊娠瘙痒症	妊娠急性脂肪肝
妊娠类天疱疮	子痫前期或HELLP综合征
妊娠痒疹	病毒性肝炎
过敏性皮炎	原发性胆汁性肝硬化
过敏或药物反应	或原发性硬化性胆管炎
药物性肝损伤	自身免疫性肝脏疾病
胆道阻塞	非酒精性脂肪肝
肝血管闭塞性疾病	酒精性肝脏疾病

四、治疗

我国指南中明确治疗目标包括缓解瘙痒症状、降低血清胆汁酸水平、改善肝功能、延长孕周、改善妊娠结局。

1. 治疗原则　我国指南、RCOG指南和SAMNCP指南都要求在ICP诊断成立后进行病情监测。无论病情严重程度，每1～2周复查1次总胆汁酸和肝功能，特别严重者可缩短间隔。SAMNCP推荐分娩前行凝血功能检查，RCOG和GWADOH则建议肝功能检测异常时检测凝血功能。当胆汁酸水平＞40 μmol/L或ALT＞200 U/L时，SAMNCP建议收治入院，并且每周复测2次胆汁酸水平和肝功能，并于确定为重度ICP时及分娩前行凝血功能检查；若药物治疗后ALT或胆汁酸水平下降至临界值以下时，可重新考虑门诊治疗并将实验室检查频率减少到每周1次。我国指南对妊娠＜39周、轻度ICP且无规律宫缩的患者可门诊口服降胆汁酸药物治疗，1个疗程7～10天，治疗至总胆汁酸水平接近正常。对妊娠≥39周的轻度ICP患者、妊娠＞36周的重度ICP患者、ICP伴有先兆早产者及伴有产科并发症或其他情况需要立即终止妊娠者均需住院治疗。

2. 孕期监测　由于尚无特异性的胎儿监测方式可有效预测胎儿不良结局及降低死胎风险，各指南未提出一致的建议。SMFM建议行胎儿监测，但指出尚未确定适当的测试类型、持续时间或测试频率，且无相关证据支持。RCOG指出可考虑行胎心宫缩描记、超声和胎动计数，是否行脐动脉血流多普勒监测尚需探讨。我国指南建议通过胎动、胎儿电子监护及超声密切监护胎儿宫内情况。具体包括妊娠32周起每周1次、重度者每周2次行无应激试验（NST），阴道分娩时建议产程初期行缩宫素激惹试验（OCT）。胎儿脐动脉血流收缩期与舒张末期最大速度比值（S/D比值）对围产期胎儿预后有预测价值，检测频率同NST。

3. 一般治疗　包括调整饮食（低脂、易消化）、休息（左侧卧位改善胎盘灌注、计数胎动）和产科合并症治疗（如妊娠期高血压疾病、妊娠糖尿病）。

4. 药物治疗

（1）熊脱氧胆酸（UDCA）：为一线药物，UDCA可缓解孕产妇皮肤瘙痒及降低血清学指标，但是否可改善胎儿预后仍需进一步确定，停药后可有反跳情况。一项meta分析显示相较于所有对照组（安慰剂、消胆胺、地塞米松、S-腺苷蛋氨酸），UDCA可降低早产、新生儿呼吸窘迫及入新生儿ICU（NICU）治疗的发生率，但与安慰剂组相比则无差异。还有生物学证据显示UDCA可恢复胎盘胆汁转运功能。UDCA降低胆汁酸水平的机制包括增加肝细胞排泌胆汁、抑制胆汁酸诱导的肝细胞凋亡和保护受伤细胞对抗胆汁酸毒性作用。我国指南建议用量为15 mg/（kg·d），分3～4次口服，若常规剂量效果不佳且未出现明显副反应时，可加大剂量至1.5～2.0 g/d。ACG和GWADOH建议剂量为10～15 mg/（kg·d），SAMNCP建议轻度ICP一日3次，每次250 mg；重度ICP一日3次，每次500 mg；最高剂量一日3次，每次750 mg。EASL[52]建议10～20 mg/（kg·d），最高剂量25 mg/（kg·d）。

SMFM建议初始剂量一日2次，每次300 mg，如果症状于一周内未得到改善则增加至一日2次，每次600 mg。RCOG未提供建议剂量。

（2）S-腺苷蛋氨酸（SAMe）：为二线药物或用于联合用药，疗效不确切。我国指南建议每日1 g静脉滴注，疗程12～14天；口服一日2次，每次500 mg。

（3）降胆汁酸药物联合用药可用于重度、进展性、难治性ICP患者。我国指南推荐方案为口服UDCA一日3次，每次250 mg，联合静脉滴注SAMe一日2次，每次500 mg。SMFM也推荐了UDCA与SAMe联合用药降胆汁酸和转氨酶水平，但未明确具体剂量。EASL提出利福平、SAMe与UDCA联合应用有协同作用，但治疗需考虑个体化因素。

（4）辅助用药包括维生素K和地塞米松。除了ACG和SMFM外，其他指南都建议补充维生素K，RCOG和SAMNCP建议若出现凝血酶原时间（PT）延长则每日补充5～10 mg，GWADOH则建议所有的ICP患者都接受维生素K治疗以预防产后出血，EASL也建议PT延长时补充但未给出明确剂量。支持预防性使用维生素K的临床证据有限，最近一项回顾性研究显示，无论疾病严重程度如何，产后失血量与ICP之间不存在关联性[53]。ACG和EASL建议仅在促进胎肺成熟时使用地塞米松，RCOG则不建议地塞米松作为一线药物使用，SMFM指出糖皮质激素可用来治疗瘙痒，但其优先等级低于UDCA。

5. 产科处理　由于ICP患者会发生无任何临床征兆的胎儿死亡，因此选择最佳的分娩时机和分娩方式对良好的母婴结局很重要。各指南对分娩时机并无统一标准。我国指南建议轻度ICP患者于妊娠38～39周左右终止妊娠，重度ICP患者在综合考虑治疗反应及母胎情况（胎儿窘迫、双胎、母体其他并发症等）后于妊娠34～37周终止妊娠；ACG建议妊娠37周分娩；RCOG建议就早期分娩或期待治疗征求患者意见，并指出若存在严重的实验室检查异常（未给出具体数值）时可优先考虑催产；SAMNCP建议重度ICP患者于妊娠38周终止妊娠，若胆汁酸水平＞100 μmol/L时考虑尽早催产；GWADOH建议妊娠37～38周分娩；SMFM指出在缺乏循证医学证据的情况下，大多数治疗策略选择妊娠37～38周分娩或胎肺成熟后立即分娩；EASL指出妊娠36～38周终止妊娠可预防胎儿死

亡。分娩方式包括阴道分娩和剖宫产。轻度ICP患者、无其他剖宫产指征者可选择阴道试产，产程初期常规行OCT或宫缩应激试验（CST），产程中密切监测宫缩及胎心情况，做好新生儿复苏准备，当出现胎儿窘迫时，适当放宽剖宫产指征。重度ICP患者、既往有ICP病史并存在与之相关的胎儿不良结局史、胎盘功能严重下降或高度怀疑胎儿窘迫、双胎或多胎、合并重度子痫前期及存在其他阴道分娩禁忌者可行剖宫产。

6. 产后随访　GWADOH、RCOG和SAMNCP均建议产后2～6周复查肝功能，仅SAMNCP建议产后复查胆汁酸水平。SMFM推荐产后可正常哺乳。

7. 避孕咨询　RCOG建议避免使用含雌激素避孕药；GWADOH建议避免联合口服避孕药但可使用低剂量雌激素或孕激素片；SMFM指出不禁用激素避孕；ACG、EASL和SAMNCP未讨论产后避孕问题，但EASL指出高剂量口服避孕药和孕激素可诱发ICP。

五、预后

ICP患者的皮肤瘙痒症状多于产后24～48小时消退，肝功能损害多于产后4～6周自行恢复。ICP患者产后肝胆疾病（如慢性肝炎、肝纤维化或肝硬化、丙型肝炎、胆管炎）、免疫性疾病及心血管疾病的发病风险大大增加[54]。ICP的复发率很高，最高可达90%。相比孕产妇，胎儿及新生儿预后不容乐观，医源性或自发性早产、羊水胎粪污染、新生儿抑制、呼吸窘迫综合征和死产的风险呈不同程度的增加。《柳叶刀》杂志近期一篇系统回顾和meta分析显示，当母体总胆汁酸＞100 μmol/L时，死胎死产风险显著增加[55]。

六、总结与展望

妊娠肝内胆汁淤积症（ICP）是妊娠晚期常见的妊娠期特有肝脏疾病，尽管母体症状可于产后迅速恢复，但围产儿预后常常较差。ICP的发病率存在人种及地区差异，发病机制受多因素影响。由于缺乏统一的诊断标准以及撰写者的专业限制（一些作者为非产科专科医生），国内外各相关指南推荐的治疗措施也存在差异。此外，我们对ICP不良妊

娠结局的病理生理学基础仍知之甚少。因此，未来有必要展开设计更全面的大型多中心研究来进一步明确上述问题。针对已经开展的研究，随着研究数据的不断完善，临床工作者应与时俱进，制定更规范的临床指南，确立更合适的分娩时机优化母婴结局。

（张玥琪）

参·考·文·献

[1] Brady CW. Liver Disease in Pregnancy: What's New[J]. Hepatol Commun, 2020, 4(2): 145−156.

[2] Tran TT, Ahn J, Reau NS. ACG Clinical Guideline: Liver Disease and Pregnancy[J]. Am J Gastroenterol, 2016, 111(2): 176−194.

[3] Ludvigsson JF, Marschall HU, Hagstrom H, et al. Pregnancy outcome in women undergoing liver biopsy during pregnancy: A nationwide population-based cohort study[J]. Hepatology, 2018, 68(2): 625−633.

[4] Mikolasevic I, Filipec-Kanizaj T, Jakopcic I, et al. Liver Disease During Pregnancy: A Challenging Clinical Issue[J]. Med Sci Monit, 2018, 24: 4080−4090.

[5] Kelly C, Pericleous M. Pregnancy-associated liver disease: a curriculum-based review[J]. Frontline Gastroenterol, 2018, 9(3): 170−174.

[6] Garcia-Romero CS, Guzman C, Cervantes A, et al. Liver disease in pregnancy: Medical aspects and their implications for mother and child[J]. Ann Hepatol, 2019, 18(4): 553−562.

[7] Liu J, Ghaziani TT, Wolf JL. Acute Fatty Liver Disease of Pregnancy: Updates in Pathogenesis, Diagnosis, and Management[J]. Am J Gastroenterol, 2017, 112(6): 838−846.

[8] Ch'ng CL, Morgan M, Hainsworth I, et al. Prospective study of liver dysfunction in pregnancy in Southwest Wales[J]. Gut, 2002, 51(6): 876−880.

[9] 苏放明，黄熙琳，孙秀荣. 深圳地区妊娠期急性脂肪肝的发病状况与母婴结局[J]. 中华产科急救电子杂志，2012，1（1）：32−36.

[10] Rolfes DB, Ishak KG. Acute fatty liver of pregnancy: a clinicopathologic study of 35 cases[J]. Hepatology, 1985, 5(6): 1149−1158.

[11] Westbrook RH, Yeoman AD, Joshi D, et al. Outcomes of severe pregnancy-related liver disease: refining the role of transplantation[J]. Am J Transplant, 2010, 10(11): 2520−2526.

[12] Knight M, Nelson-Piercy C, Kurinczuk JJ, et al. A prospective national study of acute fatty liver of pregnancy in the UK[J]. Gut, 2008, 57(7): 951−956.

[13] Wajner M, Amaral AU. Mitochondrial dysfunction in fatty acid oxidation disorders: insights from human and animal studies[J]. Biosci Rep, 2015, 36(1): e00281.

[14] Natarajan SK, Ibdah JA. Role of 3-Hydroxy Fatty Acid-Induced Hepatic Lipotoxicity in Acute Fatty Liver of Pregnancy[J]. Int J Mol Sci, 2018, 19(1).

[15] Eskelin PM, Laitinen KA, Tyni TA. Elevated hydroxyacylcarnitines in a carrier of LCHAD deficiency during acute liver disease of pregnancy — a common feature of the pregnancy complication?[J]. Mol Genet Metab, 2010, 100(2): 204−206.

[16] Ronen J, Shaheen S, Steinberg D, et al. Acute Fatty Liver of Pregnancy: A Thorough Examination of a Harmful Obstetrical Syndrome and Its Counterparts[J]. Cureus, 2018, 10(2): e2164.

[17] Italian Association for the Study of the L, Italian Association for the Study of the Liver A. AISF position paper on liver disease and pregnancy[J]. Dig Liver Dis, 2016, 48(2): 120−137.

[18] Morikawa M, Kawabata K, Kato-Hirayama E, et al. Liver dysfunction in women with pregnancy-induced antithrombin deficiency[J]. J Obstet Gynaecol Res, 2017, 43(2): 257−264.

[19] Chatel P, Ronot M, Roux O, et al. Transient excess of liver fat detected by magnetic resonance imaging in women with acute fatty liver of pregnancy[J]. Am J Obstet Gynecol, 2016, 214(1): 127−129.

[20] Goel A, Ramakrishna B, Zachariah U, et al. How accurate are the Swansea criteria to diagnose acute fatty liver of pregnancy in predicting hepatic microvesicular steatosis?[J]. Gut, 2011, 60(1): 138−139; author reply 139−140.

[21] Mammen T, Keshava SN, Eapen CE, et al. Transjugular liver biopsy: a retrospective analysis of 601 cases[J]. J Vasc Interv

Radiol, 2008, 19(3): 351−358.

[22] Alghamdi S, Fleckenstein J. Liver Disease in Pregnancy and Transplant[J]. Curr Gastroenterol Rep, 2019, 21(9): 43.

[23] Li P, Lin S, Li L, et al. Utility of MELD scoring system for assessing the prognosis of acute fatty liver of pregnancy[J]. Eur J Obstet Gynecol Reprod Biol, 2019, 240: 161−166.

[24] Wang HY, Jiang Q, Shi H, et al. Effect of caesarean section on maternal and foetal outcomes in acute fatty liver of pregnancy: a systematic review and meta-analysis[J]. Sci Rep, 2016, 6: 28826.

[25] Dekker RR, Schutte JM, Stekelenburg J, et al. Maternal mortality and severe maternal morbidity from acute fatty liver of pregnancy in the Netherlands[J]. Eur J Obstet Gynecol Reprod Biol, 2011, 157(1): 27−31.

[26] Pandey CK, Karna ST, Pandey VK, et al. Acute liver failure in pregnancy: Challenges and management[J]. Indian J Anaesth, 2015, 59(3): 144−149.

[27] Boone MD, Jinadasa SP, Mueller A, et al. The Effect of Positive End-Expiratory Pressure on Intracranial Pressure and Cerebral Hemodynamics[J]. Neurocrit Care, 2017, 26(2): 174−181.

[28] Naoum EE, Leffert LR, Chitilian HV, et al. Acute Fatty Liver of Pregnancy: Pathophysiology, Anesthetic Implications, and Obstetrical Management[J]. Anesthesiology, 2019, 130(3): 446−461.

[29] Alam A, Choi S. Prophylactic Use of Tranexamic Acid for Postpartum Bleeding Outcomes: A Systematic Review and Meta-Analysis of Randomized Controlled Trials[J]. Transfus Med Rev, 2015, 29(4): 231−241.

[30] Collaborators WT. Effect of early tranexamic acid administration on mortality, hysterectomy, and other morbidities in women with post-partum haemorrhage (WOMAN): an international, randomised, double-blind, placebo-controlled trial[J]. Lancet, 2017, 389(10084): 2105−2116.

[31] European Association for the Study of the Liver. EASL Clinical Practical Guidelines on the management of acute (fulminant) liver failure[J]. J Hepatol, 2017, 66(5): 1047−1081.

[32] Rabinowich L, Wendon J, Bernal W, et al. Clinical management of acute liver failure: Results of an international multi-center survey[J]. World J Gastroenterol, 2016, 22(33): 7595−7603.

[33] Ding J, Han LP, Lou XP, et al. Effectiveness of combining plasma exchange with plasma perfusion in acute fatty liver of pregnancy: a retrospective analysis[J]. Gynecol Obstet Invest, 2015, 79(2): 97−100.

[34] Williamson C, Geenes V. Intrahepatic cholestasis of pregnancy[J]. Obstet Gynecol, 2014, 124(1): 120−133.

[35] Ellington SR, Flowers L, Legardy-Williams JK, et al. Recent trends in hepatic diseases during pregnancy in the United States, 2002−2010[J]. Am J Obstet Gynecol, 2015, 212(4): 524 e521−527.

[36] Allen AM, Kim WR, Larson JJ, et al. The Epidemiology of Liver Diseases Unique to Pregnancy in a US Community: A Population-Based Study[J]. Clin Gastroenterol Hepatol, 2016, 14(2): 287−294 e281−282.

[37] Ozkan S, Ceylan Y, Ozkan OV, et al. Review of a challenging clinical issue: Intrahepatic cholestasis of pregnancy[J]. World J Gastroenterol, 2015, 21(23): 7134−7141.

[38] Wood AM, Livingston EG, Hughes BL, et al. Intrahepatic Cholestasis of Pregnancy: A Review of Diagnosis and Management[J]. Obstet Gynecol Surv, 2018, 73(2): 103−109.

[39] Wijarnpreecha K, Thongprayoon C, Sanguankeo A, et al. Hepatitis C infection and intrahepatic cholestasis of pregnancy: A systematic review and meta-analysis[J]. Clin Res Hepatol Gastroenterol, 2017, 41(1): 39−45.

[40] Sticova E, Jirsa M, Pawlowska J. New Insights in Genetic Cholestasis: From Molecular Mechanisms to Clinical Implications[J]. Can J Gastroenterol Hepatol, 2018, 2018: 2313675.

[41] Abu-Hayyeh S, Papacleovoulou G, Lovgren-Sandblom A, et al. Intrahepatic cholestasis of pregnancy levels of sulfated progesterone metabolites inhibit farnesoid X receptor resulting in a cholestatic phenotype[J]. Hepatology, 2013, 57(2): 716−726.

[42] Floreani A, Gervasi MT. New Insights on Intrahepatic Cholestasis of Pregnancy[J]. Clin Liver Dis, 2016, 20(1): 177−189.

[43] Dixon PH, Wadsworth CA, Chambers J, et al. A comprehensive analysis of common genetic variation around six candidate loci for intrahepatic cholestasis of pregnancy[J]. Am J Gastroenterol, 2014, 109(1): 76−84.

[44] Piatek K, Kurzawinska G, Magielda J, et al. The role of ABC transporters' gene polymorphism in the etiology of intrahepatic cholestasis of pregnancy[J]. Ginekol Pol, 2018, 89(7): 393−397.

[45] Wang H, Yan Z, Dong M, et al. Alteration in placental expression of bile acids transporters OATP1A2, OATP1B1, OATP1B3 in intrahepatic cholestasis of pregnancy[J]. Arch Gynecol Obstet, 2012, 285(6): 1535−1540.

[46] Du Q, Pan Y, Zhang Y, et al. Placental gene-expression profiles of intrahepatic cholestasis of pregnancy reveal involvement of

multiple molecular pathways in blood vessel formation and inflammation[J]. BMC Med Genomics, 2014, 7: 42.

[47] Zhang Y, Hu L, Cui Y, et al. Roles of PPARgamma/NF-kappaB signaling pathway in the pathogenesis of intrahepatic cholestasis of pregnancy[J]. PLoS One, 2014, 9(1): e87343.

[48] 中华医学会妇产科学分会产科学组. 妊娠期肝内胆汁淤积症诊疗指南（2015）[J]. 临床肝胆病杂志，2015，31（10）：1575-1578.

[49] Bicocca MJ, Sperling JD, Chauhan SP. Intrahepatic cholestasis of pregnancy: Review of six national and regional guidelines[J]. Eur J Obstet Gynecol Reprod Biol, 2018, 231: 180-187.

[50] Royal College of Obstetricians and Gynaecologists.Obstetric Cholestasis, 2011.

[51] Publications Committee Society of Maternal-Fetal Medicine. Understanding Intrahepatic Cholestasis of Pregnancy[J]. 2011.

[52] European Association for the Study of the L. EASL Clinical Practice Guidelines: management of cholestatic liver diseases[J]. J Hepatol, 2009, 51(2): 237-267.

[53] Furrer R, Winter K, Schaffer L, et al. Postpartum Blood Loss in Women Treated for Intrahepatic Cholestasis of Pregnancy[J]. Obstet Gynecol, 2016, 128(5): 1048-1052.

[54] Wikstrom Shemer EA, Stephansson O, Thuresson M, et al. Intrahepatic cholestasis of pregnancy and cancer, immune-mediated and cardiovascular diseases: A population-based cohort study[J]. J Hepatol, 2015, 63(2): 456-461.

[55] Ovadia C, Seed PT, Sklavounos A, et al. Association of adverse perinatal outcomes of intrahepatic cholestasis of pregnancy with biochemical markers: results of aggregate and individual patient data meta-analyses[J]. Lancet, 2019, 393(10174): 899-909.

第十八章
妊娠期急性肾损伤

妊娠期急性肾损伤（acute kidney injury in pregnancy, P-AKI）是孕产妇常见的并发症之一，可造成母婴不良结局[1]。近年来P-AKI的发病率整体呈下降趋势。既往对P-AKI的诊断依赖于病史、临床表现及实验室检查等，但目前尚无统一诊断标准。由于其发病隐匿，以及妊娠期孕妇的特殊生理改变，使P-AKI的诊断常常不及时，疾病可快速进展，严重者可引起妊娠期急性肾衰竭，也称作妊娠相关的急性肾衰竭（pregnancy-related acute renal failure, PR-ARF），导致母胎预后不良。本章将围绕P-AKI与PR-ARF的病理生理、诊断、鉴别诊断以及治疗的最新进展进行叙述。

一、定义

针对普通人群的急性肾损伤（acute kidney injury, AKI）以肾功能在数小时或数天内迅速下降为主要的表现特征。鉴于妊娠期间肾小球滤过率（glomerular filtration rate, GFR）、血清肌酐均发生生理性动态变化，目前尚缺乏公认的妊娠期血清肌酐的正常值范围，因此如何确切地定义P-AKI仍具有挑战。一般认为，P-AKI指在妊娠期间各种妊娠相关或非妊娠相关因素导致孕产妇的肾脏结构改变或肾功能在短时间内突然下降并伴有尿素氮等代谢产物蓄积。PR-ARF则指孕产妇在短期内肾小球滤过功能急剧下降，水电解质、酸碱平衡失调，体内氮类物质蓄积的一种临床综合征。很多研究已经证实，轻度肾功能急性减退即可导致患者病死率明显增加，故国际肾脏病协会和急救医学界已将ARF改

称为AKI，其目的是希望能在疾病早期即进行识别和有效干预。

二、流行病学

随着产前检查的规范化以及抗生素的合理使用，我国P-AKI的发生率整体呈持续下降趋势[2]，目前发病率为0.02% ~ 1.84%[2]，亚洲P-AKI的发生率亦是明显下降[3]。但P-AKI患者分娩后母体及新生儿的死亡率仍高达9% ~ 34%[4, 5]。近些年来，发达国家P-AKI的发病率却有增加的趋势，如加拿大2003 ~ 2010年，其P-AKI的发病率从1.66增加到2.68（每万例分娩），而美国则由1999 ~ 2001年的2.4（每万例分娩）增加到2010 ~ 2011年的6.3（每万例分娩）。不同国家P-AKI的发生率存在较大差异（表18-1）。

P-AKI所引起的经济支出亦占较大比重。2016年，国际肾脏病学会（International Society of Nephrology, ISN）一项来自全球72个国家及地区、289个医疗中心针对AKI的识别和管理数据的研究，提出约1%的AKI与妊娠有关，由此带来的经济负担最大的是中低收入国家（LLMIC），其与妊娠有关的AKI病例约占3.1%；而在高收入国家（HIC）中仅为0.3%[6]。另外，美国一项针对4 219万例P-AKI的流行病学资料的研究中提及，与10年前相比，2015年因P-AKI住院的发生率更高（OR, 2.20；95%CI, 1.89 ~ 2.55），且P-AKI相关的住院治疗与死亡率（OR, 13.50；95%CI, 10.47 ~ 17.42）和心血管事件发生率（OR, 9.74；

表 18-1　P-AKI 的流行病学数据

国家（年份）	妊娠期肾损伤发生率（%）	主要病因	死亡率（%）	增加的肌酐水平（%）	参考文献
非洲（2013）	56.9	子痫前期、出血、HELLP综合征	6	未提及	[8]
巴基斯坦（2011）	18	未提及	7	未提及	[9]
印度（2010）	未提及	败血症，出血，高血压疾病	28.1	7.3	[10]
印度（2013）	11.5	败血症，高血压疾病	15	8.3	[11]
摩洛哥（2011）	未提及	子痫前期、出血、败血症	25.6	11.6	[12]

注：引自 Liu YM, Bao HD, Jiang ZZ, et al. Pregnancy-related Acute Kidney Injury and a Review of the Literature in China[J]. *Intern Med*, 2015, 54(14): 1695-1703.

95%*CI*，9.08～10.46）更高，相应的住院成本亦更高（18 072 vs 4 447美元），这可能归因于近年来 P-AKI的早期诊断[7]。

三、病因及分类

妊娠早期发生P-AKI多数是由感染或严重妊娠剧吐导致，后者可导致急性肾功能不全，包括尿毒症、肾小管坏死、肾皮质坏死及肾盂肾炎等[3, 13]。在妊娠中晚期发生P-AKI多与子痫前期、急性脂肪肝、溶血性尿毒症综合征、产科出血等有关[4, 14]（图18-1）。

P-AKI更多见于一些妊娠相关疾病如重度子痫前期、HELLP综合征、妊娠急性脂肪肝（acute

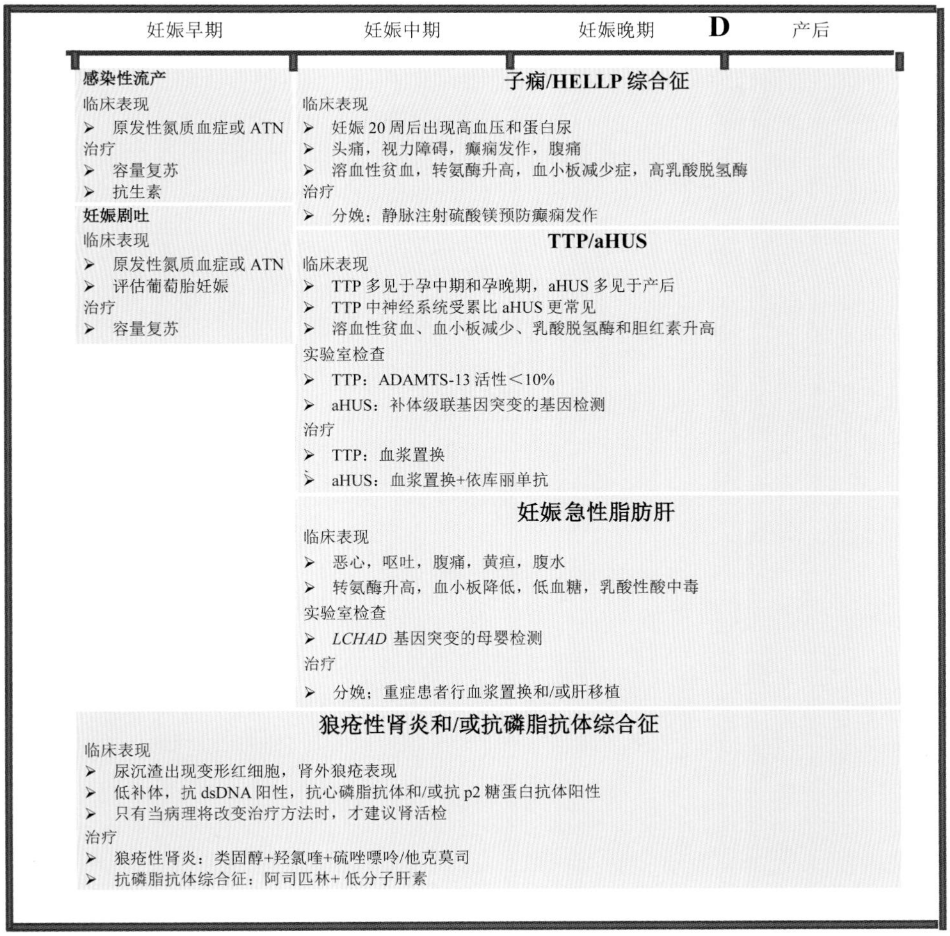

图18-1　妊娠期急性肾损伤的主要原因及临床特点

注：ADAMTS-13，ADAM金属肽酶伴血小板反应蛋白1型13；aHUS，非典型溶血性尿毒症综合征；ATN，急性肾小管坏死；D，分娩；LCHAD，长链3-羟基辅酶A脱氢酶；LDH，低密度脂蛋白；TTP，血栓性血小板减少性紫癜。引自Rao S, Jim B. Acute Kidney Injury in Pregnancy: The Changing Landscape for the 21 st Century[J]. Kidney International Reports, 2018, 3(2): 247-257.

fatty liver of pregnancy, AFLP）、溶血性尿毒症综合征（hemolytic uremic syndrome, HUS）和血栓性血小板减少性紫癜（thrombotic thrombocytopenic purpura, TTP）。根据病因不同可将P-AKI分为3类：肾前性、肾性和肾后性（表18-2）。在我国，妊娠期高血压疾病是P-AKI最常见的致病因素（表18-3）。

1. 肾前性P-AKI　常见于大出血患者，如前置胎盘、胎盘早剥、死胎及产后出血等；亦可见于妊娠剧吐所致的严重血容量不足且未能及时纠正者。及时充分地纠正肾灌注不足是治疗的关键，可

表18-2　引起妊娠期急性肾损伤的原因

与妊娠相关	与妊娠无关
肾前性：	大出血
妊娠剧吐	肾盂肾炎
心脏衰竭	利尿剂
肾性：	充血性心力衰竭
急性肾小管坏死	呕吐（脓毒血症、胃肠炎等）
急性肾皮质坏死	急性肾小管坏死
妊娠急性脂肪肝	原发性或继发性肾小球疾病
子痫前期或HELLP综合征	急性间质性肾炎、肾毒性药物
血栓性血小板减少性紫癜或非典型溶血性尿毒症综合征（aHUS）	双侧输尿管梗阻肾小管阻塞
肾盂肾炎	
羊水栓塞	
肺栓塞	
狼疮性肾炎	
急性间质性肾炎	
肾后性：	
由子宫压迫引起的肾积水	
剖宫产期间输尿管或膀胱受伤	
输尿管结石或肿瘤阻塞	
膀胱出口梗阻	

表18-3　中国产妇妊娠急性肾损伤的病因

病 因 学	例数（%）（n=708）
妊娠期高血压子痫前期和子痫	348（49.2）
产后出血	97（13.8）
妊娠感染	89（12.5）
急性脂肪肝	60（8.5）
HELLP综合征	45（6.4）
肾病加重	40（5.6）
溶血性尿毒症综合征	20（2.8）
心力衰竭	4（0.5）
药物性肾损伤	3（0.4）
妊娠剧吐	1（0.1）
肾梗阻	1（0.1）

注：引自Liu YM, Bao HD, Jiang ZZ, et al. Pregnancy-related Acute Kidney Injury and a Review of the Literature in China[J]. Intern Med, 2015, 54(14): 1695-1703.

阻止肾实质损害的发生。

2. 肾性P-AKI　常见原因为重度子痫前期、子痫、产科严重感染（如围产期感染、绒毛膜羊膜炎等），也可由肾毒性抗生素或免疫因素作用于肾实质引起。

3. 肾后性P-AKI　由泌尿道梗阻所致，可见于妊娠合并宫颈恶性肿瘤、子宫肌瘤、卵巢囊肿等。详细询问病史，体格检查以及必要的实验室检查是诊断的关键。

另外，与妊娠无关的因素如各种非产科原因引起的大出血、肾盂肾炎等也可导致P-AKI。

四、病理生理

妊娠期间孕妇血容量增多，全身血管阻力增加，导致孕妇肾脏体积增加、肾小球滤过率升高等适应性改变，以及血肌酐、碳酸氢盐等一些生化指标发生变化。在非妊娠妇女中，血肌酐和尿素氮可反映肾功能，而妊娠期血肌酐和尿素氮在未发生明显改变时，孕妇可能已出现了P-AKI。妊娠期血液处于高凝状态，加上雌激素、孕激素水平增高，致

肾盂肾盏扩张，尿道平滑肌松弛，增大的子宫压迫输尿管导致肾盂积水、肾血流量降低。肾动脉长期痉挛缺血，促进肾脏免疫损伤的发生。

有研究发现，子痫前期患者P-AKI的发病机制是由于滋养细胞在植入子宫壁期间胎盘螺旋动脉重塑缺陷导致灌注不足，胎盘发生缺血性损伤，释放血管收缩因子到母体循环中引起肾动脉痉挛[15]。其中，可溶性fms样酪氨酸激酶1（sFlt-1）可以结合血管内皮生长因子和胎盘生长因子，抑制其与特异性受体的相互作用，可溶性内皮糖蛋白（sEng）是促血管生成因子TGF-β的循环共同受体，由于其拮抗TGF-β与其血管受体之间的结合，导致肾脏内皮功能障碍从而促进肾损伤的发生[16]（图18-2）。另外，有研究提出，子痫前期患者发生肾损伤可能是由低水平肾酶参与介导的[17]。

既往认为补体系统失调是HUS患者肾损伤的机制途径，现有研究发现HUS患者中细胞损伤、凝血和血栓形成、缺氧介导的内皮激活和补体激活之间形成反馈循环，加速了肾损伤的进展[18]。

五、诊断

根据患者的既往病史、临床表现、尿及肾功能的实验室检查有助于诊断P-AKI（表18-4）。尿液性质（尿相对密度、尿渗透压、尿钠和尿沉渣镜检情况）改变对肾损伤的诊断同样具有参考意义。然而在肾损伤早期，血肌酐和尿量变化可能并不明显，仅通过妊娠期实验室检查来诊断P-AKI更加困难。

对于P-AKI而言，由于缺乏循证依据，其诊断标准目前尚未能达成一致。AKIN标准[19]和急性透析质量倡议（ADQI）提出的RIFLE诊断标准，即按照危险（Risk）、损伤（Injury），衰竭（Failure），丢失（Loss），终末期肾脏（end-stage renal disease, ESRD）分级标准进行分级（表18-5）。该标准根据GFR及尿量的变化将患者分为3种程度的肾损伤：

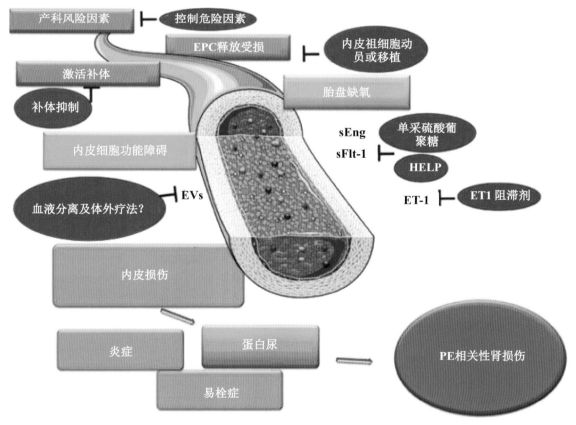

图18-2　子痫前期相关肾损伤的主要原因及治疗方案

注：EPC，内皮祖细胞；EVs，胞外小泡；sEng，可溶性内皮糖蛋白；sFlt-1，可溶性fms样酪氨酸激酶1；HELP，肝素介导的体外低密度脂蛋白沉淀；ET1，内皮素-1；PE，子痫前期。引自Pagani F, Cantaluppi V. Renal Injury During Preclampsia: Role of Extracellular Vesicles[J]. Nephron, 2019, 143(3): 197-201.

表18-4　妊娠合并急性肾损伤/肾衰竭各分期的临床表现

分　期	临　床　表　现	持续时间
少尿期	尿量减少、进行性氮质血症、水中毒、高钾血症、高磷血症、低钙血症、代谢性酸中毒；此外，高血压、心律失常及心包炎	1～2周
多尿期	进行性尿量增多，提示肾功能开始恢复，但仍需警惕氮质血症及电解质紊乱的发生；此外，此期易发生感染、心血管系统并发症及上消化道出血等	1～3周，甚至更长时间
恢复期	尿量逐渐减少，血尿素氮及肌酐接近正常	3～12个月

即 Risk，Injury，Failure；再将患者的预后分成2种情况：即 Loss 和 ESRD，赋予了 AKI 随着时间而动态变化的观念。RIFLE 标准在评估肾功能损伤上具有参考性。为了提早对 PR-ARF 实施预防管理以及 P-AKI 的早期干预，在 AKI 的第3阶段（即 RIFLE 诊断标准中 Failure 阶段）即可进行干预。本章同时列出了 AKI 的 KDIGO 标准（表18-6）[20]作为参考，

该标准融合了 RIFLE 和 AKIN 标准，适用于妊娠和非妊娠期，已成为国际共识[21]。另外，也有学者为早期进行 P-AKI 的治疗，根据临床表现提出 P-AKI 的诊治流程（图18-3）。

RIFLE、KDIGO 标准均是通过尿量、肌酐及 GFR 指标对肾脏功能进行评估，对已存在肾脏标志物异常但不符合 AKI 和慢性肾脏疾病现有定义

表18-5　急性肾损伤 RIFLE 标准

分级	GFR 分级标准	尿量分级标准
Risk	血肌酐上升＞1.5倍，或 GFR 下降＞25%	＜0.5 mL/（kg·h）×6 h
Injury	血肌酐上升＞2.0倍，或 GFR 下降＞50%	＜0.5 mL/（kg·h）×12 h
Failure	血肌酐上升＞3.0倍，或 GFR 下降＞75%，或血肌酐上升＞4 mg/dL（或伴随有0.5 mg/dL 以上的快速上升），或 GFR 下降＞25%	＜0.3 mL/（kg·h）×24 h 或超过12 h 完全无尿
Loss	肾功能完全丧失达4周以上	
ESRD	肾功能完全丧失达3个月以上	

注：引自 American Society of Nephrology. American Society of Nephrology Renal Research Report[J]. J Am Soc Nephrol, 2005, 16(7): 1886-1903.

表18-6　KDIGO 发布的 AKI、CKD、AKD 诊断标准

项　目	功　能　标　准	结构标准
AKI	在七天内 SCr 增加了50%，或两天内 SCr 增加0.3 mg/dL（26.5 μmol/L），或出现少尿［尿量＜0.5 mL/(kg·h) 超过6h］	无
CKD	GFR＜60 mL/（min·1.73 m²）超过3个月	肾结构损害超过3个月
AKD	AKI，或者3个月内 GFR＜60 mL/（min·1.73 m²），或者 GFR 下降超过35%，或 SCr 增加＞50%	肾结构损害不超过3个月
NKD（无肾脏病）	3个月内 GFR＞60 mL/（min·1.73 m²），SCR 稳定在正常范围	无

注：引自 KDIGO. Clinical practice guideline for acute kidney injury[J]. Kidney Int Off J Int Soc Nephrol, 2012, 2(1): 138.

标准的患者，可能存在一定的漏诊率。而且，妊娠患者肌酐变化与肾损伤的情况相比存在滞后性，可能延误肾损伤的治疗。因此，需要更灵敏的反映肾功能状况的指标来协助诊断。有基础研究发现，中性粒细胞明胶酶相关脂质运载蛋白（neutrophil gelatinase-associated lipocalin, NGAL）作为新的肾脏标志物，在轻度AKI时更敏感，并能对肾前性和肾性AKI进行区别，有望作为反映GFR水平的敏感指标[22]。而内皮素1（ET-1）[23]、肾损伤分子1（KIM-1）[24]等指标有望进一步提高P-AKI的早期预测能力。在妊娠期，对严重的肾损伤或者已发生肾衰竭的患者，如需针对病因治疗但病因诊断不明确时，尽管存在一定的风险，必要时仍可借助肾穿刺活检来明确诊断。有系统回顾指出，妊娠期肾脏活检后并发症的发生率为7%，妊娠期大出血的风险为2%（尤其是妊娠中期），而分娩后并发症的发生率为1%。也有研究提出孕妇进行肾活检的并发症取决于妊娠时间，建议孕周＜32周者考虑行肾活

检。然而也有学者建议妊娠期间在确定或改变疾病治疗方式的前提下才对产妇进行肾脏活检以减少并发症的发生[25]。

六、鉴别诊断

P-AKI是由各种疾病引起的肾功能受损，因此需要与相关疾病进行鉴别，便于对因治疗。P-AKI需要鉴别诊断的常见疾病包括如下。

（一）子痫前期及HELLP综合征

1. 子痫前期 发病率约为2%～8%。其特征是在妊娠后期或产后出现新发的高血压和蛋白尿。既往妊娠20周后出现蛋白尿合并高血压的患者比较倾向于子痫前期的诊断。现行的指南指出，即使无蛋白尿出现，高血压与下列任意一指标：① 血小板＜$100×10^9$/L；② 肝功能受损，如谷丙转氨酶（ALT）、谷草转氨酶（AST）高于正常值2倍；

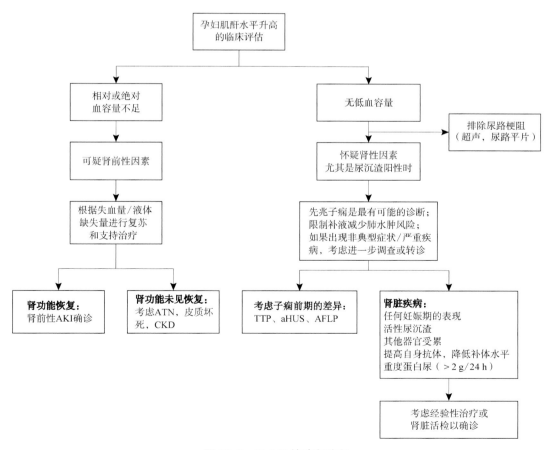

图 18-3 P-AKI的诊断流程

注：引自 Hall DR, Conti-Ramsden F. Acute kidney injury in pregnancy including renal disease diagnosed in pregnancy[J]. Best Pract Res Clin Obstet Gynaecol, 2019, 57: 47-59.

③ 新出现的肾功能不全，如肌酐高于106 μmol/L 或在无明显肾功能不全时肌酐升高1倍；④ 肺水肿；⑤ 新出现脑功能异常或视觉功能障碍，即可诊断为子痫前期。另外，血管生成因子如sFlt-1、胎盘生长因子（PlGF）和sEng水平可能有助于子痫前期的诊断。

2. HELLP综合征　子痫前期的严重阶段，可引起多脏器功能障碍，主要表现为溶血、转氨酶升高和血小板减少。HELLP综合征多见于重度妊娠期高血压疾病患者中，发病率约为10%。典型的临床表现为在妊娠期高血压的基础上出现右上腹部不适、黄疸及牙龈出血等。乳酸脱氢酶（LDH）和转氨酶异常是其早期敏感指标。实验室检查可见贫血、网织红细胞升高，外周血涂片见破碎红细胞，血清LDH升高还可伴血小板下降、AST及胆红素升高等。当孕妇血小板计数 $< 100 \times 10^9$/L，AST水平 > 70 U/L，LDH > 600 U/L可考虑HELLP综合征。

（二）非典型溶血性尿毒症综合征（atypical haemolytic uraemic syndrome, aHUS）

aHUS属于血栓性微血管病（thrombotic microangiopathy, TMA），临床表现多为微血管病性急性溶血性贫血、血小板减少性出血与肾功能损害三联征。P-AKI可发生在妊娠各个阶段，而妊娠相关aHUS多发生在产后。妊娠相关aHUS的诊断与非妊娠患者相似，当TMA患者排除典型溶血性尿毒症综合征（STEC-HUS）、TTP、继发性TMA时则可诊断为aHUS。另外，血液中低C3和正常C4水平支持aHUS的诊断。同时推荐检测患者的补体成分如CFH、CFI和CFB水平以及CD46水平。aHUS确诊需要相应的基因检测和抗CFH抗体检测。但是约40% aHUS患者无已知的基因异常，故仅依赖基因检测和抗CFH抗体阴性不能排除aHUS。

（三）血栓性血小板减少性紫癜（TTP）

妊娠合并TTP多发生在妊娠晚期和产后。患者起病突然，主要临床表现为"五联征"：发热、血小板减少性紫癜、微血管性溶血性贫血、中枢神经系统和肾损伤。TTP的诊断目前尚未见统一，多数学者认为，当出现血小板减少性出血、微血管病性溶血及精神神经症状"三联征"或即使无精神

神经症状，但存在其他原因不能解释的血小板减少和微血管病性溶血时，应高度怀疑TTP并做出初步诊断，ADAMTS13酶的活性不到正常的5%和 *vWF-73* 基因突变有助于TTP确诊。

（四）妊娠急性脂肪肝（AFLP）

通常出现在妊娠晚期至产后，其发病率约为1/（7 000 ~ 20 000）。目前病因未明，推测其与妊娠晚期激素变化引起的脂肪酸代谢障碍有关，大量胎儿的长链脂肪酸释放入孕产妇体内，并沉积在其肝组织内，导致其肝功能损伤。

AFLP起病急骤，病情凶险，可造成多器官损伤。临床主要表现为黄疸和严重的肝功能损害，早期症状为恶心、呕吐，常被认为是正常的生理反应而误诊，数日后出现黄疸，渐进性加重，伴有剧烈头痛、神志障碍、全身出血倾向及AKI。实验室检查可发现高胆红素血症，血清转氨酶、肌酐和尿酸增高，其中血尿酸的增高和肾功能减退不成比例，并可在临床表现出现之前已升高，有助于早期诊断。肝活检脂肪染色可见肝细胞内大量脂肪微滴浸润，细胞肿胀，胞质内充满微小脂肪滴，有助于明确诊断。肾损伤通常较轻，可见肾小管细胞脂肪空泡形成及非特异性改变。当孕妇有低血糖、肝功能异常、低纤维蛋白原血症和APTT延长时需怀疑AFLP。

（五）肾盂肾炎

妊娠期急性肾盂肾炎多数发生在妊娠中晚期，占孕妇感染性疾病的1% ~ 2%。临床表现为发热、腰痛、恶心呕吐及肋脊角压痛，与非妊娠患者类似。尿培养菌落计数 ≥ 100 000个/mL有助于诊断肾盂肾炎，必要时可行超声协助诊断。若治疗不及时，可致孕妇败血症以及严重的并发症。美国妇产科医师学会建议在第一次产前检查时常规筛查有无菌尿。并根据培养结果早期进行抗生素治疗。

（六）肾后性AKI

多由于输尿管和膀胱出口等泌尿系梗阻，手术损伤或药物影响所致。表现为排尿困难、排尿习惯改变甚至无尿等，对妊娠期患者进行泌尿系超声及尿常规检查，可协助多数泌尿系梗阻的诊断。

七、治疗与管理

P-AKI的治疗需要多学科协作，包括妇产科、肾内科、ICU等。由于缺乏随机对照试验，目前临床多基于经验性治疗。治疗措施包括：早期识别和治疗病因、严密监测、对症支持治疗、纠正电解质紊乱和酸碱失衡，在一些情况下应及时分娩。对于轻型P-AKI患者，因其预后良好，及时给予对症治疗即可缓解。当出现容量高负荷、高钾、充血性心力衰竭、少尿时要及时行透析治疗、防止DIC等并发症的发生（表18-7）。然而，不同病因引起的AKI尽管处理原则相似，但侧重点又有所不同。

表18-7　急性肾衰竭的并发症

系　　统	并　发　症　表　现
代谢系统	高钾血症、代谢性酸中毒、低钠血症、低钙血症、高磷血症、高镁血症、高尿酸血症
心血管系统	肺水肿、心律失常、心包炎、心包积液、高血压、心肌梗死、肺栓塞、局限性肺炎
消化系统	恶心、呕吐、营养不良、胃炎、胃十二指肠溃疡、胃十二指肠出血、口腔炎、牙龈炎、腮腺炎、胰腺炎
神经系统	神经肌肉兴奋、扑翼样震颤、癫痫、神志改变、嗜睡、昏迷
血液系统	贫血、出血
感染	肺炎、切口感染、静脉导管感染、败血症、泌尿道感染
其他	打嗝、胰岛素分泌代谢减慢、轻微胰岛素抵抗、甲状旁腺素升高、1,25-二羟维生素D_3减少、TT3及TT4降低、FT4正常

（一）液体平衡管理

维持P-AKI患者的液体平衡是对症支持治疗的重要内容。首先应积极处理如败血症、出血等原发疾病，并维持产妇血流动力学稳定以确保足够的肾脏灌注。注意鉴别低血容量引起的肾功能不全与存在急性肾小管损伤或肾皮质坏死的可能。治疗期间还需加强监测，维持水电解质平衡等。

（二）药物治疗

利尿剂已广泛用于AKI的治疗。然而，多项研究指出，重度AKI患者使用利尿剂不仅无益甚至会增加死亡率。子痫前期产妇除非发现肺水肿等容量负荷过重表现，否则不建议常规使用利尿剂。有研究显示，重复使用大剂量的速尿可引起耳毒性，故在使用利尿剂的情况下应将其输注速度限制在15 mg/min以下。关于利尿剂用于P-AKI治疗的相关研究近年来未见明显进展，多数研究者更倾向不建议使用利尿剂。

低剂量多巴胺输注可对肾脏小动脉产生舒张作用而增加肾脏灌注，因此被用于预防和治疗急性肾损伤。然而，回顾性研究和荟萃分析均显示，对重度子痫前期及PR-ARF患者，使用多巴胺对肾功能没有益处，且未能减少透析的需求。考虑到多巴胺的大量副作用，如快速性心律失常、胃肠道坏死及其对子宫血流灌注潜在影响的担忧，故不建议在P-AKI及PR-ARF的管理中使用多巴胺。

（三）肾替代治疗（renal replacement treatment, RRT）

RRT包括腹膜透析、血液透析、肾移植。妊娠期透析的适应证包括尿毒症、容量负荷过重、高钾血症等（表18-8）。当妊娠期具备透析指征时，应尽早实施透析治疗，以期延缓肾衰竭的进展，有利于母体远期预后[5]。

妊娠期接受透析治疗的比例约占1%。近年来美国、澳大利亚和新西兰的孕产妇透析资料均提示有逐年增高趋势。目前对产妇行透析治疗的最佳时机尚无共识。多项队列研究表明，妊娠前eGFR < 30 mL/(min·1.73 m²)的女性，妊娠期进行透析的风险为20% ～ 50%[26, 27]。如果患者在妊

表18-8 妊娠期透析的指征

尿毒症的临床证据
难治性血容量过多
高钾血症或严重的酸中毒，保守治疗不能纠正

娠期的肾功能持续性下降，尿素氮对胎儿的毒性作用表现很可能先于孕产妇的透析指征。一方面尿素氮水平对胎儿造成伤害的研究在近期未见进展；另一方面，目前尚不清楚透析前何种尿素氮水平临界值能改善妊娠结局。故目前专家建议，妊娠期何时进行透析是由患者的尿素氮浓度与肾功能下降幅度、液体平衡、血压控制水平等各方面共同决定的。另外，还需权衡妊娠期透析致早产发生的风险[28]。

一项加拿大的队列研究对22名患有晚期肾病的孕妇每周行43±6小时的透析，与每周行17±5小时透析的治疗组相比，该组具有更高的新生儿出生率（83% vs. 53%）和低早产率（36周 vs. 27周）[29]。一项2000～2014年的荟萃分析显示，透析频率和透析持续时间与早产率和胎儿胎龄小呈负相关[30]。多项队列研究表明，对于接受透析治疗的孕妇，随着妊娠期透析时间延长，妊娠结局可得到显著改善[31, 32]。尽管研究数据存在孕妇年龄差异、肾脏疾病类型不同的影响，但也在一定程度上反映了孕产妇接受透析治疗后，治疗周期越长，对孕产妇及胎儿益处更大。另外有研究提出，进行透析治疗的孕妇需要在妊娠20周后每两周评估一次胎儿的生长，以防胎儿生长受限的发生。

连续性肾脏替代治疗（continuous renal replacement therapy, CRRT）和间歇性腹膜透析（intermittent peritoneal dialysis, IPD）是P-AKI行肾脏替代治疗的主要方式[33]。IPD虽存在使用效率低及腹膜炎发生风险，但因其无须抗凝，且心血管并发症发生率低而使用较广泛；CRRT是通过置换液快速持续地补充机体缺失的HCO_3^-，并有效清除多余水、溶质、毒素等来替代肾脏功能，稳定酸碱、电解质平衡，且不会引起较大血流动力学改变的血液净化技术。CRRT具有血流动力学稳定、溶质清除效率高且能提供营养支持，适用于多器官功能衰竭患者。CRRT的适应证除急性肾损伤之外，还包括脓毒症、

多脏器功能障碍综合征（multiple organ dysfunction syndrome, MODS）、急性呼吸窘迫综合征、全身炎症反应综合征等多种重症疾病。但CRRT存在费用高、耗时长，且需随访监测凝血功能等指标的顾虑。

（四）手术治疗

对于有胎盘早剥、子痫前期及HELLP综合征的患者，实施对症支持治疗后，及时终止妊娠可有效控制疾病进展。若P-AKI的发生是由于泌尿系梗阻引起，可根据梗阻部位行支架植入等外科治疗。当其他治疗效果不佳时，不能有效延缓肾衰竭的进展，可考虑行肾移植。

（五）不同病因P-AKI的处理

1. 子痫前期 液体复苏等支持性措施是P-AKI的治疗基础[34]，即使进展至PR-ARF，恢复和维持肾脏灌注仍可防止肾衰竭进一步发展[35]。当支持性治疗效果不佳时，考虑进行肾脏透析以延长妊娠至分娩的时间。治疗的最终措施是终止妊娠。

子痫前期患者应及时解痉、合理降压。药物治疗包括袢利尿剂、多巴胺、心房钠尿肽等，以期增加肾血流量并维持尿量，但没有临床证据表明它们可提供益处。有学者[36]曾在11名妊娠23～32周的孕妇中通过硫酸葡聚糖单采术有效去除sFlt-1，发现其可有效减少蛋白尿，改善肾功能且不导致母婴不良事件的发生。

2. HUS或TTP 对于HUS或TTP，血浆置换是最有效的方法，能明显改善孕妇的生存率[20]。补体旁路途径过度激活导致的aHUS建议对患者予以人抗C5单克隆抗体（依库珠单抗，eculizumab）治疗。在疑似ADAMTS-13缺乏的情况下，推荐使用类固醇作为初始免疫抑制治疗。在重症情况下还可加用环孢素、利妥昔单抗或长春新碱等。同样，分娩是最终治疗措施。在积极治疗后肾功能未见明显好转者，及时终止妊娠并早期行透析治疗[37]。

3. AFLP 对于AFLP患者，早期支持治疗后肝肾功能多可恢复正常。保证肾脏灌注、使用新鲜冰冻血浆或抗凝血酶复合物等纠正凝血功能异常、治疗并预防肝性脑病发生等。必要时可以

考虑行血液透析治疗，肝功能衰竭时考虑人工肝治疗。

4. 各种原因引起的大出血 肾前性因素如产后大出血等可导致患者血容量减少甚至休克，对此类患者应积极控制出血、维持循环血量。早期有学者提出氨甲环酸虽常被用于产后出血患者，然而其完全经肾小球代谢，临床医师常存在其引起或加重肾功能损伤的顾虑。2017年，Lancet指出早期使用氨甲环酸能够显著降低死亡率，并且不增加肾损伤及血栓形成等并发症的风险，建议一旦明确产后出血诊断应早期使用氨甲环酸[38]。一项关于难治性产后出血的研究中[39]，对观察组采取限制性补液，对照组采取开放性补液，结果发现观察组平均出血量、输血量、血肌酐水平较对照组明显降低（P＜0.05），提示限制性液体复苏对产后P-AKI的防治确有积极意义，但大出血患者限制性补液的目标血压仍有待进一步研究。

八、总结与展望

P-AKI的发病率在近年来呈下降趋势，但其死亡率仍居高不下，并带来较重的经济负担。为延缓P-AKI的进展，临床上需早期对其识别并进行干预，RIFLE标准及KDIGO标准有助于早期诊断，但P-AKI无统一诊断标准，当妊娠期出现肾损伤时，临床上应尽早去除诱因，进行对症支持处理。在考虑孕妇救治的同时，还需密切关注胎儿安危。

近年来P-AKI研究无较大进展，可能与孕产妇是特殊群体、且其发病率有所下降有关。未来在早期诊断P-AKI的实验室指标、临床诊断标准、肾脏替代治疗的时机模式以及特异性治疗方面仍需进一步的努力，以期降低该疾病给母婴带来的风险，改善母婴预后。

（周依露）

参·考·文·献

[1] Gibson C, Rohan A M, Gillespie K H. Severe Maternal Morbidity During Delivery Hospitalizations[J]. WMJ, 2017, 116(5): 215−220.

[2] Liu Y, Bao H, Jiang Z, et al. Pregnancy-related Acute Kidney Injury and a Review of the Literature in China[J]. Internal Medicine, 2015, 54(14): 1695−1703.

[3] Karimi Z, Malekmakan L, Farshadi M. The prevalence of pregnancy-related acute renal failure in Asia: A systematic review[J]. Saudi J Kidney Dis Transpl, 2017, 28(1): 1−8.

[4] Mehrabadi A, Dahhou M, Joseph K S, et al. Investigation of a Rise in Obstetric Acute Renal Failure in the United States, 1999−2011[J]. Obstetrics & Gynecology, 2016, 127(5): 899−906.

[5] Balofsky A, Fedarau M. Renal Failure in Pregnancy[J]. Critical Care Clinics, 2016, 32(1): 73−83.

[6] Mehta R L, Burdmann E A, Cerdá J, et al. Recognition and management of acute kidney injury in the International Society of Nephrology 0by25 Global Snapshot: a multinational cross-sectional study[J]. The Lancet, 2016, 387(10032): 2017−2025.

[7] Shah S, Meganathan K, Christianson A L, et al. Pregnancy-Related Acute Kidney Injury in the United States: Clinical Outcomes and Health Care Utilization[J]. American Journal of Nephrology, 2020: 1−11.

[8] Bouaziz M, Chaari A, Turki O, et al. Acute renal failure and pregnancy: a seventeen-year experience of a Tunisian intensive care unit[J]. Renal Failure, 2013, 35(9): 1210−1215.

[9] Ali A, Ali M A, Ali M U, et al. Hospital Outcomes of Obstetrical-Related Acute Renal Failure in a Tertiary Care Teaching Hospital[J]. Renal Failure, 2011, 33(3): 285−290.

[10] Arora N, Mahajan K, Jana N, et al. Pregnancy-related acute renal failure in eastern India[J]. International Journal of Gynecology & Obstetrics, 2010, 111(3): 213−216.

[11] Patel Ml S R R S. Acute renal failure in pregnancy: Tertiary centre experience from north Indian population[J]. Niger Med J., 2013, 3(54): 191−195.

[12] Bentata Y, Housni B, Mimouni A, et al. Obstetric acute renal failure in an intensive care unit in Morocco[J]. International Journal of Gynecology & Obstetrics, 2011, 115(2): 196−198.

[13] Liu Y, Ma X, Zheng J, et al. Pregnancy outcomes in patients with acute kidney injury during pregnancy: a systematic review and meta-analysis[J]. BMC Pregnancy and Childbirth, 2017, 17(1).

[14] Rao S, Jim B. Acute Kidney Injury in Pregnancy: The Changing Landscape for the 21st Century[J]. Kidney International Reports, 2018, 3(2): 247−257.

[15] Phipps E, Prasanna D, Brima W, et al. Preeclampsia: Updates in Pathogenesis, Definitions, and Guidelines[J]. Clinical Journal of the American Society of Nephrology, 2016, 11(6): 1102−1113.

[16] Pagani F, Cantaluppi V. Renal Injury During Preclampsia: Role of Extracellular Vesicles[J]. Nephron, 2019, 143(3): 197−201.

[17] Yilmaz Z V, Akkas E, Yildirim T, et al. A novel marker in pregnant with preeclampsia: renalase[J]. J Matern Fetal Neonatal Med, 2017, 30(7): 808−813.

[18] Jokiranta T S. HUS and atypical HUS[J]. Blood, 2017, 129(21): 2847−2856.

[19] Mehta R L, Kellum J A, Shah S V, et al. Acute Kidney Injury Network: report of an initiative to improve outcomes in acute kidney injury[J]. Critical care (London, England), 2007, 11(2): R31.

[20] Khwaja A. KDIGO Clinical Practice Guidelines for Acute Kidney Injury[J]. Nephron, 2012, 120(4): c179−c184.

[21] Fujii T, Uchino S, Takinami M, et al. Validation of the Kidney Disease Improving Global Outcomes criteria for AKI and comparison of three criteria in hospitalized patients[J]. Clinical journal of the American Society of Nephrology : CJASN, 2014, 9(5): 848−854.

[22] Popkov V A, Andrianova N V, Manskikh V N, et al. Pregnancy protects the kidney from acute ischemic injury[J]. Scientific Reports, 2018, 8(1).

[23] Romi M M, Arfian N, Tranggono U, et al. Uric acid causes kidney injury through inducing fibroblast expansion, Endothelin-1 expression, and inflammation[J]. BMC Nephrology, 2017, 18(1): 326.

[24] Kashani K, Cheungpasitporn W, Ronco C. Biomarkers of acute kidney injury: the pathway from discovery to clinical adoption[J]. Clinical Chemistry and Laboratory Medicine (CCLM), 2017, 55(8): 1074−1089.

[25] Wiles K, Chappell L, Clark K, et al. Clinical practice guideline on pregnancy and renal disease[J]. BMC Nephrology, 2019, 20(1): 401.

[26] Piccoli G B, Cabiddu G, Attini R, et al. Risk of Adverse Pregnancy Outcomes in Women with CKD[J]. Journal of the American Society of Nephrology : JASN, 2015, 26(8): 2011−2022.

[27] Prasad N, Gupta A, Bhadauria D, et al. Pregnancy in patients with chronic kidney disease: Maternal and fetal outcomes[J]. Indian Journal of Nephrology, 2015, 25(4): 194.

[28] Cabiddu G, Castellino S, Gernone G, et al. Best practices on pregnancy on dialysis: the Italian Study Group on Kidney and Pregnancy[J]. Journal of Nephrology, 2015, 28(3): 279−288.

[29] Hladunewich M A, Hou S, Odutayo A, et al. Intensive Hemodialysis Associates with Improved Pregnancy Outcomes: A Canadian and United States Cohort Comparison[J]. Journal of the American Society of Nephrology, 2014, 25(5): 1103−1109.

[30] Piccoli G B, Minelli F, Versino E, et al. Pregnancy in dialysis patients in the new millennium: a systematic review and meta-regression analysis correlating dialysis schedules and pregnancy outcomes[J]. Nephrology Dialysis Transplantation, 2016, 31(11): 1915−1934.

[31] Luders C, Titan S M, Kahhale S, et al. Risk Factors for Adverse Fetal Outcome in Hemodialysis Pregnant Women[J]. Kidney international reports, 2018, 3(5): 1077−1088.

[32] Sachdeva M, Barta V, Thakkar J, et al. Pregnancy outcomes in women on hemodialysis: a national survey[J]. Clinical Kidney Journal, 2017: 130, 10(2): 276−281.

[33] Gopalakrishnan N, Dhanapriya J, Muthukumar P, et al. Acute kidney injury in pregnancy-a single center experience[J]. Renal Failure, 2015, 37(9): 1476−1480.

[34] Acharya A. Management of Acute Kidney Injury in Pregnancy for the Obstetrician[J]. Obstetrics and Gynecology Clinics of North America, 2016, 43(4): 747−765.

[35] Van Hook J W. Acute kidney injury during pregnancy[J]. Clin Obstet Gynecol, 2014, 57(4): 851−861.

[36] Thadhani R, Hagmann H, Schaarschmidt W, et al. Removal of Soluble Fms-Like Tyrosine Kinase-1 by Dextran Sulfate Apheresis in Preeclampsia[J]. Journal of the American Society of Nephrology : JASN, 2016, 27(3): 903−913.

[37] Balofsky A, Fedarau M. Renal Failure in Pregnancy[J]. Critical Care Clinics, 2016, 32(1): 73−83.

[38] Shakur H, Roberts I, Fawole B, et al. Effect of early tranexamic acid administration on mortality, hysterectomy, and other morbidities in women with post-partum haemorrhage (WOMAN): an international, randomised, double-blind, placebo-controlled trial[J]. The Lancet, 2017, 389(10084): 2105−2116.

[39] 张丽丽，张延新，张晓梅，等. 限制性液体复苏在救治难治性产后出血中的应用[J]. 中国保健营养，2016，26（6）：27−28.

第十九章
妊娠期重症甲状腺疾病

妊娠期甲状腺疾病是妊娠期第二常见的内分泌疾病，也是近年来围产医学界和内分泌学界的临床研究热点之一。妊娠期甲状腺疾病主要包括：甲状腺功能减退症、甲状腺功能亢进症、产后甲状腺炎、妊娠合并甲状腺结节和甲状腺癌等。妊娠期甲状腺疾病可能导致流产、早产、胎儿生长受限、神经发育异常等胎儿或新生儿不良结局。而一些严重的甲状腺疾病如甲状腺危象、严重甲状腺功能减退会直接威胁孕产妇安全，需要引起特别关注。

一、病理生理

（一）妊娠期甲状腺正常生理功能

甲状腺是人体重要的内分泌器官，是成年人最大的内分泌腺。甲状腺实质主要由甲状腺滤泡组成。滤泡上皮细胞有合成、贮存和分泌甲状腺激素的功能。甲状腺激素包括三碘甲状腺原氨酸（triiodothyronine, T3）和四碘甲状腺原氨酸（tetraiodothyronine, T4），主要作用是促进机体新陈代谢，维持机体的正常生长发育。

妊娠期间，母体代谢需求增加，导致甲状腺发生生理变化。研究表明，在妊娠期间，在碘储存充足国家的女性中甲状腺的大小增加了10%，在碘缺乏国家的女性中增加了20%～40%，每日碘需求量增加50%[1]。血清甲状腺素结合球蛋白（thyroxine binding globulin, TBG）增加，导致总四碘甲状腺原氨酸（total tetraiodothyronine, TT4）和总三碘甲状腺原氨酸（total tetraiodothyronine, TT3）浓度增加。它们的水平在妊娠16周左右达到峰值，直到分娩时

都保持在较高水平。人绒毛膜促性腺激素（human chorionic gonadotrophin, hCG）可刺激促甲状腺激素（thyrotropin, thyroid stimulating hormone, TSH）受体，增加甲状腺激素的产生并降低血清TSH浓度。15%的健康女性在妊娠前三个月的TSH浓度低于非妊娠时下限0.4 mIU/L[2]。

（二）妊娠期特异性参考范围

妊娠期间，肾的碘排泄增加、甲状腺素结合球蛋白增加、甲状腺激素分泌增加，这些变化与hCG对甲状腺的刺激作用有关。所有这些因素都会影响孕妇的甲状腺功能测试。健康甲状腺通过甲状腺激素代谢、碘摄取和下丘脑-垂体-甲状腺轴的调节来适应这些变化[3-4]。因此，健康孕妇的甲状腺功能测试不同于健康非妊娠妇女，妊娠期甲状腺功能的实验室指标不同于非妊娠期。

1. 妊娠期血清TSH　TSH浓度是妊娠过程中甲状腺功能的初始和最可靠的指标。TSH的范围受胎盘hCG的影响，在整个妊娠期间均下降。妊娠前三个月10%～20%的孕妇甲状腺过氧化物酶（thyroid peroxidase, TPO）或甲状腺球蛋白（Thyroglobulin, Tg）抗体阳性而甲状腺功能正常。

根据最新的美国甲状腺学会（American Thyroid Association, ATA）2017指南[1]，推荐建立不同人群不同妊娠时期TSH的参考值范围；建立参考值范围纳入的人群必须符合无甲状腺疾病史、碘摄入充足及甲状腺过氧化物酶抗体（thyroid peroxidase antibody, TPO-Ab）阴性等条件。如果无法建立TSH特异性参考值范围，建议将妊娠早期TSH的参考值上限定

为4.0 mIU/L[5]。我国诊断标准沿用2012版《妊娠期和产后甲状腺疾病诊治指南》。如果不能得到妊娠特异性促甲状腺激素（TSH）参考范围，妊娠早期TSH上限的临界值可采用非妊娠人群TSH参考范围上限下降22%得到的数值，或采取4.0 mIU/L[6]。

2. 妊娠期甲状腺激素 甲状腺素是甲状腺滤泡细胞合成及分泌的激素，以游离形式释放入血，大部分迅速与血浆蛋白结合，仅少量甲状腺素不与之结合，称之为游离甲状腺素（free thyroxine, FT）。虽然血清FT水平仅占总甲状腺素（total thyroxine, TT）的0.03%，但却是组织摄取甲状腺素的主要活性成分，理论上不受结合蛋白的影响。妊娠期甲状腺激素水平呈动态变化，妊娠早期血清游离T4（free tetraiodothyronine, FT4）下限较基线值升高约7%，妊娠中期降低约13%，妊娠晚期降低约21%。

（三）妊娠期碘需求量

由于孕产妇甲状腺激素分泌增加以及肾的碘清除率增加，导致妊娠期间碘需求量的增加。此外，胎儿的生长发育也需要碘。因此，妊娠期间饮食碘的需求更高。碘缺乏对胎儿的不良影响包括神经和认知发育不良。世界卫生组织（World Health Organization, WHO）建议妊娠期和哺乳期每天摄入250 µg碘[7]。需要注意的是，妊娠期间应避免过量摄入碘，因为这可能导致胎儿甲状腺功能减退和甲状腺肿。根据WHO的规定，妊娠期间碘的最大允许摄入量为每天500 µg。

二、妊娠期主要甲状腺功能障碍

妊娠期甲状腺功能障碍，主要包括甲状腺功能减退和甲状腺功能亢进，偶尔可能会并发甲状腺结节和甲状腺癌。

（一）妊娠期甲状腺功能减退

在碘充足地区，妊娠期间甲状腺功能减退最常见的原因是慢性自身免疫性甲状腺炎（桥本甲状腺炎）。在世界范围内，地方性碘缺乏通常与孕妇甲状腺功能减退有关。妊娠期间，自发性甲状腺功能减退的患病率为2%～3%，0.3%～0.5%的女性表现为明显的甲状腺功能减退，2%～2.5%的女性表现为亚临床甲状腺功能减退[2]。

1. 临床表现 有甲状腺功能减退的孕妇的病史和体格检查与未妊娠妇女有相似之处。许多此类孕妇可以无症状，也可能有疲劳、便秘、体重增加和畏冷等表现。体格检查结果可能包括皮肤干燥、面部浮肿、眶周水肿、深层肌腱反射延迟和心动过缓。

2. 诊断与鉴别诊断 妊娠期甲状腺功能减退定义为TSH水平高于人群和妊娠期特定参考范围。当不能使用妊娠期特定参考范围时，应使用高于4.0 mIU/L的上限参考范围。

其中当血清TSH超过正常参考值上限且FT4低于正常参考值范围下限时，定义为妊娠期临床甲状腺功能减退；当血清TSH超过正常参考值范围上限而FT4正常时，定义为妊娠期亚临床甲状腺功能减退；当TSH正常，FT4低于正常参考值范围2.5%～5%时，定义为单纯低甲状腺素血症。

妊娠期甲状腺功能减退的鉴别诊断与未妊娠妇女相似。

3. 并发症 妊娠期未经治疗的甲状腺功能减退可能会导致不良的母婴结局，包括早产、子痫前期、妊娠期高血压疾病、产后出血、低出生体重儿、胎儿神经心理和认知障碍，以及围产期并发症发生率和死亡率增加。

4. 治疗 中华医学会内分泌学分会和中华医学会围产医学分会《妊娠期和产后甲状腺疾病诊治指南（2018年修订版）》推荐治疗方案。

（1）妊娠期临床甲状腺功能减退

① 备孕：已患临床甲状腺功能减退的妇女计划妊娠，需要调整左甲状腺素（Levothyroxine, L-T4）剂量，将血清TSH控制在正常参考范围下限至2.5 mIU/L水平后再考虑妊娠。

② 妊娠：临床甲状腺功能减退的妇女疑似或确诊妊娠后，L-T4替代剂量需要增加20%～30%。根据血清TSH治疗目标及时调整剂量。

③ 产后：临床甲状腺功能减退的妇女产后L-T4剂量应调整至妊娠前水平，并需要在产后6周复查甲状腺功能，指导调整L-T4剂量。

（2）妊娠期亚临床甲状腺功能减退

TSH控制在妊娠期特异参考的下1/2范围内，如若无法获得妊娠特异性参考范围，则血清TSH可控制在2.5 mIU/L以下。根据TSH水平、TPO-Ab是否阳性而选择不同的治疗方案（表19-1）。

表 19-1　妊娠期亚临床甲减的治疗方案

TSH（mIU/L）	TPO-Ab	L-T4 起始剂量（μg/d）
＞妊娠参考值上限（4.0）	+/-	50～100
2.5～妊娠参考值上限（4.0）	+	25～50
	-	不治疗
妊娠参考值下限（0.1）～2.5	+	不治疗

注：TSH，促甲状腺激素；TPO-Ab，甲状腺过氧化物酶抗体；L-T4，左甲状腺素。

妊娠期亚临床甲状腺功能减退的治疗药物、治疗目标和监测频度与临床甲状腺功能减退相同。可根据 TSH 升高程度，给予不同剂量 L-T4 治疗。当 TSH＞2.5 mIU/L、TSH＞8 mIU/L 和 TSH＞10 mIU/L 时，L-T4 的推荐剂量分别为 50 μg/d、75 μg/d 和 100 μg/d。

（3）妊娠期低甲状腺素血症

对妊娠早期是否给予 L-T4 治疗并没有定论。建议查找低甲状腺素血症的原因如铁缺乏、碘缺乏或碘过量等再对因治疗。

关于妊娠期低 T4 血症是否需要治疗，国际指南观点不一。我国专家认为，干预低 T4 血症改善不良妊娠结局和后代神经智力发育损害的证据不足，建议查找原因并给予对因治疗。

（4）妊娠期甲状腺抗体阳性

研究表明，育龄妇女甲状腺过氧化物酶抗体（TPO-Ab）阳性的总体患病率为 6%～20%。这些妇女在妊娠期间患甲状腺功能减退的风险较高，因此应监测这些妇女的甲状腺功能。此外，研究表明，TPO-Ab 阳性与自然流产以及早产风险的增加有关[2]。

《妊娠期和产后甲状腺疾病诊治指南（2018年修订版）》推荐甲状腺功能正常，但 TgAb 或 TPO-Ab 阳性的妊娠妇女应该在确认妊娠时检测血清TSH，每 4 周监测一次直至妊娠中期末。

对于甲状腺功能正常、TPO-Ab 阳性、有不明原因流产史的妊娠妇女，应用 L-T4 治疗可能有潜在的效益，而且风险小。在这种情况下，可以起始L-T4 治疗，每天 25～50 μg。不推荐妊娠期 TPO-Ab 阳性的妇女补碘治疗。

（二）妊娠期甲状腺功能亢进症

妊娠期甲状腺功能亢进症的患病率约为 1%。Graves 病是妊娠期甲状腺功能亢进最常见的原因，其他少见的原因包括毒性结节性甲状腺肿、毒性甲状腺腺瘤和甲状腺炎。妊娠期甲状腺功能亢进的一个常见原因是妊娠期甲状腺功能亢进综合征（syndrome of gestational hyperthyroidism, SGH），是一种短暂的甲状腺功能亢进症。SGH 发生在妊娠前半期，呈一过性，与 hCG 产生增多、过度刺激甲状腺激素产生有关。SGH 在妊娠期前三个月的发生率估计在 1%～11% 之间，而亚洲人的发生率可能是最高的[8-9]。

1. 临床表现　甲状腺功能亢进症孕妇的病史和体格检查与未妊娠妇女是相同的。甲状腺功能亢进的一些症状可能包括心悸、出汗过多、不耐热、焦虑、失眠、体重减轻和颤抖。体检结果包括心动过速、眼睑闭合延迟和凝视、发汗和反射亢进。Graves 病特有的表现包括弥漫性甲状腺肿、眼病（眼球突出）和胫前黏液性水肿。

2. 诊断与鉴别诊断　妊娠早期血 TSH＜0.1 mIU/L，提示可能存在甲状腺功能亢进症，需详细询问病史并做体格检查，测定 FT4、FT3 和促甲状腺素受体抗体（thyrotropin receptor antibody, TRAb）、TPO-Ab 明确病因。妊娠期禁行甲状腺摄 131 碘试验和放射性核素扫描检查。

妊娠期甲状腺功能亢进表现为 TSH 降低和游离 T4 水平升高。亚临床甲状腺功能亢进的特点是促甲状腺激素降低和正常的游离 T4 水平。SGH 发生在妊娠前半阶段，呈一过性，与 hCG 产生增多，以及过度刺激甲状腺激素产生有关。其临床特点是妊娠 8～10 周发病，有心悸、焦虑、多汗等高代谢症状，血清 FT4 和 TT4 升高，血清 TSH 降低或者不能测及，甲状腺自身抗体阴性。本病与妊娠剧吐（hyperemesis gravidarum）相关，30%～60% 的妊娠剧吐患者可发生 SGH。通过仔细的病史询问、体格和实验室检查，妊娠期甲状腺功能亢进症可与 Graves 病相鉴别。后者常伴有眼征及 TRAb、TROAb 等甲状腺自身抗体阳性。血清 TSH＜0.1 mIU/L，FT4＞妊娠特异参考值上限，排除 SGH 后，甲状腺功能亢进症的诊断可以成立。妊娠期甲状腺毒症病因的诊断线索见表 19-2[10]。

表19-2 妊娠期甲状腺毒症病因的诊断线索

项 目	Graves 病	妊娠甲状腺亢进综合征	毒性结节性甲状腺肿	产后甲状腺炎
TRAb	+	−	−	−
甲亢症状严重程度	多变，可能很严重	轻度	多变	轻度
Graves病特征	可能出现 弥漫性甲状腺肿 甲状腺杂音 Graves眼病	−	−	−
血清T3:T4比值	＞20:1	＜20:1	＞20:1	＜20:1
放射性碘摄取/扫描 （妊娠期禁忌）	摄取增加； 扫描时呈弥漫型	−	正常到高摄取； 自主结节的局灶摄取	低到无摄取
出现恶心/呕吐	−	可能很严重	−	−

注：引自 Pearce EN. Management of Thyrotoxicosis: Preconception, Pregnancy, and the Postpartum Period[J]. Endocr Pract, 2019, 25(1): 62-66.

妊娠期甲状腺功能亢进症的鉴别诊断与未妊娠的成人相似。

3. 并发症 妊娠期发生甲状腺功能亢进并发症的危险因素包括妊娠期高血压疾病、多胎妊娠、贫血、频繁感染等，未经治疗或治疗不当的甲状腺功能亢进与早产、自然流产、宫内生长受限、子痫前期、低出生体重儿、死产和胎儿畸形的风险增加有关[11]。

4. 治疗

（1）抗甲状腺药物

中华医学会内分泌学分会和中华医学会围产医学分会《妊娠期和产后甲状腺疾病诊治指南（2018年修订版）》推荐治疗方案：已患甲状腺功能亢进的妇女最好在甲状腺功能控制至正常且平稳后再考虑妊娠，以减少妊娠不良结局的发生。正在服用甲巯咪唑（Methimazole, MMI）备孕的甲状腺功能亢进患者，如果可以，建议将MMI转换成丙基硫氧嘧啶（Propylthiouracil, PTU）。正在服用MMI或PTU的备孕妇女，如果妊娠试验阳性，可暂停抗甲状腺药物（Antithyroid drugs, ATD），立即就诊，并做相应的甲状腺功能和甲状腺自身抗体的检测。

ATD是否对胎儿有不利影响仍在研究中。一项丹麦的队列研究发现，在使用MMI（9.1%）和PTU（8.0%）治疗的妇女后代中，出生缺陷的患病率相似；然而，与PTU相关的出生缺陷通常较轻[12]。一项瑞典的全国性研究发现MMI和PTU与出生缺陷亚型有关，MMI与心脏间隔缺损的发病率增加相关，PTU与耳畸形和梗阻性泌尿系统畸形有关。但如果妊娠早期ATD暴露的频率较低，MMI导致胚胎发育的问题中很少观察到严重畸形[13]。

一些患者在确认妊娠后，在综合考虑其病史、甲状腺肿大小、治疗疗程、妊娠前ATD剂量、最近甲状腺功能化验结果、TRAb水平和其他临床因素，可考虑停用ATD。妊娠早期停药后，如FT4正常或接近正常，可继续停药。每1～2周做临床评估和TSH、FT4或TT4检测。妊娠中晚期孕妇停药后，如FT4继续维持正常，可每2～4周检测一次甲状腺功能。根据每次评估结果，决定是否继续停药观察。

停药后，甲状腺功能亢进症状加重、FT4或TT4、T3升高明显需要应用ATD，妊娠期前三月优先选择PTU，而MMI为二线选择。既往应用MMI的孕妇，若在妊娠早期需继续治疗，如可用PTU，应尽快转换成PTU。MMI和PTU的转换比例为1:10～1:20。如果在妊娠早期之后需继续ATD治疗，妊娠中晚期是否考虑将PTU改换为MMI没有要求。

妊娠期监测甲状腺功能亢进控制的指标首选血清FT4。控制目标是应用最小有效剂量的PTU或MMI，使血清FT4接近或者轻度高于参考范围的上限。

（2）β受体阻滞剂

用β受体阻滞剂如普萘洛尔和美托洛尔进行短

期治疗，可用于症状控制。但是，由于存在胎儿宫内生长迟缓的风险，应避免长期使用β受体阻滞剂治疗。

（3）手术治疗

很少需要行甲状腺切除术，仅适用于因严重副作用而不能耐受硫酰胺的患者，或虽使用大剂量硫酰胺仍不能达到甲状腺功能正常的患者。当确有手术指征时，最好在妊娠中期进行。

需要注意的是，妊娠期禁止使用放射性碘消融术。

（三）妊娠期甲状腺危象

甲状腺危象是甲状腺功能亢进的一种罕见并发症，可危及生命，如果不立即发现并积极治疗，死亡率高达10%～30%[14]。当慢性甲状腺功能亢进患者遇到导致失代偿的额外压力或诱发事件（如感染、子痫前期、分娩、手术或妊娠）时，可能会发生甲状腺危象。早期诊断并及早开始以抗甲状腺药物治疗为主的联合治疗是抢救成功的关键。妊娠前及妊娠早期开展甲状腺功能筛查是降低甲状腺疾病患者发生妊娠期不良结局的重要手段。

1. 发病诱因　内科原因是甲状腺危象常见的诱发因素。诱因可以是单一的，也可由几种原因合并引起。常见的诱因如下。

（1）感染：主要是上呼吸道感染、咽炎、支气管肺炎，其次是胃肠道和泌尿道感染，脓毒症。

（2）应激：精神极度紧张、过度劳累、高温、饥饿、药物反应（如过敏、洋地黄中毒等）、心绞痛、心力衰竭、糖尿病酮症酸中毒、低血糖、高钙血症、肺栓塞、脑血管意外、妊娠甲状腺毒症等，均可导致甲状腺突然释放大量甲状腺素进入血中，引起甲状腺危象。

（3）不适当停用碘剂药物：碘化物可以抑制甲状腺激素结合球蛋白的水解，使甲状腺素释放减少。突然停用碘剂时，原有甲状腺功能亢进表现可迅速加重。此外，细胞内碘化物增加超过临界浓度时，可使甲状腺激素的合成受抑制。由于突然停用碘剂，甲状腺滤泡上皮细胞内碘浓度减低，抑制效应消失，甲状腺内原来贮存的碘又能合成激素，释入血中的激素使病情迅速加重，而不规则地使用或停用硫脲类抗甲状腺药也会引起甲状腺危象，但不多见。

（4）少见原因：放射性碘治疗甲状腺功能亢进引起的放射性甲状腺炎、甲状腺活体组织检查，以及过多、过重或反复触摸甲状腺，使甲状腺引起损伤，均可使大量的甲状腺激素在短时间内释入血中，引起病情突然加重。另外，使用碘剂（碘造影剂、口服碘）也可诱发甲状腺危象。

2. 临床表现

（1）典型的甲状腺危象

① 高热，体温急骤升高，体温常在39℃以上，大汗淋漓，皮肤潮红，继而可无汗，皮肤苍白和脱水。高热是甲状腺危象的特征性表现；

② 心血管系统：脉压差明显增大，心率显著增快，超过160次/分钟。患者易出现各种快速心律失常，如期前收缩，室上性心动过速，阵发性及持续性心房颤动。另外心脏增大甚至发生心力衰竭也较常见。如果患者出现血压下降，心音减弱及心率慢，说明患者心血管处于严重失代偿状态，预示发生心源性休克可能；

③ 消化系统：食欲极差，恶心、呕吐频繁，腹痛、腹泻明显；

④ 中枢神经系统：表现如焦虑、烦躁、精神变态、嗜睡，最后陷入昏迷。

（2）先兆危象：危象期死亡率很高，常死于休克、心力衰竭，为及时抢救患者，临床提出危象前期或先兆危象的诊断。先兆危象是指：① 体温在38℃～39℃之间；② 心率在120～160次/分钟，也可有心律不齐；③ 食欲不振，恶心，大便次数增多，多汗；④ 焦虑、烦躁不安，危象预感。

（3）不典型甲状腺危象：见于不典型甲状腺功能亢进或原有全身衰竭、恶液质的患者。危象发生时常无上述典型表现，可只有下列某一系统表现，例如：

① 心血管系统：心房颤动等严重心律失常或心力衰竭；

② 消化系统：恶心、呕吐、腹泻、黄疸；

③ 精神神经系统：淡漠、木僵、极度衰弱、嗜睡、反应迟钝、昏迷；

④ 体温过低，皮肤干燥无汗。

3. 检查

（1）体格检查：甲状腺功能亢进的临床表现及体征明显加重。

（2）实验室检查：多数病例血清T3、T4升高，

FT3 和 FT4 增高更明显。

（3）其他辅助检查。① 电解质：由于甲状腺危象患者处于明显高代谢状态，高热，呕吐甚至腹泻等因素使多数患者均有脱水及电解质紊乱。其中以低钠血症最常见，也可有代谢性酸中毒及低钾血症等。② 心电图：可显示各种快速心律失常。

4. 诊断及鉴别诊断　甲状腺危象的诊断主要依靠既往病史及临床表现，而不是实验室检查，因甲状腺危象患者的甲状腺素水平和非甲状腺危象患者比较并没有显著差异，甲状腺素水平的高低不是诊断甲状腺危象的必要条件。单纯根据甲状腺素水平的高低也无法鉴别甲状腺功能亢进和甲状腺危象。1993 年 Burch 等[15]提出依据症状评分等级的甲状腺危象临床诊断标准，强调要注意识别甲状腺危象的各种典型及不典型的临床表现，按患者发热、心血管表现、胃肠道症状、中枢神经系统症状及有无诱因 5 个方面，以记分的方式进行定量评估[15]（表 19-3）：① ≥45 分为甲状腺危象；② 25 ～ 44 分为危象前期；③ ＜25 分则可排除甲状腺危象。不过该评分系统比较复杂，不适合产科医师在急诊情况下使用。妊娠期甲状腺危象的诊断标准尚不统一，有研究者认为满足以下条件时可诊断。① 甲状腺毒症［T3 和（或）T4 水平升高］和至少一种中枢神经系统（CNS）表现，加上以下症状之一：发热（38℃或更高）、心动过速（≥130 次/分钟）、充血性心力衰竭、胃肠或肝脏表现；② 甲状腺毒症的存在，以及除中枢神经系统表现以外的三种或三种以上表现[16]。

5. 治疗　由于患者可能需要气管插管和静脉注射药物，因此最好在重症监护病房（ICU）接受治疗。治疗需要足够的 ATD、β 受体阻滞剂和支持治疗[11-17]（表 19-4）。

6. 终止妊娠及时机　如甲状腺危象发病时孕周较小，首先应控制病情，如病情难以控制，可考虑急诊手术终止妊娠；如病情控制稳定，应结合患者后续病情进展及胎儿宫内情况综合考虑是否继续妊娠。继续妊娠期间应严密监测孕妇的甲状腺功能、促甲状腺激素受体抗体水平，超声监测胎儿心率及甲状腺体积。如药物控制甲亢症状不满意，可行甲状腺切除手术，妊娠中期手术最为安全。如已妊娠足月或估计胎儿有一定存活能力，在病情控制后

表 19-3　Burch 甲状腺危象的诊断标准

观 察 项 目	临床表现	分数
体温（℃）	37.2 ～ 37.7	5
	37.8 ～ 38.2	10
	38.3 ～ 38.8	15
	38.9 ～ 39.2	20
	39.3 ～ 39.9	25
	≥40.0	30
中枢神经系统症状	无	0
	轻度（激动）	10
	中度（谵妄，精神错乱，极度倦怠）	20
	重度（惊厥，昏迷）	30
胃肠-肝功能异常症状	无	0
	中度（腹泻，恶心/呕吐，腹痛）	10
	重度（不明原因黄疸）	20
心动过速（次/分钟）	90 ～ 109	5
	110 ～ 119	10
	120 ～ 129	15
	130 ～ 139	20
	≥140	25
充血性心力衰竭	无	0
	轻度（足面水肿）	5
	中度（双肺底湿罗音）	10
	重度（肺水肿）	15
心房颤动	无	0
	有	10
诱因	无	0
	有	10

注：引自 Burch HB, Wartofsky L. Life-threatening thyrotoxicosis. Thyroid storm[J]. Endocrinol Metab Clin North Am, 1993, 22(2): 263-277.

2 ～ 4 小时终止妊娠，以选择剖宫产为宜。术后给予大剂量广谱抗生素控制感染，警惕围手术期再次诱发甲状腺危象[17]。

三、总结与展望

甲状腺疾病是妊娠期第二常见的内分泌疾病。妊娠期间，母体代谢需求增加，导致甲状腺发生生理变化。妊娠期甲状腺功能障碍，主要包括甲状腺功能减退和甲状腺功能亢进。妊娠偶尔可能会并发甲状腺结节和甲状腺癌。甲状腺危象是甲状腺功能亢进症的一种罕见并发症，可危及生命，需要早期

表 19-4 · 甲状腺危象的管理

药物及措施	药物剂量及用法
ATD 使用（减少 T4、T3 的合成与释放）	PTU：100 ～ 150 mg，q8h（PO，NGT）或 MMI：20 mg，q12h（PO，NGT）或 MMI：40 mg/200 mL 水，灌肠
非选择性 β 受体阻滞剂； β₁-心率； β₂-扩张血管； β₃-基础代谢率与产热	普萘洛尔 1 mg 静脉推注后 1 mg/h（容量充足的情况下，目标心率为 90 ～ 100 次/分钟）
减少 T4、T3 释放	碘化钾溶液 5 滴或卢戈氏液 10 滴，每 8 小时一次，在 MMI（PO，NGT）后 1 小时
解除下丘脑-垂体轴的抑制	皮质类固醇：氢化可的松 100 mg，IV，q8h 或地塞米松 2 ～ 4 mg，IV，q6h；此外，皮质类固醇具有抑制 T4 向 T3 的外周转化的能力
降低体温	阿司匹林因其水解产物水杨酸盐的蛋白结合率高，竞争结合甲状腺结合球蛋白，增加甲状腺素在外周血浆的游离量，故甲状腺危象的患者禁用阿司匹林；应通过其他治疗方式降温；高热的患者给予冰袋、酒精擦浴等物理降温，必要时给予人工冬眠疗法，或对乙酰氨基酚 325 ～ 650 mg，PO，4 ～ 6 h
支持治疗	感染是常见的诱发事件，使用抗生素治疗； 患者易出现液体不足，液体平衡应为净正； 避免过度使用利尿剂，血容量不足可导致心血管衰竭； 放宽气管插管指征

注：PO，口服；NGT，鼻饲管；IV，静脉注射。引自 Nguyen CT, Sasso EB, Barton L, et al. Graves' hyperthyroidism in pregnancy: a clinical review[J]. Clin Diabetes Endocrinol, 2018, 4: 4. 杨磊，蔺莉. 妊娠期合并甲亢危象诊治[J]. 中华产科急救电子杂志，2016，5（2）：107-109.

发现积极治疗。早期诊断并尽早开始以抗甲状腺药物治疗为主的联合治疗是抢救成功的关键。妊娠前及妊娠早期开展甲状腺功能筛查是降低甲状腺疾病患者妊娠期不良结局的重要手段。

（邬其玮，包怡榕）

参·考·文·献

[1] Alexander EK, Pearce EN, Brent GA, et al. 2017 Guidelines of the American Thyroid Association for the Diagnosis and Management of Thyroid Disease During Pregnancy and the Postpartum[J]. Thyroid, 2017, 27(3): 315-389.

[2] Singh S, Sandhu S. Thyroid Disease And Pregnancy StatPearls Treasure Island (FL), 2019.

[3] van Raaij JM, Vermaat-Miedema SH, Schonk CM, et al. Energy requirements of pregnancy in The Netherlands[J]. Lancet, 1987, 2(8565): 953-955.

[4] Glinoer D. The regulation of thyroid function in pregnancy: pathways of endocrine adaptation from physiology to pathology[J]. Endocr Rev, 1997, 18(3): 404-433.

[5] 丁榕，范建霞. 美国甲状腺学会《2017年妊娠及产后甲状腺疾病诊治指南》解读[J]. 中华围产医学杂志，2017，20（3）：165-169.

[6] 中华医学会内分泌学分会. 妊娠和产后甲状腺疾病诊治指南[J]. 中华内分泌代谢杂志，2012，28（5）：354-367.

[7] Glinoer D. The importance of iodine nutrition during pregnancy[J]. Public Health Nutr, 2007, 10(12A): 1542-1546.

[8] Yeo CP, Khoo DH, Eng PH, et al. Prevalence of gestational thyrotoxicosis in Asian women evaluated in the 8th to 14th weeks of pregnancy: correlations with total and free beta human chorionic gonadotrophin[J]. Clin Endocrinol (Oxf), 2001, 55(3): 391-398.

[9] Goldman AM, Mestman JH. Transient non-autoimmune hyperthyroidism of early pregnancy[J]. J Thyroid Res, 2011, 2011: 142413.

[10] Pearce EN. Management of Thyrotoxicosis: Preconception, Pregnancy, and the Postpartum Period[J]. Endocr Pract, 2019, 25(1): 62−68.

[11] Nguyen CT, Sasso EB, Barton L, et al. Graves' hyperthyroidism in pregnancy: a clinical review[J]. Clin Diabetes Endocrinol, 2018, 4: 4.

[12] Andersen SL, Olsen J, Wu CS, et al. Birth defects after early pregnancy use of antithyroid drugs: a Danish nationwide study[J]. J Clin Endocrinol Metab, 2013, 98(11): 4373−4381.

[13] Andersen SL, Lonn S, Vestergaard P, et al. Birth defects after use of antithyroid drugs in early pregnancy: a Swedish nationwide study[J]. Eur J Endocrinol, 2017, 177(4): 369−378.

[14] Wang HI, Yiang GT, Hsu CW, et al. Thyroid Storm in a Patient with Trauma — A Challenging Diagnosis for the Emergency Physician: Case Report and Literature Review[J]. J Emerg Med, 2017, 52(3): 292−298.

[15] Burch HB, Wartofsky L. Life-threatening thyrotoxicosis. Thyroid storm[J]. Endocrinol Metab Clin North Am, 1993, 22(2): 263−277.

[16] Akamizu T, Satoh T, Isozaki O, et al. Diagnostic criteria, clinical features, and incidence of thyroid storm based on nationwide surveys[J]. Thyroid, 2012, 22(7): 661−679.

[17] 杨磊，蔺莉. 妊娠期合并甲亢危象诊治[J]. 中华产科急救电子杂志，2016，5（2）：107−109.

第二十章

妊娠合并糖尿病酮症酸中毒

酮症酸中毒是糖尿病相关的一种严重并发症，若处理不及时死亡率较高。发生在妊娠期的糖尿病酮症酸中毒（diabetic ketoacidosis, DKA）是一种少见的产科急危重症，对孕妇和胎儿有极大的危害，如治疗不及时，母胎死亡率及并发症发生率均显著升高。随着产前检查的规范化，妊娠期酮症酸中毒的发生率及其预后均有很大的改善，但与非妊娠期相比，妊娠合并DKA在血糖略有升高时即可发生。且其病情进展快，诊断和治疗不及时，围产期胎儿死亡率仍高达35%～90%，且存活子代的远期并发症亦较高。因此，妊娠合并DKA仍是产科临床难点之一。

一、概念和流行病学

1. 定义 妊娠合并糖尿病酮症酸中毒（DKA）是由于胰岛素严重缺乏和升糖激素不适当升高引起的糖、脂肪和蛋白质代谢严重紊乱的一组综合征，临床以高血糖、高血清酮体和代谢性酸中毒为主要表现。

2. 流行病学 妊娠合并DKA是一种可危及孕妇和胎儿生命的急性代谢综合征，是产科急危重症之一，在糖尿病孕妇中的发生率为0.5%～3%[1, 2]。妊娠合并糖尿病包括孕前糖尿病（pregestational diabetes mellitus, PGDM）和妊娠糖尿病（gestational diabetes mellitus, GDM）。PGDM可分为胰岛素绝对缺乏所致的1型糖尿病（type 1 diabetes mellitus, T1DM）和胰岛素分泌不足伴特定组织对胰岛素抵抗所致的2型糖尿病（type 2 diabetes mellitus, T2DM）。PGDM患者可能在孕前被确诊也可能在妊娠期才被首次确诊。尽管各型糖尿病均受遗传和环境因素的影响，但1型糖尿病多属于自身免疫性疾病，2型糖尿病患者多数伴有肥胖。约5%～10%的PGDM患者会发生DKA。1型糖尿病有发生DKA的倾向，多数DKA发生于1型糖尿病患者，但2型糖尿病亦可发生DKA。

GDM的诊断方法和标准尚未统一，通常定义为妊娠期出现或发现的不同程度的糖耐量受损，约90%糖尿病孕妇被诊断为GDM[1, 3]。2011年美国糖尿病协会（American Diabetes Association, ADA）更新了GDM诊断标准，将显性糖尿病或孕妇糖尿病定义为随机血糖＞11.1 mmol/L并具有明显症状或体征或空腹血糖＞6.9 mmol/L。妊娠期由于胰岛素抵抗加重而更容易出现DKA。其病因可能是由于感染、创伤、应激等因素产生了新的胰岛素抵抗，或是没有接受正常剂量胰岛素治疗的结果。虽然近年来DKA导致的孕产妇死亡率从5%～15%显著下降到1%，但胎儿死亡率仍然很高，可高达9%～25%[2, 4]。DKA可导致孕妇急性肾损伤、心肌缺血或脑水肿[3]，这是一种危及生命的紧急状况，需要早期识别、积极干预以优化母婴结局。掌握DKA的病理生理学和诱发因素，有助于识别DKA的早期征象和症状，也为维持血流动力学和代谢稳定提供基础和保障。

二、病理生理

（一）妊娠期的正常生理改变

妊娠期的正常生理改变包括血糖与胰岛素水平

的改变，空腹轻微低血糖和餐后高血糖，这一正常的孕期生理曾被描述为以整体胰岛素抵抗增高及胰岛素作用敏感性下降为特点的糖尿病状态。这一状态从妊娠12周开始，到妊娠28周后达到高峰，接近2型糖尿病水平。胰岛素抵抗的确切机制目前尚不明了，可能直接或间接受前列环素或雌激素介导影响。胎盘激素，如催乳素，也会促进脂肪分解作用，增加循环内游离脂肪酸，加重组织胰岛素抵抗。激素改变引起的外周胰岛素抵抗使餐后高血糖时间延长，这可能有助于确保胎儿的糖供应。孕妇血糖平衡的其他改变包括由胎儿持续吸收导致的两餐之间与夜间的一过性低血糖，妊娠28～38周血糖可低至3.1 mmol/L[5]。

肌肉、肝脏和脂肪细胞对葡萄糖的吸收、利用和储存需要依赖胰岛β细胞合成的胰岛素，胰岛素合成后分泌到血液中，与靶细胞受体位点结合产生相应反应。当这些功能正常时，胰岛素调节细胞内碳水化合物、脂肪和蛋白质的代谢，并增加细胞对葡萄糖的吸收。细胞摄取后几分钟内，未被利用的葡萄糖将以糖原的形式储存在肌肉和肝脏中。胰岛素可促使不能以糖原形式储存的过剩葡萄糖转化为脂肪酸。葡萄糖在糖酵解过程中首先分解为丙酮酸，然后转化为乙酰辅酶A。在脂肪酸合成的第一阶段，在乙酰辅酶A羧化酶的作用下，乙酰辅酶A羧化形成丙二酰辅酶A。最终脂肪酸在肝脏内合成，形成甘油三酯储存脂肪，然后在血液中以极低密度脂蛋白（very low-density lipoprotein, VLDL）的形式进行内循环。甘油三酯在被脂肪细胞吸收并储存为脂肪之前，必须被脂蛋白脂肪酶重新分解为脂肪酸，而脂蛋白脂肪酶在毛细血管壁内可被胰岛素激活。胰岛素促进葡萄糖进入脂肪细胞的方式与肌肉细胞摄取葡萄糖的方式相同。一些葡萄糖合成少量的脂肪酸和大量α-磷酸甘油，甘油与脂肪酸可再次结合形成甘油三酯。

（二）胰岛素缺乏引起的代谢紊乱

DKA是由绝对或相对胰岛素缺乏引起的碳水化合物、蛋白质和脂肪代谢紊乱[6]。当胰岛素严重缺乏时，血糖浓度不断增加，细胞内转运不足以及糖原的消耗导致细胞呈相对饥饿状态。该状态促进应激激素、皮质醇、生长激素、儿茶酚胺（如肾上腺素）和胰高血糖素的分泌[7]，糖异生成为满足代

谢需求的主要途径[3, 6]。糖异生作用是由非碳水化合物代谢产生的底物合成葡萄糖的过程，常见底物如蛋白质分解产生的氨基酸和脂肪分解产生的甘油[8]。糖原分解、糖异生和细胞内葡萄糖利用受损会加重高血糖并增加乳酸的产生。脂肪酶被激活后，大量的甘油和脂肪酸可进入血循环。在肝脏中，脂肪酸经β氧化作用生成乙酰辅酶A。很大一部分过剩的乙酰辅酶A转换为酮体，即β-羟基丁酸、乙酰乙酸和丙酮[1]。乙酰乙酸不能被组织利用，释放到循环中也转化为β-羟基丁酸和丙酮，导致代谢性酸中毒。妊娠期DKA的病理生理机制见图20-1。

（三）血糖正常的糖尿病酮症酸中毒（euglycemic diabetic ketoacidosis, EDKA）

EDKA定义为血糖＜11.1 mmol/L、发生代谢性酸中毒、尿酮或血酮阳性。所以EDKA与DKA的不同在于血糖水平的高低。EDKA发生率为0.8%～1.1%[1, 3]，多发生于T1DM，但也可能发生于T2DM和GDM[9-11]。腹痛可能为其首发症状，血糖往往只是略有升高[12, 13]，由于临床症状并不典型从而容易漏诊[14]。EDKA病理生理改变为空腹状态下肝糖原输出减少，胰高血糖素分泌增加促进尿糖排泄。胰岛素的使用可使糖异生减少、细胞外葡萄糖利用增加。血糖下降后，脂肪动员分解产生过量酮体，引起代谢性酸中毒[15]。在非妊娠患者DKA发作病例中，饥饿状态通常要持续14天才能导致最严重的程度，通常表现为酮酸轻度升高和pH轻度下降（＞7.3）。然而妊娠状态和哺乳期的高能量需求可能会促进糖异生、减少胰岛素分泌和脂肪分解[16]。因此妊娠状态或产后饮食摄入的显著减少可在短短24小时或4天内即导致酮症酸中毒[13, 17]。

三、妊娠DKA的诱发因素

妊娠DKA发生的诱因包括：急性感染（肾盂肾炎、呼吸道感染、绒毛膜炎、蜂窝织炎、牙脓肿等）；血糖控制不佳或治疗依从性差；胰岛素泵故障；长期呕吐、饥饿；胃肠疾病；使用β肾上腺素能受体激动剂抑制宫缩；使用糖皮质激素促进胎肺成熟等[18]。

胰岛素缺乏和（或）摄入的食物量不足以满足代谢需求，易使糖尿病患者发展为DKA。胰岛素

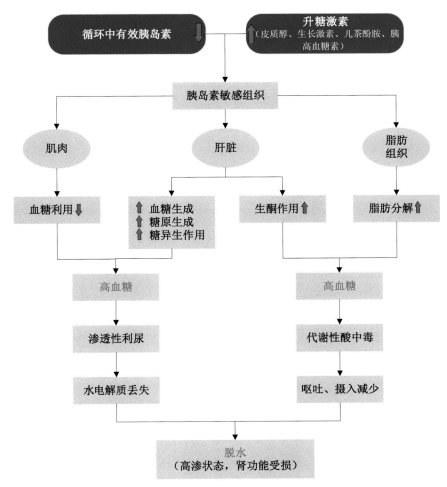

图20-1　妊娠DKA的病理生理机制

注：引自De Veciana M. Diabetes.ketoacidosis in pregnancy. Semin Perinatol, 2013, 37: 267-273.

剂量的遗漏、剂量计算错误或皮下胰岛素泵的故障都会导致胰岛素缺乏，从而可能诱发DKA。妊娠期恶心呕吐是DKA最常见的诱因之一，尤其当为了避免因摄入不足而导致的低血糖的发生从而省略或减少胰岛素用量时。据报道，长期呕吐和使用β肾上腺素能受体激动剂占DKA诱发因素的57%[12]。Schneider等人[19]对888名糖尿病孕妇进行了10年以上胰岛素治疗的追踪，发现11名孕妇（1.2%）出现了DKA。其中最常见的原因是感染（27%）和胰岛素治疗遗漏（18%）。在育龄妇女中，饮食失调占DKA发生原因的20%。发生感染（如肾盂肾炎、绒毛膜炎或呼吸道感染）时，机体受刺激释放应激激素如肾上腺素和皮质醇，这些激素会拮抗胰岛素的作用，从而可能诱发DKA。糖皮质激素和拟交感神经药是妊娠期引起高血糖最常见的药物，也有诱发DKA的可能[20]。

四、妊娠合并DKA对母胎的影响

DKA对孕妇的主要危害是脱水、酸中毒及电解质紊乱所引起的一系列综合征[21]。DKA发生时血糖升高导致渗透性利尿，大量水分和电解质从尿液中丢失，孕妇因为进食减少、恶心呕吐可使水分丢失及电解质紊乱进一步加重，血液呈高渗状态，全身血容量减少并导致血压下降、组织灌注不足，可引起尿量减少、血尿素氮和肌酐水平升高，严重者无尿或者发生急性肾衰竭。酸中毒可引起多器官功能障碍，如中枢神经系统功能障碍，出现不同程度的意识障碍、昏迷，最后可能发生脑水肿。电解质紊乱引起的心律失常甚至心搏骤停可致孕产妇死亡，是妊娠合并DKA患者死亡的主要原因。

DKA孕妇体内酮体生成增多，酮体对子宫动脉可产生调节作用，导致子宫动脉血管痉挛，从而降低胎盘灌注[22]。DKA孕产妇会出现代偿性呼吸加快及排出CO_2增加，从而引起低碳酸血症，这可能导致子宫动脉血管痉挛，胎盘灌注减少，甚至胎儿酸中毒[21]。葡萄糖和酮体容易跨越胎盘屏障，当发生DKA时，乳酸和β-羟丁酸会在胎儿脑部蓄积并减少胎儿大脑对葡萄糖的吸收，导致胎儿神经系统损伤[23]。据报道，在妊娠期间，酮体水平升高与智商评分下降以及在出生后第2年智力发育评分下降之间存在关联[24]。在产前检查中尿酮阳性和子代不良神经行为结果之间也有联系，即使是非糖尿病孕妇也是如此[25]。胎儿的大脑特别容易受到β-羟基丁酸盐和乳酸盐浓度升高的影响，这两种物质会降低胎儿大脑对葡萄糖的吸收[26]。在DKA发作时这些物质会积累在儿童基底节区[27, 28]，形成酸性环境并可能会导致髓鞘形成差、皮质连通性差，这些病理改变与自闭症儿童语言表达缺陷有一定的关联[29]，因此DKA可能对胎儿有潜在不良影响。孕产妇磷酸盐缺乏会导致2，3-二磷酸甘油酸（2，3-diphosphoglycerate, DPG）水平降低，使母体血红蛋白对氧的亲和力增加，相应地提供给胎儿的氧气量便会减少，从而导致胎儿宫内窘迫，主要表现为胎心率（fetal heart rate, FHR）异常。妊娠相关的1型糖尿病可使子宫内胎儿的大脑易于发生炎症和血管病变。有临床研究表明，中枢神经系统的神经炎性损伤开始于出生前几周，是新生儿脑病和血管病变导致的晚期脑出血的根本原因。因此，需要进一步研究酮酸对胎儿脑损伤的影响[30, 31]。近年来，糖尿病酮症酸中毒的产妇死亡率一直低于1%，但胎儿死亡率高达9% ～ 36%[32]。

五、临床表现

DKA分为轻度、中度和重度。仅有酮症而无酸中毒称为糖尿病酮症；轻、中度DKA除酮症外，往往还合并轻至中度酸中毒；重度是指酸中毒伴意识障碍（DKA昏迷），或虽无意识障碍，但血清HCO_3^-浓度低于10 mmol/L。

大约30%患有DKA的孕产妇以前未诊断糖尿病，而是新近被诊断为糖尿病[9]。T1DM患者更容易出现DKA，妊娠期由于胰岛素抵抗加重则更容易出现DKA。难治性恶心呕吐和腹痛常常是妊娠

DKA患者的最初症状，通常是由组织灌注减少引起，病情往往比非妊娠患者发展更为迅速。因此，早期发现和诊断，并且采取有效的治疗措施至关重要。其早期临床表现为烦渴、多饮、多尿、乏力、食欲减退、四肢无力、恶心、呕吐；组织灌注不足和代谢性酸中毒引起FHR异常及子宫收缩（图20-2），表现为上腹部不适或腹痛；因渗透性利尿，患者可出现不同程度的脱水，表现为心动过速、低血压、皮肤和黏膜干燥、皮肤充盈不佳等；病情进展后可能会出现Kussmaul's呼吸或呼气中有水果味（丙酮气体），到晚期可出现定向障碍、反应迟钝、脑水肿甚至昏迷。

六、诊断与鉴别诊断

1. 妊娠合并糖尿病酮症酸中毒的诊断 常见的糖尿病酮症酸中毒的临床症状和实验室检查结果见表20-1。对有症状的高血糖患者的初步实验室检测应包括全血细胞计数、床旁血糖（blood glucose, BG）、肝功能检查、血清电解质、尿液分析、动脉血气，以及阴离子间隙或血清酮体。主要诊断指标有：血糖大于13.9 mmol/L，动脉血气pH＜7.35，血酮或尿酮呈阳性，血浆碳酸氢盐浓度通常低于15 mmol/L，阴离子间隙增加[33]（表20-2）。Carroll和Yeomans用首字母缩写"DKA"来表示脱水（Dehydration）、酮症（Ketosis）和酸中毒（Acidosis）（代谢性）的三联征。在急性DKA病例中，可以见到血酮体比值（β-羟丁酸：乙酰乙酸）从正常1：1上升到10：1[2]。如前所述，孕妇的血糖水平通常高于13.9 mmol/L，但仍有约7% ～ 10%的DKA患者血糖低于13.9 mmol/L[23]。

DKA患者的血钾水平可能正常或略有升高，这可能具有误导性，因为血清K^+水平无法反映细胞内K^+存储的减少。由于肾脏的排泄K^+随后可出现下降，这通常发生在肾功能损害之前，而肾功能损害是由循环血量减少引起的[34]。血尿素氮（blood urea nitrogen, BUN）和血肌酐升高可反映肾功能受损。胰岛素的使用、钠和磷与循环血中的酮酸结合，从而进一步消耗了K^+并引起低钾血症[35]。血浆渗透压由于渗透性利尿和脱水的作用可增加到280 mmol/L以上。

2. 鉴别诊断 DKA应与高血糖高渗状态

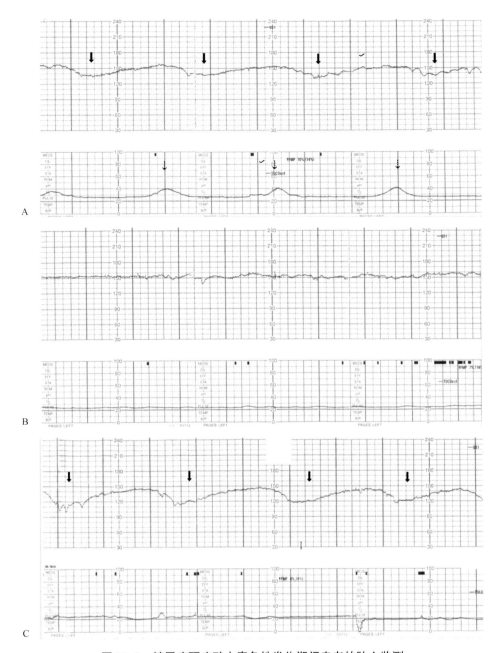

图20-2 糖尿病酮症酸中毒急性发作期间患者的胎心监测

注：A. 显示子宫收缩及每次宫缩后（虚线箭头）的延迟减速（实线箭头）。B. 纠正产妇高血糖、酸中毒后，子宫收缩和延迟减速消失。C. 一例妊娠34周出现急性糖尿病酮症酸中毒的患者胎儿示踪显示反复的晚期减速（实线箭头）和胎心率变异（该产妇行紧急剖宫产，在胎儿娩出第1、5和10分钟 Apgar 评分分别为2、3和5分，动脉血 pH 为6.85）。引自 Sibai BM, Viteri OA. Diabetic ketoacidosis in pregnancy. Obstetrics and Gynecology, 2014, 123(1): 167-178.

（hyperglycemic hyperosmolar status, HHS）、酒精性酮症酸中毒、乳酸性酸中毒相鉴别（表20-3）。

七、治疗

妊娠期急性DKA的治疗与非妊娠期患者相似[35]，最初治疗管理的目标是：① 尽快补液以恢复循环血容量；② 使用常规胰岛素纠正高血糖，纠正电解质及酸碱平衡失调；③ 积极寻找和消除诱因，防治并发症，降低病死率。同时对仅有酮症者，需适当补充液体和胰岛素治疗，直到酮体消失。妊娠合并糖尿病酮症酸中毒的处理见表20-4。

表20-1　糖尿病酮症酸中毒的临床表现和实验室检查

症状和体征	实验室发现
渗透性利尿-血管内容量减少 • 烦渴 • 由多尿进展为少尿 • 心动过速 • 低血压 • 皮肤干燥 **组织灌注减少** • 腹痛 • 呕吐 • 子宫收缩 • 胎心率异常 • 精神状态改变（烦躁、意识模糊）、嗜睡、昏迷 **代谢性酸中毒** • 呼吸急促 • 胎心率异常 • 精神萎靡 • 呼气有水果味	血糖水平（通常大于16.7 mmol/L）[*+] 血酮/尿酮阳性 动脉血pH小于7.30[*] 血碳酸氢盐＜15 mmol/L 碱缺乏加重＞4 mmol/L[*] 血钾水平可能存在异常 脱水和可能出现肾衰竭引起血尿素氮和肌酐升高 校正后血浆$Na^+=Na^+ + [(BG-100)/100] \times 1.6$ 阴离子间隙＞12 mmol/L[*]$=Na^+-(Cl^- + HCO_3^{-})$ 血浆渗透压＞280 mmol/L=$2(Na^+ + K^+) + (BG/18) + (BUN/2.8)$

注：[*]这些值是可变的；[*+]妊娠期酮症酸中毒可伴有较低的血糖水平。引自Driscoll M, Alcantora IL, Hastings A, Henderson CE：Diabetic ketoacidosis in pregnancy. Obstet Gynecol, 2014, 123(5): 1106.

表20-2　糖尿病酮症酸中毒的诊断标准

DKA	血糖 (mmol/L)	动脉血 pH	血清 HCO_3^- (mmol/L)	尿酮体[a]	血清 酮体[a]	血浆有效 渗透压[b]	阴离子 间隙[c] (mmol/L)	精神状态
轻度	＞13.9	7.25～7.30	15～18	阳性	阳性	可变	＞10	清醒
中度	＞13.9	7.00～7.25	10～15	阳性	阳性	可变	＞12	清醒/嗜睡
重度	＞13.9	＜7.00	＜10	阳性	阳性	可变	＞12	木僵/昏迷

注：[a]硝普盐反应方法；[b]血浆有效渗透压的计算公式，$2\times[(Na^+) + (K^+)]$（mmol/L）+血糖（mmol/L）；[c]阴离子间隙的计算式，$(Na^+) - (Cl^-+HCO_3^-)$（mmol/L）。引自中华医学会糖尿病学分会，中国2型糖尿病防治指南2017年版，中华糖尿病杂志，2018，10（1）。

表20-3　DKA与HHS、酒精性酮症酸中毒、乳酸性酸中毒的鉴别诊断

检　　查	DKA	HHS	酒精性酮症酸中毒	乳酸性酸中毒
血糖(mmol/L)	＞16.7	＞33.3	＜11.1	＜11.1
尿糖	阳性	阳性	阴性	阴性
阴离子间隙(mmol/L)	＞16	＜16	＞16	＞16
血酮/尿酮	阳性	阴性	阳性	阴性
血清渗透压(mmol/L)	＜320	＞320	＜320	＜320
碳酸氢盐(mmol/L)	＜15	＞20	＜15	＜15
pH	＜7.35	7.35～7.45	＜7.35	＜7.25

（续表）

检　查	DKA	HHS	酒精性酮症酸中毒	乳酸性酸中毒
PCO_2(mmHg)	<35	35～45	<35	<35
乳酸(mmol/L)	<3.9	<3.9	<3.9	>5.0
C肽(nmol/L)	<0.2	>0.5	>0.5	>0.5

1. 补液 最初的补液首选生理盐水，应早期建立两个大口径静脉通路或中心静脉置管。纠正脱水，恢复血容量和肾灌注，有助于降低血糖和清除酮体。治疗中补液速度应先快后慢，在液体治疗的第一个24小时补充总量的75%，并在48小时内完成总量。第1小时输入生理盐水，速度为15～20 mL/（kg·h）（一般成人1～2 L），完成后以250～500 mL/h输注生理盐水，并持续至血糖<13.9 mmol/L，当血糖达标后开始给予5%葡萄糖液。后续液体治疗根据血流动力学（如血压）、出入液量、实验室指标及临床表现调整。在补液过程中应当监测血浆渗透压，并经常对患者心脏、肾脏、神经系统状况进行评估以防止补液过多。如果出现高钠血症，建议改用0.45%的生理盐水，直至得到纠正[36]。在治疗开始的最初4小时应进行严密的血流动力学监测，包括每小时尿量和每15分钟监测生命体征。通过动脉血气监测、血清酮体、电解质、血糖和阴离子间隙来评估患者的治疗情况。对诱发因素的调查和管理应同步进行，并及时纠正。

2. 胰岛素 小剂量胰岛素连续静脉滴注方案已得到广泛认可，中华医学会糖尿病学分会[40]推荐采用连续胰岛素静脉输注0.1 U/（kg·h），对于重症患者，可采用首剂静脉注射胰岛素0.1 U/kg，随后以0.1 U/（kg·h）速度持续输注。若第1小时内血糖下降不足10%，或有条件监测血清酮体时，当血清酮体下降速度<0.5 mmol/（L·h）且脱水已基本纠正，则增加胰岛素剂量1 U/h。当DKA患者血糖降至13.9 mmol/L时，应减少胰岛素输入量至0.05～0.1 U/（kg·h），并开始给予5%葡萄糖液，此后需要根据血糖水平来调整胰岛素给药速度和葡萄糖浓度，并需持续进行胰岛素输注直至DKA缓解。缓解标准参考如下：血糖<11.1 mmol/L，血清酮体<0.3 mmol/L，血清HCO_3^-≥15 mmol/L，血pH>7.3，阴离子间隙≤12 mmol/L。不可完全依靠监测尿酮值来确定DKA的缓解，因为尿酮在DKA缓解时仍可持续存在。

3. 纠正电解质紊乱 在开始胰岛素及补液治疗后，若患者的尿量正常，血钾低于5.2 mmol/L即应静脉补钾，一般在每升输入溶液中加氯化钾1.5～3.0 g，以维持血钾在正常水平。若治疗前已有低钾血症，尿量≥40 mL/h时，在补液和胰岛素治疗同时必须补钾。严重低钾血症可危及生命，若发现血钾<3.3 mmol/L，应优先进行补钾治疗，当血钾升至3.5 mmol/L时，再开始胰岛素治疗，以免发生心律失常、心搏骤停和呼吸肌麻痹。

4. 纠正酸中毒 DKA患者在接受胰岛素治疗后会抑制脂肪分解，从而纠正酸中毒，一般认为无须额外补碱。但严重的代谢性酸中毒可能会引起心肌受损、脑血管扩张、严重的胃肠道并发症以及昏迷等严重并发症。中华医学会糖尿病学分会[37]推荐仅在pH<7.0的患者考虑适当补碱治疗。每2小时测定1次血pH，直至其维持在7.0以上。治疗中加强复查，防止碱过量。

5. 去除诱因和治疗并发症 在对症治疗的同时，应努力识别和去除如休克、感染、心力衰竭和心律失常、脑水肿和肾衰竭等诱因。绝大多数妊娠DKA患者可无后遗症。早期识别和处理可以降低孕产妇和新生儿的不良事件发生率[38]。大多数并发症是由于液体管理不当和过早停用胰岛素引起的。此外，未能及时识别和纠正诱发因素（如感染）与较差的预后和较高的复发率（如胰岛素使用不足）相关，脑水肿是罕见但可以致命的并发症。用生理盐水复苏的患者中也有报道发生过高氯性代谢性酸中毒，所以在复苏过程中使用更加接近生理的、氯离子浓度相对较低和pH呈中性的晶体液体（如醋酸平衡液等），可能会减少这一并发症的发生率。其他并发症包括低血糖、急性呼吸窘迫综合征、肺水肿、支气管黏液堵塞等。

如果尿量不足，积极补充钾可能导致致命的心律失常[37]。

6. 治疗过程应准确记录液体入量及出量、血糖及血清酮体

表20-4　妊娠期糖尿病酮症酸中毒的处理

静脉补液

使用等渗生理盐水，第一个12小时补液4～6 L
- 放置深静脉导管，记录每小时液体、电解质、钾、胰岛素入量和实验室检查结果
- 第一个小时以1～2 L/h的速度输入生理盐水（0.9%NaCl）
- 根据机体水合状态（8小时），输入生理盐水250～500 mL/h；如果血清钠升高，使用半生理盐水（0.45%NaCl）
- 当血浆或血清葡萄糖达到11.1 mmol/L时，改为5%右旋糖和0.45%NaCl，速度为150～250 mL/h
- 8小时后，使用0.45%NaCl以125 mL/h速度输入

钾

恢复正常肾功能（尿量：50 mL/h）
- 如果血清钾<3.3 mmol/L，继续给予胰岛素，并补充钾20～30 mmol/h，直至血清钾>3.3 mmol/L或正在纠正
- 如果血清钾>3.3 mmol/L，但<5.3 mmol/L，则每升静脉补液给予钾20～30 mmol，使血清钾保持在4～5 mmol/L
- 如果血清钾>5.3 mmol/L，无须补钾，但应当每2小时监测血清钾

胰岛素

定期静脉输注胰岛素
- 根据血浆葡萄糖水平可考虑静脉给予0.1～0.2 U/kg的负荷量
- 最初以0.1 U/(kg·h)的速度持续输注胰岛素
- 如果在第一个小时内血浆或血清中的葡萄糖含量没有下降2.8～3.9 mmol/L，则每小时增加一倍的胰岛素输注量，直到监测到稳定的血糖下降
- 当血糖达到11.1 mmol/L时，将胰岛素输注量降低到0.05～0.1 U/(kg·h)
- 保持血浆或血清葡萄糖在5.6～8.3 mmol/L之间直到糖尿病酮症酸中毒症状消失

HCO_3^-

评估后确定是否补充
- pH>7.0：不需要补充HCO_3^-
- pH为6.9～7.0：将$NaHCO_3$(50 mmol)稀释到200 mL与10 mmol钾一同输注1小时以上，每2小时测定一次血pH，直至维持在7.0以上，监测血清钾浓度
- pH<6.9～7.0：将$NaHCO_3$(100 mmol)稀释到400 mL与20 mmol钾一同输注2小时以上，每2小时测定一次血pH，直至维持在7.0以上，监测血清钾浓度

注：引自Elsevier. Obstetrics: Normal and Problem Pregnancies. 7th edition. New York (NY): Churchill Livingstone, 2016, 885.

八、预防

计划妊娠的糖尿病患者应在妊娠前和妊娠期间了解糖尿病合并酮症酸中毒的风险。所有未诊断为糖尿病但有一定危险因素（肥胖、2型糖尿病家族史、肥胖、GDM史、糖代谢受损或尿糖阳性）的孕妇，在妊娠14周前及妊娠24～28周均应接受GDM筛查。

对于那些有妊娠前糖尿病和妊娠糖尿病的患者，应指导他们注意饮食、运动、产前检查的依从性、血糖值的监测和记录以及治疗（口服药物或胰岛素）的重要性。此外，她们需要了解糖尿病酮症酸中毒的诱发因素、体征和症状，包括何时就医。持续血糖值超过11.1 mmol/L的患者，如经治疗仍持续呕吐、腹泻、多尿、嗜睡或有感染迹象，应立即住院治疗。

对于就医依从性差的患者，医疗机构可以收治入院，因为这些患者患DKA的风险非常高。如果有早产倾向，病人应立刻住院。此外，如果使用糖皮质激素促进胎儿肺成熟，胰岛素的剂量应相应地调整[37]。

九、总结与展望

妊娠DKA是一种罕见但非常严重的妊娠期并发症，对产妇和胎儿都有显著危害。对于糖尿病酮症酸中毒的治疗，及时识别诱发因素，积极纠正机体消耗和电解质失衡，以及胰岛素的合理使用是至关重要的。多学科合作和持续监测产妇对治疗的反应都对降低总发病率和死亡率至关重要。在胎儿存活后，还需要加强对胎儿的监护，而且在考虑紧急

分娩之前必须纠正孕妇的代谢紊乱，孕妇和胎儿的情况也会因此得到改善。EDKA是一种危及生命的急症，其特点是高血糖程度较轻，血糖水平＜11.1 mmol/L，从而可能延误治疗并导致不良的代谢后果。患有EDKA和DKA的患者需要立即就诊并进行紧急评估和治疗。妊娠合并糖尿病酮症酸中毒在临床表现上存在差异，及时识别和积极干预是确保孕产妇血流动力学和代谢稳定的关键。

（马蕊婧）

参·考·文·献

[1] Dalfra MG, Burlina S, Sartore G, et al. Ketoacidosis in diabetic pregnancy[J]. J Matern Fetal Neonatal Med, 2016, 29(17): 2889-2895.

[2] de Veciana M. Diabetes ketoacidosis in pregnancy[J]. Semin Perinatol, 2013, 37(4): 267-273.

[3] Sibai BM, Viteri OA. Diabetic ketoacidosis in pregnancy[J]. Obstet Gynecol, 2014, 123(1): 167-178.

[4] Dikowita DD, Kumanan T, Muhunthan K, et al. Euglycaemic ketoacidosis in a non-diabetic primigravida following an appendicectomy[J]. SAGE Open Med Case Rep, 2017, 5: 2050313X17700743.

[5] Lepercq J, Jacqueminet S, Hieronimus S, et al. Use of insulin glargine throughout pregnancy in 102 women with type 1 diabetes[J]. Diabetes & Metabolism, 2010, 36(3): 209-212.

[6] Nyenwe EA, Kitabchi AE. The evolution of diabetic ketoacidosis: An update of its etiology, pathogenesis and management[J]. Metabolism, 2016, 65(4): 507-521.

[7] Gosmanov AR, Gosmanova EO, Dillard-Cannon E. Management of adult diabetic ketoacidosis[J]. Diabetes Metab Syndr Obes, 2014, 7: 255-264.

[8] Modi A, Agrawal A, Morgan F. Euglycemic Diabetic Ketoacidosis: A Review[J]. Curr Diabetes Rev, 2017, 13(3): 315-321.

[9] Madaan M, Aggarwal K, Sharma R, et al. Diabetic ketoacidosis occurring with lower blood glucose levels in pregnancy: a report of two cases[J]. J Reprod Med, 2012, 57(9-10): 452-455.

[10] Graham UM, Cooke IE, McCance DR. A case of euglyaemic diabetic ketoacidosis in a patient with gestational diabetes mellitus[J]. Obstet Med, 2014, 7(4): 174-176.

[11] Melville A, Jerrett I, Gallaher J, et al. Intrauterine fetal death associated with maternal ketoacidosis as a first presentation of diabetes in an African woman[J]. J Obstet Gynaecol, 2014, 34(2): 196-197.

[12] Rougerie M, Czuzoj-Shulman N, Abenhaim HA. Diabetic ketoacidosis among pregnant and non-pregnant women: a comparison of morbidity and mortality[J]. J Matern Fetal Neonatal Med, 2019, 32(16): 2649-2652.

[13] Hudak SK, Overkamp D, Wagner R, et al. Ketoacidosis in a non-diabetic woman who was fasting during lactation[J]. Nutr J, 2015, 14: 117.

[14] Barski L, Eshkoli T, Brandstaetter E, et al. Euglycemic diabetic ketoacidosis[J]. European Journal of Internal Medicine, 2019, 63: 9-14.

[15] Yeh T, Yeung M, Mendelsohn Curanaj FA. Inpatient Glycemic Management of the Pregnant Patient[J]. Current Diabetes Reports, 2018, 18(10): 73.

[16] Jaber JF, Standley M, Reddy R. Euglycemic Diabetic Ketoacidosis in Pregnancy: A Case Report and Review of Current Literature[J]. Case Rep Crit Care, 2019, 2019: 8769714.

[17] Biswas J, Choudhury A, Das S, et al. Analysis of Neonatal Outcome with Supplemental Oxygen to Mother during Elective Cesarean Section under Spinal Anesthesia: A Prospective Randomized Controlled Trial[J]. Anesth Essays Res, 2019, 13(3): 577-582.

[18] Hawthorne G. Maternal complications in diabetic pregnancy[J]. Best Pract Res Clin Obstet Gynaecol, 2011, 25(1): 77-90.

[19] Schneider MB, Umpierrez GE, Ramsey RD, et al. Pregnancy complicated by diabetic ketoacidosis: maternal and fetal outcomes[J]. Diabetes Care, 2003, 26(3): 958−959.

[20] Frise CJ, Mackillop L, Joash K, et al. Starvation ketoacidosis in pregnancy[J]. Eur J Obstet Gynecol Reprod Biol, 2013, 167(1): 1−7.

[21] Liu L, Jia W, Liu R, et al. Clinical study of pregnancy-associated fulminant type 1 diabetes[J]. Endocrine, 2018, 60(2): 301−307.

[22] Morrison FJR, Movassaghian M, Seely EW, et al. Fetal Outcomes After Diabetic Ketoacidosis During Pregnancy[J]. Diabetes Care, 2017, 40(7): e77−e79.

[23] Carroll MA, Yeomans ER. Diabetic ketoacidosis in pregnancy[J]. Crit Care Med, 2005, 33(10 Suppl): S347−353.

[24] Chausse JM, Paruk F, Motilall S, et al. Starvation ketoacidosis in pregnancy presenting as euglycaemic, high anion gap metabolic acidosis: A case report highlighting the significance of early recognition and prompt intervention[J]. S Afr Med J, 2018, 108(8): 636−639.

[25] ACOG Practice Bulletin No. 201: Pregestational Diabetes Mellitus[J]. Obstet Gynecol, 2018, 132(6): e228−e248.

[26] Mandelbaum DE, Arsenault A, Stonestreet BS, et al. Neuroinflammation-Related Encephalopathy in an Infant Born Preterm Following Exposure to Maternal Diabetic Ketoacidosis[J]. J Pediatr, 2018, 197: 286−291.

[27] Ng YHG, Ee TX, Kanagalingam D, et al. Resolution of severe fetal distress following treatment of maternal diabetic ketoacidosis[J]. BMJ Case Rep, 2018, 2018: bcr 2017221325.

[28] Wootton-Gorges SL, Buonocore MH, Kuppermann N, et al. Cerebral proton magnetic resonance spectroscopy in children with diabetic ketoacidosis[J]. AJNR Am J Neuroradiol, 2007, 28(5): 895−899.

[29] Restrepo-Moreno M, Ramirez-Rincon A, Hincapie-Garcia J, et al. Maternal and perinatal outcomes in pregnant women with type 1 diabetes treated with continuous subcutaneous insulin infusion and real time continuous glucose monitoring in two specialized centers in Medellin, Colombia[J]. J Matern Fetal Neonatal Med, 2018, 31(6): 696−700.

[30] Krakowiak P, Walker CK, Bremer AA, et al. Maternal metabolic conditions and risk for autism and other neurodevelopmental disorders[J]. Pediatrics, 2012, 129(5): e1121−1128.

[31] Stenerson MB, Collura CA, Rose CH, et al. Bilateral basal ganglia infarctions in a neonate born during maternal diabetic ketoacidosis[J]. Pediatrics, 2011, 128(3): e707−710.

[32] Chico M, Levine SN, Lewis DF. Normoglycemic diabetic ketoacidosis in pregnancy[J]. Journal of Perinatology, 2008, 28(4): 310−312.

[33] Lucero P, Chapela S. Euglycemic Diabetic Ketoacidosis in the ICU: 3 Case Reports and Review of Literature[J]. Case Rep Crit Care, 2018, 2018: 1747850.

[34] Bryant SN, Herrera CL, Nelson DB, et al. Diabetic ketoacidosis complicating pregnancy[J]. Journal of Neonatal-Perinatal Medicine, 2017, 10(1): 17−23.

[35] Guo R-X, Yang L-Z, Li L-X, et al. Diabetic ketoacidosis in pregnancy tends to occur at lower blood glucose levels: Case-control study and a case report of euglycemic diabetic ketoacidosis in pregnancy[J]. Journal of Obstetrics and Gynaecology Research, 2008, 34(3): 324−330.

[36] Goodier CG. Endocrine Emergencies in Obstetrics[J]. Clin Obstet Gynecol, 2019, 62(2): 339−346.

[37] 中华医学会糖尿病学分会. 中国2型糖尿病防治指南2017年版[J]. 中华糖尿病杂志，2018，10（1）：4−67.

[38] Krakowiak P, Walker CK, Tancredi D, et al. Autism-specific maternal anti-fetal brain autoantibodies are associated with metabolic conditions[J]. Autism Research, 2017, 10(1): 89−98.

第二十一章
产后出血

产科失血性疾病（obstetric hemorrhage）是孕产妇死亡的最常见原因[1]，据报道全球有27.3%的产妇死于出血[2]，是我国及全世界孕产妇死亡的首要原因，而产后出血（postpartum hemorrhage，PPH）又占到了产科失血性疾病的四分之三，需要格外受到重视。产科失血同时也是导致产妇不良结局的主要原因，包括急性呼吸窘迫综合征、休克、弥散性血管内凝血（disseminated intravascular coagulation，DIC）、急性肾功能衰竭、生育能力丧失以及垂体坏死（Sheehan's syndrome）。近些年来由失血造成的产科严重疾病的发生率明显上升，分析美国1993～2014年产科严重并发症的发生情况，发现产科失血发生率以及由于失血导致的产科相关并发症都显著增长（图21-1）[3]。

近几年，无论发展中国家或发达国家，PPH发生率均呈上升趋势，美国2010～2014年，PPH发生率从2.9%增加到3.2%，在PPH患者中，虽然因出血相关的凝血障碍、急性呼吸衰竭以及产妇死亡率有所下降，但败血症及急性肾功能衰竭的发生率增加[4]。很多产科出血往往是可以避免的，对产科

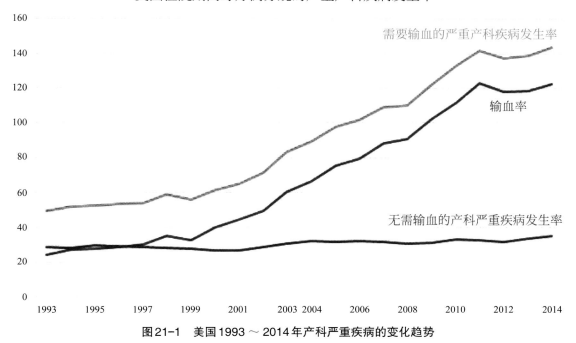

图21-1　美国1993～2014年产科严重疾病的变化趋势

注：引自 Nathan LM. An overview of obstetric hemorrhage. Semin Perinatol, 2019, 43: 2-4.

失血性疾病的早期诊断、发现，准确地估计失血量，及时正确地处理是救治的关键。本章就国内外产后出血的定义、孕产妇低血容量的识别、容量复苏、成分输血、大量输血策略、自体血回输及血栓弹力图在产科的应用等方面展开介绍。

一、产后出血的定义

PPH的定义目前尚未统一（表21-1）。

我国中华医学会妇产科分会2014年颁布的指南将PPH定义为胎儿娩出后，阴道分娩者EBL ≥ 500 mL、剖宫产分娩者EBL ≥ 1 000 mL；严重产后出血是指胎儿娩出后24小时内EBL ≥ 1 000 mL[11]；难治性产后出血是指经宫缩药物、持续性子宫按摩或者按压等保守治疗无法止血、需要外科手术、介入治疗甚至切除子宫的严重产后出血[12]。

二、产后出血的原因和危险因素

分娩后出血最常见的部位是胎盘附着处，生理性止血最主要的方式是子宫收缩，子宫肌层纤维相互交错，当子宫收缩时，在其间延伸的大血管受压止血。其次，血凝块的形成也有助于减少出血。产后出血的危险因素可能出现在产前或者产时，许多病例对照研究已经确定了PPH的危险因素（表21-2），其中最常见的原因是宫缩乏力，在宫缩乏力的情况下，即使产妇凝血功能正常，也可能发生PPH。临床医师必须了解PPH的危险因素，具有已知PPH风险的产妇应在有血库的医院内分娩。值得注意的是，有20%的产后出血发生在没有危险因素的产妇，因此，不能对任何一位产妇放松警惕[13]。对宫缩乏力的预防，避免不必要的剖宫产、会阴侧切和其他生殖道创伤，都可能显著降低PPH的发病率和死亡率。

三、孕产妇低血容量的识别

孕产妇低血容量的早期识别是诊断产科出血的重要环节，如果能在早期识别严重PPH患者，从而及时地进行处理和复苏，是减少PPH产妇死亡的关键。对于严重PPH患者，一旦错失早期干预的机会，极有可能发展为低血压、低氧血症、酸中毒甚至产妇死亡。

但PPH患者低血容量的早期识别十分困难，因为通常肉眼估计产妇的失血量往往是不准确的，通过肉眼估计失血量容易错失早期干预的时机。由于妊娠期间循环血量的增加，产后出血的失代偿状态很可能会被掩盖，产妇失血量＞1 000 mL才可能有

表21-1 产后出血定义

协　　会	定　　义
WHO[5]	胎儿娩出后24小时内阴道EBL ≥ 500 mL，严重PPH定义为EBL ≥ 1 000 mL
RCOG[6]	产后24小时内阴道EBL ≥ 500 mL，并进一步分为轻度PPH：EBL 500 ～ 1 000 mL；中度PPH：EBL 1 000 ～ 2 000 mL；重度PPH：EBL ＞ 2 000 mL或伴有临床休克症状
ACOG[7]	产后24小时内累计EBL ≥ 1 000 mL，或伴有低血容量的症状及体征
SOGC[8]	没有具体规定出血量，而是将PPH定义为任何导致血流动力学不稳定的出血量
D-A-CH[9]	分娩后24小时内EBL ＞ 500 mL，严重PPH定义为EBL ＞ 1 500 ～ 2 000 mL，或EBL ＞ 150 mL/min或3小时内EBL ＞ 50%的循环血量
RANZCOG[10]	产褥期EBL ≥ 500 mL，严重PPH为EBL ≥ 1 000 mL，并进一步将PPH分为原发性（分娩后24小时内）和继发性（产后24小时至6周之间）

注：EBL，estimated blood loss，预计出血量；WHO，World Health Organization，世界卫生组织；RCOG，the Royal College of Obstetricians and Gynecologists，英国皇家妇产科医师学会；ACOG，the American College of Obstetricians and Gynecologists，美国妇产科医师学会；SOGC，the Society of Obstetricians and Gynecologists of Canada，加拿大妇产科医师学会；D-A-CH，an interdisciplinary group of experts from Austria, Germany, and Switzerland，德国、奥地利、瑞士产后出血学组；RANZCOG，the Royal Australian and New Zealand College of Obstetricians and Gynecologists，澳大利亚和新西兰皇家妇产科医师学会。

表21-2 产后出血的原因和危险因素

原因：4 "T"	危 险 因 素
Tone：宫缩乏力	
子宫过度扩张	羊水过多，多胎妊娠，巨大儿
羊膜腔内感染	发热，破膜时间过长
子宫解剖/功能异常	急产，产程延长，子宫肌瘤，前置胎盘，子宫畸形
抑制宫缩：如硫酸镁、硝苯地平	特布他林，卤化麻醉剂，硝酸甘油
膀胱过度充盈可影响子宫收缩	
Tissue：胎盘组织或血块残留	
Trauma：产道损伤	
宫颈、阴道或会阴裂伤	紧急分娩，器械助产，会阴侧切
剖宫产时的撕裂伤	胎位不正
子宫破裂	瘢痕子宫
子宫内翻	妊娠过密伴脐带过度牵拉
Thrombin：凝血功能异常	
先存疾病：	
A型血友病	遗传性凝血病或肝病史
特发性血小板减少性紫癜	淤斑
血管性血友病	
有PPH史	
妊娠期获得：	
妊娠性血小板减少症	淤斑
子痫前期伴血小板减少症，如HELLP	血压升高
弥散性血管内凝血病：	
妊娠期高血压疾病伴不良反应	凝血功能异常
宫内胎儿死亡	死胎
严重感染	发热，中性粒细胞增多症
胎盘早剥	产前出血
羊水栓塞	突发衰竭
抗凝治疗	血栓栓塞病史

注：引自 Prevention and Management of Postpartum Haemorrhage: Green-top Guideline No. 52. BJOG : an international journal of obstetrics and gynaecology, 2017, 124(5): 106-149.

轻微的血流动力学变化，如心率增快、收缩压轻微下降、呼吸增快等临床表现，出血量低于 1 000 mL 甚至可能都没有生命体征的改变。

许多研究都试图寻找反应低血容量的临床指

标，其中休克指数（shock index, SI）可能是一个可以反映因低血容量引起心血管系统代偿性改变的指标。SI即心率/收缩压，近年来越来越多的研究关注SI用于失血量的评估以及对产科结局的预测。一项研究回顾了30项有关出血量与临床生命体征指标的临床研究，其中5项为产科人群，结果发现SI是唯一与出血量相关的临床指标。对于非妊娠人群SI正常范围为0.5～0.7，产妇由于妊娠晚期心率的增加，SI的正常范围与非妊娠人群有一定的差异[14]。有学者测定了产科患者的SI值正常范围为0.7～0.9。同时他们发现SI＞1.0可以用于预测PPH及需要大量输血[15]。另一项前瞻性研究也发现SI相较于传统生命体征可以更好地预测PPH的不良结局，包括输血＞4 U、进入ICU的比例、Hb＜70 g/L及需要再次手术的比例，SI＜0.9是一个安全的范围，而SI≥1.7是产科病人的红色警戒线，需立即处理，即使在高级别医院，只要SI≥1.7，产妇也可能因为复苏不及时而死亡[16]。大量研究证实SI＞0.9～1.0是产科患者低血容量的危险信号[16-18]，需要引起临床医师的关注，2016版的RCOG指南也特别提到了对于SI值的关注。SI不仅是产妇低血容量状态的信号，甚至有研究发现异常SI值与所有产科不良结局都相关，包括产妇死亡、终末器官衰竭、需要进入ICU、大量输血及急诊子宫切除[19]。SI计算十分方便，只需要将心率/收缩压即可，无创便捷，在容量评估及PPH结局的预测方面有一定的应用价值，值得关注。但对于妊娠期高血压产妇，SI的应用可能有一定的限制，因为这些患者的高血压会影响SI值，从而掩盖出血的严重程度。

乳酸是细胞氧代谢的副产物，可以反映组织灌注的情况。对于PPH患者，乳酸水平的改变相对于血红蛋白、心率增快等指标和体征改变，可以更早地反映低血容量状态。近期的一项回顾性研究发现基础的乳酸水平是PPH患者需要大量输血的独立危险因素[20]。使用床旁乳酸水平监测可用于预测需要大量输血的PPH。使用基础乳酸水平＞4.0 mmol/L预测需要输血的敏感性达到67.8%，特异性86.1%，虽然预测能力中等，但可以帮助临床医师识别那些危重症患者。而如果将乳酸水平和SI＞1相结合，虽然敏感性下降至41.2%，但特异性高达95.5%，二者相结合预测能力将进一步提升，阳性预测值达到82.4%，阴性预测值76.2%[20]。床旁乳酸浓度测定可以快速出结果，对于PPH患者应当定时监测血气结果，结合乳酸水平和SI有助于麻醉医师早期识别那些低血容量产妇，并指导容量复苏。目前关于乳酸水平用于妊娠患者结局预测的研究较少，需要更多的研究明确其标准。

纤维蛋白原的下降是血液稀释最早、最敏感的指标[21]。纤维蛋白原在凝血过程的作用至关重要，对于产科患者纤维蛋白原的变化尤其需要关注。正常健康人纤维蛋白原水平约为2～4 g/L，而妊娠晚期其水平一般为4～6 g/L。这种妊娠晚期高纤维蛋白原水平使纤维蛋白沉积于子宫肌层和胎盘绒毛之间，在胎盘剥离时有助于形成血栓以减少产后出血。一旦发生产后出血，纤维蛋白原即大量消耗。有研究发现产后出血早期，纤维蛋白原水平的下降是预测出血的敏感指标，纤维蛋白原水平每下降1 g/L，发生出血的风险增高2.63倍，纤维蛋白原水平低于2 g/L，预测产后出血的敏感度为100%[22]。在另一项研究中，Gayat等[23]发现，当预计出血量大于1 000 mL且当时测得的纤维蛋白原值＜2 g/L，是需要手术干预止血及术后转入ICU的独立危险因素。一项回顾性研究分析了80例产后大出血产妇，进行多元回归分析后发现纤维蛋白原水平和需要大量输注红细胞（red blood cell, RBC）和新鲜冰冻血浆（fresh frozen plasma, FFP）密切相关[24]。纤维蛋白原水平对产后出血的严重程度有较好的预测价值，对于发生PPH的产妇应特别注意纤维蛋白原的动态变化，并及时进行补充。

四、容量复苏及成分输血

RCOG产后出血指南强调在进行容量复苏时应该把产妇的体重考虑在内。关于复苏的流程（表21-3），指南推荐在EBL＜500 mL无休克表现时给予患者输注温热晶体液，目前主流指南都不再推荐使用羟乙基淀粉。对于PPH产妇，在容量复苏的同时应特别注意输注液体的加温及其他帮助产妇保暖的装置，还需要定期抽血检验胶体渗透压、评估血细胞计数、凝血和纤溶情况。

容量复苏的同时，需根据患者个体情况及出血量输注血制品。输注RBC的目的是增加携氧量，关于输血的时机，RCOG建议当EBL＞1 000 mL时或有循环不稳定的情况，应立即给予输血。ACOG建

表21-3　PPH容量复苏流程

轻度PPH（EBL：500 ～ 1 000 mL）不伴休克症状
1. 建立大口径静脉通路
2. 测血型及交叉配血
3. 检查全血，凝血功能，包括纤维蛋白原
4. 监测脉搏、血压及呼吸频率/15分钟
5. 开始输注温热晶体液
若出血持续发展为重度PPH（EBL＞1 000 mL）或伴休克症状
6. A、B、C：评估气道、呼吸和循环
7. 使用保暖设备预防低体温
8. 尽快输血
9. 在输入2 L温热晶体液后，如仍未获得血制品，可继续输注温热晶体液或胶体液至3.5 L。不推荐使用羟乙基淀粉
10. 为防止输血速度减慢，不建议使用特殊血液过滤器

注：引自Prevention and Management of Postpartum Haemorrhage: Green-top Guideline No. 52. BJOG: an international journal of obstetrics and gynaecology, 2017, 124(5): 106-149.

议对于持续出血，当EBL＞1 500 mL或有心动过速或低血压等表现时应立即输血。一项对包含12 587例患者的31项研究进行循证医学分析发现，限制性输血（Hb阈值70 ～ 80 g/L输血）可使输注红细胞的风险降低43%。与大量输血相比，限制性输血并未影响30天不良结局（包括死亡率、心脏病变、心肌梗死、卒中、肺炎、血栓形成、感染）[25]。孕产妇确切的输血阈值尚未确定，对于有活动性出血，且血流动力学不稳定应输注红细胞以维持Hb＞80 g/L。

FFP可纠正出血所致的多种凝血因子缺乏，RCOG和RANZCOG指南建议在PT或APTT延长（凝血异常）的情况下输注FFP，D-A-CH产后出血学组建议使用FFP纠正凝血障碍。大多数妇产科医师协会没有描述固定比例的输血策略[26]，只有RCOG建议如果出血持续，每输4个单位RBC，FFP应输入12 ～ 15 mL/kg，维持PT及APTT小于1.5倍正常值。此外需要注意的是，溶解FFP需要耗时20 ～ 30分钟。

短时间内接受大量输血的患者，会出现稀释性血小板（platelet, PLT）减少，维持血小板计数≥50×10⁹/L，术后或创伤后通常不会出现出

血。RCOG建议在PPH患者中，血小板计数低于75×10⁹/L开始输注血小板，同时血小板替代治疗应在血小板计数的指导下进行，维持血小板计数≥50×10⁹/L。

五、MTP输血策略和血液黏弹性测试

大量输血方案（massive transfusion protocol, MTP）是一个有预见性的血液制品投递方案，即按照预先制定好的血液制品配比和投递顺序进行血制品的输注。产科大出血往往情况紧急，使用MTP输血策略可以加快血制品的输送。有研究显示，在产科大出血时使用MTP可以优化血制品的使用，减少红细胞输注、降低患者输血相关费用等益处[27]。但目前MTP的启动时机、血液制品的配置比例尚无明确定论。

MTP的主要成分包括RBC、FFP、PLT。考虑到产科出血患者丢失的是全血，MTP的配置通常为FFP∶RBC∶PLT=1∶1∶1。但目前关于MTP血制品的最佳配比仍然存在争议，缺乏相关的指南或高质量文献。不少研究指出，使用更高比例的FFP∶RBC可以提高产科患者的生存率，改善患者

结局。国内一项回顾性研究发现，使用2:1的FFP和RBC可以改善患者的凝血功能，减少稀释性凝血功能异常[28]。除了提高血浆的比例，也有研究指出，输注更高比例的PLT，即PLT：RBC比例≥1可以降低大出血患者的死亡率。

除MTP外，目标导向的输血策略越来越多地应用于产科大出血患者中。床旁血液黏弹性测试通过全血检查即可实时检测凝血的起始、最大强度、纤溶等情况。常用的血液黏弹性测试装置包括血栓弹力图（thromboelastography, TEG）和旋转式血栓弹力计（rotation thromboelastometry, ROTEM）。由于在床旁直接检测，其相较传统的凝血检查，可以帮助医师更快地获得患者的凝血状况[29]，又由于是全血的检测，更能反映凝血的全貌。一项纳入9项RCT研究的系统回顾研究（非产科患者）指出，相较于使用常规实验室检查，使用血液黏弹性测试指导可以减少FFP、PLT和RBC的输注[30]。在产科患者中，Snegovskikh等[31]的回顾性队列研究发现，在重度PPH的产科患者管理时，基于床旁血栓弹力图指导的目标导向输血，可以减少患者RBC、FFP和PLT的输注量，改善患者结局。基于床旁目标导向血栓弹力图指导输血组患者的子宫切除率、术后ICU转入率均显著减少，住院时间显著缩短。Rigouzzo等[32]进行的另一项回顾性队列研究发现，在PPH的患者中，TEG可快速可靠地检测低纤维蛋白血症（纤维蛋白原≤2 g/L）及血小板减少（≤80×10^9/L），TEG参数可显著预测严重PPH（EBL＞2 500 mL）。TEG、ROTEM都是成熟的血液黏弹性测试，已广泛应用用于心脏、肝脏等手术麻醉管理，虽然其应用于产科患者的研究较少，但是血液黏弹性测试在诊断患者低凝、低纤维蛋白原水平方面有其独特的优势，严重PPH患者如有条件应进行血液黏弹性测试。相较于标准MTP策略，基于床旁凝血测试的目标导向的输血策略更有针对性，可减少血制品的浪费，改善患者预后和费用，将床旁凝血监测和MTP相结合的输血策略是未来产科输血管理的趋势。

六、输血相关并发症

输血常见并发症包括溶血反应、过敏反应、非溶血反应性发热、感染等。近年来由于成分输血的开展，输血相关的感染性疾病发生率显著降低，而一些非感染性并发症引起更多的关注，如输血相关急性肺损伤（transfusion-related acute lung injury, TRALI）和输血相关循环超负荷（transfusion-associated circulatory overload, TACO）越来越多地得到关注，有关其发生率和产生影响的评价也日益增多。

TRALI是指输血前不存在急性肺损伤的患者，在输注血制品时或输注后6小时内出现的急性呼吸窘迫综合征。常常伴随着无循环超负荷下的低氧血症和肺水肿的影像学证据。根据美国国家心肺血液病研究所诊断标准[33]（表21-4），TRALI主要临床表现为急性呼吸窘迫和非心源性肺水肿，TRALI是输血相关的严重并发症，危及患者生命。由于各个机构对TRALI的认识和诊断能力间的差距，准确的发病率仍不清楚。TRALI可发生于各年龄、不同性别患者，在输注冷沉淀、血浆、红细胞、血小板时都可能发生。近年来TRALI已经成为输血相关死亡率的首位原因，在临床工作中需特别警惕[34]。

TACO是指输入血液制品后出现的伴有心动过速和高血压的急性呼吸窘迫综合征。普遍引用的定义有两种（表21-5）。TACO主要发生在输血结束后6小时内，且应出现以下症状的任意4种，包括急性呼吸窘迫、心动过速、血压升高、胸部X线提示急性或恶化的肺水肿、液体正平衡的证据。近期认为，非心脏手术患者输血后TACO发生率为3%～5.5%[35]。重要的是，TACO与输血相关死亡关系密切：TACO成为2014年美国输血相关死亡的第二大主要原因，占由美国食品药品监督管理局

表21-4 TRALI的诊断标准

1. 急性起病，输血过程中或输血后6小时内发生

2. a）肺毛细血管楔压≤18 mmHg，或
   b）无左心房压力增高证据（如循环超负荷）

3. 胸部X线提示双肺浸润影

4. 低氧血症，氧合指数PaO_2/FiO_2≤300 mmHg或吸空气下SpO_2≤90%

5. 输血前无既往急性肺损伤史

注：引自Toy P, Popovsky MA, Abraham E. Transfusion-related acute lung injury: definition and review. Critical care medicine, 2005, 33(4): 721-726.

表21-5 TACO的定义

2016年NHSN TACO的定义
输血6小时内新出现下列情况或下列情况恶化≥3项： 急性呼吸窘迫（呼吸困难、端坐呼吸、咳嗽） 液体正平衡的证据 BNP升高 肺水肿的影像学证据 左心衰竭的证据 中心静脉压升高
2011 ISBT TACO的定义
输血完成后6小时内发生下列任意4项： 急性呼吸窘迫 心动过速 血压升高 胸片提示急性肺水肿或肺水肿恶化 液体正平衡的证据

注：引自Clifford L，Jia Q，Subramanian A，et al. Risk Factors and Clinical Outcomes Associated with Perioperative Transfusion-associated Circulatory Overload[J]. Anesthesiology, 2017, 126(3).

（Food and Drug Administration, FDA）报道的所有输血相关死亡数的22%；2013年，英国输血严重风险小组数据显示，TACO占所有输血相关死亡数的55%。围手术期TACO还与患者住院时间延长相关。研究证实，慢性肾病、左心室功能不全、术前服用β受体阻滞剂、术中输液增多是围手术期TACO的独立危险因素[36]。在没有TACO的靶向特定治疗前，预防显得尤为重要，首要措施是避免不必要的输血。对TACO风险因素增高的患者，应审慎评估患者输血的必要性，调整非血液性液体输注策略。若TACO高危患者确需输血，应加强呼吸窘迫等体征的围手术期监测。最后，未来的临床研究应进一步明确血浆输注与TACO的关系，使用凝血酶原复合物等小容量的血浆替代品可能使存在TACO风险的患者受益。

七、抗纤溶药氨甲环酸在产科中的应用

20世纪60年代，日本学者Shosuke和Utako Okamoto发明了抗纤溶药氨甲环酸（tranexamic acid, TAX）。TAX最早用于治疗月经过多、创伤和术后出血。2017年，The Lancet杂志发表的涉及20 060名产妇的国际化、随机、双盲安慰剂对照研究发现与安慰剂相比，使用TAX的产妇死亡率明显降低，

产后出血发生3小时内使用，死亡例数明显少于对照组，氨甲环酸对产后出血有效且无明显不良事件发生，建议早期使用[37]。2018年新英格兰杂志再次发布关于TAX用于阴道分娩产妇的国际化双盲RCT研究，其研究结果提示阴道分娩产妇预防性使用1 g TAX较安慰剂组比，TAX组产妇PPH发生率减少，TAX组PPH发生率为8.1%，安慰剂组则为9.8%，相对风险为0.83。TAX组需要额外使用缩宫药物的产妇比例也减少，而两组产妇分娩后3个月内血栓栓塞事件的发生率之间没有显著差异。国内两项研究发现在瘢痕子宫再次剖宫产产妇中预防性使用TAX可以减少产后出血[38, 39]。Ducloy-Bouthors等[40]发现PPH产妇血D-二聚体及纤溶酶-抗纤溶酶复合物水平上升，而早期使用大剂量氨甲环酸可以纠正D-二聚体及纤溶酶-抗纤溶酶复合物的增高，这项研究为TAX降低PPH发生提供了生物学证据。

2017年，WHO发布了TAX治疗产后出血的知识更新，建议产后3小时内无论经阴道分娩或剖宫产的产后出血，在常规处理外推荐加用TAX（强烈推荐，证据等级中等），给药30分钟后如出血持续或给药24小时后重新出血，可给予第二剂。近年来对于严重PPH的患者越来越强调纤维蛋白原的补充、氨甲环酸的早期应用以及基于床旁凝血测试的目标导向的输血策略。

八、重组活化Ⅶ因子（recombinant factor Ⅶa, rFⅦa）

rFⅦa的发展始于20世纪70年代，后经诺和诺德临床部门研发，分别在欧洲、美国、日本获批，用于治疗遗传性出血性疾病[41]。rFⅦa用于治疗PPH目前认为是"处方外"（超说明书）使用，尚无统一共识，RCOG、RANZCOG、D-A-CH等推荐在发生危及生命的PPH中可使用rFⅦa，但rFⅦa使用不应该延迟或替代另外的治疗措施；ACOG和SOGC不作推荐，ACOG建议关注其潜在血栓形成风险以及成本问题；美国麻醉医师协会（American Society of Anesthesiologists, ASA）、欧洲麻醉医师协会（European Society of Anaesthesiology, ESA）指南推荐可以考虑rFⅦa用作解救性治疗[26]。

至今发表的关于rFⅦa用于产科出血患者的研究多为病例报道，随机对照研究较少。Bouma

等[42]进行了一项描述性回顾性研究，包括27例接受rFⅦa的产科患者，引起PPH的主要原因是子宫收缩乏力（82%），其中16例（76%）在使用了rFⅦa后成功预防子宫切除，24例（89%）出血量减少或完全停止，使用rFⅦa的患者血制品消耗量降低。一项由法国和瑞士8家医院联合进行的多中心、随机、对照研究，将84例重度PPH的产妇经一线治疗无效者随机分为干预组和标准治疗组，干预组患者早期单次静脉注射rFⅦa 60 μg/kg。结果发现，rFⅦa明显减少了严重PPH患者的二线治疗（包括子宫动脉栓塞、动脉结扎、子宫切除），rFⅦa组有2例发生了静脉血栓事件：1例为卵巢静脉血栓形成、1例为下肢静脉血栓[43]。还有学者提出将rFⅦa用于胎盘附着部位的局部止血方法，纳入5例因前置胎盘行剖宫产的产妇，在胎盘取出后，将浸有rFⅦA的纱布置于胎盘附着部位2分钟，如出血未明显减少，则重复一次。结果表明在前置胎盘的产妇中，在胎盘剥离面局部使用rFⅦa是安全有效的，可减少胎盘附着部位的出血，且不启动全身凝血反应[44]。这一方法在其他原因所致的PPH患者中的应用有待进一步研究。现有的数据中患者发生PPH的原因不尽相同、rFⅦa的剂量没有标准化，因此存在偏差的可能性很高，判断rFⅦa用于治疗PPH的可靠性和可控性仍需更多的研究支持。

值得注意的是，rFⅦa可能增加血栓栓塞的风险。2010年新英格兰杂志发布的rFⅦa在随机临床试验中安全性的研究，结果显示处方外使用rFⅦa动脉血栓形成的风险增加[45]。介于rFⅦa未知的有效性和安全性以及高费用，不推荐rFⅦa用于产科的常规治疗。

九、自体血回输在产科中的应用

我国剖宫产率常年居高不下，随着全面二胎政策的实施，合并胎盘植入、前置胎盘的高危、高龄产妇日益增加，对输血的需求也不断增加。由于血制品紧张以及异体输血的相关风险，近年来回收式自体血回输（intraoperative cell salvage, IOCS）在产科危重症患者中的应用越来越受到关注。对于产科患者使用自体血回输的主要顾虑在于是否会增加羊水栓塞及胎儿红细胞引起的母体同种免疫。但随着人们对羊水栓塞认识的更新，羊水栓塞类似于"妊娠过敏反应综合征"，是由于羊水进入母体后释放各种内源性物质，如组胺、缓激肽、内皮素、白三烯和花生四烯酸代谢产物，导致母体发生强烈的免疫反应，从而引发一系列的病理生理改变，而不是胎儿鳞状上皮导致的机械性栓塞，因产妇在胎盘娩出时本就会有一定数量胎儿鳞状上皮进入母体。目前也尚无产科应用IOCS导致羊水栓塞的报道[46]。国内一项回顾性研究分析了1 085例实施剖宫产术中IOCS的产妇，在回收血量≥800 mL，产妇出血后和Hb≤100 g/L时进行自体血离心、浓缩、洗涤、白细胞滤器过滤后回输，所有病例术中和住院期间均未见相关回输不良反应[47]。一项关于剖宫产术中IOCS的初步探索研究也指出，ICOS组与对照组相比，异体红细胞输注量减少，输血后不良反应、术后ICU住院时间等都无差异[48]。国外有学者进行了一项研究，发现约37%的产妇循环中存在胎儿红细胞，平均约0.3 mL，有部分产妇在分娩前体内就有胎儿红细胞[49]。母体循环中胎儿红细胞的量和离心、洗涤、浓缩后的自体血中胎儿红细胞的量相当，认为ICOS应用于产妇是安全的。

对于阴道分娩的产妇，使用IOCS的担忧主要为是否会增加感染的风险。有临床研究发现，阴道分娩产妇收集洗涤的自体血中Hb、破碎红细胞、洗涤后血液中羊水成分及肝素的量与剖宫产手术中收集洗涤的自体血相比并没有差异，虽然在洗涤及使用滤器后仍可以检测到细菌，但是也和剖宫产手术中收集洗涤的自体血没有差异[50]，在这项研究中没有将收集的血液回输给患者。而在最近的一项研究中，将成功使用IOCS并回输的阴道分娩产妇与使用IOCS装置但是未回输的阴道分娩产妇进行比较，两组产妇产后脓毒血症、切口感染、血栓相关性疾病的发生都无显著差异，认为在阴道分娩产妇中使用IOCS是可行的[51]。但有关阴道分娩产妇使用IOCS的研究太少，现有的研究其样本量也较少，对于阴道分娩产妇使用IOCS仍需谨慎。

虽然产科患者应用IOCS的循证医学证据有限，但是目前的证据普遍认为其在高危产科出血患者中应用是安全的。越来越多的指南也支持IOCS在产科患者中的使用。2014年澳大利亚发布了自体血回输指南，明确将产科手术作为自体血回输的适应证。中华医学会麻醉学分会2014年颁布的围手术期输血指南也已不再将产科患者作为自体血回输的禁忌证。2018年在Anaesthesia杂志上发布的产科自体血回输指南也指出，IOCS在剖宫产手术中的使用是安全有效的，尤其是在PPH高危患者中的应用IOCS收益和风险比是最高的。产后出血的高危患者如前置胎盘、胎盘植入产妇在剖宫产时使用IOCS可以使患者受益，但对于普通产科患者，当EBL＜1 000 mL时使用IOCS是否使产妇受益值得商榷。目前有两项正在进行的有关产科人群IOCS的多中心研究，一项是我国中华医学会麻醉学分会牵头的相关临床研究，一项是英国正在开展的名为SALVO的研究，结果值得期待。

十、胎盘植入性疾病的血管介入技术

胎盘植入性疾病是指包括胎盘黏附和侵入异常的相关疾病[52]，其定义包括绒毛侵袭的深度、胎盘小叶植入的横向扩张面积以及可能的同一胎盘中不同部位侵入深度的组合。植入性及穿透性胎盘是指胎盘与子宫肌层紧密粘连或植入至子宫肌层。自20世纪50年代以来，随着剖宫产率的增加，胎盘植入的发生率也随之增加。前置胎盘合并瘢痕子宫患者出现胎盘植入及产后出血的可能性大，在发生致命的产后出血时，子宫切除术的发生率超过50%，然而子宫切除术本身也会增加出血的风险，且对患者的内分泌和生育功能产生不良影响，因而急需探索降低胎盘植入患者剖宫产出血风险的新方法。

随着介入技术的发展，血管内介入技术（vascular interventional technique, VIT）在产科的应用越来越广泛，因其可以直接栓塞出血血管，对抢救急性出血患者有直接作用。英国妇产及放射学会指南推荐所有产科应考虑将早期或预防性介入治疗作为预防和管理产后出血的重要工具，动脉球囊压迫及栓塞可以防止大出血，避免输血和子宫切除，可能会减少对重症监护的需求，降低产后出血发病率和死亡率[53]。ACOG在最新的产后出血指南中建议，在患者血流动力学稳定、有持续性缓慢出血、且在常规治疗无效时，应及时进行血管内介入治疗[7]。

VIT是建立在腹主动脉及盆腔动脉造影的基础上进行，包括了经导管动脉栓塞术（transcatheter arterial embolization, TAE）、腹主动脉球囊预置术（temporary abdominal aorta, TAAC）及髂内动脉球囊预置术（internal iliac artery occlusion, TIIAC）。TAE又可分为经皮髂内动脉栓塞术（internal iliac arterial embolization, IIAE）和子宫动脉栓塞术（uterine arterial embolization, UAE）及其他动脉栓塞术[54]。

目前针对胎盘植入性疾病，术前介入方式主要有：分娩前UAE、子宫动脉导管预置、TAAC以及TIIAC。其中分娩前UAE由于对胎儿娩出时限要求较高，胎儿存在缺血缺氧的风险，因此多在胎儿畸形、死胎或者无生机儿等不考虑胎儿存活的情况下使用。子宫动脉导管预置需在具有影像监视设备的手术室进行，栓塞范围局限于子宫动脉，无法兼顾其他血管来源所致的产后出血。在TAAC以及TIIAC的选择上，近来更倾向于使用TAAC。TAAC是由介入医师行右股动脉穿刺，将球囊导管插入肾动脉开口下的腹主动脉下段，在胎儿分娩后，脐带被夹闭，当产科医师手动取出胎盘并缝合子宫切口时，气囊立即充气，暂时阻断子宫供血，以尽量减少出血。在TAAC的辅助下，胎盘植入患者剖宫产术中失血量、输血量、子宫切除率、手术时间、术后住院时间、ICU住院率均有所降低[55, 56]。此外，TAAC更易定位和操作，使母胎射线暴露的时间减少。但值得注意的是，TAAC并发症的发生率相对较高，有文献报道其并发症发生率可达4.4%，主要为动脉血栓形成和股神经缺血性损伤，研究认为阻断45～60分钟是安全的，如手术时间长，可间隔30～60分钟恢复血流10～15分钟[57]。TIIAC需双侧股动脉置管，球囊置于髂内动脉前段，射线暴露时间和对比剂用量高于TAAC。由于这两项技术开展的时间不长、目前缺乏循证医学证据的支持，辐射对胎儿的长期影响尚未确定，仍需要进一步的大型、多中心、长期随访的随机对照试验来进一步评估。

十一、总结与展望

PPH尚无统一定义，当设定PPH定义时，应该考虑目标是什么，如果其目的是触发干预，那么应将EBL设定较低阈值；如果是想研究PPH与不良结局的相关性，则需要更高的EBL阈值，目前还没有关于不同程度失血量与产妇不良结局关系的研究。药学、产科学和麻醉学之间的协作可能有助于输血和血液管理指南在产科的标准化，鼓励各产科实施标准化的治疗策略管理PPH，通过现场模拟的多学科团队演练，不断改进，以提高围产期安全性。在临床处理中，围产期失血量的估计有时仍不够准确，而对失血量的估计是临床医师在制定输血策略时固有的组成部分和重要的参考依据，因此，如何精确估算失血量依然是我们面临的挑战。现代输血管理的方法包括MTP、基于床旁检测的目标导向液体治疗和低纤维蛋白原血症的早期治疗，然而支持这些方法用于产科的证据有限，为提高产科患者血液管理指南的质量，急需对重度PPH产妇进行前瞻性临床研究和成本效益研究。

我们应当谨记，绝大部分产后出血导致的严重并发症甚至死亡都是可以而且应该避免的，重要的是早期识别、早期处理、科学管理和多学科合作。图21-2总结了产后出血的预防和处理流程，但是不同的国家、地区以及医疗单位都应该根据自己的实际情况，制定合适、可行而规范的产后出血处理流程，使患者得到及时合理的救治。

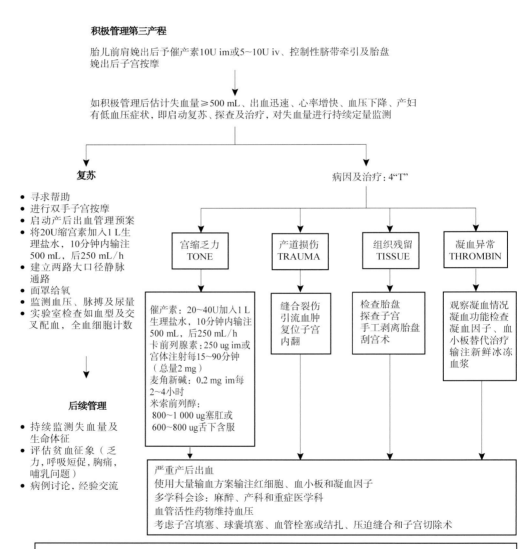

图21-2 产后出血的预防和治疗

注：诊断和治疗产后出血的许多步骤必须同时进行。根据实际原因，复苏的步骤可能不同。引自Evensen, A, J.M. Anderson, and P. Fontaine, Postpartum Hemorrhage: Prevention and Treatment. Am Fam Physician, 2017, 95(7): 442–449.

（周瑶，宋玉洁）

参·考·文·献

[1] Berg CJ, Harper MA, Atkinson SM, et al. Preventability of pregnancy-related deaths: results of a state-wide review[J]. Obstet Gynecol, 2005, 106(6): 1228−1234.

[2] Say L, Chou D, Gemmill A, et al. Global causes of maternal death: a WHO systematic analysis[J]. Lancet Glob Health, 2014, 2(6): 323−333.

[3] Nathan LM. An overview of obstetric hemorrhage[J]. Semin Perinatol, 2019, 43(1): 2−4.

[4] Reale SC, Easter SR, Xu X, et al. Trends in Postpartum Hemorrhage in the United States From 2010 to 2014[J]. Anesth Analg, 2020, 130(5): e119−e122.

[5] World Health Organization. Department of Reproductive Health and Research. WHO Recommendations for the Prevention and Treatment of Postpartum Haemorrhage[J]. Geneva Switzerland Who, 2012, 22(6): 1025−1041.

[6] Wilson SH, Wolf BJ, Bingham KN, et al. Labor Analgesia Onset With Dural Puncture Epidural Versus Traditional Epidural Using a 26−Gauge Whitacre Needle and 0.125% Bupivacaine Bolus: A Randomized Clinical Trial[J]. Anesth Analg, 2018, 126(2): 545−551.

[7] Grisaru-Granovsky S, Bas-Lando M, Drukker L, et al. Epidural analgesia at trial of labor after cesarean (TOLAC): a significant adjunct to successful vaginal birth after cesarean (VBAC)[J]. J Perinat Med, 2018, 46(3): 261−269.

[8] Leduc D, Senikas V, Lalonde AB. Active management of the third stage of labour: prevention and treatment of postpartum hemorrhage[J]. J Obstet Gynaecol Can, 2009, 31(10): 980−993.

[9] Schlembach D, Mortl MG, Girard T, et al. [Management of postpartum hemorrhage (PPH): algorithm of the interdisciplinary D−A−CH consensus group PPH (Germany− Austria− Switzerland)] [J]. Anaesthesist, 2014, 63(3): 234−242.

[10] Royal Australian and New Zealand College of Obstetricians and Gynaecologists, Management of Postpartum Hemorrhage, March 2011. Available at: http://www. ranzcog.edu.au/college-statements-guidelines.html. Accessed April 15, 2016.

[11] 中华医学会妇产科学分会产科学组．产后出血预防与处理指南（2014）[J]．中华妇产科杂志，2014，49（9）：641-646.

[12] 刘兴会，杨慧霞．产后出血预防和处理措施评价[J]．中华围产医学杂志，2013，16（8）：449-451.

[13] Evensen A, Anderson JM, Fontaine P. Postpartum Hemorrhage: Prevention and Treatment[J]. Am Fam Physician, 2017, 95(7): 442−449.

[14] Pacagnella RC, Souza JP, Durocher J, et al. A systematic review of the relationship between blood loss and clinical signs[J]. PLoS One, 2013, 8(3): e57594.

[15] Le Bas A, Chandraharan E, Addei A, et al. Use of the "obstetric shock index" as an adjunct in identifying significant blood loss in patients with massive postpartum hemorrhage[J]. Int J Gynaecol Obstet, 2014, 124(3): 253−255.

[16] Nathan HL, El Ayadi A, Hezelgrave NL, et al. Shock index: an effective predictor of outcome in postpartum haemorrhage?[J]. Bjog, 2015, 122(2): 268−275.

[17] Borovac-Pinheiro A, Pacagnella RC, Puzzi-Fernandes C, et al. Case-control study of shock index among women who did and did not receive blood transfusions due to postpartum hemorrhage[J]. Int J Gynaecol Obstet, 2018, 140(1): 93−97.

[18] Taylor D, Fleischer A, Meirowitz N, et al. Shock index and vital-sign reference ranges during the immediate postpartum period[J]. Int J Gynaecol Obstet, 2017, 137(2): 192−195.

[19] El Ayadi AM, Nathan HL, Seed PT, et al. Vital Sign Prediction of Adverse Maternal Outcomes in Women with Hypovolemic Shock: The Role of Shock Index[J]. PLoS One, 2016, 11(2): e0148729.

[20] Sohn CH, Kim YJ, Seo DW, et al. Blood lactate concentration and shock index associated with massive transfusion in emergency department patients with primary postpartum haemorrhage[J]. Br J Anaesth, 2018, 121(2): 378−383.

[21] Hayakawa M, Gando S, Ono Y, et al. Fibrinogen level deteriorates before other routine coagulation parameters and massive transfusion in the early phase of severe trauma: a retrospective observational study[J]. Semin Thromb Hemost, 2015, 41(1): 35−42.

[22] Charbit B, Mandelbrot L, Samain E, et al. The decrease of fibrinogen is an early predictor of the severity of postpartum hemorrhage[J]. J Thromb Haemost, 2007, 5(2): 266−273.

[23] Gayat E, Resche-Rigon M, Morel O, et al. Predictive factors of advanced interventional procedures in a multicentre severe postpartum haemorrhage study[J]. Intensive Care Med, 2011, 37(11): 1816−1825.

[24] Era S, Matsunaga S, Matsumura H, et al. Usefulness of shock indicators for determining the need for blood transfusion after massive obstetric hemorrhage[J]. J Obstet Gynaecol Res, 2015, 41(1): 39−43.

[25] Carson JL, Stanworth SJ, Roubinian N, et al. Transfusion thresholds and other strategies for guiding allogeneic red blood cell transfusion[J]. Cochrane Database Syst Rev, 2016, 10: Cd002042.

[26] Shaylor R, Weiniger CF, Austin N, et al. National and International Guidelines for Patient Blood Management in Obstetrics: A Qualitative Review[J]. Anesth Analg, 2017, 124(1): 216−232.

[27] Onwuemene O, Green D, Keith L. Postpartum hemorrhage management in 2012: predicting the future[J]. Int J Gynaecol Obstet, 2012, 119(1): 3−5.

[28] 文贤慧，刘凤霞，张军华. 大量输血时血浆与红细胞的比例探讨 [J]. 中国实验血液学杂志，2014，22（3）：825−828.

[29] Karlsson O, Jeppsson A, Hellgren M. Major obstetric haemorrhage: monitoring with thromboelastography, laboratory analyses or both?[J]. Int J Obstet Anesth, 2014, 23(1): 10−17.

[30] Afshari A, Wikkelso A, Brok J, et al. Thrombelastography (TEG) or thromboelastometry (ROTEM) to monitor haemotherapy versus usual care in patients with massive transfusion[J]. Cochrane Database Syst Rev, 2011, (3): Cd007871.

[31] Snegovskikh D, Souza D, Walton Z, et al. Point-of-care viscoelastic testing improves the outcome of pregnancies complicated by severe postpartum hemorrhage[J]. J Clin Anesth, 2018, 44: 50−56.

[32] Rigouzzo A, Louvet N, Favier R, et al. Assessment of Coagulation by Thromboelastography During Ongoing Postpartum Hemorrhage: A Retrospective Cohort Analysis[J]. Anesth Analg, 2019, 130(2): 1.

[33] Toy P, Popovsky MA, Abraham E, et al. Transfusion-related acute lung injury: definition and review[J]. Crit Care Med, 2005, 33(4): 721−726.

[34] Shaz BH. Giving TRALI the one-two punch[J]. Blood, 2012, 119(7): 1620−1621.

[35] Clifford L, Jia Q, Yadav H, et al. Characterizing the Epidemiology of Perioperative Transfusion-Associated Circulatory Overload[J]. Anesthesiology, 59(4): 201−202.

[36] Clifford L, Jia Q, Subramanian A, et al. Risk Factors and Clinical Outcomes Associated with Perioperative Transfusion-associated Circulatory Overload[J]. Anesthesiology, 2017, 126(3): 409−418.

[37] Canver MC, Lessard S, Pinello L, et al. Variant-aware saturating mutagenesis using multiple Cas9 nucleases identifies regulatory elements at trait-associated loci[J]. Nat Genet, 2017, 49(4): 625−634.

[38] 氨甲环酸减少择期重复剖宫产出血的临床研究 [J]. 中国临床药理学杂志，2018，34（18）：17−20.

[39] 预防性应用氨甲环酸减少瘢痕子宫剖宫产出血的临床观察 [J]. 现代妇产科进展，2018，27（09）：44−47.

[40] Ducloy-Bouthors AS, Duhamel A, Kipnis E, et al. Postpartum haemorrhage related early increase in D-dimers is inhibited by tranexamic acid: haemostasis parameters of a randomized controlled open labelled trial[J]. Br J Anaesth, 2016, 116(5): 641−648.

[41] Hedner U. Recombinant activated factor VII: 30 years of research and innovation[J]. Blood Reviews, 2015, 29: 4−8.

[42] Bouma LS, Bolte AC, van Geijn HP. Use of recombinant activated factor VII in massive postpartum haemorrhage[J]. Eur J Obstet Gynecol Reprod Biol, 2008, 137(2): 172−177.

[43] Lavigne-Lissalde G, Aya AG, Mercier FJ, et al. Recombinant human FVIIa for reducing the need for invasive second-line therapies in severe refractory postpartum hemorrhage: a multicenter, randomized, open controlled trial[J]. J Thromb Haemost, 2015, 13(4): 520−529.

[44] Schjoldager B, Mikkelsen E, Lykke MR, et al. Topical application of recombinant activated factor VII during cesarean delivery for placenta previa[J]. Am J Obstet Gynecol, 2017, 216(6): 601−608.

[45] Levi M, Levy JH, Andersen HF, et al. Safety of recombinant activated factor VII in randomized clinical trials[J]. N Engl J Med, 2010, 363(19): 1791−1800.

[46] Goucher H, Wong CA, Patel SK, et al. Cell Salvage in Obstetrics[J]. Anesth Analg, 2015, 121(2): 465−468.

[47] 严海雅，吴云，叶松，等. 剖宫产术中回收式自体输血的回顾性分析 [J]. 中华麻醉学杂志，2016，36（11）：1297−1301.

[48] 罗莉孙，孙秋蕾，吴晓华，等. 术中自体血液回输在剖宫产术中出血的应用初探 [J]. 国际妇产科学杂志，2018，45（02）：40−43.

[49] Sullivan IJ, Ralph CJ. Obstetric intra-operative cell salvage and maternal fetal red cell contamination[J]. Transfus Med, 2018, 28(4): 298−303.

[50] Teare KM, Sullivan IJ, Ralph CJ. Is cell salvaged vaginal blood loss suitable for re-infusion?[J]. Int J Obstet Anesth, 2015, 24(2): 103−110.

[51] Lim G, Kotsis E, Zorn JM, et al. Cell salvage for postpartum haemorrhage during vaginal delivery: a case series[J]. Blood

Transfus, 2018, 16(6): 498−501.

[52] Jauniaux E, Ayres-de-Campos D. FIGO consensus guidelines on placenta accreta spectrum disorders: Introduction[J]. Int J Gynaecol Obstet, 2018, 140(3): 261−264.

[53] The role of emergency and elective interventional radiology in postpartum haemorrhage. Royal College of Obstetricians and Gynaecologists, 2007. Available at: http://europepmc.org/guidelines/HIR/266295.

[54] 鲁景元，李兵，陈春林. 血管内介入技术在产后出血防治中的应用专家共识（2019）[J]. 中国实用妇科与产科杂志，2019，35（12）：41−47.

[55] He Q, Li Y-l, Zhu M-j, et al. Prophylactic abdominal aortic balloon occlusion in patients with pernicious placenta previa during cesarean section: a systematic review and meta-analysis from randomized controlled trials[J]. Archives of Gynecology and Obstetrics, 2019, 300(5): 1131−1145.

[56] Shahin Y, Pang CL. Endovascular interventional modalities for haemorrhage control in abnormal placental implantation deliveries: a systematic review and meta-analysis[J]. Eur Radiol, 2018, 28(7): 2713−2726.

[57] Wei X, Zhang J, Chu Q, et al. Prophylactic abdominal aorta balloon occlusion during caesarean section: a retrospective case series[J]. Int J Obstet Anesth, 2016, 27: 3−8.

第二十二章

羊 水 栓 塞

羊水栓塞（amniotic fluid embolism, AFE）是妊娠特有的、危及生命的综合征，最早由 Meyer 在1926年报道，随后在1941年由 Steiner 和 Luschbaug 定义为一种以肺水肿为特征的急性休克综合征。现在观点认为，AFE 更类似于"妊娠过敏反应综合征"[1]，是由于羊水进入母体后释放各种内源性物质，导致母体发生强烈的体液或免疫反应，从而引发一系列的病理生理改变。虽然 AFE 发生率极低，但是病死率极高[2]。至今为止，AFE 仍缺乏特异性的诊断，只能依赖排除法，孕产妇在分娩前、分娩中或分娩后出现的急性循环衰竭、严重低氧血症、弥散性血管内凝血和精神障碍的组合表现后，在快速排除肺栓塞、空气栓塞、低血容量休克、子痫、麻醉并发症等情况后，应高度考虑 AFE 并实施救治。近年来产科医师、麻醉医师及实验室研究人员都一直试图寻找能够早期发现母体循环中羊水的诊断指标，包括蛋白质组学、脂质组学、基因组学等，以期早期诊断 AFE。在治疗方面，随着经胸、经食道超声，体外膜氧合（extracorporeal membrane oxygenation, ECOM）等技术的普及，这些技术也越来越多地应用于 AFE 的早期救治。本章将从以上各个方面展开叙述。

一、流行病学

羊水栓塞（AFE）是产科最凶险的急症之一，虽然其发生概率极低，但病死率极高。有人称发生羊水栓塞犹如遭遇了"恶魔抽签"，足见其凶险性。AFE 临床表现多样、缺乏统一诊断标准，因此全球

范围内 AFE 的发生率和死亡率报道不一，各个国家、地区间存在较大差异。最新资料显示加拿大 AFE 发病率约2.5/10万[3]，美国5.1/10万[4]，英国1.7/10万[5]，法国0.95/10万[6]，日本约4/10万[7]。据报道我国在1996～2013年 AFE 的发病率约（1.9～4.4）/10万[8]。

近年来随着救治水平、生命支持技术的发展，病例纳入标准的变化，AFE 的死亡率在全球范围内总体呈下降趋势。早期 AFE 死亡率可高达61%～86%[9]。近期美国相关数据为13.2%[4]，日本为12%[7]，在我国 AFE 的死亡率6.8%～12.5%[8]。但 AFE 占死亡孕产妇的比例仍然很高，仍是孕产妇最凶险的并发症之一。

二、发病机制及病理生理改变

（一）AFE 的发病机制

过去认为 AFE 是由于母体循环与羊水之间的屏障被破坏，羊水组织在一定的压力梯度下进入母体循环，导致肺血管机械性阻塞，从而引发一系列严重的临床并发症。但是越来越多的研究否定了这种理论，放射学研究并未在 AFE 产妇中发现羊膜碎片阻塞肺血管，AFE 病例的尸体检查并非每次都能发现胎儿鳞状上皮，AFE 的动物模型亦未发现羊膜碎片阻塞肺血管，许多未发生 AFE 的产妇在其血液循环中也能找到羊水成分或胎儿组织[10-13]。近期，一项研究[14]首次对羊水鳞状上皮细胞浓度进行系统分析，选取了30名人工破膜或剖宫产时胎膜完整的产妇，留取羊水并请病理学家使用光学显微镜观察羊水中鳞状上皮细胞的个数。结果发现羊水中鳞状

上皮细胞的个数约为695±600个/mL，已知成人肺血管结构有4.8亿个肺泡单位，由2 800亿个肺毛细血管段供应，每个毛细血管段平均直径6.3 mm。假设每一个鳞状上皮细胞阻塞一个肺毛细血管，即便产妇所有的羊水（默认1 000 mL）都进入母体肺血管，并且使用该研究中每毫升羊水鳞状上皮的最大值，也仅只能堵塞1/100万个肺毛细血管，仅可能对小于0.1%的肺泡单位产生潜在影响。这项研究进一步否定了肺血管机械性阻塞的假说。

有学者提出AFE更类似于"妊娠过敏反应综合征"[1]，是由于在妊娠过程中母胎屏障被破坏，羊水进入母体后释放各种内源性物质，如组胺、缓激肽、内皮素、白三烯和花生四烯酸代谢产物，导致母体发生强烈的体液或免疫反应，从而引发一系列的病理生理改变。约41%的AFE产妇有明确的药物过敏史或遗传性过敏症[11]。免疫系统的激活和严重的炎症反应可能是AFE发病机制中一个重要的环节。关于AFE的发病机制仍没有明确结论，目前公认的观点倾向于认为母胎屏障（如子宫创面、胎盘附着部等）遭到破坏且羊膜腔与母体循环间存在压力梯度，使羊水及胎儿组织进入母体循环，并导致易感母体发生强烈的免疫级联反应，引发类似全身炎症反应综合征的症状[15, 16]。

（二）AFE的病理生理改变（图22-1）

需注意，到目前为止AFE的发病机制尚未完全阐明，以往教科书将AFE的病理生理改变分为三个阶段，第一阶段为呼吸循环衰竭和肺动脉高压；第二阶段为凝血功能异常，第三阶段为急性肾功能衰竭。但现在国内外指南[15, 17]都不再将AFE的病理生理划分为这三阶段。AFE的病理生理改变并非完全按照上述阶段逐项出现。AFE可能是羊水进入母体循环，使易感母体发生免疫、炎症级联反应，从而引发一系列的病理生理改变。在这个过程中，补体系统的激活可能起到了十分重要的作用[18]。

由于母胎屏障受到破坏，含有胎儿成分的羊水通过这些通道进入母体循环，引起母体血浆内皮素等免疫递质的水平升高，造成肺血管和冠状动脉收缩，肺血管阻力增加而导致右心衰竭发生[19]，严重者可进一步发生左心衰竭，最终导致循环功能衰竭乃至心搏骤停。通常左心衰竭是继发于心肌缺血及炎性介质对心脏的抑制[2, 20]。严重的肺血管收缩

造成的通气血流比例失调是造成呼吸衰竭的主要原因，故强烈的肺血管收缩、肺血管阻力增加、右心衰竭被认为是AFE产妇早期发生循环、呼吸衰竭的主要机制。

凝血功能异常是羊水栓塞的典型症状之一，但羊水栓塞产妇出现凝血功能异常的机制仍不明了。基础研究发现，羊水可以诱导中性粒细胞的激活，使血小板–中性粒细胞聚集[21]。羊水会缩短凝血时间，激活凝血因子X，羊水还是外源性组织因子的来源，进入母体后可引起凝血系统瀑布样反应[22]。动物实验还发现，羊水能引起血小板短暂性减少[23]。应用血栓弹力图（thromboelastography, TEG）分析含有羊水的产妇血液，发现羊水会促使血液高凝并增强血小板活性，但并未发现纤溶增强，提示羊水栓塞导致的出血可能与凝血因子大量消耗有关[24]。但最近的一则病例报道中，作者使用旋转式血栓弹力测定仪（rotation thromboelastometry, ROTEM）分析一例可疑AFE的产妇，发现其血液呈示高纤溶和低纤维蛋白原表现[25]。

三、高危因素

AFE目前仍没有十分明确的高危因素。有些研究发现，AFE的发生可能与一些胎儿因素、母体因素和妊娠期并发症有关[5, 26-30]（表22-1）。母体因素包括孕妇年龄＜20岁或＞35岁、多次妊娠、糖尿病、特殊人种；胎儿因素包括男胎、死胎、胎儿宫内窘迫、羊水过多和巨大儿；产科因素包括前置胎盘、胎盘早剥、近期行羊膜穿刺术、引产、胎膜早破、绒毛膜羊膜炎、剖宫产、子宫破裂、宫颈裂伤等。虽然这些研究发现了如此多与AFE有关的高危因素，但是这些危险因素与AFE的发生并没有直接关联。有某一项或几项高危因素并不与AFE发生有必然关系[31]，并且不同于其他疾病，这些可能的高危因素多数无法避免和干预，过度的诊断及治疗反而会增加医疗费用。因此目前对AFE仍无有效的预测指标和预防措施，但这些高危因素可以在临床诊断中提供帮助。

四、临床表现

AFE发病突然，病情凶险，70%发生在产程

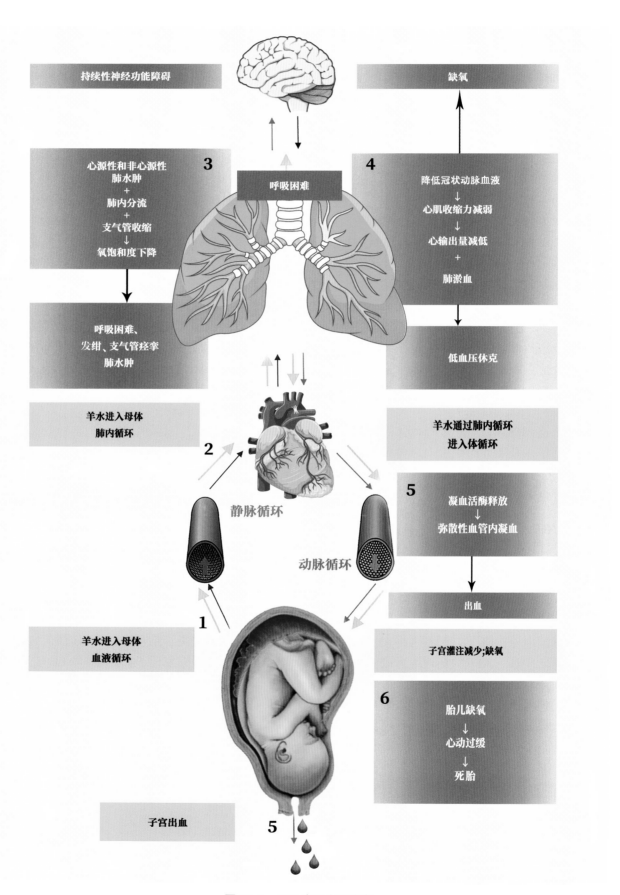

图22-1　AFE病理生理改变

表22-1 AFE高危因素

母体因素	胎儿因素	产科因素
高龄产妇＞35岁	男胎	绒毛膜羊膜炎
产妇年龄＜20岁	死胎	胎膜早破
多次妊娠	巨大儿	宫颈裂伤
糖尿病	羊水过多	子宫破裂
黑色人种	胎儿宫内窘迫	引产
其他少数人种		前置胎盘
		胎盘植入
		胎盘早剥
		子痫前期
		子痫
		器械助产
		剖宫产
		近期行羊膜穿刺术

注：引自 Sultan P, Seligman K, Carvalho B: Amniotic fluid embolism: update and review[J]. Curr Opin Anaesthesiol, 2016, 29(3): 288-296.

中，也可以发生在阴道分娩和剖宫产后。AFE通常在分娩时或分娩后即刻发生，绝大部分患者发生于胎儿娩出前2小时及胎盘娩出后半小时内[2, 15]。也有个别报道在妊娠中期引产、羊水穿刺、外伤时发生AFE[17, 32]。AFE最典型的症状为低氧血症、低血压和凝血功能障碍。但并非每个患者都有典型的三联征。AFE会累及全身各系统，因各个系统受损害

程度不同，AFE有不同的临床表现（表22-2）。其他常见表现还包括胎儿宫内窘迫（如果在分娩前发生）、急性肺水肿或急性呼吸窘迫综合征（acute respiratory distress syndrome, ARDS）、心搏骤停、发绀、呼吸困难、惊厥、子宫收缩乏力、支气管痉挛、一过性高血压、咳嗽、头痛、胸痛等。AFE领域专家Clark[1]曾对AFE病例进行回顾分析，并总结了各临床症状和体征的发生概率（表22-3）。

1. 前驱症状 30%～40%的AFE孕产妇会出现一些非特异性的前驱症状，如突发寒战、咳嗽、气急、烦躁不安、抽搐、精神状态的改变及有濒死感等[33]。在分娩过程中，这些非典型症状可能会被认为是产妇紧张或使用缩宫素后的不适，在临床过程中必须加以重视。

2. 呼吸循环功能衰竭 AFE出现呼吸循环系统异常表现的本质是肺血管痉挛和阻塞导致的肺动脉高压，从而引起通气血流比例失调，可表现为突然出现的呼吸困难、氧饱和度下降、口唇发绀，全麻气管插管患者可突然出现呼气末二氧化碳分压测不出。肺动脉高压还会引起右心衰，并进一步引起左心功能异常。羊水成分中的炎性因子还可能导致冠状动脉痉挛、心肌损伤。循环系统可表现为心动过速、低血压甚至心室颤动、无脉性电活动、心搏骤停。凝血功能异常会造成产妇大量出血，进一步导致循环容量不足、缺氧，形成恶性循环。AFE发病早期阶段突然呼吸、心搏骤停，是AFE产妇死亡的主要原因之一。

3. 凝血功能障碍 绝大多数AFE患者有凝

表22-2 AFE的临床表现及体征

心血管系统	呼吸系统	血液系统	神经系统	产科系统
低血压	呼吸骤停	凝血功能障碍	精神状态改变	胎儿窘迫
心源性休克	低氧血症	DIC	癫痫	宫缩乏力
右心衰	呼吸急促或呼吸困难	出血		
左心衰	肺水肿或ARDS			
心律失常	通气血流比例失调			
心动过速				
心搏骤停				

注：引自 Sultan P, Seligman K, Carvalho B: Amniotic fluid embolism: update and review[J]. Curr Opin Anaesthesiol, 2016, 29(3): 288-296.

表22-3 AFE各临床症状和体征的发生概率

临床症状和体征	发生概率 %
低血压	100
胎儿窘迫	100
急性肺水肿或ARDS	93
呼吸、心搏骤停	87
发绀	83
凝血功能障碍	83
呼吸困难	49
抽搐	48
宫缩乏力	23
支气管痉挛	15
一过性高血压	11
咳嗽	7
头痛	7
胸痛	2

注：引自Clark SL, Hankins GD, Dudley DA, Didly GA, Porter TF. Amniotic fluid embolism: analysis of the national registry[J]. Am J Obstet Gynecol, 1995, 172: 1158-1167.

血功能异常表现，甚至发展成弥散性血管内凝血（disseminated or diffuse intravascular coagulation, DIC）。分娩期间没有原因的突发凝血功能异常需警惕AFE的发生，有研究报道了两例仅以凝血功能障碍为表现，而无呼吸循环系统累及的AFE病例[34]。凝血功能异常可导致伤口、穿刺点、阴道等广泛出血和渗血。凝血功能异常导致的严重产后出血是AFE患者死亡的另一个重要原因。

4. 其他表现 有时AFE临床表现并不典型，因累及系统不同，其临床表现复杂又多变。除了低氧血症、低血压和凝血功能障碍等典型症状，肾脏和中枢神经系统往往最容易受累。曾有报道抢救成功的AFE患者中，有61%的产妇和50%的婴儿存在神经系统后遗症[1]。肾脏对血容量十分敏感，循环衰竭及凝血功能异常导致的大量失血使循环容量严重不足，会引起肾前性肾功能异常，而肾血管的微小血栓可进一步加重肾功能不全。

五、诊断

虽然距离首次AFE的报道已经经过了很长一段时间，但是AFE目前仍缺乏特异性的诊断，也尚无国际统一的诊断标准。其主要的诊断方法是根据临床表现，但又由于AFE临床表现并不典型，因此主要依靠排除法进行诊断。

中华医学会2018版羊水栓塞临床诊断与处理专家共识[17]建议，AFE的诊断标准有5点，需全部符合方可诊断为AFE：① 急性发生的低血压或心搏骤停；② 急性低氧血症，如呼吸困难、发绀或呼吸停止；③ 凝血功能障碍，有血管内凝血因子消耗、纤溶亢进的实验室证据，或临床上表现为严重的出血，但无其他可以解释的原因；④ 上述症状发生在分娩、剖宫产术、刮宫术或是产后短时间内（多数发生在胎盘娩出后30分钟内）；⑤ 对于上述出现的症状和体征不能用其他疾病来解释。

2016年AFE研究方面的专家Clark[35]总结了AFE的诊断标准：① 突发心搏呼吸骤停，或同时出现低血压（收缩压＜90 mmHg）和呼吸异常（呼吸困难、发绀或氧饱和度＜90%）；② 上述初始症状或体征后发生明确的DIC，且凝血功能异常必须发生在大出血之前（出血量足以导致稀释性或休克相关的消耗性凝血功能障碍）；③ 临床症状或体征始发在分娩期间或胎盘娩出后30分钟之内；④ 分娩期间没有发热（体温≥38℃），符合以上所有4点诊断标准，可以考虑诊断为AFE。

RCOG 2016年的诊断标准[36]：排除其他可能诊断后，突然发生的低血压、心搏骤停、低氧血症、凝血功能异常或病理诊断找到胎儿鳞状上皮细胞或胎毛。日本AFE的诊断标准[7]：① 症状在怀孕期间或产后12小时内发生；② 至少因为以下原因中的一点进行了医疗干预，a. 心搏骤停；b. 没有其他原因解释的严重产后出血（＞1 500 mL）；c. DIC；d. 呼吸衰竭；③ 排除其他可能诊断或异常情况如胎盘异常、创伤、重度子痫前期、子痫等。

AFE是一项排他性的临床诊断，其诊断主要根据临床表现。母体循环中找到胎儿成分并不是诊断的必备条件。对于产妇在产前、分娩中和产后突然出现典型的低氧血症、低血压、低凝血功能，以及一些不典型症状如寒战、咳嗽、烦躁、气促、呼吸困难、发绀、惊厥、心搏骤停、休克，不明原因的出血、渗血、突发的胎儿宫内窘迫时，均应考虑AFE。但需要与空气栓塞、过敏性反应、麻醉并发症、产后出血、恶性高热、败血症、血栓栓塞、宫缩乏力、子宫破裂和子痫等疾病进行鉴别诊断。

虽然目前国际上尚无统一的诊断标准，但是最近的一项研究结果支持使用客观诊断标准来诊断AFE[37]。该研究将美国贝勒医学院2013～2017年期间的AFE可疑病例进行分析。首先让妇产科专家进行诊断分为确诊AFE、确诊其他疾病及尚不明确诊断这三类，再请没有进行过妇产科培训的医师使用Clark[35]的4点诊断标准对这些病例进行诊断，按上述提到的三类分类。使用该诊断标准对AFE的敏感性为79.4%（67.9%～88.3%）；特异性100%（94.1%～100.0%）；阳性预测值高达100%；阴性预测值也有81.3%（73.7%～87.4%）。虽然使用这些客观诊断标准可能会漏掉一些不典型的AFE病例，但是在没有更好的诊断标准情况下，推荐使用一些客观的诊断标准对AFE进行诊断。

六、鉴别诊断

AFE是一项排他性的诊断，对于在产前、分娩中或产后出现的急性循环衰竭、严重低氧血症、DIC和精神障碍的组合表现后，需要迅速与肺栓塞、空气栓塞、低血容量性休克、子痫、局麻药中毒等疾病进行鉴别。鉴别诊断主要依靠临床表现进行鉴别（表22-4）。

特别注意AFE与严重产后出血导致的凝血功能异常的鉴别。AFE的凝血功能异常是突然发生的，或出现与出血量严重不符的血压下降或低氧血症。有时，软产道损伤或宫腔内出血积聚在子宫内，可能导致对出血量估计严重不足，进而误诊为AFE。但这些病例在凝血功能异常前先发生了产科出血，凝血功能的异常是随着出血量增加慢慢变化的，而AFE的凝血功能异常往往突然发生且更难被纠正。

七、AFE与生物标记物

AFE虽然发病率低，但是死亡率很高。由于其至今仍缺乏明确诊断，近年来产科医师、麻醉医师及实验室研究人员都一直试图寻找能够早期发现母体循环羊水的生物学诊断指标，包括蛋白质组学、脂质组学、基因组学等，以期早期诊断AFE，从而在分娩早期或产妇对羊水发生剧烈免疫反应前进行干预处理，减少产妇死亡，改善预后。

1. 肥大细胞及血清类胰蛋白酶 在经典的过敏反应中会发生肥大细胞脱颗粒，释放类胰蛋白酶、组胺、缓激肽、内皮素、白三烯和花生四烯酸代谢物。血清类胰蛋白酶是一种在诊断过敏中十分重要的蛋白质，是肥大细胞脱颗粒的产物。研究发现，AFE产妇血清类胰蛋白酶水平是正常产妇的7～10倍[38, 39]。有一例发生面部红斑、抽搐、严重缺氧、心搏骤停的产妇在胎儿娩出后死亡的病例报道，尸检在肺、子宫血管及脑组织中都发现了胎儿鳞状上

表22-4 AFE的主要鉴别诊断

项 目	羊水栓塞	产科出血	感染性休克	麻醉意外	肺栓塞	严重过敏反应
低血压	+++	+++	+++	+++	++	+++
低氧血症	+++	+/-	+	+++	+++	+++
凝血功能障碍	+++	+	+	否	否	否
突然发生	是	否	否	是	是	是
发生之前是否有发热	否	否	是	否	否	否
可以确认的相关事件	无	产科出血	绒毛膜羊膜炎	麻醉药物使用	无	药物使用

注：引自Clark. Case definition of amniotic fluid embolism to improve quality of clinical and translational research[J]. Am J Obstet Gynecol, 2016.

皮细胞，该病例外周血中类胰蛋白酶升高至4.7 ng/mL（正常值＜1 ng/mL）[40]。还有研究发现最终确诊为AFE的患者，在死后17小时血清类胰蛋白酶含量是正常值的6倍，而成功存活的患者血清类胰蛋白酶水平均在正常范围内[41]。国内有学者在家兔AFE动物模型中发现肺组织肥大细胞含量较对照组显著增加[42]。这些研究结果均支持AFE涉及过敏反应，但是在其他物质引起的过敏反应中肥大细胞和类胰蛋白酶也会升高，因此其用于诊断AFE特异性可能不足。

2. 补体激活标志物 羊水进入母体循环后会刺激肥大细胞脱颗粒，进而激活补体系统。有研究发现AFE产妇C3、C4水平低于正常产妇[43]。基础研究分析对比了AFE患者和正常产妇血清中补体的变化，发现87.5%的AFE患者血清补体C3水平和所有患者血清补体C4水平都显著降低[44]。有病例报告分析了8例因AFE死亡的病例，发现所有AFE产妇较创伤产妇补体C3a的水平显著降低[43]。这些研究结果支持AFE的病理生理改变涉及补体激活理论。但随着胎儿的娩出，补体水平本来就会下降[45]，且补体系统在非AFE的危重孕产妇中的变化尚未明确，因此补体系统激活用于诊断AFE的价值仍需进一步探索。

3. 锌-粪卟啉（ZnCP-1） 锌-粪卟啉（zinc-coproporphyrin 1, ZnCP-1）由胎粪及胎尿组成，是一种存在于羊水中的胎儿抗原，在AFE病人中ZnCP-1水平显著升高，据报道AFE产妇ZnCP-1水平高达97 nmol/L，而非AFE病人仅11 nmol/L，正常产妇仅12 nmol/L[46]。更有趣的是，在受到胎粪污染的羊水中ZnCP-1的平均浓度明显高于正常羊水中的ZnCP-1浓度[47]。使用HPLC荧光法测定孕产妇血清中ZnCP-1浓度是一种无创且敏感性高的方法[48]，值得深入研究。

4. 其他可能有潜在诊断价值的生物标记物 包括内皮素、白介素6、白介素8、胰岛素样生长因子结合蛋白-1、激活素A、Ⅰ型前胶原氨基端肽等[20]。

虽然目前上述提及的生物学标记物与AFE诊断的敏感性和特异性还需要大量的研究加以验证，但了解和熟悉这些生物学标记物，有助于临床医师或实验室研究人员寻找出可以早期识别、具有临床诊断价值的一种或几种生物学标记物。

八、治疗和处理

由于AFE的临床症状具有多样性和复杂性，因此目前AFE的治疗仍没有标准的方案。一旦疑似AFE，应立即针对当时情况进行急救，以对症处理、维持患者氧供、减轻右心负荷为主，针对其病理生理改变进行早期有效的处理。推荐产科、麻醉科、重症医学科、新生儿科、输血科等多学科合作，对于改善母婴预后至关重要。由于AFE产妇往往可能发生心搏骤停，对这类产妇立即进行高质量的心肺复苏是关键。近年来随着床旁心脏超声、ECMO等技术的普及，它们也越来越多地应用于AFE患者的早期处理。

（一）高质量心肺复苏

部分AFE患者首发症状为呼吸、心搏骤停，因此早期提供高质量心肺复苏（cardiopulmonary resuscitation, CPR）是关键。此时不急于明确诊断，一旦确认发生呼吸、心搏骤停，应立即启动胸外按压，并尽早启动加强生命支持（advanced cardiac life support, ACLS），积极联系进行多学科合作。孕产妇心肺复苏的胸外按压与控制呼吸的比例、按压幅度（按压深度应大于5 cm）都与普通人一致，根据美国心脏病学会推荐，将产妇置于左侧卧位实施按压，以避免子宫对主动脉及下腔静脉的压迫[49]。如果孕周≥23周，应准备手术助产的阴道分娩或剖宫产，以解除子宫对下腔静脉的压迫，提高复苏成功率[15,50]。循证医学研究显示，孕产妇发生呼吸、心搏骤停后5分钟内娩出新生儿，可以改善母体循环，增加复苏成功率，同时改善新生儿结局[49]。高质量CRP要点如下（表22-5）。孕产妇心搏骤停及濒死剖宫产处理详见孕产妇心搏骤停章节。

（二）加强监护

在进行CRP或ACLS的同时或对于没有发生心搏骤停的疑似患者，一旦考虑可疑AFE，应予孕产妇连续的血压、心电图、血氧饱和度和（或）呼气末二氧化碳监测，开放粗大的静脉，尽可能实施中心静脉穿刺以大量输血和检查中心静脉压，行有创动脉血压监测[20]。及时检查血常规、凝血功能、电解质、动脉血气等，也可以使用无创心输出

表22-5　高质量心肺复苏要点

快速胸外按压（100次/分钟）
实施有力的按压，按压深度至少达到2英寸（1英寸=2.54cm）
确保在按压间隔胸廓有充分的回弹
避免过长时间地确认脉搏（不超过5～10秒）
除颤后立即恢复胸外按压
为了避免疲劳，每2分钟更换按压人员
复苏期间子宫保持左侧位

注：该表参考美国母胎医学会2016版羊水栓塞指南。

量监测仪或放置肺动脉导管、经食管超声心动图（transesophageal echocardiography, TEE）或经胸超声心动图（transthoracic echocardiography, TTE）进行全面监护和确诊。近期一篇文献推荐的AFE处理原则建议早期行TTE检查，备选TEE检查，因为这时心脏超声是识别右心衰的一种简单可靠的方法[50]，且相较于TEE, TTE操作更便捷。图22-2A为正常经胸心尖四腔切面，在正常情况下，心尖四腔切面左心室应大于右心室。图22-2B为典型急性右心衰患者心尖四腔切面，可以看到异常的右心室扩张。推荐在恢复自主循环后即刻进行心脏超声检查，如果正在进行CPR时可采用剑突下切面进行TTE检查，或者在短暂暂停期间（＜10秒）行TTE

判断心脏是否有心脏搏动，但需要特别注意，不能为了进行TTE检查而中断胸外按压[50]。凝血功能异常是AFE典型特征之一，血液黏弹性测试仪（如TEG或ROTEM）可以快速提供凝血全貌，多篇文献报道推荐AFE患者使用床旁黏弹性血液测试仪，评估凝血功能并指导输血[51, 52]。

（三）呼吸支持

出现呼吸困难的AFE患者，应立刻保持气道通畅并供氧，包括面罩给氧或行气管插管术，目标是维持血氧饱和度＞90%。对于控制呼吸的患者，需要特别注意避免过度通气或二氧化碳蓄积，二氧化碳蓄积会加重肺血管收缩，使右心功能进一步恶化。

（四）循环支持

循环系统受累者，应当在监护下进行扩容、输血、输液以维持血压，联合使用血管活性药和正性肌力药以维持心输出量和稳定血压，避免输注过量液体。近期的指南及文献都推荐早期联合使用血管活性药和正性肌力药[15, 17, 50]（美国母胎医学会2016版羊水栓塞指南推荐等级1C，强烈建议，弱质量证据）。推荐的血管活性药和强心药包括多巴胺、多巴酚丁胺、去甲肾上腺素或快速洋地黄制剂，以保证重要脏器的灌注和氧供。目前认为使用升压药物

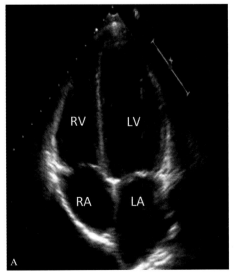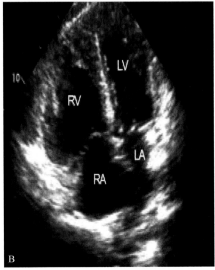

图22-2　正常与右心衰竭时的经胸心尖四腔切面图

注：A. 正常经胸心尖四腔切面。B. 典型急性右心衰患者心尖四腔切面。引自Pacheco LD, Clark SL, Klassen M, Hankins GDV: Amniotic fluid embolism: principles of early clinical management. Am J Obstet Gynecol, 2019.

维持血压优于使用大量液体输注，在早期处理时应避免液体过负荷[50]。AFE早期的主要病理生理改变为内皮素等物质释放，导致肺血管阻力增加，因此往往出现急性右心衰竭。常用于急性右心衰竭的药物有血管活性药如去甲肾上腺素静脉泵注。正性肌力药如多巴酚丁胺和磷酸二酯酶抑制剂米力农，既可以强心也可以扩张肺动脉。再次强调避免液体过负荷，这会进一步导致右心功能恶化。其他可选用的肺血管扩张药物包括西地那非、吸入一氧化氮[53]、吸入或静脉注射前列环素[54]，常用于缓解右心功能不全的药物及其使用剂量和常见不良反应见表22-6。中华医学会妇产科学分会产科学组2018版的专家共识还提到，可以使用其他缓解肺动脉高压的药物包括罂粟碱，其可松弛平滑肌，扩张冠状动脉、肺小动脉；阿托品能阻断迷走神经反射所致的肺血管和支气管痉挛；也可给予酚妥拉明。但这些药物在国际羊水栓塞指南和近期的文献中没有提及。在抢救过程中，有条件时应及时使用心脏超声评估心脏功能。

AFE产妇由于缺血、缺氧往往存在严重的内环境紊乱，应及时根据电解质水平、动脉血气分析结果纠正酸中毒和电解质紊乱，维持内环境稳定。考虑AFE的病理生理改变可能更类似于过敏反应，也有报道使用血液滤过、血浆置换，清除引起过敏反应的化学介质和细胞因子[55]。

肾上腺糖皮质激素具有抗炎、抗过敏作用，可以稳定溶酶体，抑制前列腺素、5-羟色胺、白三烯等的合成、释放和激活，虽然关于大剂量糖皮质激素的使用始终存在争议，但其仍有抑制明显炎症反应的潜在作用[56, 57]。尽管在国外很多指南中并未推荐糖皮质激素，但国内的专家共识建议使用。

ECMO技术在近几十年得到了飞速发展。其原理是把患者静脉血引出体外进行氧合，再将氧合后的血液回输至体内，暂时替代患者的心肺功能。虽然现有循证依据有限，主要为病例报道，但是对于需要进行长时间心肺复苏，或停搏后出现严重心室功能障碍且对药物治疗不敏感的患者，在有条件使用的机构，推荐考虑使用ECMO提供呼吸和循环支持[50]。有病例报告报道了一例胎儿娩出后即刻突发呼吸困难、心搏骤停，高度怀疑AFE的病例。经过积极复苏，气管插管以及8个周期CPR后，患者恢复了自主循环。但是即使使用多种升压药，该患者循环仍然不稳定，SPO₂仅维持在70%～80%，呼吸末压力高，床旁心脏超声显示严重右心衰。该患者随即使用了ECMO技术，ECMO启动后产妇的氧饱和度和血压逐渐稳定。患者后期经历了严重的腹腔出血和多次手术，但最终顺利拔除气管导管并出院，长期随访患者恢复良好[58]。近30多年间，有20例ECMO用于AFE抢救的病例报道，其中17例患者存活[58]。

表22-6　处理急性右心衰竭的常用药物及推荐剂量

药　物	剂　量
去甲肾上腺素	0.05～3.3 μg/(kg·min)
多巴酚丁胺	2.5～5 μg/(kg·min)［通常避免＞5 mg/(kg·min)，更大剂量可能引起心动过速而影响右心室充盈从而限制心输出量］
米力农	0.25～0.75 μg/(kg·min)，最常见的副作用是全身性低血压
西地那非	20 mg，每8小时1次，口服或经胃管注入
吸入NO	5～40 ppm 每6小时1次，监测高铁血红蛋白，避免突然中断
吸入前列环素	10～50 ng/(kg·min)
静脉前列环素	经中心静脉给药，开始每分钟1～2 ng/kg，再滴定达到需要的效果。副作用包括全身性低血压、恶心、呕吐、头痛、下颚疼痛和腹泻

注：引自 Society for Maternal-Fetal Medicine. Pacheco LD, Saade G, et al. Amniotic fluid embolism: diagnosis and management[J]. Am J Obstet Gynecol, 2016, 215(2): 16-24. 和 Pacheco LD, Clark SL, Klassen M, Hankins GDV: Amniotic fluid embolism: principles of early clinical management[J]. Am J Obstet Gynecol, 2019.

（五）凝血功能障碍的处理

凝血功能异常会造成阴道、子宫创面、伤口等大量失血和渗血，产妇极易发展成为有效血容量不足的失血性休克，应尽早、尽快补充血容量。目前认为，提高新鲜冰冻血浆与浓缩红细胞的比例可以改善大量失血患者的存活率[59]。大量输血方案（massive transfusion protocol, MTP）是一个有预见性的血液制品投递方案，即按照预先制定好的血液制品配比和投递顺序进行血制品的输注。AFE救治时，推荐尽早启动MTP输血方案，应在干预（如放置子宫球囊、剖腹探查等）前启动输血方案，使用比例为1:1:1的浓缩血红细胞、新鲜冰冻血浆和血小板以进行容量复苏处理（根据需要使用冷沉淀或浓缩人纤维蛋白原以维持血清纤维蛋白原>1.5～2.0 g/L）[16, 50]。推荐联合使用床旁凝血检查TEG或ROTEM及实验室凝血功能检查及时评估凝血情况。抗纤溶药物，

如氨甲环酸等也可以早期使用。

（六）产科处理

除积极娩出胎儿外，一旦发现宫缩不佳，或终止妊娠后产妇的症状进一步恶化，都应及时进行干预，如放置子宫球囊或进行子宫填塞、修复外阴伤口、剖腹探查，必要时行子宫全切术以止血。切除子宫，一方面可缓解子宫对下腔静脉的压迫，改善心输出量，提高组织灌注；另一方面由于子宫的血窦和静脉内仍有大量羊水及其有形成分，为改善出血，通常会进行子宫按摩并应用宫缩药物，这会使羊水成分持续进入母体，为了防止进一步机体炎症反应的加重，应及时进行子宫全切术；另外子宫胎盘剥离面有许多开放性血窦，切除子宫能减少出血的风险。在产科处理中，切除子宫虽是艰难的选择，但有时是非常必要和最有效的阻断方法。AFE临床处理流程见图22-3。

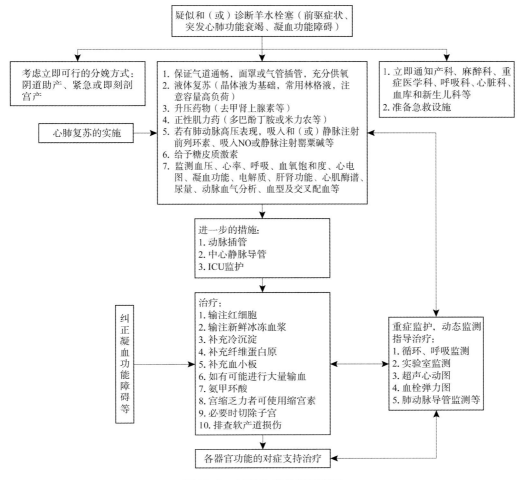

图22-3 AFE临床处理流程图

注：引自中华医学会妇产科学分会产科学组——羊水栓塞临床诊断与处理专家共识（2018）。

（七）预防多脏器功能衰竭及其后遗的神经系统并发症

本病发生时，全身脏器均可能受损害，除心肺外，肾脏由于对缺血耐受性差，是最常受损害的器官，治疗时应维持充足的血容量和组织灌注，适时使用利尿药如呋塞米、甘露醇，尽可能维持尿量＞0.5 mL/（kg·h）。后续的神经系统并发症也不可忽视，抢救成功的AFE产妇中有超过半数的产妇和婴儿存在神经系统后遗症[1]，应充分评估和观察产妇神经系统症状，以便及时处理。

九、总结和展望

AFE虽然十分罕见，但往往会导致严重的母婴不良后果，AFE对妇产科、麻醉科、儿科、重症医学科等都是一种巨大的挑战。早期的临床处理、缓解低氧、凝血功能障碍及心功能不全、维持循环稳定是救治的关键。AFE产妇发生心搏骤停时，应该在第一时间内做出判断并实施高质量心肺复苏，为进一步抢救和挽回母婴生命赢得宝贵的时间，美国母胎医学会羊水栓塞指南建议要点见表22-7。目前对于AFE的诊断技术和方法还十分匮乏，不推荐任何特异性实验室指标用于确诊或排除AFE，AFE目前仍然是一项临床诊断。但是寻找一种新的、有用的、可实践的、易于检测和使用的生物标志物对于未来诊断AFE是十分必要的。无论是临床医师或研究人员，在临床工作和研究中应当推动蛋白质组学、脂质学和基因组学的研究，对于可疑的AFE病例应及时留取血液、尿液等样本，对AFE死亡的病例通过免疫组化、组织病理学完成尸检，以期寻找一种或多种理想的生物标记物，并深入研究，从而帮助临床医师进行早期诊断。

表22-7　美国母胎医学会2016版羊水栓塞指南建议要点及推荐等级

编　号	建　议	级　别
1	我们建议女性在分娩时或刚分娩后突发心肺功能衰竭进行鉴别诊断时要考虑AFE	1C 强烈建议，弱质量证据
2	我们不建议采用任何特异诊断性的实验室检查来确认或排除AFE的诊断；目前，AFE还停留在临床诊断	1C 强烈建议，弱质量证据
3	我们建议对于有与AFE相关的心搏骤停的患者立即提供标准BCLS和ACLS方案的高质量心肺复苏	1C 强烈建议，弱质量证据
4	我们建议一个包括麻醉、呼吸治疗、重症护理和母胎医学在内的多学科团队应该介入AFE患者的后续护理	最佳实践
5	AFE心搏骤停，如妊娠大于等于23周，我们建议立即终止妊娠	2C 弱建议，弱质量证据
6	AFE在开始处理时，血管升压素和强心剂的使用依据血流动力学状态，建议提供足够的氧合与通气。应该避免过量液体输注	1C 强烈建议，弱质量证据
7	羊水栓塞时，由于凝血异常在心肺功能衰竭后可能出现，建议尽早评估凝血功能状态和尽早应用标准大规模输血方案积极处理临床出血	1C 强烈建议，弱质量证据

注：ACLS，高级心脏生命支持；BCLS，基础心脏生命支持。

（宋玉洁）

参·考·文·献

[1] Clark SL, Hankins GD, Dudley DA, et al. Amniotic fluid embolism: analysis of the national registry[J]. Am J Obstet Gynecol, 1995, 172(4 Pt 1): 1158-1167; discussion 1167-1159.

[2] Clark SL. Amniotic fluid embolism[J]. Obstet Gynecol, 2014, 123(2): 337−348.

[3] Kramer MS, Rouleau J, Liu S, et al. Amniotic fluid embolism: incidence, risk factors, and impact on perinatal outcome[J]. BJOG, 2012, 119(7): 874−879.

[4] Fong A, Chau CT, Pan D, et al. Amniotic fluid embolism: antepartum, intrapartum and demographic factors[J]. J Matern Fetal Neonatal Med, 2015, 28(7): 793−798.

[5] Fitzpatrick KE, Tuffnell D, Kurinczuk JJ, et al. Incidence, risk factors, management and outcomes of amniotic-fluid embolism: a population-based cohort and nested case-control study[J]. BJOG, 2016, 123(1): 100−109.

[6] Bonnet MP, Zlotnik D, Saucedo M, et al. Maternal Death Due to Amniotic Fluid Embolism: A National Study in France[J]. Anesth Analg, 2018, 126(1): 175−182.

[7] Hasegawa J, Sekizawa A, Tanaka H, et al. Current status of pregnancy-related maternal mortality in Japan: a report from the Maternal Death Exploratory Committee in Japan[J]. BMJ Open, 2016, 6(3): e010304.

[8] Mu Y, McDonnell N, Li Z, et al. Amniotic fluid embolism as a cause of maternal mortality in China between 1996 and 2013: a population-based retrospective study[J]. BMC Pregnancy Childbirth, 2016, 16(1): 316.

[9] Abenhaim HA, Azoulay L, Kramer MS, et al. Incidence and risk factors of amniotic fluid embolisms: a population-based study on 3 million births in the United States[J]. Am J Obstet Gynecol, 2008, 199(1): 49 e41−48.

[10] O'Shea A, Eappen S. Amniotic fluid embolism[J]. Int Anesthesiol Clin, 2007, 45(1): 17−28.

[11] Clark SL. Amniotic fluid embolism[J]. Clin Obstet Gynecol, 2010, 53(2): 322−328.

[12] Kuhlman K, Hidvegi D, Tamura RK, et al. Is amniotic fluid material in the central circulation of peripartum patients pathologic?[J]. Am J Perinatol, 1985, 2(4): 295−299.

[13] Spence M, Mason KG. Experimental amniotic fluid embolism in rabbits[J]. Am J Obstet Gynecol, 1974, 119(8): 1073−1078.

[14] Funk M, Damron A, Bandi V, et al. Pulmonary vascular obstruction by squamous cells is not involved in amniotic fluid embolism[J]. Am J Obstet Gynecol, 2018, 218(4): 460−461.

[15] Society for Maternal-Fetal Medicine. Electronic address: pubs@smfm.org, Pacheco LD, Saade G, et al. Amniotic fluid embolism: diagnosis and management[J]. Am J Obstet Gynecol, 2016, 215(2): B16−24.

[16] Tamura N, Farhana M, Oda T, et al. Amniotic fluid embolism: Pathophysiology from the perspective of pathology[J]. J Obstet Gynaecol Res, 2017, 43(4): 627−632.

[17] 中华医学会妇产科学分会产科学组. 羊水栓塞临床诊断与处理专家共识（2018）[J]. 中华妇产科杂志，2018，53（12）：831−835.

[18] Kanayama N, Tamura N. Amniotic fluid embolism: pathophysiology and new strategies for management[J]. J Obstet Gynaecol Res, 2014, 40(6): 1507−1517.

[19] McDonnell NJ, Percival V, Paech MJ. Amniotic fluid embolism: a leading cause of maternal death yet still a medical conundrum[J]. Int J Obstet Anesth, 2013, 22(4): 329−336.

[20] Sultan P, Seligman K, Carvalho B. Amniotic fluid embolism: update and review[J]. Curr Opin Anaesthesiol, 2016, 29(3): 288−296.

[21] Chen KB, Chang SS, Tseng YL, et al. Amniotic fluid induces platelet-neutrophil aggregation and neutrophil activation[J]. Am J Obstet Gynecol, 2013, 208(4): 318 e311−317.

[22] 邱绘婷，陈新忠. 羊水栓塞研究新进展[J]. 中国医刊，2018，53（12）：1317−1322.

[23] Rannou B, Rivard GE, Gains MJ, et al. Intravenous injection of autologous amniotic fluid induces transient thrombocytopenia in a gravid rabbit model of amniotic fluid embolism[J]. Vet Clin Pathol, 2011, 40(4): 524−529.

[24] Harnett MJ, Hepner DL, Datta S, et al. Effect of amniotic fluid on coagulation and platelet function in pregnancy: an evaluation using thromboelastography[J]. Anaesthesia, 2005, 60(11): 1068−1072.

[25] Collins NF, Bloor M, McDonnell NJ. Hyperfibrinolysis diagnosed by rotational thromboelastometry in a case of suspected amniotic fluid embolism[J]. Int J Obstet Anesth, 2013, 22(1): 71−76.

[26] Knight M, Berg C, Brocklehurst P, et al. Amniotic fluid embolism incidence, risk factors and outcomes: a review and recommendations[J]. BMC Pregnancy Childbirth, 2012, 12: 7.

[27] Kramer MS, Abenhaim H, Dahhou M, et al. Incidence, risk factors, and consequences of amniotic fluid embolism[J]. Paediatr Perinat Epidemiol, 2013, 27(5): 436−441.

[28] Ito F, Akasaka J, Koike N, et al. Incidence, diagnosis and pathophysiology of amniotic fluid embolism[J]. J Obstet Gynaecol,

2014, 34(7): 580−584.

[29] Frati P, Foldes-Papp Z, Zaami S, et al. Amniotic fluid embolism: what level of scientific evidence can be drawn? A systematic review[J]. Curr Pharm Biotechnol, 2014, 14(14): 1157−1162.

[30] Balinger KJ, Chu Lam MT, Hon HH, et al. Amniotic fluid embolism: despite progress, challenges remain[J]. Curr Opin Obstet Gynecol, 2015, 27(6): 398−405.

[31] Metodiev. Y, Ramasamy. P, Tuffnell. D. Amniotic fluid embolism[J]. BJA Education, 2018, 18(8): 234−238.

[32] Drukker L, Sela HY, Ioscovich A, et al. Amniotic Fluid Embolism: A Rare Complication of Second-Trimester Amniocentesis[J]. Fetal Diagn Ther, 2017, 42(1): 77−80.

[33] Ecker JL, Solt K, Fitzsimons MG, et al. Case records of the Massachusetts General Hospital. Case 40−2012. A 43-year-old woman with cardiorespiratory arrest after a cesarean section[J]. N Engl J Med, 2012, 367(26): 2528−2536.

[34] Liao CY, Luo FJ. Amniotic Fluid Embolism with Isolated Coagulopathy: A Report of Two Cases[J]. J Clin Diagn Res, 2016, 10(10): QD03−QD05.

[35] Clark SL, Romero R, Dildy GA, et al. Proposed diagnostic criteria for the case definition of amniotic fluid embolism in research studies[J]. Am J Obstet Gynecol, 2016, 215(4): 408−412.

[36] Royal College of Obstetricians and Gynecologists, System. UOS. Amniotic fluid embolism[J]. 2016.

[37] Stafford IA, Moaddab A, Dildy GA, et al. Evaluation of proposed criteria for research reporting of amniotic fluid embolism[J]. Am J Obstet Gynecol, 2019, 220(3): 285−287.

[38] Nishio H, Matsui K, Miyazaki T, et al. A fatal case of amniotic fluid embolism with elevation of serum mast cell tryptase[J]. Forensic Sci Int, 2002, 126(1): 53−56.

[39] Busardo FP, Frati P, Zaami S, et al. Amniotic fluid embolism pathophysiology suggests the new diagnostic armamentarium: beta-tryptase and complement fractions C3−C4 are the indispensable working tools[J]. Int J Mol Sci, 2015, 16(3): 6557−6570.

[40] Farrar SC, Gherman RB. Serum tryptase analysis in a woman with amniotic fluid embolism. A case report[J]. J Reprod Med, 2001, 46(10): 926−928.

[41] Benson MD, Kobayashi H, Silver RK, et al. Immunologic studies in presumed amniotic fluid embolism[J]. Obstet Gynecol, 2001, 97(4): 510−514.

[42] 高彩荣, 任广睦, 侯养栋, 等. 实验性兔羊水栓塞肥大细胞类胰蛋白酶的含量变化[J]. 中国法医学杂志, 2002, 17（1）: 4−6.

[43] Fineschi V, Riezzo I, Cantatore S, et al. Complement C3a expression and tryptase degranulation as promising histopathological tests for diagnosing fatal amniotic fluid embolism[J]. Virchows Arch, 2009, 454(3): 283−290.

[44] Benson MD. Current concepts of immunology and diagnosis in amniotic fluid embolism[J]. Clin Dev Immunol, 2012, 2012: 946576.

[45] Benson MD. A hypothesis regarding complement activation and amniotic fluid embolism[J]. Med Hypotheses, 2007, 68(5): 1019−1025.

[46] Usta IM, Sibai BM, Mercer BM, et al. Use of maternal plasma level of zinc-coproporphyrin in the prediction of intrauterine passage of meconium: a pilot study[J]. J Matern Fetal Med, 2000, 9(4): 201−203.

[47] Stawicki SP, Papadimos TJ. Challenges in managing amniotic fluid embolism: an up-to-date perspective on diagnostic testing with focus on novel biomarkers and avenues for future research[J]. Curr Pharm Biotechnol, 2014, 14(14): 1168−1178.

[48] Kanayama N, Yamazaki T, Naruse H, et al. Determining zinc coproporphyrin in maternal plasma—a new method for diagnosing amniotic fluid embolism[J]. Clin Chem, 1992, 38(4): 526−529.

[49] Jeejeebhoy FM, Zelop CM, Lipman S, et al. Cardiac Arrest in Pregnancy: A Scientific Statement From the American Heart Association[J]. Circulation, 2015, 132(18): 1747−1773.

[50] Pacheco LD, Clark SL, Klassen M, et al. Amniotic fluid embolism: principles of early clinical management[J]. Am J Obstet Gynecol, 2019.

[51] Pujolle E, Mercier FJ, Le Gouez A. Rotational thromboelastometry as a tool in the diagnosis and management of amniotic fluid embolism[J]. Int J Obstet Anesth, 2019, 38: 146−147.

[52] Loughran JA, Kitchen TL, Sindhakar S, et al. Rotational thromboelastometry (ROTEM(R))-guided diagnosis and management of amniotic fluid embolism[J]. Int J Obstet Anesth, 2019, 38: 127−130.

[53] McDonnell NJ, Chan BO, Frengley RW. Rapid reversal of critical haemodynamic compromise with nitric oxide in a parturient

with amniotic fluid embolism[J]. Int J Obstet Anesth, 2007, 16(3): 269–273.

[54] Lahm T, McCaslin CA, Wozniak TC, et al. Medical and surgical treatment of acute right ventricular failure[J]. J Am Coll Cardiol, 2010, 56(18): 1435–1446.

[55] Ogihara T, Morimoto K, Kaneko Y. Continuous hemodiafiltration for potential amniotic fluid embolism: dramatic responses observed during a 10-year period report of three cases[J]. Ther Apher Dial, 2012, 16(2): 195–197.

[56] Stanten RD, Iverson LI, Daugharty TM, et al. Amniotic fluid embolism causing catastrophic pulmonary vasoconstriction: diagnosis by transesophageal echocardiogram and treatment by cardiopulmonary bypass[J]. Obstet Gynecol, 2003, 102(3): 496–498.

[57] Kobayashi H. Amniotic Fluid Embolism: Anaphylactic Reactions With Idiosyncratic Adverse Response[J]. Obstet Gynecol Surv, 2015, 70(8): 511–517.

[58] Viau-Lapointe J, Filewod N. Extracorporeal Therapies for Amniotic Fluid Embolism[J]. Obstet Gynecol, 2019, 134(5): 989–994.

[59] Benson MD. What Is New in Amniotic Fluid Embolism?: Best Articles From the Past Year[J]. Obstet Gynecol, 2017, 129(5): 941–942.

第二十三章
妊娠合并静脉血栓栓塞性疾病

静脉血栓栓塞性疾病（venous thromboembolism, VTE）是导致围产期孕产妇死亡的重要原因之一，其主要包括深静脉血栓（deep vein thrombosis, DVT，占75%～80%）和肺血栓栓塞（pulmonary thromboembolism, PTE，占20%～25%）。2006年美国一项基于1 000家医院的调查[1]显示，在孕产妇中VTE的发生率约1.72‰，其病死率约1.1/10万，且年龄超过35岁的孕产妇及黑人妇女发病率更高；亚洲人群除血栓形成相关基因的突变因素外，VTE的发生风险等同于西方国家人群[2]，我国有限的文献统计显示孕产妇围产期VTE发生率为0.056%～0.188%，但可能被低估[3]。

近年来，随着对VTE风险认识的提升，以及风险评估系统和预防措施的广泛应用，妊娠相关VTE的死亡率呈下降趋势[4]，这也是孕产妇总死亡率降低的主要原因之一[5]。2006年世界卫生组织（World Health Organization, WHO）报道[6]，发达国家中，有14.9%的孕产妇死亡是由VTE导致的。2019年，由美国疾病控制与预防中心（Centers for Disease Control and Prevention, CDC）发布的数据显示，由PTE等血栓栓塞性疾病导致的孕产妇死亡下降至总死亡数的9.4%[7]，但VTE仍是发达国家孕产妇死亡的主要原因之一。因此，积极预防、及时诊断和治疗DVT，降低致死性PTE的发生对保障妊娠期及产褥期的母婴安全至关重要。

本章将结合国内外最新文献及指南，重点对妊娠相关VTE的危险因素、风险评估、诊断以及管理等进行阐述。

一、病理生理学

静脉淤滞，血管内皮损伤和血液高凝状态是魏尔啸三要素[8]（Virchow's triad，图23-1）。妊娠期和产褥期这三者的发生率均升高，导致VTE的风险增加。静脉淤滞通常从妊娠早期开始至妊娠36周时达到高峰，与妊娠子宫压迫下腔静脉，右髂动脉压迫左髂静脉（髂静脉压迫综合征，iliac vein compression syndrome, IVCS），孕激素诱导的静脉扩张以及孕产妇活动减少有关。非妊娠期DVT的血栓通常分布在腓肠静脉远端，而妊娠期DVT的血栓则更容易分布在左下肢髂静脉和（或）股静脉近端[9]（股静脉血栓占64%，髂静脉血栓占17%），这种分布上的不同可能是由上述妊娠期生理和解剖学变化引起的。

在妊娠期间，凝血系统逐渐被激活以备分娩之需。纤维蛋白原、V因子、IX因子、X因子和VIII因子等促凝因子水平均上升，导致凝血酶产生增加；而蛋白S水平下降，活化蛋白C抵抗上升引起抗凝活性的下降；另外，由于纤溶酶原激活物抑制剂1（PAI1）和2（PAI2）活性增加，以及组织纤溶酶原激活物（tPA）的活性降低，导致血栓溶解减少。促凝水平上升，抗凝功能下降以及纤溶受抑制（妊娠期凝血功能参数变化见表23-1）[10]，这三方面综合起来导致妊娠期血液的相对高凝状态。另外，正常阴道分娩的胎盘剥离或器械助产，以及手术分娩，均有可能造成血管内皮的额外损伤。

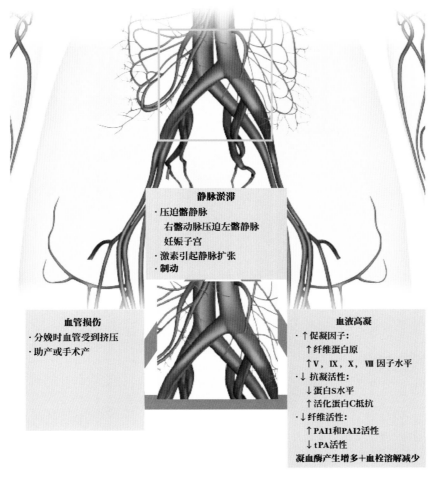

图23-1 妊娠期魏尔啸三要素（Virchow's triad）

注：引自Bourjeily G, Paidas M, Khalil H, et al. Pulmonary embolism in pregnancy[J]. The Lancet, 2010, 375(9713): 500-512.

表23-1 妊娠期凝血功能参数变化

凝血功能参数	足月妊娠变化（％变化）
Ⅱ因子、Ⅴ因子	无变化
纤维蛋白原	增加超过100％
Ⅶ因子	增加至1 000％
Ⅷ、Ⅸ、Ⅹ、Ⅻ因子和vWF	增加超过100％
Ⅺ因子	易　变
ⅩⅢ因子	减少可达50％
蛋白C	无变化
蛋白S	减少可达50％
D-二聚体	增加至400％
血小板计数	减少可达20％

注：引自Katz D, Beilin Y. Disorders of coagulation in pregnancy[J]. Br J Anaesth, 2015, 115 Suppl 2: 75-88.

二、危险因素

通常从妊娠早期开始，发生VTE的风险就开始增加，而妊娠晚期的风险相对更高。产褥期VTE的风险高于妊娠期，发病率为产前的2～5倍，尤其是在产后第1周内。英国皇家妇产科医师学会（Royal College of Obstetricians and Gynaecologists, RCOG）2015年制定的《降低妊娠期和产褥期静脉血栓栓塞性疾病风险》的指南中强调了相关的危险因素[11]（表23-2）。

既往VTE病史是妊娠相关VTE最重要的危险因素。妊娠期VTE复发的风险增加3～4倍，近15%～25%的妊娠合并VTE为复发性VTE[12]。血栓形成倾向（易栓症）是发生VTE和产科不良结局的高危因素，可以分为先天遗传性和后天获得性相

表23-2 妊娠相关VTE的危险因素

危 险 因 素
既往存在的危险因素
既往VTE史
血栓形成倾向　　　　　　　　　**先天遗传：** 　　　　　　　　　　　　　　　　• 抗凝血酶缺乏症 　　　　　　　　　　　　　　　　• 蛋白C缺乏症 　　　　　　　　　　　　　　　　• 蛋白S缺乏症 　　　　　　　　　　　　　　　　• 凝血因子V Leiden突变 　　　　　　　　　　　　　　　　• 凝血酶原基因突变 　　　　　　　　　　　　　　　　**后天获得：** 　　　　　　　　　　　　　　　　• 抗磷脂抗体 　　　　　　　　　　　　　　　　• 持续性狼疮抗凝物和（或）持续性中–高滴度抗心磷脂抗体和（或）β$_2$-糖蛋白1抗体
内科合并症，如癌症、心力衰竭、活动性系统性红斑狼疮、炎性多关节病或炎性肠病、肾病综合征、I型糖尿病肾病期、镰状细胞贫血、静脉吸毒者
年龄＞35岁
妊娠前或妊娠早期肥胖（BMI ≥ 30 kg/m^2）
产次≥3次
吸烟
严重静脉曲张（有症状、超过膝关节或合并静脉炎、水肿或皮肤改变）
截瘫
产科危险因素
多胎妊娠 当前子痫前期
剖宫产 产程延长（＞24小时） 中位或旋转式手术助产 死产 早产 产后出血（＞1000 mL或输血）
新发或可逆的危险因素
妊娠期或产褥期任何外科手术，如阑尾切除术、产后绝育术，但除外产后即刻会阴修补术 骨折 妊娠剧吐，脱水
卵巢过度刺激征（仅限妊娠早期）　　　　　　辅助生殖技术（ART），体外授精（IVF）
住院或制动（卧床≥3天）　　　　　　　　　如骨盆环疼痛限制行动能力
当前全身感染（需要静脉注射抗生素或住院治疗）　　如肺炎，肾盂肾炎，产后伤口感染
长途旅行（＞4小时）

注：引自 Royal College of Obstetricians and Gynaecologists. Reducing the risk of venous thromboembolism during pregnancy and the puerperium. Green Top Guideline No.37a[M/OL]. London(UK): RCOG, 2015.

关因素。其中遗传性易栓症中以凝血因子 V Leiden（factor V Leiden, FVL）突变和凝血酶原G20210A突变（prothrombin G20210A mutations, PGM）最为常见。携带有FVL突变，并且既往有VTE病史的产妇，其发病风险为17%。2018年美国妇产科医师学会（American College of Obstetricians and Gynecologists, ACOG）发布的《妊娠期遗传性易栓症的实践指南》推荐，如果检查结果会影响妊娠期或产后处理时应进行筛查[13]，建议如下。

（1）既往VTE病史，无论是否有复发的危险因素，先前未进行易栓症检测时可进行筛查，遗传性易栓症风险增加程度取决于易栓症的类型。

（2）有高风险遗传性易栓症病史的直系亲属（如父母或兄弟姐妹），可以对已知的易栓症进行针对性的筛查。

（3）以下情况不建议常规筛查遗传性易栓症：如胎盘早剥、子痫前期、胎儿生长受限。但复发性流产或死胎的情况下可以酌情筛查抗磷脂抗体。

高龄、肥胖、既往存在的自身免疫性疾病、镰状细胞病等会增加VTE的风险。分娩方式也会影响VTE的发生率，一项关于剖宫产术后VTE发生风险的荟萃分析发现，剖宫产是VTE的独立危险因素之一，其发病率为2.6‰；与阴道分娩相比，发生VTE的风险增加约4倍[14]。

RCOG 2015年推荐对所有女性在孕前或妊娠早期进行VTE相关风险的详细评估[11]（表23-3）。对于因妊娠期合并症住院、产程中及分娩后的孕产妇，应再次予风险评估。RCOG指南指出，若在产前阶段评分≥4分，应考虑自妊娠早期开始预防血栓；产前阶段评分=3分者，应考虑自妊娠28周起预防血栓形成；在产后阶段若评分≥2分，应考虑产后预防血栓至少10天；若产前即入院，应考虑立即开始预防血栓；若产褥期延长住院（≥3天）或再入院，应考虑立即开始预防血栓形成。但是2018年ACOG发布的《妊娠期血栓栓塞症的实践指南》[15]对于各项危险因素的危险度未作推荐。

三、临床表现

妊娠期发生DVT和PTE时的临床表现与非妊娠期一致，但易与妊娠期正常的体征混淆。据报道，有80%的妊娠期DVT会发生下肢疼痛和肿胀，

这在正常孕产妇中十分常见；PTE非特异性的表现如呼吸困难、心动过速也是妊娠期正常的生理变化。

妊娠期DVT常见的临床表现包括单侧肢体的红、肿、热、痛，严重时可能出现股白肿（反射性动脉痉挛、发冷、四肢苍白和心率下降），下腹部疼痛，直腿伸踝试验（Homans征）阳性等。在妊娠早期出现左下肢的症状，并且两小腿周长差距≥2 cm要特别注意发生DVT的可能[16]。

突然出现的呼吸困难、胸痛、咳嗽、咯血等症状，提示有PTE的可能。其他常见的症状包括发绀、发热、烦躁、晕厥，体格检查可发现心动过速、血压下降、肺干（湿）啰音、胸膜摩擦音、右心衰的表现（第二心音亢进、三尖瓣区收缩期杂音）等，心电图提示可能有右心室肥厚（如电轴右偏、肺型P波、ST-T段异常等）。肺内分流是PTE常见的特征，如低氧血症（动脉血氧分压 $PaO_2 < 80\ mmHg$）以及肺泡-动脉血氧分压差增大 $[P_{(A-a)}O_2 > 20\ mmHg]$。但是 PaO_2 下降并非特异性指标，有30%的PTE患者 PaO_2 可能正常，并且妊娠晚期孕产妇在仰卧位 PaO_2 较站立位低15 mmHg，因此在妊娠晚期建议站立时做检查。根据一项对少数PTE孕产妇的研究表明，其中有58%的孕产妇 $P_{(A-a)}O_2 < 15\ mmHg$，这意味着 $P_{(A-a)}O_2$ 的增加可能不适合筛查PTE。

四、诊断与鉴别诊断

D-二聚体是由纤维蛋白降解产生的，监测D-二聚体水平在非妊娠期是筛查VTE的一种有效手段，然而其在妊娠期的诊断作用仍存在较多争议。随着妊娠的进展，D-二聚体水平逐渐升高，在分娩时和产褥期达到高峰，有研究[17]显示，在妊娠晚期约23.8%的孕产妇D-二聚体水平高于VTE的诊断阈值（500 μg/L）；胎盘早剥、子痫前期等产科并发症也会引起D-二聚体的升高。另外妊娠相关VTE也同样有D-二聚体假阴性的报道，因此不推荐将D-二聚体用于诊断妊娠相关VTE[18]。

2019年一项前瞻性研究[19]评估了498名疑似PTE的孕产妇，使用YEARS算法的三个标准（深静脉血栓形成的临床症状、咯血和最可能诊断为PTE的临床表现）与D-二聚体水平结合的方法，若

表23-3　妊娠相关VTE的风险评估

危　险　因　素	评　分
既往存在的危险因素	
VTE病史（与大手术相关的独立VTE史除外）	4
与大手术相关的VTE病史	3
已知的高危易栓症[a]	3
内科合并症，如癌症、心力衰竭；活动性系统性红斑狼疮、炎症性多关节病或炎性肠病；肾病综合征；I型糖尿病合并肾病；镰状细胞病；静脉吸毒者	3
无明显诱因的家族史或直系亲属患与雌激素相关的VTE	1
已知的低危易栓症[b]（无VTE病史）	1
年龄（＞35岁）	1
肥胖	1或2[c]
产次≥3次	1
吸烟	1
静脉曲张	1
产科危险因素	
当前子痫前期	1
ART/IVF（仅限于产前阶段）	1
多胎妊娠	1
分娩时急诊剖宫产	2
择期剖宫产	1
中位或旋转式手术助产	1
产程延长（＞24小时）	1
产后出血（＞1 000 mL或需要输血）	1
本次妊娠早产（＜37周）	1
本次妊娠胎死宫内	1
新发或可逆的危险因素	
妊娠期或产褥期的手术（除外产后即刻会阴修补术），如阑尾切除术、绝育术	3
妊娠剧吐	3
卵巢过度刺激综合征（仅限妊娠早期）	4
当前全身感染	1
制动、脱水	1

注：ART，辅助生殖技术；IVF，体外授精；[a]高危易栓症：抗凝血酶缺乏症，蛋白C或S缺乏症，凝血因子V Leiden和凝血酶原G20210A突变纯合子或双杂合子；[b]低危易栓症：凝血因子V Leiden或凝血酶原G20210A突变杂合子；[c]BMI ≥ 30 kg/m²=1；BMI ≥ 40 kg/m²=2。引自 Royal College of Obstetricians and Gynaecologists. Reducing the risk of venous thromboembolism during pregnancy and the puerperium. Green Top Guideline No.37a[M/OL]. London(UK): RCOG，2015.

三项标准均不符合且D-二聚体水平低于1 000 μg/L或符合三项标准中的一项或多项且D-二聚体水平低于500 μg/L，则排除PTE。结果显示，YEARS算法结合D-二聚体水平可安全排除妊娠期PTE，并使妊娠早期65%和妊娠晚期32%的孕产妇免于行CT肺动脉造影（CT-PA）。

VTE的临床表现常常不典型，所以依靠影像学检查对于及时诊断VTE非常重要。对于初发症状和体征提示可能存在DVT的孕产妇，美国胸科医师学会推荐以下肢加压静脉超声检查（compression ultrasonography, CUS）作为首选[20]。CUS提示近端静脉不能压陷或静脉内无血流信号为DVT的特征性影像。值得注意的是在妊娠晚期，需要在孕产妇左侧卧位时进行检查，以减少由于下腔静脉受压血流减慢导致的假阳性结果。2018年ACOG指南[15]推荐，如果CUS结果为阳性，即可开始正规抗凝治疗（见后文）；如果检查结果为阴性，但临床上仍高度怀疑有髂静脉血栓，可以进一步行髂血管超声检查、静脉造影术、磁共振成像或是经验性抗凝治疗；如果检查结果为阴性，应在3天和7天后进行复查（图23-2）。骨盆静脉中的DVT不能被CUS排除。如果整条腿肿胀，或有臀部疼痛或其他症状暗示骨盆静脉血栓形成，考虑磁共振血管成像排除DVT，但需要考虑钆对比剂对胎儿的远期影响。

妊娠期妇女接受影像学检查最大的顾虑即电离辐射对母体和胎儿可能的致畸作用。如CUS确定了DVT的诊断，即可开始治疗，因为无论DVT或是PTE，抗凝治疗的方案是相同的，无须进一步检查，从而减少了电离辐射的接触。

PTE胸部X线可见肺不张、胸腔积液、心影增大、肺动脉扩张等非特异性影像学表现。在胸片检查中胎儿暴露的辐射量＜0.000 01 Gy，通常认为辐射量＞0.05 Gy可能诱导胎儿畸形、死亡等不良影响，所以胸部X线对胎儿的不良影响极低。通气/灌注（V/Q）扫描，肺血管成像（PA）都有一定剂量的辐射暴露，但相对较低，在V/Q扫描中辐射暴露总量＜0.000 31 Gy，PA为0.000 5～0.003 3 Gy，而CT-PA为0.000 13 Gy，但需注意的是CT-PA对孕产妇乳腺组织的辐射暴露量较高，有潜在诱发乳腺癌的风险。然而，现在已有多种技术可以在不影响图像质量的情况下减少CT-PA的辐射暴露[21]，包括减少扫描的解剖覆盖率，使用迭代重建技术降低千伏电压，降低CT-PA的对比度监控组件。因此，现代CT-PA技术对孕产妇发生癌症的风险是可忽略不计的。

2017年一项系统综述[22]指出，妊娠期可使用V/Q扫描或CT-PA排除PTE，但其相关的证据级别较低，且尚不清楚哪一项检查更加准确，因此对于诊断妊娠期PTE最合适的检查可能还需考虑以往的经验和现有的设备。V/Q扫描对PTE典型的表现为

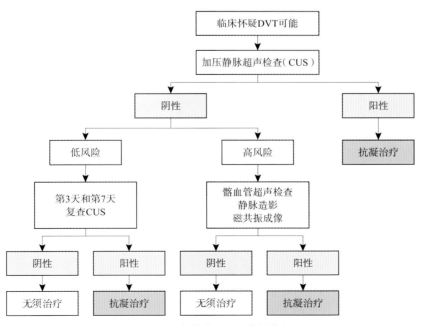

图23-2 妊娠期DVT诊断流程

与通气显像不匹配的肺段分布灌注缺损。当胸部X线结果正常时，就需要进一步进行V/Q扫描；而当胸部X线结果异常时，V/Q扫描容易得出中度风险的结果而无法诊断PTE，因此在这种情况下建议直接采用CT-PA检查。CT-PA的敏感性范围广，对体积较大、中央型的血栓敏感性和特异性相对较高，而对体积较小、亚段的血栓不敏感。它与V/Q扫描相比，操作更加方便，结果更加直观，并且对胎儿的辐射暴露更小。基于对孕产妇辐射暴露的考虑，美国胸科学会和心胸放射学会（American Thoracic Society/Society of Thoracic Radiology, ATS/STR）建议[23]，对可疑PTE的诊断，应将胸部X线作为初始检查，若胸片正常，则行V/Q扫描；若胸片异常，则行CT-PA检查。

2019年欧洲心脏病学会（European Society of Cardiology, ESC）与欧洲呼吸学会（European Respiratory Society, ERS）共同发布的指南[24]中对妊娠期和产后6周内疑似PTE的诊断和管理进行了更新，强调了早期抗凝的重要性。建议对于绝大多数没有血流动力学不稳定的疑似PTE孕产妇，即根据妊娠早期体重给予低分子肝素（low molecular weight heparin, LMWH）抗凝治疗，同时进行相应的影像学检查（图23-3）。

指南中也强调[24]，PTE的过度诊断是潜在的隐患，可能对孕产妇产生重大的终身影响，包括分娩时出血的风险，停止使用雌激素、避孕药，未来妊娠期间需要预防血栓形成。因此，避免妊娠期PTE过度诊断与不遗漏PTE诊断同样重要。

超声心动图：只有30%～40%的非妊娠期急性PTE患者提示有超声心动图的异常，如右心室局部运动幅度降低和扩张，室间隔异常运动，以及三尖瓣反流。尽管超声心动图在孕产妇中的诊断价值有限，但超声心动图可用于快速、准确地评估PTE风险，特别是在确定预后较差且需要积极干预，如在溶栓和栓子切除术时。

DVT的鉴别诊断包括一系列可能导致下肢疼痛、肿胀的疾病，如肌肉劳损、淋巴水肿、浅表性血栓性静脉炎等。淋巴水肿往往起病缓慢，没有疼痛或是轻微钝痛，皮肤颜色没有变化，除腿部水肿明显外，踝关节、足背以及足趾均可见水肿。浅表性血栓性静脉炎是一种发生于浅表静脉的自限性的血管炎，常见于静脉曲张的患者，表现为浅表静脉

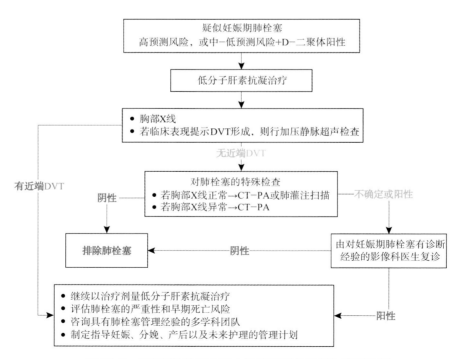

图23-3 妊娠期和产后6周内疑似PTE的诊断和管理流程

注：引自Konstantinides SV, Meyer G, Becattini C, et al. 2019 ESC Guidelines for the diagnosis and management of acute pulmonary embolism developed in collaboration with the European Respiratory Society (ERS): The Task Force for the diagnosis and management of acute pulmonary embolism of the European Society of Cardiology (ESC)[J]. Eur Respir J. 2019.

红、肿、热、痛以及硬结等表现，在炎症缓解后可能留下一条可触及的条索样静脉。PTE的症状和体征常无特异性，可在许多肺部疾病中存在，如肺炎、胸膜炎、肺水肿等，通常根据患者的病史、体格检查以及影像学检查结果能够排除。值得注意的是，妊娠期或产褥期妇女出现难以解释的血流动力学不稳定或呼吸恶化合并弥散性血管内凝血时，需要考虑是否为羊水栓塞，与妊娠相关VTE加以鉴别。

五、血栓栓塞性疾病的管理

妊娠相关VTE的治疗需要考虑母体和胎儿两个方面，有必要与孕产妇充分讨论抗凝治疗的风险和收益[20]。一旦诊断VTE后需要立即开始正规的抗凝治疗，防止血栓的增加，及时恢复静脉血流通畅，减少发生PTE的风险，预防复发。特别是高度怀疑PTE，若无抗凝禁忌，在完成诊断前也应该给予经验性抗凝治疗。

（一）抗凝治疗

妊娠由于其特殊的生理变化，对药物的药代动力学也有一定的影响[25]。妊娠期母体的血浆容量增加40%～50%，导致水溶性药物分布范围增加，药物血浆峰值浓度降低；妊娠中期肾血流量和肾小球滤过率增加，导致药物经肾脏排出增加；妊娠期白蛋白浓度降低以及药物代谢变化，导致高蛋白结合药物的游离部分增加，部分与胎盘和胎儿代谢影响有关。

常用的抗凝药物包括低分子肝素、普通肝素和华法林。肝素及其衍生物通过提高抗凝血酶活性，增加Xa因子抑制剂的活性，抑制血小板的聚集发挥抗凝作用。它半衰期短，不会通过胎盘，无致畸作用，并且易于监测和调整，故而是妊娠期常用的抗凝药物。其中，低分子肝素的不良反应少于普通肝素，包括出血风险小，可能诱发的血小板减少症风险小，骨质疏松的发生率低，所以美国胸科医师学会推荐妊娠期首选低分子肝素抗凝治疗[20]。2019年ESC/ERS发布的指南中也给出了进一步的建议[24]，它指出：对于没有血流动力学不稳定的疑似肺栓塞患者，首选低分子肝素抗凝治疗；而对于疑似急性高危肺栓塞患者，应立即启动静脉普通肝素抗凝治疗，包括校正体重后的单次静脉注射。指南

中强调了急性高危肺栓塞病理生理的核心机制是右心衰，右心室功能下降导致左心室前负荷下降，心输出量降低，从而出现血流动力学不稳定的表现。对于急性高危肺栓塞的血流动力学不稳定，ESC/ERS给出了如下定义。

（1）心搏骤停：需要进行心肺复苏。

（2）梗阻性休克：收缩压＜90 mmHg或尽管充盈状态良好仍需要升压药物维持收缩压≥90 mmHg，且终末器官灌注不足（精神状态改变，皮肤湿冷，少尿、无尿，血清乳酸增加）。

（3）持续性低血压：收缩压＜90 mmHg或收缩压下降≥40 mmHg，持续时间超过15分钟，且不是由新发的心律不齐、低血容量或败血症引起的。

以上临床表现有其一旦出现右心衰竭的PTE即为急性高危肺栓塞。

华法林是维生素K拮抗剂，因其在妊娠早期、妊娠中期的暴露可能导致胎儿发育异常，因此在妊娠期不建议使用华法林进行抗凝治疗，但是华法林不是哺乳的禁忌证，可用于产后VTE的治疗。2018年ACOG建议[15]，若孕产妇需要长期使用抗凝治疗，建议使用低分子肝素替代华法林。但是对于有机械心脏瓣膜的孕产妇，使用普通肝素或低分子肝素抗凝治疗时血栓形成的风险仍旧较高，权衡利弊下仍可考虑使用华法林抗凝。

新型口服抗凝药物即非维生素K口服抗凝剂（non-vitamin K oral anticoagulants, NOACs），包括直接凝血酶抑制剂（达比加群）和抗Xa因子抑制剂（利伐沙班、阿哌沙班、依度沙班等）。这类药物的抗凝作用不依赖于抗凝血酶，不需要规律监测实验室出凝血指标，且口服起效快，半衰期短，应用初期不需要与肝素类药物进行桥接治疗，使用方便，在临床上得到了良好的应用。目前已有Ⅲ期临床试验证实在抗凝治疗初期即使用NOACs对预防VTE复发或死亡风险的作用不亚于低分子肝素继之华法林的经典抗凝治疗方案，并且出血风险显著降低。而在孕产妇中，它能通过胎盘，并且可以通过乳汁分泌，目前尚无妊娠期及哺乳期的安全性研究。考虑到潜在的对胎儿和新生儿安全性影响，2018年ACOG不推荐在妊娠期使用此二类药物，既往正在使用此二类药物的妇女一旦发生妊娠，需要及时改用低分子肝素治疗[15]，2019年ESC/ERS也做出了同样的建议[24]。

在妊娠期普通肝素和低分子肝素的半衰期均会变短，血浆峰值浓度降低，因此建议使用更高剂量和频率以保证药物的有效浓度。2018年ACOG[15]推荐妊娠期抗凝治疗的药物、剂量和频次需要根据高危因素进行一定的调整。妊娠期急性发作的VTE或者血栓高危的孕产妇建议采用调整剂量（治疗性）抗凝方案（指普通肝素根据活化部分凝血活酶时间或低分子肝素根据孕产妇的体重而调整剂量）。目前建议根据情况初始治疗3～6个月后可降低抗凝方案级别至中间剂量或预防性剂量，持续至产后6周。2018年ESC[26]同样建议妊娠期抗凝治疗应至少持续3个月并维持至分娩后6周。

在肝素抗凝治疗的初期，通常建议监测血小板计数，若发生肝素诱导的血小板减少，可以考虑使用磺达肝癸钠进行抗凝治疗。虽然目前的研究尚未发现磺达肝癸钠对母体和胎儿的不良反应，但在暴露胎儿的脐血中检测到了抗凝物的活性[27]，所以在妊娠期仍需谨慎使用（表23-4）。

根据ACOG的建议[15]，接受LMWH预防剂量的孕产妇，在分娩前至少停药12小时；接受治疗剂量者，至少停药24小时；接受每日2次7 500 U及以上普通肝素者，建议停药12小时，同时评估凝血功能；另外，在预计分娩时可将低分子肝素更换为半衰期更短的普通肝素。在暂停了抗凝药物治疗后需及时使用物理预防措施（如下肢充气加压泵）。

在产后恢复药物抗凝治疗以前，应该继续维持下肢充气加压泵物理预防，通常在阴道分娩后4～6小时或剖宫产术后6～12小时恢复药物抗凝治疗，同时需要注意分娩期间椎管内麻醉的时间。当产后抗凝治疗需要超过6周，可以过渡到华法林或者口服的抗凝剂（若无须哺乳）。在预备从治疗剂量的低分子肝素或普通肝素过渡到华法林时，应

表23-4　妊娠期常用的抗凝治疗方案与抗凝药物剂量

抗凝方案	抗凝药物剂量
预防性LMWH	依诺肝素 40 mg 皮下注射每日 1 次 达肝素 5 000 U 皮下注射每日 1 次 亭扎肝素 4 500 U 皮下注射每日 1 次 那曲肝素 2 850 U 皮下注射每日 1 次
中间剂量LMWH	依诺肝素 40 mg 皮下注射每 12 小时 1 次 达肝素 5 000 U 皮下注射每 12 小时 1 次
调整剂量LMWH（治疗性）	依诺肝素 1 mg/kg 每 12 小时 1 次 达肝素 200 U/kg 每日 1 次 亭扎肝素 175 U/kg 每日 1 次 那曲肝素 100 U/kg 每 12 小时 1 次
	治疗目标：在每 12 小时 1 次治疗最后一次注射 4 小时后抗 Xa 因子水平在 0.6 ～ 1.0 U/mL 每日 1 次治疗者可能需要更高的剂量
预防性UFH	妊娠早期 UFH 5 000 ～ 7500 U 皮下注射每 12 小时 1 次 妊娠中期 UFH 7 500 ～ 10 000 皮下注射每 12 小时 1 次 妊娠晚期 UFH 10 000 U 皮下注射每 12 小时 1 次，除非 aPTT 升高
调整剂量UFH（治疗性）	UFH 10 000 U 或以上皮下注射每 12 小时 1 次，调整剂量使目标 aPTT 在注射后 6 小时达治疗范围 （参考值的 1.5 ～ 2.5 倍）
产后抗凝	预防性、中等或调整剂量 LMWH 治疗至产后 6 ～ 8 周 口服抗凝血药则根据计划治疗时间、是否哺乳和患者的偏好调整
监　测	临床上应当警惕和适当的检测具有 DVT 和 PTE 可疑症状的孕产妇 应当在妊娠前或妊娠早期开始进行 VTE 风险评估，如果出现并发症则应再次进行评估，尤其是那些需要住院治疗或长期不动的患者

注：LMWH（low molecular weight heparin），低分子肝素；UFH（unfractionated heparin），普通肝素；aPTT，活化部分凝血活酶时间。引自 ACOG Practice Bulletin No. 196: Thromboembolism in Pregnancy[J]. Obstet Gynecol, 2018, 132(1): 1-17.

二者重叠应用进行桥接治疗。华法林的初始剂量为5 mg/d，持续用药2天后根据国际标准化比值（INR）调整剂量，直至INR连续2天达到治疗范围（2.0～3.0）后停用肝素，改为华法林的单一用药。有机械心脏瓣膜的孕产妇，在产后24小时即可开始华法林和肝素的桥接治疗。没有机械心脏瓣膜且抗凝治疗需要超过6周的产妇，在产后1～2周出血风险减退后即可改为口服抗凝药物。

（二）抗Ⅹa因子监测

普通肝素的抗Ⅹa与抗Ⅱa之比约为1∶1，LMWH的抗Ⅹa与抗Ⅱa之比为（2～4）∶1，取决于LMWH的分子量，一般分子量越小其比值越大，所以抗Ⅹa因子测定可用于监测LMWH。建议在给药后3～5小时，达到峰值时进行抗Ⅹa因子测定，一般推荐采样时间是给药后4小时测定峰值浓度，如果有需要监测谷值，则应在给药后12小时及下一次给药前立即采集血样。抗Ⅹa因子峰浓度水平一般应在0.6～1.0 IU/mL，高于此浓度出血风险增加，低于此范围则抗凝效果有限。当然不同的LMWH抗Ⅹa因子峰浓度水平有所不同。

LMWH的药代动力学与药效动力学可预测，安全有效，在临床使用过程中一般无须监测，但对于一些特殊患者，如妊娠、肥胖、肾功能不全、新生儿及儿童，可能需要实施抗Ⅹa因子监测。妊娠会改变肾功能和体内液体的分布，从而影响药物的清除和分布，导致预测治疗剂量更加困难。妊娠相关VTE患者可能需增加LMWH用药剂量，所以需在用药期间监测抗Ⅹa因子活性。也有学者指出，妊娠期存在凝血功能亢进，纤维蛋白溶解等情况，同样建议在妊娠期使用LMWH治疗DVT时进行抗Ⅹa因子监测。有机械瓣膜的孕产妇应用LMWH治疗，应对其进行抗Ⅹa因子监测，并根据抗Ⅹa因子监测结果调整LMWH剂量。当然一些学者也提出反对意见，认为妊娠期使用LMWH治疗无须监测，目前缺乏最佳抗Ⅹa因子水平的数据，且测量方法本身也具有一定的局限性。此外，妊娠期间频繁根据体重进行LMWH剂量调整的临床获益与危害尚无可靠的数据。因此，2019年ESC/ESR指出[24]，仅将血浆抗Ⅹa因子水平监测用于特殊的高危情况，例如复发性VTE，肾功能不全和极端体重的孕产妇。

（三）溶栓治疗

非妊娠期常用的溶栓药物包括组织型纤溶酶原激活物、尿激酶、链激酶等，由于溶栓治疗可能引起胎盘早剥和出血的风险增高，并且尚无证明妊娠期进行溶栓治疗安全性和有效性的研究，不建议在妊娠期进行溶栓治疗。若发生血流动力学不稳定的大面积PTE可能危及生命时，才考虑溶栓治疗。2019年欧洲心脏病学会建议[24]，若妊娠期发生急性高危肺栓塞，可以考虑进行溶栓或手术切除血栓治疗。

（四）下腔静脉滤网置入

下腔静脉滤网可机械性地阻挡下肢静脉远端的血栓脱落转移到肺部。经过足量抗凝治疗后复发VTE风险仍旧很高或是有抗凝禁忌证的孕产妇（如出血性卒中、活动性出血或既往对肝素曾发生高危的并发症等），可以考虑放置下腔静脉滤网。因其有可能使妊娠期间滤器迁移和下腔静脉穿孔的风险增加[20]，仍需在个体化评估、权衡利弊后谨慎使用，建议在肾上水平置网，并在产后取出。

（五）抗凝治疗与麻醉相关问题

抗凝治疗后，最担心的麻醉相关问题是椎管内麻醉操作的时机，以尽可能降低发生蛛网膜下腔或是硬膜外血肿的可能。对于椎管内麻醉操作的时机，2018年ACOG给出了一定的建议[15]（表23-5）。同时，美国产科麻醉与围产期学会（Society for Obstetric Anesthesia and Perinatology, SOAP）建议[28]，接受治疗剂量抗凝药物的孕产妇在椎管内麻醉操作后需要密切监测硬膜外血肿的发生，可疑的症状和体征包括：突然出现的背痛、棘突或棘突旁区域压痛；出现疼痛部位以下的运动感觉障碍以及其他脊髓压迫症状等。一旦怀疑硬膜外血肿，应立即行脊髓的影像学检查。越早进行干预，神经功能恢复的预后越佳。

六、预防

目前尚无广泛应用的预防妊娠相关VTE的指南，但是鉴于VTE的发病率和死亡率，每个机构应该根据现有的指南总结出合适的预防方案。妊娠期和产褥期都是发生VTE的危险因素，因此所有妊娠

表23-5 抗凝治疗与椎管内麻醉的时机

给药方案	产时择期流程	产时紧急流程	产 后
预防性UFH：7 500 U 皮下注射每12小时1次或10 000 U 皮下注射每12小时1次	在椎管内麻醉前12小时停药，并评估凝血功能	在椎管内麻醉前12小时停药，并评估凝血状态。然而，在全身麻醉风险更高的紧急情况下，椎管内麻醉可能更合适	在椎管内麻醉及导管移除至少1小时后重新启用肝素
治疗性UFH：＞10 000 U/剂或20 000 U/天	在椎管内麻醉前24小时停药，并评估凝血功能	如果已停药24小时以上，且aPTT在正常范围内或测不到抗Xa因子，则椎管内麻醉风险不高	在椎管内麻醉及导管移除至少1小时后重新启用肝素
预防性低剂量LMWH	在椎管内麻醉前停药12小时	当前数据不足以建议预防性LMWH 12小时内的椎管内麻醉。在高风险需要干预的情况下，全身麻醉可能比椎管内麻醉的风险更高	椎管内麻醉12小时后，导管移除至少4小时后，重新启动预防性LMWH治疗
中间剂量或治疗剂量LMWH	在椎管内麻醉前停药24小时	当前数据不足以建议中间剂量或治疗剂量LMWH 24小时内的椎管内麻醉	椎管内麻醉24小时后，导管移除4小时后，重新启动LMWH抗凝治疗

注：LMWH，低分子肝素；UFH，普通肝素；aPTT，活化部分凝血活酶时间。引自ACOG Practice Bulletin No. 196: Thromboembolism in Pregnancy[J]. Obstet Gynecol, 2018, 132(1): 1-17.

期和产褥期的妇女都应重视血栓预防，一般预防措施包括妊娠期保持一定活动量、合理饮食、避免过度肥胖，以及产后早期下床活动促进血液流动等。另外，物理性预防措施有下肢充气加压泵、梯度压力弹力袜等，主要起到增加血液流动，减少下肢静脉淤滞的作用，同时也无出血风险，可安全用于出血风险高的孕产妇。

对于药物性预防措施，2018年ACOG做出了相关建议[15]。

（1）没有或有低风险（凝血因子V *LEIDEN*突变杂合子，凝血酶原*G20210A*突变杂合子，蛋白C或蛋白S缺乏，或抗磷脂抗体阳性）的易栓症，且没有VTE病史，或者没有易栓症，且有单发的与雌激素或妊娠无关的VTE病史（如由外科手术、创伤等引起）的患者：妊娠期仅需监测，无须抗凝治疗。分娩后如果有多个高危因素（直系亲属有VTE病史，或肥胖、长期制动、剖宫产等）则行预防性抗凝治疗。

（2）有低风险的易栓症且有VTE家族史（直系亲属）的患者：妊娠期仅需监测，无须抗凝治疗及预防性应用LMWH或UFH；分娩后行预防性或中间剂量LMWH或UFH抗凝治疗。

（3）有低风险的易栓症，同时既往有单发

的VTE病史，且未行长期抗凝治疗者；或有高风险（凝血因子V *LEIDEN*突变纯合子；凝血酶原*G20210A*突变纯合子；凝血因子V *LEIDEN*和凝血酶原*G20210A*突变双杂合子或抗凝血酶缺乏症）的易栓症且无VTE病史者：妊娠期和分娩后均可行预防性或中间剂量LMWH或UFH抗凝治疗。

（4）有高风险易栓症且有单发的VTE病史或直系亲属家族史；或既往单发原因不明的VTE病史（包括与妊娠或激素相关的VTE史），且未行长期抗凝治疗者：妊娠期和分娩后均可行预防性、中间剂量或调整剂量LMWH或UFH抗凝治疗，直至产后6周（分娩后治疗水平应与妊娠期治疗水平相同）。

（5）既往两次或以上的VTE病史，且未接受长期抗凝治疗者（无论是否有易栓症倾向）：妊娠期和分娩后均可行中间剂量或调整剂量LMWH/UFH抗凝方案，直至产后6周（分娩后治疗水平应与妊娠期治疗水平相同）。

（6）既往两次或以上的VTE病史，且接受长期抗凝治疗者（无论是否有易栓症倾向）：妊娠期行调整剂量LMWH或UFH抗凝方案；分娩后恢复长期抗凝治疗，根据计划的治疗时间、是否哺乳和自身喜好，可以考虑口服抗凝药物。

（7）妊娠期诊断VTE者：妊娠期和分娩后均

行调整剂量LMWH或UFH抗凝治疗，至少至产后6周（根据妊娠期间发生VTE的时间，既往的VTE病史和易栓症，可能需要更长的治疗时间），根据计划的治疗时间、是否哺乳和自身喜好，可以考虑口服抗凝药物。

行剖宫产术的孕产妇如何预防VTE？由于剖宫产术后产妇伤口疼痛及麻醉药物作用等因素，产妇短时间内无法下床活动，或活动量较小，血液长时间处于高凝状态，更易发生VTE，尤其是对于一些合并肥胖、妊娠糖尿病、妊娠期高血压疾病、多胎妊娠等危险因素的剖宫产产妇。2018年ACOG指南认为，剖宫产术前、术后使用下肢充气加压装置，术后早期下床活动有利于降低剖宫产术后发生VTE风险，而对于血栓形成、VTE复发高风险的产妇需继续行抗凝治疗至少6周，对有指征者采用放置下腔静脉滤网等方法。但2015年RCOG指南则建议对于所有行剖宫产术的产妇，只要不存在使用LMWH的禁忌证，推荐术后10天内使用LMWH预防血栓形成。

总之，在妊娠期和产褥期应多次进行VTE的风险评估，根据不同的风险等级使用相应的药物和物理预防措施，鼓励产妇分娩后早期活动，有效预防妊娠相关VTE的发生。近年来，随着我国生育政策的开放，辅助生殖技术的发展，以及生活饮食结构的改变，预计VTE的发病率将进一步升高，对孕产妇及胎儿的安全造成了威胁，我们理应对其给予足够的重视。在未来，仍需更多高级别循证医学证据来指导妊娠相关VTE的诊治和预防，以切实改善母婴结局。

（方　昕，徐振东）

参·考·文·献

[1] James AH, Jamison MG, Brancazio LR, et al. Venous thromboembolism during pregnancy and the postpartum period: incidence, risk factors, and mortality[J]. Am J Obstet Gynecol, 2006, 194(5): 1311–1315.

[2] 朱燕，陈奕. 妊娠相关血栓栓塞性疾病的风险评估及预防研究现状[J]. 中华医学杂志，2018，98（23）：1893–1895.

[3] 车焱. 我国妇产科静脉血栓栓塞症发生率研究现状[J]. 中国实用妇科与产科杂志，2018，34（7）：709–713.

[4] Creanga AA, Syverson C, Seed K, et al. Pregnancy-Related Mortality in the United States, 2011–2013[J]. Obstet Gynecol, 2017, 130(2): 366–373.

[5] Cantwell R, Clutton-Brock T, Cooper G, et al. Saving Mothers' Lives: Reviewing maternal deaths to make motherhood safer: 2006–2008. The Eighth Report of the Confidential Enquiries into Maternal Deaths in the United Kingdom[J]. Bjog, 2011, 118 (Suppl 1): 1–203.

[6] Khan KS, Wojdyla D, Say L, et al. WHO analysis of causes of maternal death: a systematic review[J]. Lancet, 2006, 367(9516): 1066–1074.

[7] Petersen EE, Davis NL, Goodman D, et al. Vital Signs: Pregnancy-Related Deaths, United States, 2011–2015, and Strategies for Prevention, 13 States, 2013–2017[J]. MMWR Morb Mortal Wkly Rep, 2019, 68(18): 423–429.

[8] Bourjeily G, Paidas M, Khalil H, et al. Pulmonary embolism in pregnancy[J]. The Lancet, 2010, 375(9713): 500–512.

[9] James AH, Tapson VF, Goldhaber SZ. Thrombosis during pregnancy and the postpartum period[J]. Am J Obstet Gynecol, 2005, 193(1): 216–219.

[10] Katz D, Beilin Y. Disorders of coagulation in pregnancy[J]. Br J Anaesth, 2015, 115 (Suppl 2): 75–88.

[11] Gynaecologists R. Reducing the risk of venous thromboembolism during pregnancy and the puerperium[J]. Green-top Guideline, 2015, 37: 1–40.

[12] Pabinger I, Grafenhofer H, Kyrle PA, et al. Temporary increase in the risk for recurrence during pregnancy in women with a history of venous thromboembolism[J]. Blood, 2002, 100(3): 1060–1062.

[13] ACOG Practice Bulletin No. 197: Inherited Thrombophilias in Pregnancy[J]. Obstet Gynecol, 2018, 132(1): e18–e34.

[14] Blondon M, Casini A, Hoppe KK, et al. Risks of Venous Thromboembolism After Cesarean Sections: A Meta-Analysis[J]. Chest, 2016, 150(3): 572–596.

[15] ACOG Practice Bulletin No. 196: Thromboembolism in Pregnancy[J]. Obstet Gynecol, 2018, 132(1): e1–e17.

[16] Chan WS, Lee A, Spencer FA, et al. Predicting deep venous thrombosis in pregnancy: out in "LEFt" field?[J]. Ann Intern Med, 2009, 151(2): 85–92.

[17] Ercan S, Ozkan S, Yucel N, et al. Establishing reference intervals for D-dimer to trimesters[J]. J Matern Fetal Neonatal Med,

2015, 28(8): 983−987.

[18] Van der Pol LM, Mairuhu AT, Tromeur C, et al. Use of clinical prediction rules and D-dimer tests in the diagnostic management of pregnant patients with suspected acute pulmonary embolism[J]. Blood Rev, 2017, 31(2): 31−36.

[19] van der Pol LM, Tromeur C, Bistervels IM, et al. Pregnancy-Adapted YEARS Algorithm for Diagnosis of Suspected Pulmonary Embolism[J]. N Engl J Med, 2019, 380(12): 1139−1149.

[20] Bates SM, Greer IA, Middeldorp S, et al. VTE, thrombophilia, antithrombotic therapy, and pregnancy: Antithrombotic Therapy and Prevention of Thrombosis, 9th ed: American College of Chest Physicians Evidence-Based Clinical Practice Guidelines[J]. Chest, 2012, 141(2 Suppl): e691S-e736S.

[21] Shahir K, McCrea JM, Lozano LA, et al. Reduced z-axis technique for CT Pulmonary angiography in pregnancy--validation for practical use and dose reduction[J]. Emerg Radiol, 2015, 22(6): 651−656.

[22] van Mens TE, Scheres LJ, de Jong PG, et al. Imaging for the exclusion of pulmonary embolism in pregnancy[J]. Cochrane Database Syst Rev, 2017, 1(1): CD011053.

[23] Leung AN, Bull TM, Jaeschke R, et al. American Thoracic Society documents: an official American Thoracic Society/Society of Thoracic Radiology Clinical Practice Guideline—Evaluation of Suspected Pulmonary Embolism in Pregnancy[J]. Radiology, 2012, 262(2): 635−646.

[24] Konstantinides SV, Meyer G, Becattini C, et al. 2019 ESC Guidelines for the diagnosis and management of acute pulmonary embolism developed in collaboration with the European Respiratory Society (ERS): The Task Force for the diagnosis and management of acute pulmonary embolism of the European Society of Cardiology (ESC)[J]. Eur Respir J, 2019, 54(3): 1901647.

[25] Ansari J, Carvalho B, Shafer SL, et al. Pharmacokinetics and Pharmacodynamics of Drugs Commonly Used in Pregnancy and Parturition[J]. Anesth Analg, 2016, 122(3): 786−804.

[26] Mazzolai L, Aboyans V, Ageno W, et al. Diagnosis and management of acute deep vein thrombosis: a joint consensus document from the European Society of Cardiology working groups of aorta and peripheral vascular diseases and pulmonary circulation and right ventricular function[J]. Eur Heart J, 2018, 39(47): 4208−4218.

[27] De Carolis S, di Pasquo E, Rossi E, et al. Fondaparinux in pregnancy: Could it be a safe option? A review of the literature[J]. Thromb Res, 2015, 135(6): 1049−1051.

[28] Leffert L, Butwick A, Carvalho B, et al. The Society for Obstetric Anesthesia and Perinatology Consensus Statement on the Anesthetic Management of Pregnant and Postpartum Women Receiving Thromboprophylaxis or Higher Dose Anticoagulants[J]. Anesth Analg, 2018, 126(3): 928−944.

第二十四章
产科脓毒症

脓毒症（Sepsis）是机体面对感染时产生的一种过度反应，如果得不到及时的处理，可以进展为脓毒性休克（Septic shock）甚至死亡。脓毒症在全球尤其发展中国家已成为孕产妇死亡的重要原因之一，同时可导致流产、早产以及胎死宫内等产科不良结局的发生。孕产妇的高动力循环状态、氧储备下降、高凝状态让脓毒症的诊断与治疗面临着不少困难。虽然近年来脓毒症领域的研究不断取得成果，但是对产科原因引起的脓毒症，由于人群的特殊性以及缺乏高质量临床对照试验，尚存在不少亟须解答的疑问。本章节结合最新研究与相关指南，对产科脓毒症进行介绍。

一、定义及诊断标准

脓毒症（sepsis）一词来源于希腊语，意指细菌所导致的动植物腐败现象。1991年美国胸科医师学会（American College of Chest Physicians, ACCP）与美国危重病医学会（Society of Critical Care Medicine, SCCM）对其正式定义为：脓毒症是由感染原因所引起，并在此基础上出现的全身炎症反应综合征（systemic inflammatory response syndrome, SIRS）（表24-1）。当脓毒症引起器官功能障碍时，称为严重脓毒症（severe sepsis）。出现循环衰竭，经过充分液体复苏后仍存在血流动力学不稳定的严重脓毒症，则定义为脓毒性休克（septic shock）。该次的修订内容被称为Sepsis定义1.0版[1]。

该版定义在推出后得到了广泛应用，但因为过于便捷，使得脓毒症的诊断变得"轻而易举"。为尝试解决这一问题，2001年时ACCP、SCCM再次联合欧洲危重病医学会（European Society of Intensive Care Medicine, ESICM）在原有定义的基础上进一步细化了诊断标准，增加了炎症反应、血流动力学、灌注指标等共计21项指标，被称为sepsis定义2.0版[2]。虽然新定义提高了诊断的特异性，但本质上并没有改变，而且烦琐的诊断标准限制了其临床应用，大家仍习惯采用初代定义，结果部分非脓毒症患者接受了过度治疗，而存在严重感

表24-1　全身炎症反应综合征（SIRS）的定义

项　　目	结　　果
体温（℃）	＞38.3或＜36
心率（次/分钟）	＞90
呼吸情况	呼吸频率＞20次/分钟或$PaCO_2$＜32 mmHg
白细胞	＜$4×10^9$/L或＞$12×10^9$/L，或存在超过10%的未成熟中性粒细胞

注：当存在4项临床指标中的2项或2项以上，SIRS的诊断即可成立。

染但不符合诊断标准的患者也有被漏诊的可能。于是在2016年，SCCM与ESICM将关注点聚焦在了感染所引起的器官功能受损上，并把sepsis的定义修订为：宿主对感染的（防御性）反应失调所产生的危及生命的器官功能障碍。而脓毒性休克则为因为持续的低血压，需要应用血管活性药物来维持平均动脉压（mean arterial pressure，MAP）≥65 mmHg，并且血乳酸水平＞2 mmol/L的脓毒症。此次修订后的版本被称为sepsis 3.0定义版本[3]。最新版sepsis的核心内容为三个部分：感染、宿主反应与器官功能障碍。旧版本中严重脓毒症（severe sepsis）的概念被取消，而评估工具由脓毒症相关性器官功能衰竭评分（sepsis-related organ failure assessment, SOFA）（表24-2）替代了原先的SIRS评分。当感染或疑似感染患者的SOFA评分≥2分时，即符合脓毒症的诊断[3]。新定义对感染导致的器官功能损害及其严重程度更为关注，也提醒医疗人员及时识别和积极干预。

由于SOFA评分项目大多需要通过实验室检查才能获得，所以对于非ICU患者，尤其是急诊或是普通病房的患者来说，需要更简捷的评判标准。在对sepsis 2.0中的21条诊断指标进行分析后，协作组专家将3个最具有预测脓毒症预后作用的指标：呼吸频率、格拉斯哥昏迷评分、收缩压进行组合，制定成qSOFA（quick SOFA）评分来应用于非ICU

环境中[3]（表24-3）。当qSOFA≥2分，或是不足2分但仍强烈怀疑存在脓毒症时，再使用SOFA评分进一步评估患者是否存在器官功能障碍。显而易见，qSOFA方便易得，有利于早期发现危重患者并及时展开治疗。

表24-3 qSOFA评分（快速SOFA评分）

项 目	得 分
呼吸频率≥22次/分钟	1分
意识改变（格拉斯哥评分≤13分）	1分
收缩压≤100 mmHg	1分

注：引自The Third International Consensus Definitions for Sepsis and Septic Shock (Sepsis-3)[J]. Jama, 2016, 315(8): 801-810.

与脓毒症一样，产科脓毒症的定义也经历了发展与变化，既往曾简单称为产科感染、产后脓毒症等。1992年，世界卫生组织（World Health Organization, WHO）首次提出了围产期脓毒症（puerperal sepsis）的概念，定义为破膜或分娩至产后42天之间发生的生殖道感染，临床表现符合以下2项及以上：骨盆痛、发热、（口温≥38.5℃或更高）、异常阴道分泌物比如排脓、恶露气味异常、子宫复旧延迟（宫底前8天每日下降小于2 cm)。同时还提出了更为宽泛的围产期感染（puerperal infection）

表24-2 脓毒症相关性器官功能衰竭评分（SOFA评分）

器 官 系 统		得 分				
		0分	1分	2分	3分	4分
呼吸	PaO_2/FiO_2	＞400	≤400	≤300	≤200	≤100
凝血	血小板（×10^9/L）	＞150	≤150	≤100	≤50	≤20
肝脏	胆红素（μmol/L）	＜20	20～32	33～101	102～204	＞204
心血管	MAP（mmHg）	≥70	＜70			
	升压药用量 μg/（kg·min）			Dopa≤5或 Dobu应用	Dopa＞5或 NE(AD)≤0.1	Dopa＞15或 NE(AD)＞0.1
中枢神经	GCS评分	15	13～14	10～12	6～9	＜6
肾脏	肌酐（μmol/L）	＜110	110～170	171～299	300～440	＞440
	尿量（mL）				＜500	＜200

注：Dopa，多巴胺；Dobu，多巴酚丁胺；NE，去甲肾上腺素；AD，肾上腺素。引自The Third International Consensus Definitions for Sepsis and Septic Shock (Sepsis-3)[J]. Jama, 2016, 315(8): 801-810.

的概念，将妊娠期与围产期非生殖道的感染也纳入其中，比如呼吸道感染或乳房脓肿。2016年sepsis新版定义被提出后，WHO再次组织231位相关领域的专家，通过对现有文献的分析，正式制定了产科脓毒症（maternal sepsis）的定义[4]，即妊娠期、分娩时、流产后或产后的任一阶段所发生的感染引起的器官功能障碍，严重时可威胁生命。不过未制定脓毒性休克的产科专用定义，通常认为采用与普通人群一致的诊断标准。产科脓毒症的定义填补了SSC指南中未纳入孕产妇的缺陷。

由于qSOFA评分是从普通人群研究中所得，而且其研究对象很大一部分为60岁左右的男性，将此结果直接拓展应用至孕产妇时意义可能并不准确。此外，妊娠及产后的正常生理改变也会导致qSOFA评分的增高，如妊娠期的收缩压可较未妊娠时下降5～10 mmHg，15%孕妇的收缩压甚至低于100 mmHg但仍结局良好[5]，因此在对孕产妇进行脓毒症筛查时，指南建议[6]使用特殊的产科改良qSOFA（obstetrically modified SOFA, omqSOFA）评分标准（表24-4），同样，SOFA评分也相应调整为omSOFA（表24-5）评分，诊断流程不变。

二、流行病学

脓毒症是全球性的疾病负担，大约11%的孕产妇死亡是由感染所致，而产科脓毒症也是孕产妇入ICU的重要原因之一[7]。虽然随着手卫生等院感控制措施

表24-4　omqSOFA评分

项　　目	得　分	
	0分	1分
呼吸频率（次／分钟）	＜25	≥25
意识改变	正常（思维活跃，对答切题）	不正常
收缩压（mmHg）	≥90	＜90

注：引自Bowyer L, Robinson HL, Barrett H, et al. SOMANZ guidelines for the investigation and management sepsis in pregnancy[J]. The Australian & New Zealand journal of obstetrics & gynaecology. 2017, 57(5): 540-551.

以及抗生素合理应用的普及，由感染所致的孕产妇死亡率（maternal mortality rate, MMR）有所下降，但根据WHO的数据，脓毒症仍高居全球范围引起孕产妇直接死亡原因的第三位，前两位为出血性疾病与高血压疾病[8]。脓毒症发生率的上升，与近年来辅助生殖技术开展逐渐增多、高龄产妇、肥胖、细菌耐药性改变等因素有关。此外，诸如流感、疟疾、肾盂肾炎等非产科原因感染也是导致孕产妇非直接死亡的重要原因[9]。一项关于孕产妇脓毒症多中心回顾研究表明，脓毒症好发于分娩时与产后，常见病因分别包括绒毛膜羊膜炎、子宫内膜炎、肺炎、伤口感染、泌尿生殖系统感染、心内膜炎、肾盂肾炎等[10]。

三、危险因素

通常将脓毒症危险因素分为两类，即产科因素

表24-5　omSOFA评分（产科改良SOFA评分）

器官系统		得　分 #		
		0分	1分	2分
呼吸	PaO$_2$/FiO$_2$	＞400	300～400	＜300
凝血	血小板（×10^9/L）	＞150	100～150	＜100
肝脏	胆红素（μmol/L）	≤20	20～32	＞32
心血管	MAP（mmHg）	≥70	＜70	需要血管活性药物
中枢神经		警觉	可被声音唤醒	可被疼痛唤醒
肾脏	肌酐（μmol/L）&	≤90	90～120	＞120

注：#因为只需≥2分来证明器官功能障碍存在，故omSOFA将3、4分相应标准去除以求简化；&妊娠期间正常血肌酐水平通常为35～80 μmol/L，故相应标准作出调整。引自Bowyer L, Robinson HL, Barrett H, et al. SOMANZ guidelines for the investigation and management sepsis in pregnancy[J]. The Australian & New Zealand journal of obstetrics & gynaecology, 2017, 57(5): 540-551.

与非产科因素。

1. 产科因素 手术操作是产科脓毒症最重要的独立危险因素，与经阴道分娩相比，剖宫产大幅增加感染的概率，尤其那些由顺产转剖宫产的患者，其后依次为择期剖宫产及经阴道手术助产的患者[11, 12]。虽然预防性应用抗生素可以减少剖宫产术后感染的发生率[13]，但产妇仍有发展成为脓毒症及脓毒性休克的可能[14]。其他的还包括宫颈环扎术、胎膜早破、盆腔感染史、B族链球菌感染史或A族链球菌感染者接触史、阴道溢液、受孕产物滞留、多胎妊娠或羊膜腔穿刺等侵入性操作史[15]。

2. 非产科因素 主要为患者自身因素，包括高龄、初产、既往慢性疾病史、2周内抗生素暴露史等[16, 17]。与产科脓毒症相关的慢性疾病主要有充血性心力衰竭、慢性肝肾衰竭、HIV感染、免疫抑制与糖尿病[15]。此外，社会经济地位也与脓毒症的发生相关[11]。

四、病因和发病机制

妊娠期间免疫以及生理状态适应性的改变是导致孕产妇易感以及感染后病情加重的原因。

1. 免疫因素 为了避免胎儿受到免疫排斥伤害，母体的免疫系统在妊娠期经历了一系列复杂的适应性变化[18, 19]：雌二醇在低水平时可以促进辅助性T细胞1（T helper 1 cell, Th1）的表达，可加强抗细胞内感染的细胞免疫效应；高水平时促进辅助性T细胞2（T helper 2 cell, Th2）的表达，加强抗细胞外感染的体液免疫效应。而孕酮可以抑制树突状细胞的成熟，不成熟的树突状细胞又可分泌白介素-10来促进调节性T细胞产生，有利于免疫耐受状态。随着妊娠期的发展，T细胞绝对数量以及CD4/CD8比例的下降，使得细胞免疫功能不断下调，而体液免疫的水平上调来维持整体的免疫平衡。体内许多细胞因子水平也发生相应变化，干扰素-γ、单核细胞趋化因子、嗜酸细胞活化趋化因子的水平下降，肿瘤坏死因子-α、白介素-10与集落刺激因子水平上升。体现为促炎性细胞因子减少，而诱导吞噬细胞募集或活性的细胞因子水平上升。

2. 生理改变 妊娠期及产后所发生的生理性改变也促进了脓毒症的发生与发展。肾集合系统由于受到雌、孕激素以及前列腺素E2作用的影响，在妊娠期内出现平滑肌张力下降，而扩大的子宫逐渐压迫输尿管导致其扩张甚至梗阻的情况时有发生，孕妇容易出现尿潴留，进而发生无症状性细菌尿以及肾盂肾炎。妊娠期每分钟通气量上升所导致的呼吸性碱中毒，在主要累及肺部的脓毒症发生时，反而削弱了孕妇通过呼吸来代偿代谢性酸中毒的能力。由于妊娠期血清白蛋白水平不足导致的胶体渗透压下降，容易让孕产妇在经历脓毒症后肺血管渗出增多而出现肺水肿。妊娠晚期横膈抬高以及剖宫产手术后进一步降低了患者功能残气量，也容易加重肺不张以及肺部感染的程度。而妊娠晚期的高凝现象可以与脓毒症所导致的高凝协同，进一步增加栓塞事件的发生。这些生理性改变在肥胖孕产妇身上更容易发生，降低其心肺代偿能力，增加生产后伤口感染的概率。

五、病原学

产科脓毒症病原体主要来源于生殖道，多为混合性细菌感染。常见的病原菌包括A/B族链球菌、大肠埃希菌、克雷伯杆菌、葡萄球菌、厌氧菌、肠球菌、流感嗜血杆菌等[20]。其中，大肠埃希菌是最常见的病原菌，从泌尿道中分离最多，可引起无症状性细菌尿、膀胱炎与肾盂肾炎。大肠埃希菌还可引起生殖道感染与菌血症，后者更是与产妇及胎儿的不良预后直接相关。A族β溶血性链球菌是引起致命性产科脓毒症的最常见病原体[15]，通常发生在产后，更容易由脓毒症发展至脓毒性休克[14]。其他病原体主要为导致非产科感染如病毒性肺炎、肝炎、或住院期间留置导管后的各类获得性院内感染的病原体，在受人免疫缺陷病毒（human immunodeficiency virus, HIV）影响的不发达国家中，结核杆菌、疟原虫、卡氏肺孢子虫也可以是导致孕产妇发生脓毒症的病原体。

有研究报道了与产科重症感染相关的常见细菌包括大肠埃希菌、A族链球菌、B族链球菌、葡萄球菌等，且往往为混合感染[21]。在英国产科监测研究中，临床实验室仅能从64%的孕产妇脓毒症病例中检测到致病微生物，临床医师仅能从74%的病例中发现原发感染。

六、治疗过程

（一）正确识别

尽早准确识别是降低脓毒症患者死亡率的重要步骤。由于妊娠期间特有的生理改变容易干扰判断，所以医护人员均应当在熟悉普通人群脓毒症指南之外，接受关于产科脓毒症的特点、表现与危险因素方面的培训，采用产科专用记录格式详细记录孕产妇与胎儿的各项参数。英国皇家妇产科医师学会建议在患者出现以下一项及以上临床表现并且对治疗反应较差时需要识别是否存在脓毒症：发热、低体温、心动过速、呼吸急促、低氧血症、低血压、少尿、意识改变。联合体格检查、实验室、细菌学或是影像学检查有助于脓毒症的尽早识别，尤其不能因为妊娠或哺乳状态而延缓必要的影像学检查来寻找感染源。

在早期识别中，以下两方面内容对于孕产妇非常重要。

1. 危险程度分层　并非所有脓毒症患者均要收入ICU接受治疗，但对潜在病情严重，具有发展至致命程度风险的孕产妇，尽早安排其转入具有重症产科管理经验的病房或ICU是非常有意义的。临床常用产科早期预警系统（early warning score, EWS）来预测孕产妇罹患危及生命的疾病以及发生不良预后的风险，产科脓毒症评分（Sepsis in Obstetrics Score, SOS）便是EWS中的一种（表24-6），当SOS≥6分时提示患者有入住ICU的高度风险[22]。但也有研究认为针对普通人群设计的多器官功能障碍评分可能更适合用来预测[23]。

2. 病原学检查　尽早明确病原体对于抗感染治疗的成功至关重要，由于血液中细菌可能在首剂抗生素给予后的数分钟内被杀死，拯救脓毒症运动（surviving sepsis campaign, SSC）指南推荐[24]在开始抗感染治疗前进行规范的血培养检查，但不因此造成抗感染治疗延误。同时在泌尿道、呼吸道及其他部位寻找可能存在的病原学证据。通常产科脓毒症主要继发于女性生殖道的感染，所以应当重点围绕该部位，但不建议常规进行侵入性操作来获得标本。随着分子生物诊断学的发展，利用病原体核酸

表24-6　产科脓毒症评分（SOS）

得　分	高异常范围				正常	低异常范围			
	4	3	2	1	0	1	2	3	4
体温（℃）	＞40.9	39～40.9		38.5～38.9	36～38.4	34～35.9	32～33.9	30～31.9	＜30
收缩压（mmHg）					＞90		70～90		＜70
心率（次/分钟）	＞179	150～179	130～149	120～129	＜120				
呼吸频率（次/分钟）	＞49	35～49		25～34	12～24	10～11	6～9		≤5
氧饱和度（%）					≥92	90～91		85～89	＜85
白细胞（×10⁹/L）	＞39.9		25～39.9	17～24.9	5.7～16.9	3～5.6	1～2.9		＜1
未成熟白细胞(%)			≥10		＜10				
乳酸（mmol/L）			≥4		＜4				

注：引自 Albright CM, Ali TN, Lopes V, et al. The Sepsis in Obstetrics Score: a model to identify risk of morbidity from sepsis in pregnancy[J]. American journal of obstetrics and gynecology, 2014, 211(1): 31-38.

检测、质谱分析等新兴手段可以更快获得证据，并能有助于改善临床结局[25]。此外，生物标志物的检查虽然不能直接明确病原体，但也许能帮助医疗人员在患者出现明显临床症状前对感染与否进行判断。近期有研究认为将降钙素原、白介素-6与可溶性髓系细胞触发受体-1进行组合式检测，可能对早期诊断细菌感染具有积极意义[26]。除了病原学检查结果应当在应用抗生素前完成之外，其余评估手段，包括动脉血气分析与乳酸值、降钙素原等，应当尽可能与治疗措施同步进行，而无须额外的中断。

（二）抗感染治疗

研究表明延缓启动抗生素治疗与脓毒症的预后不佳相关[27]。SSC指南[24]推荐在诊断脓毒症后的1小时内应当启动合适的静脉抗生素治疗，待获得病原学及药敏结果和（或）临床症状、体征充分改善后考虑降阶梯治疗。早期最好将感染病专家纳入治疗团队指导抗感染治疗，抗生素也应基于药代动力学/药效学原则以及按照每种药物的特性进行优化使用，抗感染疗程通常至少为7～10天，那些特殊感染或免疫低下的患者可能需要更长的疗程。

由于女性泌尿生殖道本身定植有大量微生物，产科脓毒症往往存在混合感染，所以初始抗感染方案必须考虑覆盖相应病原体，并根据当地流行病学情况以及病情的严重程度决定是否需要联合用药进行广谱抗感染治疗。由于A族β溶血性链球菌与大肠埃希菌是最常见的两种病原菌，而且均可能引起极其严重的后果，所以应当在初始抗感染治疗时将其覆盖。对于脓毒症或脓毒性休克患者来说，一般情况下通常不建议使用免疫球蛋白，但是对于A族β溶血性链球菌所引起的产科脓毒症，抗生素治疗效果欠佳时，联合免疫球蛋白治疗有助于细菌清除以及中和循环中的毒素，降低病情严重程度。此外，还需要注意医院获得性感染中常见的耐药细菌感染，包括耐甲氧西林金黄色葡萄球菌、耐万古霉素肠球菌、产超广谱β内酰胺酶肠杆菌与铜绿假单胞菌，或是真菌感染如白念珠菌或热带念珠菌等。面对住院时间长，有多项院内感染危险因素的患者应当考虑予以经验性覆盖，同时等待病原学证据以便调整后续抗感染治疗方案。妊娠期用药需要考虑药物对胎儿的影响，充分权衡利弊，必要时详细知情告知[28]。

抗感染治疗的同时应当积极寻找可能存在的感染源，在确定感染灶后设法进行有效外科干预是治疗成功的关键，如刮除宫内残留妊娠物或进行积聚脓肿的引流。微创方式通常为清除病灶的首选，但当发生坏死性软组织感染时需进行广泛清创。对妊娠期腹腔、盆腔感染，如阑尾炎、胆囊炎、肠管穿孔及腹（盆）腔脓肿，均可尝试应用微创技术进行诊断、采集标本和治疗。需要妇产科医师重点关注的问题包括是否需要终止妊娠（流产和清宫），对子宫颈环扎患者是否需要拆除环扎缝线，对胎盘植入产后原位保留胎盘者是否需取出胎盘，以及是否存在子宫感染而需要切除子宫等。

（三）液体复苏

在脓毒症患者出现低血压时，应当立即进行有效的液体复苏重建循环。可靠的静脉通路是实施液体复苏的先决条件。虽然中心静脉导管更适合用来保障输液、输血、血管活性药物应用以及血流动力学或氧代谢参数监测的实施，但并不建议在所有患者尤其病情较轻的患者中广泛使用。晶体液是首选的复苏液体，白蛋白适用于需要大量液体但有并发严重肺水肿可能的患者，人工胶体因可能引起诸如急性肾损伤而增加连续性血液净化的需求，或是引起凝血功能障碍的可能，所以不推荐常规用于脓毒症患者的治疗中。对于复苏液体需求量，SSC指南建议脓毒症诊断后最初的3小时至少输注30 mL/kg的晶体液[24]，但这样的策略对于血容量显著增加的孕产妇来说可能是偏激进的，加之催产素的效应、既往疾病或存在诸如子痫前期的情况，可能会进一步加重心肺负荷[29]。所以对这类患者，采用略保守的液体策略，并利用合适的评估手段动态观察血流动力学反应，以及监测有无肺水肿等并发症发生可能更为合适。目前常用作反映液体反应性的指标包括中心静脉压（CVP）、中心静脉血氧饱和度（$ScvO_2$）、乳酸/乳酸清除率、床旁超声、被动直腿抬高（passive leg raising, PLR）试验（图24-1）或液体冲击试验[30]。其中，PLR在妊娠22～24周孕妇及普通人群中表现出相对一致的反应性[31]，也许是比较适合产科脓毒症患者的评估手段。但应用价值如何仍需要进一步研究来明确。

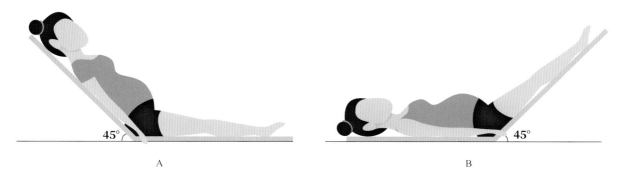

图24-1 被动直腿抬高试验（PLR）

A. 将床头抬高至45°，使患者处于半坐卧位10分钟后测量基线血流动力学指标（经超声）。B. 然后迅速将床头摇平并抬高患者的下肢至45°，大约90秒后再次测量血流动力学指标，并与基线情况进行比较。引自Vartun A, Flo K, Acharya G. Effect of passive leg raising on systemic hemodynamics of pregnant women: a dynamic assessment of maternal cardiovascular function at 22～24 weeks of gestation[J]. PloS one. 2014, 9(4): e94629.

停止继续快速大量液体复苏的指征包括：组织灌注得到明显改善，临床出现肺水肿表现或是液体复苏无法再进一步改善血流动力学情况。研究表明，持续的液体正平衡是导致脓毒症患者死亡率增加的危险因素[32]。但需要注意血管活性药物的应用是否影响胎盘血流灌注，导致胎儿发生不良反应？此时必要的胎儿监测是非常重要的。

（四）血管活性药物

血管活性药物使用的主要目的在于维持患者血压以保障组织灌注。对于那些在充分液体复苏后仍然合并低血压或已出现心源性肺水肿表现的患者，SSC指南[24]建议给予血管活性药物来维持合适的MAP水平，药物首选去甲肾上腺素，其相较多巴胺有更好的血流动力学特征和更少的不良事件发生率。其他还可以选择的药物包括肾上腺素、血管升压素。在产科脓毒性休克时应用去甲肾上腺素虽缺乏高质量的证据，但低剂量去甲肾上腺素对胎儿是安全的。非孕患者通常建议维持MAP ≥ 65 mmHg，但如果无灌注不足迹象（如精神状态改变、少尿、血清乳酸升高、四肢冰冷或胎儿受损的证据）的话，孕产妇可以耐受相对更低的血压水平，不过确定个体目标MAP最好还是根据实际监测情况加以判定。多巴酚丁胺是一种可以增加心输出量的正性肌力药物而不是血管升压药，当已予以液体和血管升压药治疗但仍表现出心肌功能障碍或持续灌注不足的情况下，可以考虑应用多巴酚丁胺。由于脓毒症时可能合并肾上腺皮质功能不全，当充分液体复苏及血管活性药物治疗后血压仍难以维持者，可以考虑联合糖皮质激素治疗，通常给予氢化可的松200 mg（分数次静脉应用）。图24-2为产科脓毒症的初步处理流程[7, 28]。

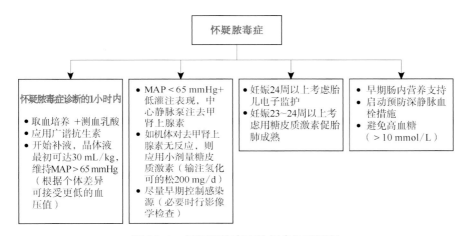

图24-2 妊娠期脓毒症的初步处理流程

注：引自Society for Maternal-Fetal Medicine . Electronic address pso, Plante LA, Pacheco LD, et al. SMFM Consult Series #47: Sepsis during pregnancy and the puerperium[J]. American journal of obstetrics and gynecology, 2019, 220(4): 2-10.

（五）产科处理

产科脓毒症患者相较其他患者，特殊之处在于宫内的胎儿可能受累于母体病情的恶化而危及生命，同时胎儿的情况也可以间接反应母体的器官灌注情况。由于子宫胎盘循环不具备自动调节能力，胎儿窘迫的出现可能发生在孕产妇血流动力学失代偿前[33]，所以应当严密监测胎儿情况。感染可能会导致孕产妇出现宫缩（伴或不伴有宫颈的改变），大多数患者在液体复苏治疗后宫缩会得到缓解，所以早产的情况并不多见。但一旦出现宫口扩张，早产通常难以避免，可能需要药物来抑制宫缩，但同时需注意药物所引起的系统性并发症，如β_2肾上腺能受体激动剂可能促进肺水肿的发生。对于不足34周的孕妇来说，可以考虑给予硫酸镁抑制宫缩，配合糖皮质激素促胎肺成熟治疗。至于何时终止妊娠，取决于脓毒症是否由于宫内感染所引起、早期复苏治疗的反应、孕周大小以及胎儿的状况，应当由高年资产科医师决定。在决定终止妊娠前，无论采取何种分娩方式均需进行完善的准备，甚至在ICU床旁备好所有物品以应对随时可能发生的紧急情况。一旦决定采取紧急剖宫产，还需由高年资麻醉医师评估椎管内麻醉所带来的风险与益处，如已出现血流动力学不稳定的情况，选择全身麻醉更加安全。如果采取顺产，在第二产程中为了避免产妇自身过度用力从而进一步恶化呼吸或循环功能，通常需要采取辅助手段。治疗过程中发生母亲心跳呼吸骤停时，应在立即实施心肺复苏的同时行紧急剖宫产娩出胎儿。由于产妇在分娩后逐渐恢复正常生理状态，通常产后1周发生的脓毒症，其处理原则等同于普通人群。如患者为哺乳期女性时，需评估其应用药物分泌入乳汁后对于婴儿可能的影响。

（六）其他治疗

产科脓毒症患者应当根据血氧饱和度监测情况来选择合适的氧疗，出现呼吸做功明显增加，气道保护能力严重受损，以及意识程度下降时，及时的气管插管与机械通气通常更为合适。失血威胁是分娩过程中难以回避的问题，尤其在发生脓毒症时，凝血功能可能进一步恶化，通常需要依靠输血纠正。SSC指南中建议对于无心肌梗死、严重低氧血症或是急性失血的患者采取限制性输血策略（Hb维持于70 g/L左右）[24]，而最新的荟萃分析也提示限制性策略与宽松的输血策略（Hb维持于90～100 g/L）相比在死亡率上无明显差异[34]。同时还需要监测凝血功能，及时输注血浆等凝血因子，避免凝血功能恶化所导致产科失血的增加。同样，妊娠过程与脓毒症也是与静脉血栓栓塞性疾病相关的危险因素，当活动性出血停止后，应当尽快考虑选择普通肝素或是低分子肝素进行抗凝治疗。发热是脓毒症常见表现，持续的高热可能引起胎儿发育异常，可谨慎给予非甾体抗炎药进行退热治疗，但需要评估其对肾脏、肠道功能灌注的影响。

（七）集束化策略

由于脓毒症具有影响多器官、多系统的特性，从2004年的第一版SSC指南开始便建议采用脓毒症集束化策略（sepsis bundle）来降低最终的死亡率，并将其作为指南的核心部分。新版SSC指南中将原先指南中3小时bundle与6小时bundle组合成1小时bundle[35]（表24-7）。目的便是尽早地启动复苏治疗，以便更早地完成复苏目标。

表24-7　1小时bundle

测量血乳酸水平，如初测水平超过2 mmol/L则定期复测
在治疗前获取血培养标本
给予广谱抗生素抗感染治疗
低血压或乳酸水平超过4 mmol/L时给予30 mL/kg的快速液体复苏
液体复苏治疗期间/治疗后仍有低血压，应用血管活性药物维持MAP ≥ 65 mmHg

注：引自Levy MM, Evans LE, Rhodes A. The Surviving Sepsis Campaign Bundle: 2018 update[J]. Intensive care medicine, 2018, 44(6): 925-928.

同样，澳大利亚联合新西兰的产科脓毒症指南[6]也建议在诊断脓毒症后的黄金1小时（golden hour）内启动液体复苏、纠正低氧血症、抗感染治疗，以及后续的集束化治疗策略（图24-3）。集束化策略希望通过标准化流程指导医护人员在规定时限内完成同质化的治疗，但治疗期间的个性化处理仍是非常重要的。

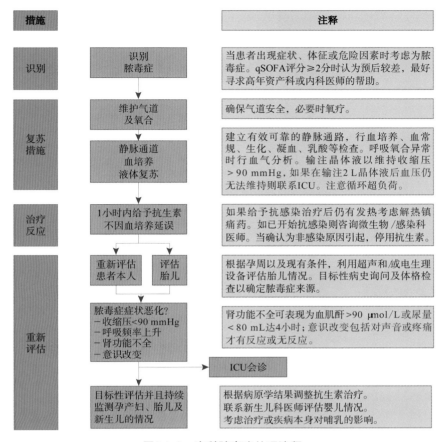

措施		注释
识别	识别脓毒症	当患者出现症状、体征或危险因素时考虑为脓毒症。qSOFA评分≥2分时认为预后较差，最好寻求高年资产科或内科医师的帮助。
复苏措施	维护气道及氧合	确保气道安全，必要时氧疗。
	静脉通道血培养液体复苏	建立有效可靠的静脉通路，行血培养、血常规、生化、凝血、乳酸等检查。呼吸氧合异常时行血气分析。输注晶体液以维持收缩压＞90 mmHg，如果在输注2 L晶体液后血压仍无法维持则联系ICU。注意循环超负荷。
治疗反应	1小时内给予抗生素不因血培养延误	如果给予抗感染治疗后仍有发热考虑解热镇痛药。如已开始抗感染则咨询微生物/感染科医师。当确认为非感染原因引起，停用抗生素。
重新评估	重新评估患者本人　评估胎儿	根据孕周以及现有条件，利用超声和/或电生理设备评估胎儿情况。目标性病史询问及体格检查以确定脓毒症来源。
	脓毒症症状恶化？－收缩压＜90 mmHg－呼吸频率上升－肾功能不全－意识改变	肾功能不全可表现为血肌酐＞90 μmol/L或尿量＜80 mL达4小时；意识改变包括对声音或疼痛才有反应或无反应。
	ICU会诊	
	目标性评估并且持续监测孕产妇、胎儿及新生儿的情况	根据病原学结果调整抗生素治疗。联系新生儿科医师评估婴儿情况。考虑治疗或疾病本身对哺乳的影响。

图24-3　产科脓毒症处理流程

注：引自Bowyer L, Robinson HL, Barrett H, Crozier TM, Giles M, Idel I, et al. SOMANZ guidelines for the investigation and management sepsis in pregnancy. The Australian & New Zealand journal of obstetrics & gynaecology, 2017, 57(5): 540–551.

七、未来展望

目前产科脓毒症领域仍有众多疑问亟待解答，未来应基于孕产妇生理及免疫状态、血流动力学参数来修订合适的诊断标准，制定针对性集束化治疗策略。而在治疗方面，如何同时优化孕产妇与胎儿器官灌注水平也是非常重要的问题。此外，寻找合适的生物标志物，建立适合产科的预警评分系统也是未来努力的目标。

（陶伟民）

参·考·文·献

[1] American College of Chest Physicians/Society of Critical Care Medicine Consensus Conference: definitions for sepsis and organ failure and guidelines for the use of innovative therapies in sepsis[J]. Critical care medicine, 1992, 20(6): 864–874.

[2] Levy MM, Fink MP, Marshall JC, et al. 2001 SCCM/ESICM/ACCP/ATS/SIS International Sepsis Definitions Conference[J]. Critical care medicine, 2003, 31(4): 1250–1256.

[3] Singer M, Deutschman CS, Seymour CW, et al. The Third International Consensus Definitions for Sepsis and Septic Shock (Sepsis-3)[J]. Jama, 2016, 315(8): 801–810.

[4] WHO. (2017). Statement on Maternal Sepsis. Retrieved from https://apps.who.int/iris/bitstream/handle/10665/254608/WHO-RHR-17.02-eng.pdf

[5] Macdonald-Wallis C, Silverwood RJ, Fraser A, et al. Gestational-age-specific reference ranges for blood pressure in pregnancy:

findings from a prospective cohort[J]. Journal of hypertension, 2015, 33(1): 96−105.

[6] Bowyer L, Robinson HL, Barrett H, et al. SOMANZ guidelines for the investigation and management sepsis in pregnancy[J]. The Australian & New Zealand journal of obstetrics & gynaecology, 2017, 57(5): 540−551.

[7] Society for Maternal-Fetal Medicine . Electronic address pso, Plante LA, Pacheco LD, et al. SMFM Consult Series #47: Sepsis during pregnancy and the puerperium[J]. American journal of obstetrics and gynecology, 2019, 220(4): B2−B10.

[8] Say L, Chou D, Gemmill A, et al. Global causes of maternal death: a WHO systematic analysis[J]. The Lancet Global health, 2014, 2(6): e323−333.

[9] Lumbiganon P, Laopaiboon M, Intarut N, et al. Indirect causes of severe adverse maternal outcomes: a secondary analysis of the WHO Multicountry Survey on Maternal and Newborn Health[J]. BJOG: an international journal of obstetrics and gynaecology, 2014, 121 (Suppl 1): 32−39.

[10] Bauer ME, Housey M, Bauer ST, et al. Risk Factors, Etiologies, and Screening Tools for Sepsis in Pregnant Women: A Multicenter Case-Control Study[J]. Anesthesia and analgesia, 2018.

[11] Acosta CD, Harrison DA, Rowan K, et al. Maternal morbidity and mortality from severe sepsis: a national cohort study[J]. BMJ open, 2016, 6(8): e012323.

[12] Mohamed-Ahmed O, Hinshaw K, Knight M. Operative vaginal delivery and post-partum infection[J]. Best practice & research Clinical obstetrics & gynaecology, 2019, 56: 93−106.

[13] Smaill FM, Grivell RM. Antibiotic prophylaxis versus no prophylaxis for preventing infection after cesarean section[J]. The Cochrane database of systematic reviews, 2014, (10): Cd007482.

[14] Acosta CD, Kurinczuk JJ, Lucas DN, et al. Severe Maternal Sepsis in the UK, 2011−2012: A National Case-Control Study[J]. PLOS Medicine, 2014, 11(7): e1001672.

[15] Bacterial sepsis in pregnancy. In: Coomarasamy A, Pundir J, eds. Obstetrics: Evidence-based Algorithms Cambridge: Cambridge University Press, 2016: 87−89.

[16] Mohamed-Ahmed O, Nair M, Acosta C, et al. Progression from severe sepsis in pregnancy to death: a UK population-based case-control analysis[J]. BJOG : an international journal of obstetrics and gynaecology, 2015, 122(11): 1506−1515.

[17] Al-Ostad G, Kezouh A, Spence AR, et al. Incidence and risk factors of sepsis mortality in labor, delivery and after birth: population-based study in the USA[J]. The journal of obstetrics and gynaecology research, 2015, 41(8): 1201−1206.

[18] Kourtis AP, Read JS, Jamieson DJ. Pregnancy and infection[J]. The New England journal of medicine, 2014, 370(23): 2211−2218.

[19] Chebbo A, Tan S, Kassis C, et al. Maternal Sepsis and Septic Shock[J]. Critical care clinics, 2016, 32(1): 119−135.

[20] Knowles S, O'Sullivan N, Meenan A, et al. Maternal sepsis incidence, aetiology and outcome for mother and fetus: a prospective study[J]. BJOG: An International Journal of Obstetrics & Gynaecology, 2015, 122(5): 663−671.

[21] Acosta CD, Kurinczuk JJ, Lucas DN, et al. Severe maternal sepsis in the UK, 2011−2012: a national case-control study[J]. PLoS medicine, 2014, 11(7): e1001672.

[22] Albright CM, Ali TN, Lopes V, et al. The Sepsis in Obstetrics Score: a model to identify risk of morbidity from sepsis in pregnancy[J]. American journal of obstetrics and gynecology, 2014, 211(1): 31−38.

[23] Aarvold AB, Ryan HM, Magee LA, et al. Multiple Organ Dysfunction Score Is Superior to the Obstetric-Specific Sepsis in Obstetrics Score in Predicting Mortality in Septic Obstetric Patients[J]. Critical care medicine, 2017, 45(1): 49−57.

[24] Rhodes A, Evans LE, Alhazzani W, et al. Surviving Sepsis Campaign: International Guidelines for Management of Sepsis and Septic Shock: 2016[J]. Intensive care medicine, 2017, 43(3): 304−377.

[25] Vincent JL, Brealey D, Libert N, et al. Rapid Diagnosis of Infection in the Critically Ill, a Multicenter Study of Molecular Detection in Bloodstream Infections, Pneumonia, and Sterile Site Infections[J]. Critical care medicine, 2015, 43(11): 2283−2291.

[26] Dolin HH, Papadimos TJ, Stepkowski S, et al. A Novel Combination of Biomarkers to Herald the Onset of Sepsis Prior to the Manifestation of Symptoms[J]. Shock (Augusta, Ga), 2018, 49(4): 364−370.

[27] Liu VX, Fielding-Singh V, Greene JD, et al. The Timing of Early Antibiotics and Hospital Mortality in Sepsis[J]. American journal of respiratory and critical care medicine, 2017, 196(7): 856−863.

[28] 严少梅，樊尚荣. 2019年美国母胎医学会"妊娠期及产褥期脓毒症诊断和治疗共识"解读[J]. 中华产科急救电子杂志，2019，8（2）：108−115.

[29] Burlinson CEG, Sirounis D, Walley KR, et al. Sepsis in pregnancy and the puerperium[J]. International journal of obstetric anesthesia, 2018, 36: 96-107.

[30] Marik P, Bellomo R. A rational approach to fluid therapy in sepsis[J]. British journal of anaesthesia, 2016, 116(3): 339-349.

[31] Vartun A, Flo K, Acharya G. Effect of passive leg raising on systemic hemodynamics of pregnant women: a dynamic assessment of maternal cardiovascular function at 22-24 weeks of gestation[J]. PloS one, 2014, 9(4): e94629.

[32] Acheampong A, Vincent JL. A positive fluid balance is an independent prognostic factor in patients with sepsis[J]. Critical care (London, England), 2015, 19: 251.

[33] Chau A, Tsen LC. Fetal optimization during maternal sepsis: relevance and response of the obstetric anesthesiologist[J]. Current opinion in anaesthesiology, 2014, 27(3): 259-266.

[34] Hirano Y, Miyoshi Y, Kondo Y, et al. Liberal versus restrictive red blood cell transfusion strategy in sepsis or septic shock: a systematic review and meta-analysis of randomized trials[J]. Critical care (London, England), 2019, 23(1): 262.

[35] Levy MM, Evans LE, Rhodes A. The Surviving Sepsis Campaign Bundle: 2018 update[J]. Intensive care medicine, 2018, 44(6): 925-928.

第二十五章

妊 娠 剧 吐

妊娠期恶心呕吐（nausea and vomiting of pregnancy, NVP）是妊娠早期常见的不良反应，据报道70%～80%孕妇会有程度不同的NVP[1]，多数产妇可以自愈或经门诊治疗后缓解，医护人员、患者及家属往往认识不足，认为NVP是正常的妊娠反应，从而可能会忽视对该疾病的规范化管理。其实NVP不仅严重影响孕妇的生活质量，还可导致抑郁情绪，甚至不得不终止妊娠。而且0.3%～3.6%孕妇会进一步发展为妊娠剧吐（hyperemesis gravidarum, HG）[1-4]，严重者可能会发生贲门黏膜撕裂、食管破裂、视网膜出血、Wernicke脑病、再喂养综合征等[5]，继而导致母婴不良结局。因此对NVP、HG及其并发症的早期诊断、识别和规范化的处理至关重要。但目前仍然缺乏对于NVP、HG统一的诊断标准，由于妊娠妇女的特殊性和伦理的考虑，相关研究较少。本文参考相关指南和文献就NVP尤其是HG的临床表现、处理要点及相关并发症进行阐述，以期有助于医务工作者对这类疾病更全面地认识，保障母婴安全。

一、流行病学

关于NVP或者HG的发病率各文献报道不一，这可能与种族差异及目前缺乏统一的诊断标准有关。资料显示约70%～80%孕妇会经历程度不同的NVP[1]，全球约0.3%～3.6%的产妇会进展成HG[1-4]，目前我国缺乏相关流行病学数据。NVP、HG不仅是一种非常痛苦的体验，而且还可能导致一些特殊并发症。

二、病因

无论是NVP还是HG，病因均不明确，一些研究试图寻找和HG相关的发病因素，其最大的危险因素为前次妊娠时出现了HG[6]。此外有些学者提出了各种可能的理论假说，包括激素刺激假说、进化适应假说和心理易感假说。

1. 激素刺激假说 妊娠后母体血清人绒毛膜促性腺激素（human chorionic gonadotropin, hCG）水平的峰值与孕期恶心呕吐的严重程度的顶峰部分重叠，因此有部分观点认为hCG是诱发孕期呕吐的首要因素，但其诱发HG的机制仍未阐明。除hCG外，雌激素水平也会影响妊娠期恶心呕吐，当产妇雌二醇水平升高时容易发生恶心呕吐，而雌二醇水平降低时较少发生恶心呕吐[7]。

2. 进化适应假说 有学者提出妊娠剧吐是人类进化的结果，是为了保护妊娠妇女避免摄入危险食物以保护自己和腹中胎儿[8]。

3. 心理易感假说 关于特定心理障碍与HG相关联的争论已久，但仍没有确切结论。有研究发现抑郁症的患者更容易发生HG（*OR*，1.49；95%*CI*，1.23～1.79），但在该研究中妊娠剧吐的患者有2/3从未发生过抑郁症状，有抑郁症的产妇仅1.25%最终发生了HG[9]。近期两项队列研究提示，与没有发生HG的产妇相比，无论新发或复发的HG都与任何潜在精神状况无关[10, 11]，但是这两项队列研究的样本量较小。目前的研究更多着眼于一些特定心理状况如抑郁、焦虑等情绪对HG的影响而不是将其作为发病因素。

三、高危因素

胎盘重量的增加（如葡萄胎或多胎妊娠）会增加HG的风险。其他危险因素包括晕动病病史、偏头痛病史、家族史或既往HG史。此外，有研究发现幽门螺杆菌感染会增加妊娠期恶心呕吐的发生[12, 13]，但其机制仍不明确。

四、临床表现

HG的临床症状主要为妊娠后出现恶心、呕吐，几乎所有患者恶心、呕吐的发生都早于孕9周[14]，且其症状随着妊娠进展逐渐加重，出现持续性呕吐、无法进食，严重者出现神经系统改变如谵妄、嗜睡、意识障碍、甚至昏迷、死亡。临床体征主要包括摄入减少并伴随体重下降（较孕前基础体重下降＞5%）、皮肤干燥、眼球凹陷、黄疸、尿量减少等脱水症状或伴有电解质紊乱、肝功能、甲状腺功能异常。

辅助检查可有尿酮体阳性、尿比重改变。由于严重脱水，血常规常有血液浓缩表现：血红蛋白、血细胞比容上升。生化检查可有严重电解质紊乱：低钾、低钠、低氯血症[15]。部分患者可能会有转氨酶、血脂、淀粉酶的升高。据报道约67%HG患者会发生肝功能异常[16]。HG的产妇往往出现复杂的酸碱失衡，剧烈呕吐会使大量消化液丢失，导致代谢性碱中毒，严重呕吐导致的低循环容量又会导致代谢性酸中毒，部分患者因紧张、焦虑还会出现过度通气导致呼吸性碱中毒。

严重HG患者甚至可能发生贲门黏膜撕裂，食管破裂，眼底改变如视神经炎或视网膜出血，自发性纵隔气肿，妊娠期一过性甲状腺毒症、再喂养综合征、韦尼克脑病等[5]。

对于HG病情严重程度的评估主要涵盖以下几方面：呕吐的严重程度如呕吐频率，体重下降的程度，酮体是否阳性，脱水严重程度（临床体征如皮肤弹性、眼球凹陷程度，实验室检查如血细胞比容、尿比重，生命体征如血压、心率等）。妊娠期恶心呕吐量表（pregnancy-unique quantification of emesis and nausea, PUQE）（表25-1）可用于评估产妇恶心、呕吐的严重程度，尽管目前还未将其用于评估HG的程度，但有研究发现PUQE评分有助于识别HG患者[17, 18]。

五、诊断

目前国际上并没有统一的诊断标准，HG仍然

表25-1　妊娠期恶心呕吐量表（PUQE）

选出以下在最近 24 小时内最符合你症状的选择				
1.一般而言，每天有多久觉得恶心或反胃？				
＞6小时	4～6小时	2～3小时	≤1小时	从不
5分	4分	3分	2分	1分
2.一般而言，每天呕吐几次？				
≥7次	5～6次	3～4次	1～2次	从不呕吐
5分	4分	3分	2分	1分
3.一般而言，每天干呕几次？				
≥7次	5～6次	3～4次	1～2次	从不干呕
5分	4分	3分	2分	1分

总分（问题1～3总得）：

轻度恶心呕吐，≤6分；中度恶心呕吐，7～12分；重度恶心呕吐，≥13分

注：引自Dean CR, Shemar M, Ostrowski GAU, Painter RC: Management of severe pregnancy sickness and hyperemesis gravidarum. BMJ, 2018, 363: 7.

是一项排他性诊断。2018年美国妇产科医师学会（American College of Obstetricians and Gynecologists, ACOG）颁布的妊娠期恶心呕吐指南中仍没有妊娠剧吐的特定诊断[19]。中华医学会妇产科学分会产科学组制定的2015版妊娠剧吐的诊断及临床处理专家共识中将其定义为妊娠早期出现的严重持续的恶心、呕吐伴脱水、酮症、酸中毒，需要住院治疗[16]。目前公认的诊断要点为不能被其他疾病所解释的严重、持续的恶心呕吐，急性饥饿的表现（通常有尿酮体阳性），体重下降（＞孕前体重5%）可能伴有电解质、酸碱平衡紊乱，甲状腺功能异常。

六、鉴别诊断

HG是一项排他性的诊断，应仔细询问患者病史并排除其他可能导致恶心呕吐的疾病，特别注意与以下疾病进行鉴别。

1. 胃肠道感染　通常有腹泻症状，而妊娠剧吐患者通常不伴有腹泻。

2. 胰腺炎　可通过是否伴有腹痛，血、尿淀粉酶水平的变化与其进行鉴别诊断，胰腺炎患者通常

血淀粉酶水平升高达正常值5～10倍。

3. 病毒性肝炎　也会出现恶心、呕吐等症状，但可通过病毒学、肝功能检查进行鉴别，病毒性肝炎患者会有肝炎病毒学阳性，转氨酶水平可升高达1 000 U/L以上。

4. Addison病　由于肾上腺皮质激素分泌不足所致的一类全身性疾病，Addison病患者通常全身皮肤黏膜色素沉着、高血钾、高血钙。可通过血、尿皮质醇水平与妊娠剧吐相鉴别。

5. 引起妊娠呕吐的其他可能原因（表25-2）。

七、特殊并发症

（一）妊娠一过性甲状腺毒症（gestational transient thyrotoxicosis, GTT）

也称妊娠期甲状腺功能亢进症，但在最新的中华医学会妊娠和产后甲状腺疾病诊治指南2019版中不再使用"妊娠期甲状腺功能亢进症"，而使用"妊娠一过性甲状腺毒症"[20]。该病于妊娠早期出现，以甲状腺抗体阴性、无弥漫性甲状腺肿、眼征等Graves病甲亢体征，至妊娠中期可自行恢复为特征。

表25-2　导致妊娠期恶心呕吐的可能原因

胃肠道系统	泌尿生殖系统	内分泌系统
胃肠炎	肾盂肾炎	酮症酸中毒
胃潴留	尿毒症	卟啉病
贲门痉挛	卵巢扭转	Addison病
胆道疾病	肾结石	甲状腺功能亢进
肝炎	子宫肌瘤	甲状旁腺功能亢进
肠梗阻		
消化性溃疡	神经系统异常	其他原因
胰腺炎	假性脑瘤	药物不耐受或药物中毒
阑尾炎	前庭病变	心理因素
	偏头痛	
	中枢神经系统肿瘤	妊娠相关原因
	淋巴细胞性垂体炎	妊娠急性脂肪肝
		子痫前期

注：引自Goodwin TM. Hyperemesis gravidarum. Obstet Gynecol Clin North Am, 2008, 35: 401-417.

HG患者中30%～73%会合并发生GTT[21]，多发生在妊娠早期，一般孕8～10周发病，与hCG升高过度刺激甲状腺激素产生有关[22]。由于hCG与促甲状腺激素（thyrotropin, thyroid stimulating hormone, TSH）结构的相似性[23, 24]，妊娠早期随着hCG分泌的增加，引起甲状腺激素分泌增加，并进一步抑制TSH分泌，使血清TSH水平下降。研究发现血清hCG和TSH水平呈负相关[25]，血hCG > 400 000 IU/L的产妇发生妊娠期甲状腺疾病及低TSH的风险更高[26]。但也有报道发现GTT患者并没有血hCG升高[27]，因此有观点认为GTT的发生也可能与TSH受体对hCG敏感性增高有关[28]。此外还有小样本队列研究发现GTT产妇在妊娠中期（孕20周）时TSH都恢复正常水平，但是GTT组较对照组血清维生素D水平仍然偏低，作者建议对GTT患者应注意评估是否有维生素D缺乏[29]。

GTT目前没有明确的诊断标准，主要根据临床表现和实验室甲状腺功能检查作为诊断依据。GTT的临床表现为妊娠早期出现心率增快、心悸、焦虑、多汗等高代谢症状，且无弥漫性甲状腺肿、眼征等Graves病甲状腺功能亢进体征。实验室甲状腺功能检查可有血清游离甲状腺素（free thyroxine, FT4）和血清总甲状腺素（total thyroxine, TT4）升高，也可有血清游离三碘甲状腺原氨酸（free triiodothyronine, FT3）升高，但FT3升高幅度一般低于FT4，血清TSH水平降低或测不到，甲状腺自身抗体阴性。

GTT需与Graves病甲亢进行鉴别，后者通常伴有弥漫性甲状腺肿、眼征，甲状腺自身抗体阳性。妊娠和产后甲状腺疾病诊治指南2019版指出，当妊娠早期血清TSH＜妊娠期特异性参考范围下限或0.1 mU/L时，提示可能存在甲状腺毒症。对于这部分患者应仔细询问病史、进行相关体格检查，并进一步进行甲状腺功能及甲状腺自身抗体的检测，但注意禁止行甲状腺摄[131]I试验和放射性核素扫描（推荐级别A）[20]。如果患者既往无甲状腺病史，体格检查无甲状腺肿大、无Graves眼病、无眼震颤等严重的甲状腺功能亢进体征，甲状腺自身抗体阴性，并且有妊娠剧吐的表现，倾向于诊断为GTT。

GTT的治疗以对症支持治疗为主，合并HG者按妊娠剧吐处理，注意纠正脱水、电解质、内环境

紊乱，不建议给予抗甲状腺药物[30-32]，至妊娠中期随hCG峰值的下降，甲状腺功能多可恢复。因此对于HG患者需特别注意甲状腺功能的测定。如果患者心率增快、心悸等症状严重需对症治疗，可以短时间使用小剂量β受体阻滞剂，但应当注意监测（推荐级别A）。若妊娠一过性甲状腺毒症与Graves病甲状腺功能亢进鉴别困难，并且临床症状明显且伴有FT4和FT3明显升高时，可以短期使用抗甲状腺药物如丙基硫氧嘧啶[20]。

（二）再喂养综合征（Refeeding Syndrome）

经长期禁食、饥饿后，再次给予喂养（经口食物摄入，肠内、外营养）后出现的以严重低磷血症为主要特征的与代谢异常相关的严重水-电解质紊乱、葡萄糖耐受性下降、维生素缺乏并由此引发的神经、呼吸、消化、循环系统并发症。

再喂养综合征的病理生理改变为：由于妊娠剧吐导致摄入的不足、营养缺乏，机体代偿性胰岛素分泌减少，体内储存的糖原、电解质、维生素等逐渐耗尽，钾、镁、钠、磷酸盐由细胞内转移至细胞外，细胞内电解质也逐渐耗竭。当重新开始营养，尤其突然的糖分再补充会引起一系列级联反应，骤然的血糖上升使胰岛素分泌增加，合成代谢增加，导致钾、镁、磷由细胞外转移至细胞内，从而发生严重的低磷、低钾、低镁血症，可导致致死性心律失常、心肌功能障碍。骤然糖分补充还会导致高渗性非高血糖昏迷、中性粒细胞功能下降，可能增加感染的风险。同时由于糖代谢及蛋白质合成的增加、大量维生素B1被消耗，从而进一步导致电解质的紊乱，出现再喂养综合征或韦尼克脑病导致恶性循环（图25-1）。

目前对于再喂养综合征没有公认的定义或诊断标准，再喂养综合征是动态变化的，有些患者的症状不具备特异性，因此目前没有明确的定义（诊断标准）[34]。但存在以下临床症状的患者是发生再喂养综合征的高危人群[33, 34]。符合以下4点中至少1点：① BMI＜16 kg/m²；② 过去3～6月内非刻意减重的体重下降＞15%；③ 禁食时长（距离最后一次食物摄入的时间）＞10天；④ 再喂养已出现低镁、低钾、低磷血症。或者符合以下4点中至少2点：① BMI＜18.5 kg/m²；② 过去3～6月内非刻意减重的体重下降＞10%；③ 禁食时长（距

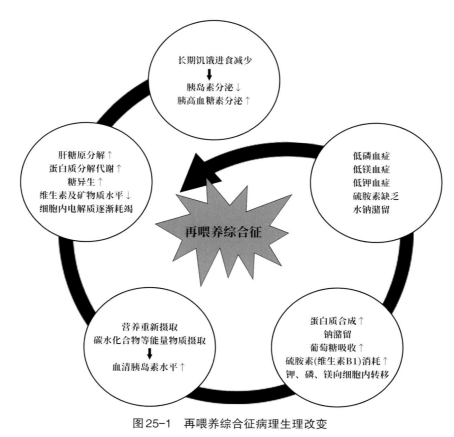

图25-1 再喂养综合征病理生理改变

注：引自 Aubry E, Friedli N, Schuetz P, Stanga Z: Refeeding syndrome in the frail elderly population: prevention, diagnosis and management. Clin Exp Gastroenterol, 2018, 11: 257: 255−264.[33]

离最后一次食物摄入的时间）＞5天；④ 有药物滥用或酗酒史。

再喂养综合征的临床表现为水电解质紊乱，包括低磷血症、低钾血症、低镁血症等。所有症状中最典型代谢症状为低磷血症。当细胞重新摄入糖分后，机体磷酸化和ATP合成增加，从而对磷酸盐的消耗增加，进而导致心脏无力、呼吸抑制、谵妄、昏迷，严重时导致死亡。低磷血症是再喂养综合征最突出的表现，当血磷水平＜0.5 mmol/L即可出现临床症状，应及时进行补充。

1. 低钾血症 低钾血症是再喂养综合征另一个代谢性特征。低钾血症与心律失常、肌力下降、肌无力等密切相关。严重者甚至还可诱发麻痹性肠梗阻及肝性脑病等。由于长期的进食减少，细胞内的钾离子不断被耗竭，因此再喂养综合征患者的低钾血症通常十分顽固。

2. 低镁血症 其主要表现是神经肌肉系统功能亢进，如手足麻木、肌肉紧张等。严重的低镁血症还可引起甲状旁腺激素的降低，进一步导致低钙血症。同时低镁血症还会导致顽固性的低钾血症，形

成恶性循环。

3. 维生素缺乏 主要是硫胺素即维生素B1的缺乏，长期进食减少导致硫胺素缺乏，而突然摄取高碳水化合物后合成代谢增加，消耗大量硫胺素，使硫胺素进一步被耗竭。其他如维生素B6、维生素B12也会减少。

由于血清电解质和代谢紊乱，再喂养综合征会引起其他多系统的临床并发症，表现多种多样（表25-3）。

不少文献报道了HG产妇合并再喂养综合征最终导致母婴不良结局的报道。Mayer等[35]报道了一例32岁妊娠16周的经产妇由于HG住院，住院第一天补充生理盐水、电解质和维生素，在住院第二天由于呕吐加剧，患者完全无法进食，给予含糖液后即刻发生了胎心消失，胎儿死亡。Kondo等[36]报道了一例34岁的HG产妇，从妊娠第5周开始出现恶心、呕吐后发展为HG，该孕妇出现严重恶心、呕吐、乏力、肌痛，体重最多较孕前下降17 kg，患者接受住院治疗后胃口好转，但进食后发生了再喂养综合征引起严重电解质紊乱（低钾、低磷），导

表25-3　再喂养综合征临床并发症特征

急性脑病	科尔萨科夫综合征
急性肾小管坏死	肝功能异常或肝衰竭
贫血	代谢性酸中毒；乳酸酸中毒
共济失调	肌肉酸痛
心律失常	骨软化
中央髓鞘溶解症	麻木
昏迷	周围神经病变
充血性心力衰竭	呼吸衰竭
便秘	横纹肌溶解
精神错乱	突然死亡
膈肌、肋间肌等肌无力	血小板减少
高血糖	呼吸机依赖
高感染风险	恶心呕吐
肾功能损害增加：急、慢性肾病	韦尼克脑病

注：引自 Crook MA: Refeeding syndrome: problems with definition and management. Nutrition, 2014, 30: 1448-1455.

致横纹肌溶解和尿崩症。最近有研究学者提出著名的《简·爱》作者夏洛蒂·勃朗特就是由于HG合并再喂养综合征导致死亡。夏洛蒂·勃朗特在妊娠早期出现了严重的恶心、呕吐、体重下降，在胃纳改善进食后出现了一系列的代谢性改变，最终导致死亡[37]。

HG产妇往往有体重下降、饥饿状态，是发生再喂养综合征的高危人群，在处理这类患者时应警惕。

（三）韦尼克脑病

韦尼克脑病（wernicke encephalopathy）是由各种各样原因引起的维生素B1缺乏导致的严重的代谢性脑病。维生素B1又称硫氨素，是一种水溶性的B族维生素，易随尿液排出，因此体内无法长期储存，主要通过食物获取。妊娠剧吐患者由于严重持续呕吐，会造成硫氨素缺乏，部分发生再喂养综合征的产妇由于突然进食后引起的代谢变化，使硫胺素大量消耗。硫胺素缺乏会使三羧酸循环无法正常进行，导致脑组织乳酸堆积和酸中毒，这些原因都会导致妊娠剧吐产妇发生韦尼克脑病。

其主要临床表现为意识障碍、眼部异常、共济失调[38]三联征，严重者甚至可能导致产妇死亡。眼部异常主要表现为眼球震颤、眼肌麻痹，也有文献报道视神经水肿、视网膜出血、复视、瞳孔对光反射迟钝或消失等眼部症状[39, 40]。有报道发现韦尼克脑病与前庭-眼反射受损相关，使用功能磁共振扫描前庭处理大脑区域包括岛叶、顶盖、颞上回区域有助于对前庭感觉进行评估。

据报道约10%HG患者会并发韦尼克脑病，即使积极治疗，其死亡率仍高达10%，而未治疗的患者死亡率可达50%[41]。韦尼克脑病目前也缺乏明确临床诊断标准，在处理HG患者时一定要注意患者临床表现，警惕韦尼克脑病的发生。

八、治疗

对于NVP、HG，应以预防为主，ACOG最近的指南推荐在妊娠前1个月补充维生素能够降低NVP的发生率并降低其严重程度（证据等级A）[7]。对于已经发生恶心、呕吐的产妇尽早诊断和识别，以便及时地进行规范化治疗以防孕妇情况的进展或恶化。治疗主要以加强监护、对症支持治疗为主，尽可能在母婴风险最低的情况下，最大程度改善孕妇症状，防治相关并发症。对于这类患者应进行全面的评估，了解体重下降、进食、尿量等情况，行尿常规、血常规、肝肾功能、电解质、动脉血气、甲状腺功能测定等检查，以评估患者内环境、电解质、血液浓缩的情况，必要时还需进行眼底检查。根据检查结果个性化地纠正脱水和内环境、电解质的紊乱，补充维生素和营养，必要时使用止吐药物。

（一）非药物治疗

出于对母胎安全的考虑，应先尝试非药物止吐方法，包括饮食疗法、针灸、穴位按摩。

HG患者往往存在脱水、电解质紊乱、营养匮乏、体重下降等情况，而糟糕的母体营养状况与新生儿低体重、胎儿宫内生长受限息息相关[42]，因此营养治疗在NVP和HG患者中至关重要。关于孕产妇营养治疗参见危重孕产妇的营养治疗章节。对于这类患者的营养治疗应当个体化，每个孕妇的营养状况、对进食的耐受程度、内环境、脱水程度都不同，应进行全面的检查后，进行个性化补充和治疗。对于能够进食的孕妇首选口服，无法耐受进食的孕妇可选择肠内营养，其次再选择肠外营养，营养支持途径选择参见图25-2。再次强调，在脱水、电解质异常纠正前不应贸然进行营养补充，不论口服、肠内、肠外营养，以防发生再喂养综合征或韦尼克脑病。

对于能够进食的患者，可以通过对食物的性质、种类、气味等的选择，进食一些减少恶心、呕吐的食物。表25-4为止吐膳食推荐，该表参考于外国文献，其中的一些推荐食物如烤鸡、豆类等可能与我国饮食结构略有差异。根据ACOG等指南推荐，总体原则为少吃多餐，选择清淡、高蛋白质、并避免气味浓郁的食物[19, 43]，可按照其饮食原则挑选符合我国饮食习惯的食物。有学者对14名NVP孕妇进行胃电图测量胃节律活动，发现进食高蛋白质的食物与等量的碳水化合物或等量高脂肪食物相比恶心、胃节律紊乱显著减少[44]。应在允许的情况下尽可能鼓励NVP和HG的孕妇进食，即使是住院产妇，在可以耐受进食的情况下也应尽量给予饮食治疗。肠内营养和肠外营养的实施和相关注意事项参见本书第二部分第九章"危重孕产妇的营养治疗"章节。

生姜用于止吐有着悠久的历史，"生姜治百病"

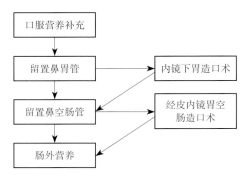

图25-2 妊娠剧吐患者营养支持途径

注：引自 Austin K, Wilson K, Saha S: Hyperemesis Gravidarum. *Nutr Clin Pract*, 2019, 34: 226-241.

的说法也广为流传。虽然其止吐的具体机制尚未阐明，现代研究也发现生姜可减少孕妇恶心的发生且不会引起不良事件[45, 46]，其对呕吐的效果需要进一步明确。ACOG最近的指南推荐使用生姜可以减轻恶心症状（证据等级B）[7]，各种形式如鲜生姜、生姜茶、生姜棒棒糖、生姜胶囊都可以用于缓解症状。

穴位按摩或针灸是否可以缓解恶心呕吐的症状仍有争议，最常用的穴位为内关穴，位于前臂掌侧，腕横纹上2寸，掌长肌腱与桡侧腕屈肌腱之间。目前没有强有力的证据证实内关穴按摩或刺激可以缓解恶心、呕吐[7, 45]，一些小样本研究报道按摩、针灸内关穴可以缓解恶心症状，但对呕吐没有明显的效果[47, 48]。由于穴位按摩和针灸没有明显不良反应，在治疗时可以进行尝试。

（二）药物治疗

严重呕吐者可使用止吐药物包括维生素B6、抗组胺药、吩噻嗪类药物异丙嗪、多巴胺拮抗剂甲氧氯普胺、5-羟色胺3型受体阻滞剂（5-hydroxytryptamine Type 3, 5-HT3）及糖皮质激素等。

早在1983年美国就上市过维生素B6和多西拉敏（一种抗组胺药物）联合制剂（维生素B6，10 mg；多西拉敏，10 mg），但在两款臭名昭著的致畸药物反应停和乙烯雌酚的历史背景下，群众对该药的安全性产生了担忧和恐慌，该公司主动撤出美国市场。其实这款药物的致畸性明显缺乏循证证据，两项涉及20万人的荟萃分析发现与没有使用该药物的孕妇相比，服用该复方制剂的孕妇胎儿缺陷的发生率没有差异[49, 50]。2016年美国FDA批准了一款复方药物（维生素B6和多西拉敏，成分与

表25-4 抗恶心呕吐膳食推荐

每2～3小时少量饮食（约1～1.5杯）

选择清单的饮食如：烤面包、米饭、烤鸡

避免高脂、油腻食物

选择低脂、高蛋白食物如：肉、蛋、豆类

液体和固体食物分开食用，建议进食30分钟后再饮用液体

避免食用有强烈气味的食物如：鱼或花椰菜

探索利用食物的不同特性如：甜咸、冷热、软硬等，以便合理搭配

尝试生姜（姜茶、姜味棒棒糖、胶囊）

注：引自 Austin K, Wilson K, Saha S: Hyperemesis Gravidarum. *Nutr Clin Pract*, 2019, 34: 226-241.

1983年退出市场的药物一致）。ACOG指南推荐单用维生素B6或维生素B6联合多西拉敏可有效缓解恶心、呕吐症状，推荐作为NVP的一线治疗[7]（证据等级A）。我国目前尚无多西拉敏，有关维生素B6或维生素B6联合多西拉敏对HG的效果仍待进一步验证。

除多西拉敏，其他抗组胺药如苯海拉明也可缓解恶心、呕吐症状，近期一项荟萃分析发现由于哮喘、过敏等原因长期使用抗组胺药物的产妇，自然流产、早产、死产等的发生率并不增加[51]。

多巴胺受体拮抗剂如甲氧氯普胺或吩噻嗪衍生物异丙嗪、丙氯拉嗪等都可有效缓解恶心、呕吐症状[7, 52]。多项研究指出这类药物用于妊娠期恶心呕吐是安全的，并不会增加胎儿畸形的风险[53-55]。

5-HT3受体阻断剂如昂丹司琼可有效缓解恶心、呕吐症状，在HG产妇中效果也得到了证实。一些研究发现比起维生素B6和多西拉敏，昂丹司琼对恶心呕吐的缓解效果更好[56]。其止吐效果与胃复安相当，但是昂丹司琼的副作用更明显，包括头痛、便秘和疲劳等[57]。关于5-HT3受体阻滞剂对新生儿的影响有一定争议。有研究发现孕期使用昂丹司琼会增加新生儿腭裂的风险[58]。一项超过15万人的大样本研究发现，使用昂丹司琼会增加新生儿心脏缺陷的发生（OR，1.62），但总体的致畸率没有增高[59]。而美国近期的一项研究发现使用昂丹司琼的孕妇胎儿室间隔缺损和腭裂的发生率与未使用昂丹司琼的产妇相比没有差异，因HG使用昂丹司琼的孕妇流产和终止妊娠的情况较少，活产率高，该结果不支持昂丹司琼的致畸性[60]。另一项跨度7年纳入人数超6万人的队列研究也没有发现使用昂丹司琼会增加早产及小于胎龄儿的风险[61]。

其他治疗药物如糖皮质激素、可乐定、加巴喷丁可能对恶心、呕吐有一定缓解作用，但是相关研究较少，其风险收益比仍待进一步探索。NVP治疗流程见图25-3。对于严重呕吐患者，在进行药物治疗时需衡量这些药物对新生儿的潜在风险，权衡利弊[62, 63]。

（三）其他注意事项

对于HG的产妇要特别警惕特殊并发症的发生，对于这类患者早期先不急于热卡的补充而是应先给予盐水、电解质和维生素。经口食物摄入，肠内、外营养都可能会导致再喂养综合征、韦尼克脑病的发生[64]。在治疗期间应进行频繁全面电解质的监测包括钠、钾、钙、镁、磷、氯等。在热卡补充前纠正电解质紊乱包括补充磷、镁、钾、B族及其他维生素十分重要。为了预防韦尼克脑病，应每日补充硫胺素，有关硫胺素的治疗剂量文献报道不一，100～500 mg/d静脉输注都有报道[64-66]。

此外对于低钠血症的纠正，应避免纠正过快以防发生脱髓鞘改变。严重低钾血症者，必要时可以开放中心静脉，微泵补钾。由于长期低钾使细胞内钾离子也逐渐耗竭，因此这类患者的低钾血症通常非常顽固，经过补充至血钾正常的产妇仍应继续补钾3～5天。

发生妊娠剧吐的产妇往往还可能合并精神因素，需特别注意产妇心理健康，必要时可由精神科会诊，曾有一例严重妊娠剧吐产妇报道，经过规范治疗但病情仍然反复，进行心理疏导给予抗焦虑治疗后症状显著缓解[67]。

本病多数可通过规范化治疗缓解，一定要严格掌握终止妊娠指征，中华医学会妇产科学分会产科学组妊娠剧吐的诊断及临床处理专家共识（2015）终止妊娠的指征为：① 体温持续高于38℃；② 卧床休息时心率＞120次/分钟；③ 持续黄疸或蛋白尿；④ 出现多发性神经炎及神经性体征；⑤ 有颅内或眼底出血经治疗不好转者；⑥ 出现韦尼克脑病[16]。

九、预后

有关HG与产科不良结局的关系仍有争议，相关研究资料较少。对孕产妇而言，HG会增加其抑郁和焦虑等情绪障碍[68]，但是通过对HG的治疗，抑郁和焦虑也可缓解。有调查提示至少有15.2%HG患者由于无法忍受进行过一次主动终止妊娠，6.1%妇女曾多次终止妊娠[69]。严重患者可并发韦尼克脑病、再喂养综合征、周围神经病变、贲门黏膜撕裂、食管破裂、视网膜出血等。对新生儿结局的影响，有研究显示HG与新生儿低体重、小于胎龄儿、早产、低Apgar评分[70]有关，一项大样本量的队列研究发现HG产妇较未发生HG产妇新生儿体重较轻，妊娠时间稍短[71]。而最近的一项回顾性研究并没有发现HG会导致不良孕产妇或新生儿结

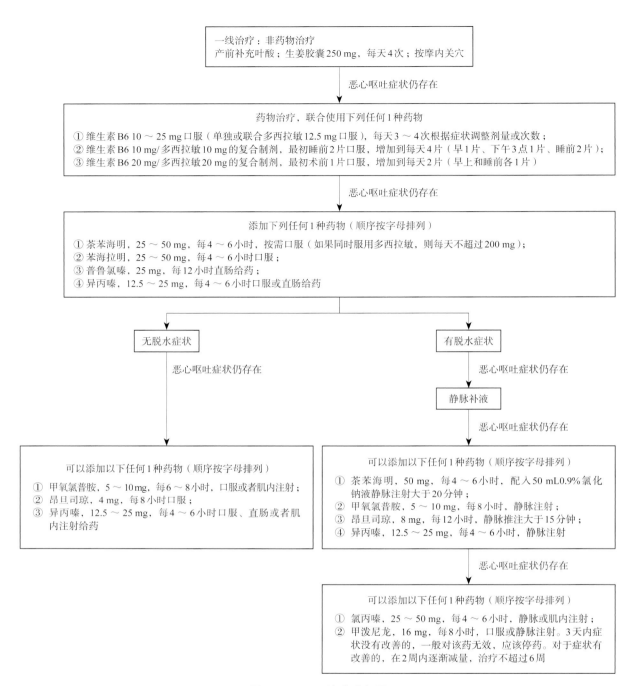

图25-3　NVP治疗流程图

注：引自ACOG: Practice Bulletin No. 189: nausea and vomiting of pregnancy. Obstet Gynecol, 2018: e15-e30.[7]

局[72]。关于HG对母婴结局的影响需要更多研究加以明确。

十、总结和展望

综上所述，HG虽然相对罕见但是与许多母胎潜在并发症有关。对于HG一定要引起重视，医疗人员应熟悉其临床表现、诊断和诊疗原则，尽早诊断尽

早治疗。HG主要为对症支持治疗，补充循环容量，纠正脱水，逐步纠正水电解质、内环境紊乱以防发生恶性循环，需警惕再喂养综合征及韦尼克脑病，避免早期糖分补充。绝大多数HG通过治疗可以缓解，对该疾病的重视、规范化的治疗至关重要，从而减少由于妊娠剧吐导致的妊娠终止或母婴意外。

（宋玉洁，乔　萍）

参·考·文·献

[1] Austin K, Wilson K, Saha S. Hyperemesis Gravidarum[J]. Nutr Clin Pract, 2019, 34(2): 226-241.

[2] Abramowitz A, Miller ES, Wisner KL. Treatment options for hyperemesis gravidarum[J]. Arch Womens Ment Health, 2017, 20(3): 363-372.

[3] Matthews A, Haas DM, O'Mathuna DP, et al. Interventions for nausea and vomiting in early pregnancy[J]. Cochrane Database Syst Rev, 2015, (9): CD007575.

[4] Fiaschi L, Housley G, Nelson-Piercy C, et al. Assessment of discharge treatment prescribed to women admitted to hospital for hyperemesis gravidarum[J]. Int J Clin Pract, 2019, 73(1): e13261.

[5] Kuscu NK, Koyuncu F. Hyperemesis gravidarum: current concepts and management[J]. Postgrad Med J, 2002, 78(916): 76-79.

[6] Fiaschi L, Nelson-Piercy C, Tata LJ. Hospital admission for hyperemesis gravidarum: a nationwide study of occurrence, reoccurrence and risk factors among 8.2 million pregnancies[J]. Hum Reprod, 2016, 31(8): 1675-1684.

[7] American College of Obstetricians and Gynecologists. Practice Bulletin No. 189: nausea and vomiting of pregnancy Obstet Gynecol, 2018: e15-e30.

[8] Sherman PW, Flaxman SM. Nausea and vomiting of pregnancy in an evolutionary perspective[J]. Am J Obstet Gynecol, 2002, 186(5 Suppl): S190-197.

[9] Kjeldgaard HK, Eberhard-Gran M, Benth JS, et al. History of depression and risk of hyperemesis gravidarum: a population-based cohort study[J]. Arch Womens Ment Health, 2017, 20(3): 397-404.

[10] Ezberci I, Guven ES, Ustuner I, et al. Disability and psychiatric symptoms in hyperemesis gravidarum patients[J]. Arch Gynecol Obstet, 2014, 289(1): 55-60.

[11] Magtira A, Schoenberg FP, MacGibbon K, et al. Psychiatric factors do not affect recurrence risk of hyperemesis gravidarum[J]. J Obstet Gynaecol Res, 2015, 41(4): 512-516.

[12] Grooten IJ, Den Hollander WJ, Roseboom TJ, et al. Helicobacter pylori infection: a predictor of vomiting severity in pregnancy and adverse birth outcome[J]. Am J Obstet Gynecol, 2017, 216(5): 512 e511-512 e519.

[13] Li L, Li L, Zhou X, et al. Helicobacter pylori Infection Is Associated with an Increased Risk of Hyperemesis Gravidarum: A Meta-Analysis[J]. Gastroenterol Res Pract, 2015, 2015: 278905.

[14] Dereli N, Tutal ZB, Babayigit M, et al. Effect of intraoperative esmolol infusion on anesthetic, analgesic requirements and postoperative nausea-vomitting in a group of laparoscopic cholecystectomy patients[J]. Rev Bras Anestesiol, 2015, 65(2): 141-146.

[15] Bottomley C, Bourne T. Management strategies for hyperemesis[J]. Best Pract Res Clin Obstet Gynaecol, 2009, 23(4): 549-564.

[16] 中华医学会妇产科学分会产科学组. 妊娠剧吐的诊断及临床处理专家共识（2015）[J]. 中华妇产科杂志, 2015, 50（11）: 801-804.

[17] Birkeland E, Stokke G, Tangvik RJ, et al. Norwegian PUQE (Pregnancy-Unique Quantification of Emesis and nausea) identifies patients with hyperemesis gravidarum and poor nutritional intake: a prospective cohort validation study[J]. PLoS One, 2015, 10(4): e0119962.

[18] Ebrahimi N, Maltepe C, Bournissen FG, et al. Nausea and vomiting of pregnancy: using the 24-hour Pregnancy-Unique Quantification of Emesis (PUQE-24) scale[J]. J Obstet Gynaecol Can, 2009, 31(9): 803-807.

[19] Committee on Practice B-O. ACOG Practice Bulletin No. 189: Nausea And Vomiting Of Pregnancy[J]. Obstet Gynecol, 2018, 131(1): e15-e30.

[20]《妊娠和产后甲状腺疾病诊治指南》编撰委员会，中华医学会内分泌学分会，中华医学会围产医学分会. 妊娠和产后甲状腺疾病诊治指南（第2版）[J]. 中华内分泌代谢杂志, 2019, 35（8）: 636-665.

[21] Niebyl JR. Clinical practice. Nausea and vomiting in pregnancy[J]. N Engl J Med, 2010, 363(16): 1544-1550.

[22] Goodwin TM, Montoro M, Mestman JH. Transient hyperthyroidism and hyperemesis gravidarum: clinical aspects[J]. Am J Obstet Gynecol, 1992, 167(3): 648-652.

[23] 陈道雄，傅世华. hCG相关性甲状腺功能亢进[J]. 医学综述, 2004, 10（11）: 681-682.

[24] Glinoer D, de Nayer P, Bourdoux P, et al. Regulation of maternal thyroid during pregnancy[J]. J Clin Endocrinol Metab, 1990, 71(2): 276-287.

[25] Krassas GE, Poppe K, Glinoer D. Thyroid function and human reproductive health[J]. Endocr Rev, 2010, 31(5): 702-755.

[26] Lockwood CM, Grenache DG, Gronowski AM. Serum human chorionic gonadotropin concentrations greater than 400, 000 IU/L are invariably associated with suppressed serum thyrotropin concentrations[J]. Thyroid, 2009, 19(8): 863−868.

[27] Albaar MT, Adam JM. Gestational transient thyrotoxicosis[J]. Acta Med Indones, 2009, 41(2): 99−104.

[28] 徐樱溪，李玉姝. 妊娠期一过性甲状腺毒症的研究进展[J]. 中国实用内科杂志，2014，34（8）：813-815.

[29] Kucukler FK, Simsek Y, Gorkem U, et al. Relationship between gestational transient thyrotoxicosis and vitamin D[J]. Turk J Med Sci, 2016, 46(5): 1374−1378.

[30] Malek NZH, Kalok A, Hanafiah ZA, et al. Association of transient hyperthyroidism and severity of hyperemesis gravidarum[J]. Horm Mol Biol Clin Investig, 2017, 30(3).

[31] American College of O, Gynecologists. Practice Bulletin No. 148: Thyroid disease in pregnancy[J]. Obstet Gynecol, 2015, 125(4): 996−1005.

[32] Alexander EK, Pearce EN, Brent GA, et al. 2017 Guidelines of the American Thyroid Association for the Diagnosis and Management of Thyroid Disease During Pregnancy and the Postpartum[J]. Thyroid, 2017, 27(3): 315−389.

[33] Aubry E, Friedli N, Schuetz P, et al. Refeeding syndrome in the frail elderly population: prevention, diagnosis and management[J]. Clin Exp Gastroenterol, 2018, 11: 255−264.

[34] Crook MA. Refeeding syndrome: problems with definition and management[J]. Nutrition, 2014, 30(11−12): 1448−1455.

[35] Mayer KH, McGill AL. Second-Trimester Fetal Loss in a Patient With Hyperemesis Gravidarum Complicated by Refeeding Syndrome[J]. Obstet Gynecol, 2019.

[36] Kondo T, Nakamura M, Kawashima J, et al. Hyperemesis gravidarum followed by refeeding syndrome causes electrolyte abnormalities induced rhabdomyolysis and diabetes insipidus[J]. Endocr J, 2019, 66(3): 253−258.

[37] Allison SP, Lobo DN. The death of Charlotte Bronte from hyperemesis gravidarum and refeeding syndrome: A new perspective[J]. Clin Nutr, 2020, 39(1): 304−305.

[38] 姚缨，史则峡. 妊娠剧吐并发Wernicke脑病3例临床分析[J]. 实用妇产科杂志，2005，21（2）：118-119.

[39] Cooke CA, Hicks E, Page AB, et al. An atypical presentation of Wernicke's encephalopathy in an 11-year-old child[J]. Eye (Lond), 2006, 20(12): 1418−1420.

[40] 孔静渊. 临床长期禁食后并发韦尼克脑病1例报道与分析[J]. 中国医药指南，2014，（27）：282-283.

[41] 陈露露，漆洪波. 美国妇产科医师学会"妊娠期恶心呕吐指南2018版"要点解读[J]. 实用妇产科杂志，2018，34（6）：421-426.

[42] Siega-Riz AM, Viswanathan M, Moos MK, et al. A systematic review of outcomes of maternal weight gain according to the Institute of Medicine recommendations: birthweight, fetal growth, and postpartum weight retention[J]. Am J Obstet Gynecol, 2009, 201(4): 339 e331−339.

[43] Campbell K, Rowe H, Azzam H, et al. The Management of Nausea and Vomiting of Pregnancy[J]. J Obstet Gynaecol Can, 2016, 38(12): 1127−1137.

[44] Jednak MA, Shadigian EM, Kim MS, et al. Protein meals reduce nausea and gastric slow wave dysrhythmic activity in first trimester pregnancy[J]. Am J Physiol, 1999, 277(4): G855−861.

[45] McParlin C, O'Donnell A, Robson SC, et al. Treatments for Hyperemesis Gravidarum and Nausea and Vomiting in Pregnancy: A Systematic Review[J]. JAMA, 2016, 316(13): 1392−1401.

[46] Viljoen E, Visser J, Koen N, et al. A systematic review and meta-analysis of the effect and safety of ginger in the treatment of pregnancy-associated nausea and vomiting[J]. Nutr J, 2014, 13: 20.

[47] Belluomini J, Litt RC, Lee KA, et al. Acupressure for nausea and vomiting of pregnancy: a randomized, blinded study[J]. Obstet Gynecol, 1994, 84(2): 245−248.

[48] Smith C, Crowther C, Beilby J. Acupuncture to treat nausea and vomiting in early pregnancy: a randomized controlled trial[J]. Birth, 2002, 29(1): 1−9.

[49] Zhao R, Ma C, Tan L, et al. The effect of acupuncture on the function of macrophages in rats of immunodepression[J]. Zhen Ci Yan Jiu, 1994, 19(2): 66−68.

[50] Einarson TR, Leeder JS, Koren G. A method for meta-analysis of epidemiological studies[J]. Drug Intell Clin Pharm, 1988, 22(10): 813−824.

[51] Etwel F, Faught LH, Rieder MJ, et al. The Risk of Adverse Pregnancy Outcome After First Trimester Exposure to H1 Antihistamines: A Systematic Review and Meta-Analysis[J]. Drug Saf, 2017, 40(2): 121−132.

[52] Tan PC, Khine PP, Vallikkannu N, et al. Promethazine compared with metoclopramide for hyperemesis gravidarum: a randomized controlled trial[J]. Obstet Gynecol, 2010, 115(5): 975−981.

[53] Magee LA, Mazzotta P, Koren G. Evidence-based view of safety and effectiveness of pharmacologic therapy for nausea and vomiting of pregnancy (NVP)[J]. Am J Obstet Gynecol, 2002, 186(5 Suppl Understanding): S256−261.

[54] Bartfai Z, Kocsis J, Puho EH, et al. A population-based case-control teratologic study of promethazine use during pregnancy[J]. Reprod Toxicol, 2008, 25(2): 276−285.

[55] Pasternak B, Svanstrom H, Molgaard-Nielsen D, et al. Metoclopramide in pregnancy and risk of major congenital malformations and fetal death[J]. JAMA, 2013, 310(15): 1601−1611.

[56] Oliveira LG, Capp SM, You WB, et al. Ondansetron compared with doxylamine and pyridoxine for treatment of nausea in pregnancy: a randomized controlled trial[J]. Obstet Gynecol, 2014, 124(4): 735−742.

[57] Abas MN, Tan PC, Azmi N, et al. Ondansetron compared with metoclopramide for hyperemesis gravidarum: a randomized controlled trial[J]. Obstet Gynecol, 2014, 123(6): 1272−1279.

[58] Anderka M, Mitchell AA, Louik C, et al. Medications used to treat nausea and vomiting of pregnancy and the risk of selected birth defects[J]. Birth Defects Res A Clin Mol Teratol, 2012, 94(1): 22−30.

[59] Danielsson B, Wikner BN, Kallen B. Use of ondansetron during pregnancy and congenital malformations in the infant[J]. Reprod Toxicol, 2014, 50: 134−137.

[60] Fejzo MS, MacGibbon KW, Mullin PM. Ondansetron in pregnancy and risk of adverse fetal outcomes in the United States[J]. Reprod Toxicol, 2016, 62: 87−91.

[61] Pasternak B, Svanstrom H, Hviid A. Ondansetron in pregnancy and risk of adverse fetal outcomes[J]. N Engl J Med, 2013, 368(9): 814−823.

[62] Slaughter SR, Hearns-Stokes R, van der Vlugt T, et al. FDA approval of doxylamine-pyridoxine therapy for use in pregnancy[J]. N Engl J Med, 2014, 370(12): 1081−1083.

[63] Einarson TR, Piwko C, Koren G. Quantifying the global rates of nausea and vomiting of pregnancy: a meta analysis[J]. J Popul Ther Clin Pharmacol, 2013, 20(2): e171−183.

[64] Giugale LE, Young OM, Streitman DC. Iatrogenic Wernicke encephalopathy in a patient with severe hyperemesis gravidarum[J]. Obstet Gynecol, 2015, 125(5): 1150−1152.

[65] Ashraf VV, Prijesh J, Praveenkumar R, et al. Wernicke's encephalopathy due to hyperemesis gravidarum: Clinical and magnetic resonance imaging characteristics[J]. J Postgrad Med, 2016, 62(4): 260−263.

[66] Kumar D, Geller F, Wang L, et al. Wernicke's encephalopathy in a patient with hyperemesis gravidarum[J]. Psychosomatics, 2012, 53(2): 172−174.

[67] 廖媛, 严小丽, 刘鹤莺, 等. 重型妊娠剧吐分层管理21例临床病例分析[J]. 实用妇产科杂志, 2018, 34（5）: 380−384.

[68] Annagur BB, Kerimoglu OS, Gunduz S, et al. Are there any differences in psychiatric symptoms and eating attitudes between pregnant women with hyperemesis gravidarum and healthy pregnant women?[J]. J Obstet Gynaecol Res, 2014, 40(4): 1009−1014.

[69] Poursharif B, Korst LM, Macgibbon KW, et al. Elective pregnancy termination in a large cohort of women with hyperemesis gravidarum[J]. Contraception, 2007, 76(6): 451−455.

[70] Dodds L, Fell DB, Joseph KS, et al. Outcomes of pregnancies complicated by hyperemesis gravidarum[J]. Obstet Gynecol, 2006, 107(2 Pt 1): 285−292.

[71] Vandraas KF, Vikanes AV, Vangen S, et al. Hyperemesis gravidarum and birth outcomes-a population-based cohort study of 2.2 million births in the Norwegian Birth Registry[J]. BJOG, 2013, 120(13): 1654−1660.

[72] Agmon N, Sade S, Pariente G, et al. Hyperemesis gravidarum and adverse pregnancy outcomes[J]. Arch Gynecol Obstet, 2019, 300(2): 347−353.

第二十六章
孕产妇心搏骤停和心肺复苏

孕产妇心搏骤停非常罕见，但是发生率呈上升趋势。孕产妇心搏骤停的复苏非常艰巨，必须考虑到一系列妊娠相关的因素，包括孕妇的适应性生理变化，复苏时胎儿的安全，以及实施濒死剖宫产（perimortem cesarean delivery, PMCD）的必要性。然而，针对孕产妇心搏骤停处理的相关文献非常有限，大多数的资料都是来源于病例报道、非孕产妇的复苏指南以及一些专家共识。本章就孕产妇心搏骤停的处理要点及近年来的相关知识更新做以下阐述，有助于医护人员对孕产妇心搏骤停和复苏要点正确地认识，从而改善孕产妇和胎儿的预后。

一、流行病学

孕产妇心搏骤停非常凶险，是导致孕产妇死亡的首要原因。最新资料显示，美国住院孕产妇心搏骤停的发生率约为 1 ： 12 000[1]，并呈现不断增长的趋势。这可能与高龄产妇增多有关，年龄的增加伴随着各种合并症发病率的增高，特别是心脏疾患，是导致美国孕产妇心搏骤停的首要原因（25.8%）[1]。孕产妇心搏骤停的预后结局很大程度上取决于原发疾病，高达58%的孕产妇复苏成功出院，但是在过去的几十年，孕产妇的死亡率仍然呈上升趋势[1]。全球每天都有约800名孕产妇死亡[2]。在我国，2014年孕产妇死亡率为21.7 ： 100 000。导致孕产妇心搏骤停复苏失败最主要的原因可能是复苏经验匮乏和技能落后[3]。然而，在美国，孕产妇心搏骤停复苏成功率高达58.9%[1]，这归功于反复的模拟演练及完善的应急系统。孕产妇的复苏对

医师来说是一个巨大挑战，虽然复苏流程基本依照标准成人复苏流程，但其最大的特殊性在于：复苏对象是两名危重患者——孕产妇和未出生的胎儿。因此，施救者必须全面了解复苏相关的孕产妇生理变化，掌握孕产妇基础生命支持和高级生命支持要点，以及实施PMCD的必要性。

二、复苏相关的妊娠期生理特点

掌握孕产妇妊娠期生理变化以及与复苏相关的妊娠期生理特点是实施有效复苏的前提。妊娠期激素水平的变化和增大的子宫会给血液系统、心血管系统、呼吸系统和消化系统造成巨大的影响（表26-1）。在妊娠12周，血容量增加15%；到了妊娠晚期，增高达50%。血容量的增加引起继发性的生理性血液稀释——"生理性贫血"。严重的贫血会降低组织的氧供，影响孕产妇心搏骤停后的复苏质量[4]。

心血管系统的变化发生在妊娠6周，以外周血管阻力降低为主要特征，会引起动脉血压的降低。孕产妇每分钟心率增加20%～30%或15～20次，同时每搏输出量（stroke volume, SV）增加，二者的变化导致心输出量（cardiac output, CO）增加30%～50%，到了妊娠晚期，约17% CO的血液将供给子宫。随着子宫的增大，主动脉和腔静脉受压导致心脏前负荷降低，引起低血压和心动过缓，仰卧位会加重主动脉和腔静脉受压（图26-1）。MRI结果显示，妊娠晚期仰卧位可使孕产妇主动脉分叉处血流减少32.3%，下腔静脉（inferior vena

表26-1　复苏相关的妊娠期生理变化

器官系统	相关的生理变化
循环系统	↑每搏输出量、↑心输出量、↑心率、↓外周血管阻力、↓平均动脉压、↓静脉回流
血液系统	↑血容量、↑红细胞计数、↑促凝物质
呼吸系统	↓补呼气量、↓残气量、↓功能残气量、↑深吸气量、↑潮气量、↑每分钟通气量、↓全肺阻力
消化系统	↓胃排空、↓食管下括约肌张力
肾功能	↑肾小球滤过率
代　谢	↑基础代谢率、↓CO_2、↓HCO_3^-

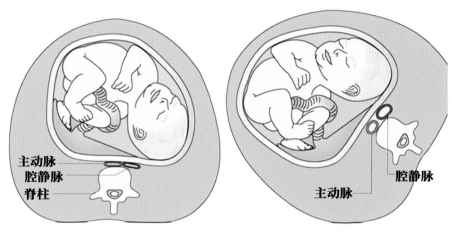

图26-1　平卧位 vs 倾斜体位：妊娠子宫对主动脉和腔静脉的压迫

cava, IVC）起始端血流减少85.35%，肾静脉端减少44.4%，虽然有一定的侧支循环（奇静脉）代偿，但代偿能力有限，回心血量降低直接导致每搏输出量减少23.9%，CO减少16.4%[5]。CO的减少以及主动脉的直接受压会导致子宫胎盘缺血，胎儿宫内窘迫，甚至新生儿行为学变化[6]。有效的胸外按压可以增加25%～33%的回心血量，但是如果IVC受压，心输出量将减少60%。因此，美国心脏病学会（American Heart Association, AHA）[7]和欧洲复苏委员会（European Resuscitation Council, ERC）[8]建议心肺复苏（cardiopulmonary resuscitation, CPR）时应该减少下腔静脉受压。而子宫左倾（left uterine displacement, LUD）是目前AHA和ERC同时推荐的解除下腔静脉压迫的方法。LUD有利于高质量心肺复苏的实施，便于除颤以及气道管理，LUD应该贯穿孕产妇心肺复苏始终[9]。

妊娠期呼吸系统的变化包括功能残气量减低

10%～25%，通气量（潮气量和每分钟通气量）增加20%～40%，氧耗增加20%～33%。巨大的子宫可使横膈上抬4 cm，胸廓顺应性随之降低。因此，孕产妇对低氧血症更加敏感，在肥胖孕产妇中尤为显著。孕产妇往往伴有上呼吸道充血和水肿，导致插管困难，孕产妇气管插管失败率要比非孕产妇增加8倍[10]。孕酮水平的增高会导致每分钟通气量增加，发生轻度的呼吸性碱中毒；孕酮水平增高还会降低食管下括约肌的张力，增加胃肠道反流误吸的风险。妊娠期增大的乳房也会影响喉镜置入。基于以上的危险因素，孕产妇复苏插管必须由有经验的医师来实施。

三、孕产妇心搏骤停的病因

在对孕产妇心搏骤停的病因进行鉴别诊断时，应充分考虑到妊娠和非妊娠相关因素。AHA发布的以首字母形式罗列的病因清单（表26-2）有助于临床医师进行快速而有效的鉴别诊断[7]，从而针对病因采取积极的治疗，改善孕产妇自主循环恢复（return of spontaneous circulation, ROSC）和生存率。出血是导致孕产妇心搏骤停的主要原因之一。此外，美国疾病控制与预防中心（Centers for Disease Control and Prevention, CDC）和英国产科监控系统（UK Obstetric Surveillance System, UKOSS）建议首先排除心血管疾病和脓毒血症，由于近年来心血管疾病和脓毒血症导致孕产妇心搏骤停的概率不断升高[11, 12]。而在我国，2000～2013年的数据显示，导致农村孕产妇死亡的主要原因依次为：产后出血（39.83%），其他合并症（36.11%），妊娠期高血压疾病（11.31%），羊水栓塞（10.99%）和产后感染（2.06%）。导致城市孕产妇死亡的主要原因依次为：其他合并症（49.97%），产后出血（25.99%），羊水栓塞（12.44%），妊娠期高血压疾病（10.69%）和产后感染（1.34%）。产后出血，是导致农村和城市孕产妇死亡的首要和次要原因，引起产后出血的原因包括宫缩乏力、胎盘因素、子宫和产道损伤以及凝血障碍。但近年来随着我国医疗水平的改善，政府对医疗卫生投入的增加和循证医学的进步，产后出血的死亡率逐年降低[13]。其他合并症，如心脏

疾病，在循环衰竭前通过积极的预防措施可改善孕产妇预后。麻醉相关因素是完全可以预防的，优化麻醉管理包括：加强气道管理，安全实施椎管内镇痛和麻醉，大出血后的容量复苏和内环境调节等。

四、最新相关指南解读

近年来，几大组织相继发布了最新的孕产妇复苏指南。美国产科麻醉和围产学会（Society for Obstetric Anesthesia and Perinatology, SOAP）在2014年首先发表了孕产妇心搏骤停的共识声明[14]。声明中强调如何优化一系列急救事件的应急反应，包括制定急救流程清单（图26-2，参照了2010 AHA孕产妇心搏骤停流程图）和病因排查清单（从 A ～ H 的首字母形式排序，表26-2）。2015年，AHA首次发布了针对孕产妇心肺复苏的共识，由各个学科专家共同参与制定的一套全面的、基于目前循证医学支持的、标准化的推荐意见。共识中回顾总结了引起孕产妇心搏骤停的原因（表26-2），并指出必要时考虑PMCD的重要性[7]。国际复苏联络委员会（International Liaison Committee on Resuscitation, ILCOR）在2015年也更新了心搏骤

表 26-2　孕产妇心搏骤停病因（AHA）

缩写	原　因		病　因
A	Anesthetic causes Accidents	麻醉相关因素 意　外	高位脊髓麻醉、局麻药中毒、气道并发症、误吸、低血压外伤、自杀
B	Bleeding	出　血	宫缩乏力、出凝血功能异常、胎盘植入、前置胎盘、子宫破裂、手术原因、输血反应
C	Cardiovascular	心血管	瓣膜疾病、先天性心脏病、心肌缺血、动脉硬化、心律失常、主动脉夹层破裂
D	Drugs	药　物	抑制宫缩药物、药物超剂量、过敏反应、促进宫缩药物、镁剂、阿片类药物、胰岛素
E	Embolism	栓　塞	羊水栓塞、肺栓塞、心脑血管意外、静脉空气栓塞
F	Fever	发　热	脓毒血症、坏死性筋膜炎、病毒感染、急性呼吸窘迫综合征
G	General	综合因素	代谢异常、输血相关的低钙和高钾血症
H	Hypertension	高血压	卒中（血栓性或出血性）、子痫前期、子痫、HELLP综合征

注：引自Jeejeebhoy FM, Zelop CM, Lipman S, et al. Cardiac Arrest in Pregnancy: A Scientific Statement From the American Heart Association. *Circulation*, 2015, 132(18): 1747-1773.

孕 产 妇 心 搏 骤 停

第一反应者
• 呼叫孕产妇心搏骤停急救团队 • 记录孕产妇心搏骤停时间 • 置患者于仰卧位 • 每个BLS流程都要从胸外按压开始，手在胸骨上放置的位置比通常要高

后续反应团队	
孕产妇干预措施 **BLS和ACLS流程应采取的措施** • 不应延迟除颤 • 使用ACLS的经典药物和剂量 • 100%纯氧通气 • 监测呼气末二氧化碳波形和 CPR 质量 • 恰当的心搏骤停后治疗管理 **其他干预措施** • 开放膈上静脉 • 评估低血容量状态，必要时给予液体冲击 • 评估困难气道：建议由经验丰富的医师开放高级气道 • 如果患者心搏骤停前接受 IV/IO 镁剂治疗，立刻停止镁剂并 IV/IO 给予 10%氯化钙 10 mL 或 10% 葡萄糖酸钙 30 mL • 剖宫产术中及术后持续实施孕产妇复苏（CPR、体位、除颤、药物和液体）	**巨大子宫*的产科干预措施** • 手法子宫左倾（LUD），将产妇子宫置于左侧减少对主动脉腔静脉的压迫 • 移除胎心监测 **产科和新生儿团队** **时刻准备实施紧急剖宫产** • 4分钟复苏后仍然无ROSC，考虑实施紧急剖宫产 • 目标是心肺复苏开始5分钟内娩出胎儿 * 巨大子宫是指临床上增大的子宫造成主动脉腔静脉受压

排筛可能的危险因素
（BEAU－CHOPS）

B　出血，DIC
E　栓塞：冠状动脉，肺血管，羊水栓塞
A　麻醉并发症
U　宫缩乏力
C　心源性疾病（MI、心肌缺血、主动脉夹层、心肌病）
H　高血压、子痫前期、子痫
O　其他：标准ACLS指南的鉴别诊断
P　前置胎盘、胎盘植入
S　脓毒血症

图26-2　2010版AHA孕产妇心搏骤停处理流程

注：DIC（弥散性血管内凝血），MI（心肌梗塞），IV（静脉内），IO（骨内）。引自 Lipman S, Cohen S, Einav S, Jeejeebhoy F, Mhyre JM, Morrison LJ, et al. The Society for Obstetric Anesthesia and Perinatology consensus statement on the management of cardiac arrest in pregnancy. *Anesth Analg*, 2014, 118(5): 1003-1016.

停的文献回顾（5年更新一次），其中有涉及孕产妇心肺复苏的策略，强调了 LUD 和 PMCD 的重要性。此外，系统性文献回顾发现一些高级生命支持（advanced cardiac life support, ACLS）的复苏手段证据等级较低，并建议对妊娠中晚期的孕产妇实施 PMCD[15]。随后，综合了2015年AHA孕产妇复苏共识和2015年ILCOR系统性文献回顾建议制定了2015版AHA孕产妇心搏骤停指南。关键内容包括：高质量的CPR，手法LUD。解除巨大子宫的压迫有助于ROSC，对于妊娠中晚期的孕产妇，PMCD可视为标准心肺复苏的一个环节，无论胎儿是否存活[16]。

五、孕产妇基础生命支持（basic life support, BLS）

一旦发现孕产妇心搏骤停，应立刻启动紧急应急系统，呼叫救援团队和急救物资，快速启动BLS（图26-3）。

（一）胸外按压

孕产妇CPR实施原则同普通成人CPR，按压频率为100 ～ 120次/分钟，按压深度至少5 cm，按

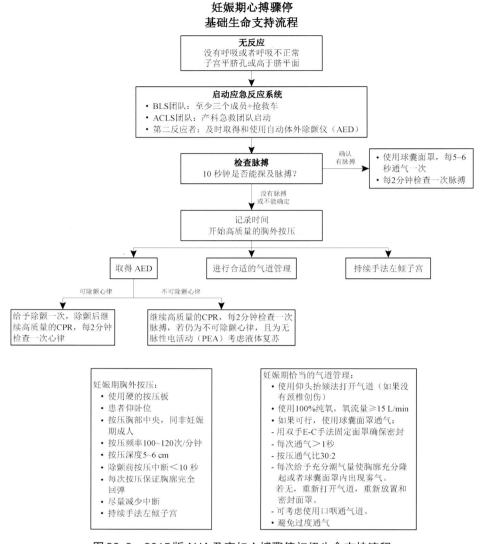

图26-3　2015版AHA孕产妇心搏骤停初级生命支持流程

注：引自 Jeejeebhoy FM, Zelop CM, Lipman S, et al. Cardiac Arrest in Pregnancy: A Scientific Statement From the American Heart Association. *Circulation*, 2015, 132(18): 1747–1773.

压：呼吸为30：2。尽量减少按压中断，检查脉搏导致的按压中断应少于5秒。因为当中断时间＞5秒会影响自主循环的恢复。按压应置于坚硬平面（床垫需放气），推荐使用背板，不推荐采用机械按压方式[7]。施压者的手正确放置的位置，2010年指南推荐，相对普通成年人，孕产妇胸外按压位置应在胸骨上的位置提高2～3 cm，但是并没有循证学证据支持。因此，2015年指南对其不予推荐，还是参照普通成人CPR的位置。

如果条件允许，可以通过二氧化碳波形图判断胸外按压的有效性[7]。二氧化碳波形图可以连续性观察呼气末二氧化碳分压（PetCO₂）的变化。大量的研究结果表明PetCO₂与心搏骤停后ROSC和心输

出量（CO）增加有着密切的联系[17, 18]。在院外复苏中，起始PetCO₂＞10 mmHg及PetCO₂下降幅度＜25%基础水平预示ROSC。因此，AHA建议除了应用临床常用的监测手段以外，对气管插管后的患者采用连续性二氧化碳波形图来监测和提高CPR的质量，并发现ROSC。

（二）持续左倾子宫（LUD）

当子宫可触及或在脐平面以上者，LUD应该贯穿CPR整个过程从而减少对IVC的压迫。LUD可以通过以下2种方法实现，体位倾斜、手推子宫（单手法和双手法）。体位倾斜（床左倾，垫子垫高右侧腰臀部，图26-4）是解除IVC压迫最传统的方

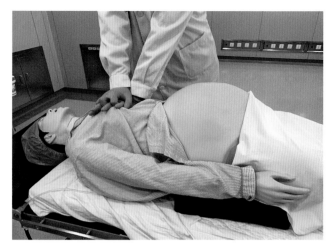

图26-4　体位倾斜

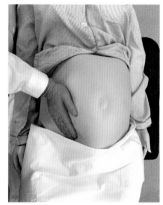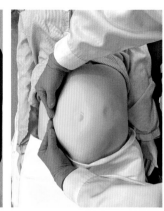

图26-5　单手/双手法左推子宫

法，但是具体倾斜的角度众说纷纭，这可能与孕产妇个体差异以及子宫大小有关。而倾斜体位的有效性也备受争议，研究发现，左倾27°和仰卧位时胸外按压效果相同，体位倾斜不仅不利于胸外按压实施以及胸廓回弹，倾斜角度过大还会导致孕产妇坠床[19]。

一项可视胃镜的研究发现，体位左倾会导致心脏移位，影响按压效果和自主循环恢复。另一项MRI的研究发现，左倾角度要达到30°才可以解除子宫对于IVC的压迫[20]，但是MRI只能反映短时间功能性和生理性的状态，对于评估整个复苏过程的价值有限。主动脉短时的受压可能有利于舒张期器官的灌注，但随着后负荷压力持续增加最终导致CO降低。因此，AHA和ERC目前都推荐用手推子宫的方法来实现LUD。单手法——施救者于患者右侧，单手向上向左推子宫；双手法——施救者于患者左侧，双手向左上方托住子宫。施救者必须谨慎，避免下压的力量，以免压迫IVC，加重循环系统恶化（图26-5）。

（三）除颤

当孕产妇出现室颤或无脉性室速时应尽快给予电除颤。除颤时应尽量减少CPR的中断，除颤前CPR中断＜5秒，除颤后快速评估心律后立即继续按压。孕产妇的经胸电阻抗同普通成人相同。因此，除颤能量无须改变：双相能量120～200 J，无效递增。而除颤传递到胎儿的能量也是极其微量的，在整个孕期对胎儿都是安全的。除颤对胎监仪也不会有影响，无须移走。

（四）通气和气道管理

孕产妇易发生低氧血症，因此，及时、高质量、有效的通气和气道管理非常重要。2015版AHA指南中再次强调了早期面罩加压给予100%纯氧通气的重要性。按压通气比为30∶2。流量＞15 L/min。有效通气时，可见胸廓抬起或者面罩内雾气，如果失败，重新开放气道或者尝试口咽通气道[7]。

六、高级心血管生命支持（ACLS）

在BLS基础上，ACLS团队就位后将实施高级气道管理，开放膈上静脉，使用ACLS药物，并考虑实施PMCD。对于宫底高于脐水平，积极复苏4分钟自主循环仍未建立者，应立刻实施PMCD作为ACLS复苏流程的一部分（图26-6）。此外，对心搏骤停的原因进行鉴别诊断并给予对症处理。孕产妇常见的原因可根据BEAU-CHOPS（图26-2）或A～H表（表26-2）进行系统排查。

（一）高级气道建立

孕产妇气道水肿、充血，以及肥胖都会增加困难插管的风险。因此，应由经验丰富的医师行气管插管，避免由于反复插管加重气道水肿和充血，一旦发生困难插管，应保证能快速调遣到急救人员和紧急气道设备（表26-3）。最新的一项研究发现，对于院内发生的心搏骤停，15分钟内实施气管插管患者的生存率低于未插管者，延迟插管可能减少CPR中断，但是研究对象是非产科人群[21]。由于孕产妇有特殊的生理特征，复苏早期积极行气管插

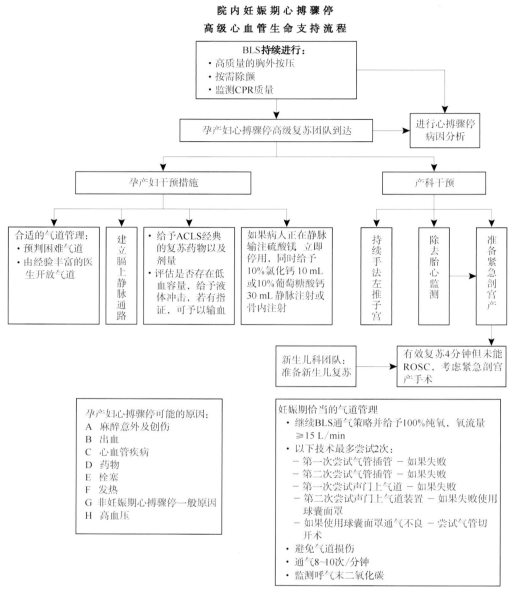

图26-6　2015版AHA孕产妇心搏骤停高级生命支持流程

注：引自Jeejeebhoy FM, Zelop CM, Lipman S, et al. Cardiac Arrest in Pregnancy: A Scientific Statement From the American Heart Association. *Circulation*, 2015, 132(18): 1747-1773.

管是否有益于提高复苏成功率还有待进一步研究证实。然而，对于特定原因引起的心搏骤停，如麻醉导致的呼吸抑制，及时插管可以降低反流误吸的风险并有利于进一步治疗[22]。需要强调的是，应快速建立高级气道，以减少CPR中断。置入喉镜会引起气道出血和水肿，阻碍通气。因此，喉镜插管（直视下，可视喉镜）不宜超过两次，盲目延长气道建立时间不利于胸外按压，并可能导致产妇缺氧、创伤以及出血[19]。孕产妇常伴有声门水肿，因此要选择小管径的气管导管（6～7 mm内径），可以增加

插管成功率。插管间歇，用面罩辅助通气，增加孕产妇氧储备，面罩通气困难往往提示插管困难。2次喉镜插管失败立即置入声门上通气设备，声门上通气设备可以作为气管插管失败的补救措施，虽然有反流误吸的风险，但是孕产妇的氧供和通气应当放在首要位置[23]。可以选择带有食管引流功能的声门上通气设备，引流胃内空气和胃内容物，减少反流和吸入性肺炎的风险。在ROSC后，通过纤维支气管镜引导置入气管导管。如果面罩通气、气管插管、声门上通气都失败，即遇到"通气失败、插管

表26-3　AHA推荐的气道用具

供第一施救者使用	供气道专家使用
氧气	喉镜柄和喉镜片
面罩通气球囊	可视喉镜
面罩和口咽通气道	气管导管（6～7 mm内径及其他内径）和导芯
听诊器	气管导管导引弹性探条
脉氧监测	气道交换导管
吸引装置	声门上气道（各个型号）
呼气末CO₂监测探头	纤维支气管镜 紧急外科气道（气道切开设备） 呼气末CO₂监测探头

注：引自Jeejeebhoy FM, Zelop CM, Lipman S, et al. Cardiac Arrest in Pregnancy: A Scientific Statement From the American Heart Association. *Circulation*, 2015, 132(18): 1747−1773.

失败"的危急情况时，需要紧急开放外科气道（经皮环甲膜切开）。此外，不推荐使用环状软骨压迫，研究表明压迫环状软骨并不能有效预防反流，反而对气管插管和喉镜置入造成妨碍。推荐使用PetCO₂监测，除了判断气管导管位置外，还可评估CPR质量和识别ROSC。通过PetCO₂来判断气管导管的位置时需注意，心搏骤停时PetCO₂几乎为0，有效CPR会使PetCO₂增高。PetCO₂波形下降或平坦时，需要考虑CPR和LUD是否有效，重新确定气管导管是否在位，以及其他导致心搏骤停的阻塞性因素（如大面积肺栓塞、心包填塞、气胸）。

（二）药物治疗

孕产妇心搏骤停的药物治疗同普通成人，剂量亦无须调整，不需要顾忌妊娠及胎儿的用药禁忌。血管活性药物首选肾上腺素1 mg，静脉推注或骨内注射，每3～5分钟注射一次[7]。不再推荐使用血管加压素，即使在2015版ILCOR的成人复苏指南中也不推荐使用血管升压素，其效果并不优于肾上腺素[16]。如果鉴别诊断高度怀疑是镁中毒或高钾血症时，及时使用钙剂。对于顽固性心室颤动和无脉性室性心动过速（对CPR、电除颤和肾上腺素效果不佳）推荐使用胺碘酮：300 mg首剂后150 mg分次静注。研究发现，与利多卡因相比，胺碘酮可以

明显改善无脉性室速患者的电除颤效果[24]。在2015版AHA指南中NaHCO₃不推荐常规使用，早期使用会改变CO₂梯度差，导致CO₂进入胎儿体内，加重胎儿酸中毒。

（三）胎儿评估

复苏的重点是高质量的CPR，恢复孕产妇血压，给予充足氧供，无须行胎儿评估，胎心评估会延误和中断CPR，可待孕产妇自主循环恢复后监测胎心率。如行PMCD，应迅速移除胎心率监测仪器。

七、"复苏四分钟法则"和PMCD

AHA、ERC和SOAP复苏指南中都指出，在积极复苏4分钟孕产妇仍然无有效自主循环时应考虑实施PMCD[7, 8, 14]。很多病例报告和文献也都指出[25-27]，妊娠晚期孕产妇在实施PMCD后，自主循环得到迅速改善，大大提高了母胎的生存率。因此，当非创伤性的复苏方法无法有效解除大血管压迫时，PMCD可能是复苏的"最后一根稻草"，在孕产妇心搏骤停，复苏时必须考虑到实施PMCD的可能性。"复苏4分钟法则"是在1987年被提出的，基于各种实验和文献回顾显示，血流阻断4～5分钟后发生不可逆的脑损伤。而如果产妇在心搏骤停前有充足的氧供，可能给胎儿多几分钟的应激时间。因此，经过积极复苏4分钟仍不能建立有效自主循环时，应考虑实施PMCD，使胎儿在1～2分钟内娩出，从而最大程度减轻胎儿缺氧性损伤。但是，实际工作中很难在这个时间窗内完成手术[28]。然而，即使超过了时间窗，仍然不能放弃剖宫产，历史上仍有孕产妇长时间心搏骤停后取出活婴的报道，只要胎儿未分娩，应随时考虑PMCD[19]。在一些特殊情况下，如可预见的孕产妇无生存机会，也无须拘泥于5分钟的时间窗，应尽早娩出胎儿。持续的低灌注状态会增加母婴残疾和死亡的发生率，心搏骤停至胎儿娩出的时间越短，母婴预后愈佳。英国一项研究数据显示[22]，心搏骤停后有58%的孕产妇复苏成功，这些孕产妇心搏骤停到PMCD的间隔时间平均为7分钟，而复苏失败的42%的孕产妇间隔时间为16分钟。该研究中61%（30/49）的PMCD在心搏骤停5分钟内实施，其中，96%

（24/25）的新生儿存活。相比在心搏骤停5分钟后实施PMCD的新生儿生存率为70%，*P*=0.059。

1. PMCD和妊娠周期　2015年SOAP和AHA指南推荐妊娠≥20周或在脐水平以上可以触及子宫（图26-7）都应积极考虑PMCD[7-14]。AHA指南提出：只要宫底达脐或以上水平，主动脉和腔静脉就可能受压，无论妊娠周期大小都应该考虑实施PMCD（证据等级Ic）。如果子宫很难触及，应尝试床边B超帮助诊断（证据等级IIa）。

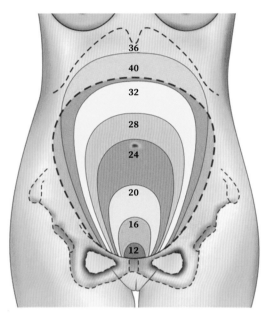

图26-7　各个妊娠时期（单位：周）宫底位置

2. 实施时机　即"4分钟法则"，在积极心肺复苏4分钟后仍然不能建立有效自主循环的孕产妇，积极考虑PMCD（证据等级IIa）。AHA指南中也同时指出，如果孕产妇情况不稳定，比如孕产妇明显无生存可能时，可以立即启动程序。PMCD的决定应考虑多种因素，包括孕产妇心搏骤停的原因、心功能、病情变化、妊娠时期及医疗资源（如相关人员没有到达之前无法实施手术）。

3. 实施地点　对于院内发生的心搏骤停，PMCD应当就地进行，而不是转运到手术室（证据等级Ic）。院外实施PMCD的场所仍然有争议。但最新CAPS研究数据显示[22]，院外发生的心搏骤停复苏时，转运会降低孕产妇的生存率，影响CPR质量和耽误PMCD实施。因此，一旦决定PMCD，应就地实施。

4. 手术准备　包括高级生命支持（ACLS）所需要的物品，PMCD手术用具（表26-4），比如手术衣，刀片，手套，剪刀，吸引，脐带夹，海绵，缝线，新生儿暖箱和其他一些新生儿复苏器具。然而，在紧急情况下，仅仅一把手术刀就可以实施PMCD（证据等级IIa）。持续左倾子宫（LUD）应当贯穿整个复苏过程直至胎儿娩出（证据等级IIa）。

表26-4　AHA推荐的PMCD手术用具

PMCD 手术用具
手术刀和10# 刀片
撑开器
止血纱布
Kelly钳 × 2
持针器
丝线和线剪
组织钳（Russian forceps）

注：引自 Jeejeebhoy FM, Zelop CM, Lipman S, et al. Cardiac Arrest in Pregnancy: A Scientific Statement From the American Heart Association. *Circulation*, 2015, 132(18): 1747-1773.

5. 实施步骤　产科传统教学认为，快速进腹应采用从宫底到耻骨联合的直切口，沿着腹中线。但是AHA指南[7]指出，进腹路径（直切口或者横切口）取决于术者。一般来说，直切口可以提供良好的视野而且进腹速度快，便于腹腔内和上腹部探查和止血。沿中线切口能够减少膀胱损伤的发生率。但是，许多医师目前只熟悉横切口，因此指南中建议按照术者习惯，以最快速度取出胎儿。CPR应当贯穿整个PMCD始终。

当胎儿和胎盘娩出后，继续复苏治疗，触诊主动脉判断自主循环是否恢复。一旦ROSC，转运孕产妇至手术室进行进一步处理，转运时注意保护开放性腹部切口，进行简单的覆盖和包扎。若胎儿娩出后，自主循环仍未恢复，则就地关腹[19]。在ROSC前，即使出血很少，仍然建议输血治疗。因为有效的CPR会引起失血，而一旦ROSC，出血量会增加。此外，因考虑抗生素和催产素的使用，当外科止血非常困难时，子宫张力非常重要，但是催产素应该缓慢滴注，因为催产素会引起低血压。

八、孕产妇心搏骤停急救清单

世界卫生组织（World Health Organization, WHO）制定的手术安全清单（surgical safety checklist, SSC）被广泛应用于各个健康医疗部门，包括门诊和住院部、急诊和非急诊部门，大大降低了手术的并发症和术后死亡率，促进了医疗安全[29]。详细的清单核查内容包括团队人员职责、患者信息、相关设备和器械、正确的操作流程[30]。SSC还被用于模拟训练和各种危机事件演练，可以促进团队沟通和交流，增强学员对危机事件的处理能力，从而在实际工作中改善患者预后。美国妇产科医师学会（American College of Obstetricians and Gynecologists, ACOG）在2016年就SSC的开发和应用提出建议[31]：SSC有助于促进标准化医疗行为，医疗行为不规范会增加患者风险和医疗差错的发生；SSC有助于确保所有诊疗措施安全和有效地实施，确保团队各个成员知晓所有诊疗过程，提高患者安全；可以由学科专家制定和开发相关SSC；SSC在应用中不断接受反馈、持续改进。孕产妇心搏骤停的病因排查可以通过AHA推荐的A～H清单（表26-2）或BEAU-CHOPS清单（图26-2）。急救复苏团队的指挥者需熟知孕产妇心搏骤停急救清单内容（表26-5），

表26-5　AHA推荐的孕产妇心搏骤停急救清单

			孕产妇心搏骤停急救清单
呼救	CPR	启动CPR	• 呼救（时间：_____） • 放置背板（时间：_____） • 启动BLS • AED/电除颤 • 气道设备 • 刀片/紧急剖宫产包 • 计时/记录人员 • 心搏骤停时间（时间：_____）
C	Circulation Chest Compressions	循环 胸外按压	• 手法LUD（时间：_____） • 按压手置于胸骨中部 • 按压频率100次/分钟（时间：_____） • 用力，快速按压 • 2分钟换人继续按压 • 开放膈上静脉（时间：_____）
A	Airway	气　道	• 按压时减少中断 • 抬起下颌 • 100%氧气≥15 L/min（时间：_____） • 使用充气式面罩 • 口咽通气道或____ • 有经验的气道管理者：置入内径6～7 mm的气管导管（时间：_____）或_____ • 声门上通气设备（带胃管的喉罩）（时间：_____）
B	Breathing	呼　吸	• 未插管：2次通气：30次按压 • 已插管：8～10次/分钟通气 • 每次呼吸周期超过1秒
D	Defibrillate	除　颤	• 电极片位置正确 • AED：每2分钟进行评估并除颤（时间：_____） • 除颤后持续CPR 2分钟 • 准备娩出胎儿
E	Extract Fetus	取出胎儿	• PMCD开始（时间：_____） • 胎儿取出（时间：_____）

注：引自Jeejeebhoy FM, Zelop CM, Lipman S, et al. Cardiac Arrest in Pregnancy: A Scientific Statement From the American Heart Association. *Circulation*, 2015, 132(18): 1747-1773.

并有专员大声核实每项内容的正确实施并记录操作时间。此外，清单中还应包括紧急联系电话（如转运部门、新生儿科等）、急救物品位置（如手术刀）[7]。

九、团队合作和模拟训练

孕产妇心搏骤停的复苏涉及多学科协作，包括成人急救复苏、产科、麻醉科、新生儿科。建议孕产妇医疗机构应建立由多学科组成的"紧急应急团队"，当发生孕产妇心搏骤停时可以快速调集各学科急救人员和物资；团队中每个人分工明确，各司其职，并且熟悉抢救物品的摆放位置和医院地形以便在最快时间施救。抢救过程中，队员之间应当闭环沟通，避免发生无效的口头医嘱。AHA指南建议医疗机构应当定期开展孕产妇心搏骤停的模拟训练，有助于抢救人员掌握和熟悉孕产妇复苏流程，并在模拟演练中发现不足之处，从而改善复苏质量[7]（图26-8）。模拟训练现已成功应用于各个学科领域，通过模拟训练，受训者可以体验到一些罕见病例的发生发展过程，在训练中得到反馈，不断得到改进[32]。产科危机事件的模拟训练可以提高团队的决策能力、领导能力、个人和团队的配合协作能力。美国妇产科医师学会（ACOG）在2014年发布的妇产科危机事件安全预案中也强调组建应急团

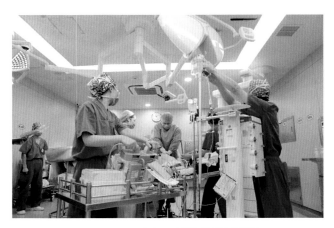

图26-8　孕产妇心搏骤停模拟训练

队和模拟演练的重要性，有效的沟通和团队合作能提高紧急事件处理能力，从而改善患者预后[33]。

十、总结和展望

孕产妇心搏骤停虽然非常罕见，但是发生率呈上升趋势。孕产妇的复苏需要受过良好训练的、多团队的共同合作完成。未来，随着人们对复苏技能和孕产妇妊娠生理的深入研究（表26-6），孕产妇心搏骤停的复苏指南也将被不断更新。孕产妇健康相关的医疗机构必须熟悉这些指南内容，并且建立"紧急应急系统"和多学科的抢救团队，开展相应的模拟训练来应对紧急情况发生。

表26-6　未来研究方向

通过连续性监测孕产妇心肺复苏期间的生理参数来探寻最佳复苏体位
基于目前的孕产妇心肺复苏指南确定合理而有效的训练策略
开发全球性孕产妇心搏骤停登记系统
复苏后高级生命支持的相关高质量研究：如低体温的治疗可能降低并发症
探究预防孕产妇心搏骤停的措施和手段，可能有助于降低心搏骤停的发生率

（杜唯佳）

参·考·文·献

[1] Mhyre JM, Tsen LC, Einav S, et al. Cardiac Arrest during Hospitalization for Delivery in the United States, 1998-2011[J]. Anesthesiology, 2014, 120(4): 810-818.

[2] Say L, Chou D, Gemmill A, et al. Global causes of maternal death: a WHO systematic analysis[J]. Lancet Glob Health, 2014, 2(6): e323-333.

[3] 陈锰，刘兴会，梁娟. 中国孕产妇死亡率及死亡原因地区差异及对策[J]. 中国实用妇科与产科杂志，2015，（12）：

1095−1099.

[4] Cobb B, Lipman S. Cardiac Arrest: Obstetric CPR/ACLS[J]. Clin Obstet Gynecol, 2017, 60(2): 425−430.

[5] Humphries A, Mirjalili SA, Tarr GP, et al. The effect of supine positioning on maternal hemodynamics during late pregnancy[J]. J Matern Fetal Neonatal Med, 2019, 32(23): 3923−3930.

[6] Stone PR, Burgess W, McIntyre JP, et al. Effect of maternal position on fetal behavioural state and heart rate variability in healthy late gestation pregnancy[J]. J Physiol, 2017, 595(4): 1213−1221.

[7] Jeejeebhoy FM, Zelop CM, Lipman S, et al. Cardiac Arrest in Pregnancy: A Scientific Statement From the American Heart Association[J]. Circulation, 2015, 132(18): 1747−1773.

[8] Perkins GD, Olasveengen TM, Maconochie I, et al. European Resuscitation Council Guidelines for Resuscitation: 2017 update[J]. Resuscitation, 2018, 123: 43−50.

[9] Helviz Y, Einav S. Maternal cardiac arrest[J]. Curr Opin Anaesthesiol, 2019, 32(3): 298−306.

[10] Mushambi MC, Kinsella SM, Popat M, et al. Obstetric Anaesthetists' Association and Difficult Airway Society guidelines for the management of difficult and failed tracheal intubation in obstetrics[J]. Anaesthesia, 2015, 70(11): 1286−1306.

[11] Creanga AA, Berg CJ, Syverson C, et al. Pregnancy-related mortality in the United States, 2006−2010[J]. Obstet Gynecol, 2015, 125(1): 5−12.

[12] Nair M, Knight M, Kurinczuk JJ. Risk factors and newborn outcomes associated with maternal deaths in the UK from 2009 to 2013: a national case-control study[J]. BJOG, 2016, 123(10): 1654−1662.

[13] Li Y, Zhang Y, Fang S, et al. Analysis of inequality in maternal and child health outcomes and mortality from 2000 to 2013 in China[J]. Int J Equity Health, 2017, 16(1): 66.

[14] Lipman S, Cohen S, Einav S, et al. The Society for Obstetric Anesthesia and Perinatology consensus statement on the management of cardiac arrest in pregnancy[J]. Anesth Analg, 2014, 118(5): 1003−1016.

[15] Callaway CW, Soar J, Aibiki M, et al. Part 4: Advanced Life Support: 2015 International Consensus on Cardiopulmonary Resuscitation and Emergency Cardiovascular Care Science With Treatment Recommendations[J]. Circulation, 2015, 132(16 Suppl 1): 84−145.

[16] Lavonas EJ, Drennan IR, Gabrielli A, et al. Part 10: Special Circumstances of Resuscitation: 2015 American Heart Association Guidelines Update for Cardiopulmonary Resuscitation and Emergency Cardiovascular Care[J]. Circulation, 2015, 132(18 Suppl 2): S501−518.

[17] Engel TW, 2nd, Thomas C, Medado P, et al. End tidal CO_2 and cerebral oximetry for the prediction of return of spontaneous circulation during cardiopulmonary resuscitation[J]. Resuscitation, 2019, 139: 174−181.

[18] Movahedi A, Mirhafez SR, Behnam-Voshani H, et al. A Comparison of the Effect of Interposed Abdominal Compression Cardiopulmonary Resuscitation and Standard Cardiopulmonary Resuscitation Methods on End-tidal CO_2 and the Return of Spontaneous Circulation Following Cardiac Arrest: A Clinical Trial[J]. Acad Emerg Med, 2016, 23(4): 448−454.

[19] Zelop CM, Einav S, Mhyre JM, et al. Cardiac arrest during pregnancy: ongoing clinical conundrum[J]. Am J Obstet Gynecol, 2018, 219(1): 52−61.

[20] Higuchi H, Takagi S, Zhang K, et al. Effect of lateral tilt angle on the volume of the abdominal aorta and inferior vena cava in pregnant and nonpregnant women determined by magnetic resonance imaging[J]. Anesthesiology, 2015, 122(2): 286−293.

[21] Andersen LW, Granfeldt A, Callaway CW, et al. Association Between Tracheal Intubation During Adult In-Hospital Cardiac Arrest and Survival[J]. JAMA, 2017, 317(5): 494−506.

[22] Beckett VA, Knight M, Sharpe P. The CAPS Study: incidence, management and outcomes of cardiac arrest in pregnancy in the UK: a prospective, descriptive study[J]. BJOG, 2017, 124(9): 1374−1381.

[23] Brooks SC, Anderson ML, Bruder E, et al. Part 6: Alternative Techniques and Ancillary Devices for Cardiopulmonary Resuscitation: 2015 American Heart Association Guidelines Update for Cardiopulmonary Resuscitation and Emergency Cardiovascular Care[J]. Circulation, 2015, 132(18 Suppl 2): S436−443.

[24] Wang CH, Chang WT, Huang CH, et al. Outcomes associated with amiodarone and lidocaine for the treatment of adult in-hospital cardiac arrest with shock-refractory pulseless ventricular tachyarrhythmia[J]. J Formos Med Assoc, 2019.

[25] Hillman SL, Cooper NC, Siassakos D. Born to survive: A critical review of out-of-hospital maternal cardiac arrests and pre-hospital perimortem caesarean section[J]. Resuscitation, 2019, 135: 224−225.

[26] Maurin O, Lemoine S, Jost D, et al. Maternal out-of-hospital cardiac arrest: A retrospective observational study[J].

Resuscitation, 2019, 135: 205−211.

[27] Lipowicz AA, Cheskes S, Gray SH, et al. Incidence, outcomes and guideline compliance of out-of-hospital maternal cardiac arrest resuscitations: A population-based cohort study[J]. Resuscitation, 2018, 132: 127−132.

[28] Eldridge AJ, Ford R. Perimortem caesarean deliveries[J]. Int J Obstet Anesth, 2016, 27: 46−54.

[29] Haugen AS, Softeland E, Almeland SK, et al. Effect of the World Health Organization checklist on patient outcomes: a stepped wedge cluster randomized controlled trial[J]. Ann Surg, 2015, 261(5): 821−828.

[30] Urbach DR, Dimick JB, Haynes AB, et al. Is WHO's surgical safety checklist being hyped?[J]. BMJ, 2019, 366: l4700.

[31] American College of O, Gynecologists' Committee on Patient S, Quality I. Committee Opinion No. 680: The Use and Development of Checklists in Obstetrics and Gynecology[J]. Obstet Gynecol, 2016, 128(5): e237−e240.

[32] Adams J, Cepeda Brito JR, Baker L, et al. Management of Maternal Cardiac Arrest in the Third Trimester of Pregnancy: A Simulation-Based Pilot Study[J]. Crit Care Res Pract, 2016, 2016: 5283765.

[33] American College of O, Gynecologists Committee on Patient S, Quality I. Committee opinion no. 590: preparing for clinical emergencies in obstetrics and gynecology[J]. Obstet Gynecol, 2014, 123(3): 722−725.

第二十七章
妊娠合并严重呼吸道病毒感染

呼吸道病毒是引起人类感染的主要病原体之一，常见的呼吸道病毒包括流行性感冒病毒、鼻病毒、呼吸道合胞病毒与冠状病毒，其中以流行性感冒病毒感染最为常见，而几种高致病性冠状病毒所导致的死亡率最高。妊娠期母体为避免对半同种胎儿产生免疫排斥，自身的细胞免疫功能活性下调，造成对进入体内的病毒清除能力的明显下降。同时呼吸循环系统产生适应性改变，包括鼻腔黏膜充血，横膈抬高导致肺功能残气量下降，氧耗量增加，血容量增加，肺循环阻力下降，这些改变让孕妇在面对呼吸道疾病时代偿能力下降，更易发生肺部严重并发症。所以孕产妇经历呼吸道病毒感染

（respiratory virus infection, RVI）时临床表现虽与普通人群无明显差异，但不良结局发生的风险更高。在流行性感冒大流行期间，妊娠期患者入住ICU的风险与死亡率明显超过普通非孕人群，而且容易发生诸如胎膜早破、早产、胎儿宫内生长受限或宫内死亡以及新生儿死亡等产科不良结局。尽管伴随着医疗技术的进步，包括快速诊断、抗病毒药物、器官支持手段在内的诊治方案以及疫苗的研究不断获得进展，孕产妇合并严重RVI仍是治疗难点。本文就几种危害孕产妇健康安全的严重呼吸道病毒感染（主要为流感病毒感染与高致病性冠状病毒感染）分别做出介绍，治疗方面将统一进行叙述。

第一节 · 流行性感冒病毒感染

一、病毒简介

流感病毒，全称为流行性感冒病毒，属于正粘病毒科。由内向外的结构分别为核心、基质蛋白与包膜。核心包含贮存遗传信息的单股负链核糖核酸（ribonucleic acid, RNA）、核蛋白（nuclear protein, NP）以及负责转录的RNA聚合酶。基质蛋白为病毒的外壳骨架，与最外层的包膜紧密结合保护核心内容。包膜为磷脂双分子层膜，上面嵌有两种重要的糖蛋白：血凝素（hemagglutinin, H）与神经氨酸酶（neuraminidase, N），二者同时也是病毒重要

的表面抗原。流感病毒可按抗原性的差异分为甲、乙、丙、丁四类，或按照所感染宿主分为人流感病毒与动物（猪、禽、马）流感病毒。目前感染人类的主要为甲、乙、丙三类。甲类流感病毒（influenza A virus, IAV）中目前已识别出十余种H与N的亚型，其中引起人类感染的H亚型有H1、H2、H3、H5、H7、H9（主要为前3种），以及2种N亚型N1、N2。根据我国流感相关指南[1]，目前引起人类感染的主要是IAV中的H1N1、H3N2亚型及乙型流感病毒（influenza B virus, IBV）。丙型流感病毒无神经氨酸酶且抗原性非常稳定，所以引起感染多为散发且主要见于儿童的呼吸道感染，在成人中罕见。

二、流行病学情况

流感病毒的传染性与其抗原变异程度密切相关。当编码两种糖蛋白的基因出现较大变化并重组形成新亚型时，称为抗原转换，特见于IAV，虽然偶发但可造成世界范围内的大流行，或称为流感爆发性流行。最近一次大流行是由H1N1变异病毒株在2009年所引发的，该病毒株又被世界卫生组织（World Health Organization, WHO）称为甲型（H1N1）。当病毒基因突变较小而不产生新的亚型时，称为抗原漂移（antigenic drifts），可引起局域性或季节性流行，在甲乙两型中均可见到，目前甲型（H1N1）已成为季节性病毒株。病毒的传染源为患者或无症状感染者，从潜伏期末到急性期都有传染性。传播途径主要通过飞沫传播，或是直接接触病毒污染的物品[1]。人群对于季节性流感病毒普遍易感，孕产妇（妊娠至产后2周）感染流感病毒后容易发展成为重症，属于高危人群，其他高危人群还包括既往有各系统慢性疾病、肥胖、接受免疫抑制药物治疗以及低龄与高龄患者[2]。而在爆发性流行发生时，健康或年轻人群可表现出更高的呼吸衰竭发生率与死亡率，可能与体内无相关抗体有关。2009年甲型（H1N1）在美国爆发流行的前4个月内共有788名孕妇感染，其中115人（14.6%）收治入ICU，30人（3.8%）死亡[3]。尽管孕妇只占美国人口的1%，但最终在整个大流行期间占据了总住院患者的7%～10%，死亡患者中的5%[4]，确诊或疑似感染的孕产妇死亡占同期总体孕产妇死亡病例的12%[3]。

三、发病机制

流感病毒的血凝素与宿主细胞表面含α-2，3连接唾液酸残基（禽流感病毒的结合点）或α-2，6连接唾液酸残基（人流感病毒的结合点）的受体结合后被内吞入细胞。病毒在此进行不断的基因复制并组装形成新的病毒颗粒，然后借由神经氨酸酶催化水解之前形成的连接，脱离宿主细胞并不断感染新的细胞。人类的软腭组织及I型肺泡上皮细胞（type I alveolar epithelial cells, T1AEC）表面大量表达α-2，6连接唾液酸残基，病毒与它们有效结合后再通过呼吸道黏膜扩散感染其他细胞。病毒

进入细胞质后，可通过激活由视黄酸诱导基因蛋白I、Toll样受体与炎性小体介导的免疫机制来启动固有性免疫反应，诱导诸如肿瘤坏死因子（tumor necrosis factor-α, TNF）、干扰素（interferon, IFN）、白介素（interleukin, IL）等细胞因子的产生[5]。有研究显示胎盘分泌的合胞素可以抑制外周血单个核细胞（淋巴细胞与单核细胞）的抗病毒效应[6]，另有研究显示在面对IAV感染时，孕妇体内的单核细胞与浆细胞样树突状细胞相较非孕人群表现出更显著的促炎活性，从而加重病情[7]。当病毒不断沿着上呼吸道向下侵袭时，肺泡上皮细胞受到严重破坏，炎症因子与病毒抗原直接与血管内皮细胞接触，进一步放大瀑布样炎性反应。虽然正常的免疫应答可以帮助宿主清除病毒，但其持续不断增强后可出现失控表现，并形成严重的细胞因子风暴，反而导致机体出现以肺部受累为主的多器官受损。

上述发病机制可以归纳为两个主要原因：① 病毒直接侵袭所造成的破坏；② 自身免疫系统反应过度所造成的间接损伤，而妊娠期特殊的免疫状态可进一步放大这些效应。

四、临床表现

临床表现可由普通感冒逐渐发展成为重症肺炎和（或）急性呼吸窘迫综合征（acute respiratory distress syndrome, ARDS），甚至是全身多器官功能障碍。孕产妇的临床表现通常与普通人群相同，一般分为非复杂性流感与流感并发症两类。

（一）非复杂性流感

主要表现为发热、头痛、肌肉酸痛及浑身不适，其中体温升高往往突然发生，可达39～40℃甚至更高。同时伴随有上呼吸道疾病的表现，如干咳、咽痛与流涕。有时也可出现非特异性症状，如食欲下降、虚弱、头晕眼花，或是呕吐、腹泻等非呼吸道症状。查体主要表现为发热、颜面潮红与咽部充血，年轻患者常见颈部淋巴结肿大。甲型（H3N2）感染者还可出现腮腺炎相关症状，这在甲型（H1N1）与乙型流感患者中较少见[8]。患者大多起病数天后体温下降，同时全身症状开始好转，完全恢复一般需要1～2周。有些患者可能有长达数周的易疲劳及虚弱的症状，被称为病毒后疲劳综合征。

（二）流感并发症

1. 呼吸系统并发症　呼吸系统并发症是流感感染后最主要的并发症，其中以肺炎最为常见。在孕产妇、高龄、合并慢性疾病等高危人群中较为多见。一般分为原发性病毒性肺炎、继发性细菌性肺炎或是混合性肺炎三类。原发性病毒性肺炎为病毒直接侵袭肺部所致，主要表现为高热、呼吸困难，严重者可出现发绀，急性期患者症状持续或进行性加重多因为此。单纯的病毒性肺炎虽然病情表现最为严重，但在临床中比较少见。继发性细菌性肺炎表现为初始症状改善后（1～3周）呼吸道症状及发热情况再次进展恶化，伴随咳嗽、咳脓痰等。最常见病原菌主要为肺炎链球菌与金黄色葡萄球菌[9]。混合性肺炎最为常见，患者既可表现为相关症状的缓慢进展，也可以是初始症状改善之后的恶化，从气道分泌物中可以寻找到病毒以及细菌同时存在的证据。当肺部病变不断进展后，患者可出现明显低氧血症表现，而高碳酸血症并不多见。一项来自欧洲的回顾性队列研究指出甲型（H1N1）相较其他病毒更容易继发 ARDS，妊娠为其危险因素之一，但在不同性别的比较中发现女性同样也是保护性因素[10]。

2. 心脏并发症　心脏并发症是另一类常见的并发症。与流感一样，心血管疾病好发于冬季，而在流感流行期间因心血管原因死亡的情况也较平时增加不少，二者之间存在不少的联系。心脏并发症中最常见的为缺血性心脏病，有自身对照研究表明，流感发病后的7天内发生急性心肌梗死而住院的风险显著增高[11]。流感感染相关性心肌炎相对少见，不少病例均为尸体解剖后经病理检查发现，但并没有在心肌组织中发现病毒的存在。心脏并发症的临床表现包括胸痛、晕厥、低血压与心律不齐，往往在起病后4～7天出现。原先已存在心脏疾病者可出现病情加重甚至心衰。

3. 产科并发症　流感感染可能会对孕妇及胎儿造成严重的影响。包括早产、死产，甚至尚未分娩孕妇便已死亡的情况发生，这些情况最常见于妊娠晚期[3]，以及未接种流感疫苗的孕产妇中[12]。

4. 其他并发症　可由流感感染引起的并发症还包括：① 中枢系统疾病如脑炎、脑膜炎、急性坏死性脑病以及格林-巴利综合征等，当患者出现非呼吸循环原因导致的意识改变时，需要考虑到此类并发症可能；② 肌病与横纹肌溶解；③ 肝、肾及其他系统功能受损。

根据疾病表现严重程度，我国卫健委发布的流感相关指南将严重患者分为重症病例与危重病例两类[1]（表27-1）。

五、诊断方法

（一）流感病毒检测

1. 检测指征　流感病毒检测是流感感染患

表27-1　病情程度分级标准

病　情　分　级	病　情　表　现
重症病例	持续高热＞3天，伴有剧烈咳嗽，咳脓痰、血痰，或胸痛； 呼吸频率快，呼吸困难，口唇发绀； 神志改变：反应迟钝、嗜睡、躁动、惊厥等； 严重呕吐、腹泻，出现脱水表现； 合并肺炎； 原有基础疾病明显加重
以上情况符合一条及以上即为重症病例	
危重病例	呼吸衰竭； 急性坏死性脑病； 脓毒性休克； 多脏器功能不全； 出现其他需进行监护治疗的严重临床情况
以上情况符合一条及以上即为危重病例	

注：引自中华人民共和国国家健康委员会. 流行性感冒诊疗方案（2018年版修订版）[J]. 中华临床感染病杂志，2019，（1）：1-5.

者确诊的基础。根据美国感染病学会（Infectious Diseases Society of America, IDSA）与美国疾病控制与预防中心（Centers for Disease Control and Prevention, CDC）的建议[13]，决定患者是否要接受病毒检测时，需要结合当时的流感流行程度，以及考虑以下几个影响临床决策的因素：① 检测结果可能影响到是否需要启动抗病毒和（或）抗细菌治疗；② 是否进行其他诊断性检测；③ 是否需要实施感染控制措施。对于零散发生的发热性呼吸道疾病，但有特殊接触史如猪的接触史或居住在被发现有甲型（H3N2）感染确诊病例地区的患者，也建议针对甲型（H3N2）进行病毒相关检测。

2. 检测方法　建议在发病 4 天内（最好 1～3 天）采集患者的喉部、鼻腔和鼻咽分泌物、气管吸出物或肺泡灌洗液进行流感病毒检测，血液通常不作为检测标本。病毒检测方法如下。

（1）分子检测：可直接检测到病毒RNA。方法包括逆转录聚合酶链反应（reverse-transcriptase polymerase chain reaction, RT-PCR）检测、快速分子检测及其他核酸扩增检测技术。RT-PCR检测的敏感性与特异性最佳，并可以区分病毒的亚型，甚至鉴定标本中存在的其他病原体（多重RT-PCR检测），但是耗时不短且需专业检测实验室。快速分子检测在半小时内便可区分甲、乙两型流感病毒但不能进一步区分亚型，但是优势在于可床旁快速检测。

（2）病毒抗原检测：通过检测病毒的核蛋白抗原，识别甲、乙两型流感病毒以及亚型分型，但敏感性及特异性不及分子检测。

（3）病毒抗体检测：又称病毒血清学检测，需要疾病急性期与恢复期双份血清来检测抗体并进行滴度的对比，通常不用于临床诊断。

（4）病毒培养：是病毒诊断的金标准，但耗时长达数天，且对实验室的生物防护级别有较高要求，通常用于流行病学调查。

最终采取何种检测方法取决于医疗机构条件以及对于结果需求的迫切性，目前指南建议[13]首选敏感性最高的分子检测，如无法获得则可考虑抗原检测作为替代。而床旁快速检测技术具有可期待的应用价值。

（二）其他实验室检测

病毒检测之外的实验室检查对于诊断没有直接的帮助。感染早期的白细胞计数通常正常或偏低，但随着疾病进展可逐渐升高，当超过 15×10^9/L 时往往提示合并有细菌感染[14]。外周血淋巴细胞各亚群数量显著降低，重症患者 CD8$^+$T 细胞在外周血的计数与死亡风险呈负相关表现[15]。IL-6、IL-8、TNF-α 等细胞因子的水平升高程度与疾病严重度相关，并且与细菌感染引起的 ARDS 时升高表现不一致[16]。

（三）影像学检查

流感病毒所引起的病毒性肺炎与其他常见的呼吸道病毒的影像学特征基本类似，CT 上主要表现为多发磨玻璃影与多发实变影。早期多为胸膜下单侧或双侧磨玻璃影，随病情进展后渗出样改变逐渐融合并开始出现实变，继发 ARDS 时可出现双侧弥漫性渗出或实变样改变。其他常见表现还包括支气管"树芽征"以及支气管壁增厚，胸腔积液通常并不多见。

（四）临床诊断

在流感活动期，对于非高危患者或不需住院治疗的大部分患者可以根据临床表现对其进行诊断。而对于孕妇等其他高危人群来说，需要结合流行病学史、临床表现以及病原学检查三方面依据进行诊断。我国流感相关指南[1]将诊断标准分为两种：临床诊断与确定诊断（表27-2）。

表 27-2　两种诊断标准

诊　　断	依　　据
临床诊断	有流感临床表现，有流行病学证据或流感快速抗原检测阳性，且排除其他可以引起流感样症状的疾病
确定诊断	有流感临床表现，并符合以下一种及以上病原学检测结果阳性： （1）流感病毒核酸检测阳性； （2）流感病毒分离培养阳性； （3）急性期和恢复期双份血清的流感病毒特异性IgG抗体水平相差≥4倍

注：引自中华人民共和国国家健康委员会. 流行性感冒诊疗方案（2018年版修订版）[J]. 中华临床感染病杂志，2019，（1）：1-5.

第二节 · 高致病性冠状病毒感染

一、病毒简介

冠状病毒属于冠状病毒科，为单股正链RNA病毒，呈不规则球形，囊膜上的刺突糖蛋白（spike glycoprotein, S）让病毒在显微镜下呈现出特征样的"皇冠"形态。S蛋白还是决定组织亲嗜性以及致病性的关键蛋白，是诱导宿主产生中和抗体的主要抗原。冠状病毒分为α、β、γ、δ四个属，其中β属又包含A、B、C、D四个独立的亚群。50余种冠状病毒中，可引起人类感染的有7种（均为α、β属），被称为人冠状病毒（human coronavirus, HCoV），包括HCoV-229E、HCoV-OC43、HCoV-NL63、HCoV-HKU1四种引起上呼吸道感染或是胃肠炎的低致病性病毒，以及三种高致病性且人畜共患的病毒，包括引起严重急性呼吸综合征（severe acute respiratory syndrome, SARS）的SARS-CoV，引起中东呼吸综合征（middle east respiratory syndrome, MERS）的MERS-CoV，以及引起本次新型冠状病毒肺炎，又被WHO称为2019冠状病毒病（corona virus disease 2019, COVID-19）的SARS-CoV-2。本文主要针对目前正在流行的SARS-CoV-2进行介绍，同时适当回顾另两种高致病性冠状病毒的相关资料。

二、流行病学情况

早在40余年前便已经发现冠状病毒是引起呼吸道感染的常见病原体之一。人类15%～20%的普通感冒与低致病性冠状病毒相关，所有年龄段人群均对其表现出易感性。而三种高致病性的冠状病毒均在二十一世纪才进入人们视野。2002年11月，中国广东省报告了第一例由SARS-CoV引起的感染病例。据WHO统计，在其后近10个月的流行期间全球29个国家和地区受到波及，总共8 422名感染患者中916例死亡（死亡率约11%）。其中老年患者（年龄≥65岁）的死亡率可达50%以上，而所有感染者中约30%为医护人员。2003年7月疫情结束之后，曾有数次零星感染病例，但均未引发流行。首例由MERS-CoV所引起的严重感染合并多器官功能衰竭的病例发现于2012年的沙特阿拉伯，在之后的8年时间里，全球27个国家和地区至少有2 400余例患者被确诊感染，其中858例死亡（死亡率约34%）。而目前正肆虐全球的SARS-CoV-2，截止2020年12月1日，感染患者已超过6 300万例并且继续不断增加中，受累及国家和地区的数目更是远超之前两次，死亡人数也已超过147万人。关于感染高致病性冠状病毒孕产妇的流行病学数据主要来源于各国的病例报道，无法得知准确情况。虽然目前无证据表明孕产妇相较普通人群更易感，但对于感染后临床结局相较普通人群可能更易加重的担忧却始终存在。三种高致病性冠状病毒的特征见表27-3。

三、发病机制

病毒均通过S蛋白与细胞膜上的糖蛋白受体相连接后进入人体细胞。研究发现两类SARS样病毒，包括SARS-CoV与SARS-CoV-2最主要的结合靶点为血管紧张素转化酶2（angiotension-converting enzyme 2, ACE2）[17, 18]。此外，SARS-CoV还能利用CD209L作为结合靶点[19]。而MERS-CoV的受体为二肽基肽酶-4（dipeptidyl peptidase 4, DPP4）[20]。这些受体除了均在肺组织表达外，各自还分布于不同的肺外组织中，包括口咽、肾脏、肠道、睾丸、肝脏中。其中作为MERS-CoV受体的DPP4并不在上呼吸道内表达，这也是其传染性不及SARS样病毒的主要原因。S蛋白受体的广泛分布可以部分解释高致病性冠状病毒感染后出现全身多器官损伤的原因。研究发现SARS-CoV-2与ACE2的结合能力远远超过SARS-CoV，这也是导致其具有更高的人际间传播能力的原因[21]。有学者认为COVID-19的发病机制可能为SARS-CoV-2通过黏膜入侵气道细胞、肺组织后导致肺泡上皮细胞及肺毛细血管内

表27-3 三种高致病性冠状病毒特征

项 目	SARS-CoV	MERS-CoV	SARS-CoV-2
传染源	感染患者、动物	感染患者、动物	感染患者、动物
传播途径	飞沫传播、近距离接触传播；粪口传播可能	飞沫传播、近距离接触传播	飞沫传播、近距离接触传播；气溶胶传播可能
潜伏期	2～14天，平均4.6天	2～14天，平均5.2天	2～14天，平均5天
病毒脱出时间	起病后6～14天	与疾病严重程度平行，平均8天，最高42天	与疾病严重程度平行，8～37天
高危人群	老年、合并慢性疾病、入院时LDH高	＞50岁、男性、合并慢性疾病	老年、肥胖、合并慢性疾病

皮细胞受累，然后病毒进入血液引起全身播散，并进一步攻击表达ACE2的心脏、肾脏以及肠道从而影响整个机体[22]。同样，病毒在直接损伤细胞的同时，也不断激活患者的自身免疫反应来不断扩大病变的程度及范围。此外，病毒感染可明显下调肺部ACE2表达，其与ACE通过相反的生理作用共同参与调控肾素血管紧张素系统（renin angiotensin system, RAS）的活性并维护其平衡。ACE2水平下调后可导致血管紧张素Ⅱ水平升高，产生肺血管收缩、毛细血管通透性增加以及促细胞凋亡的作用，造成严重的通气/血流灌注失衡。

四、临床表现

根据WHO的统计，80%的SARS-CoV-2感染者表现轻微或是无症状，15%表现严重需要接受额外的氧疗，5%需要接受机械通气治疗。初始症状同流感患者一样均为非特异性表现，包括发热、畏寒、咳嗽、头痛、肌肉酸痛、咽痛等。需要注意的是，孕妇受雌激素的影响，妊娠晚期会出现鼻腔黏膜充血的相关症状，包括鼻塞与流涕，这可能会掩盖病毒感染所引起的感冒表现，需要引起警惕。病情进展后可出现ARDS等严重肺部并发症表现，从初始症状进展为ARDS的中位时间为8天[23]。常见的呼吸道外症状包括肠道表现，如呕吐、水样腹泻、腹痛。或是出现急性肾损伤（acute kidney injury, AKI）表现，有一项单中心研究对收治入ICU的58例COVID-19危重症患者进行回顾性分析后发现，其中出现AKI的比例将近29%[24]。其他报道过的表现还包括嗅觉味觉丧失、肝功能障碍、心

肌损伤、弥漫性凝血功能障碍与意识障碍。疾病的严重程度与潜伏期长短有关，那些越早出现症状的，往往病情进展越严重。

目前关于COVID-19孕产妇的报道比较少，来自武汉中南医院的研究回顾分析了该院9名妊娠超过36周的患者生产前后的情况，所有人的病情均未发展至重度肺炎的程度，经剖宫产后也诞下了比较健康的胎儿[25]。另一项来自武汉大学人民医院的回顾性对照研究则发现，相较非COVID-19产妇，新冠病毒感染产妇的年龄虽然较轻，但子宫收缩药物的需求量却明显更大，不过两组妊娠期并发症及妊娠结局并无明显差异[26]。而一项纳入三种高致病性冠状病毒感染孕妇（其中COVID-19患者占比为51.9%，41/79）的系统回顾指出，早产是该类患者最常见的妊娠期不良结局，而流产、子痫前期、剖宫产以及围产期死亡（7%～11%）的发生率也较普通非孕患者更高[27]。

五、诊断方法

1. 冠状病毒检测 确诊主要还是依靠病毒检测，目前可用来检测高致病性冠状病毒的方法见表27-4。首选来源于下呼吸道的标本如吸引液、肺泡灌洗液，尤其当患者已经出现临床或是影像学的肺炎表现时，此处的病毒数量级明显高于上呼吸道标本，且维持阳性时间更长。但临床通常选择上呼吸道标本进行检测，COVID-19患者鼻咽拭子检出阳性率高于口咽拭子[28]。其他可用于检测的标本还包括血液、粪便、尿液，有时为了增加检出率，往往同时进行多个部位标本的病毒检测，但需注意病毒在不同组织中脱落时间的差异。单次标本阴性往往

表27-4　高致病性冠状病毒检测方法

方　　法	特　　点	时　　间
#抗原检测（酶免法）	快速，敏感性低	<30分钟
抗原检测（免疫荧光法）	敏感性/特异性好，需主观解释	1～4小时
细胞培养	金标准，耗时久	1～7天
血清学（抗体）	回顾性，存在交叉反应	2～8小时
单引物NAAT	敏感性/特异性高	1～8小时
多重NAAT	敏感性/特异性高，可同时检测其他病原体	1～8小时
#NAAT（床旁）	快速，安全，敏感性/特异性好	15～30分钟

注：#部分不被"美国临床实验室改进修正计划"认可；NAAT，核酸扩增检测。引自 Loeffelholz MJ, Tang YW. Laboratory Diagnosis of Emerging Human Coronavirus Infections — The State of the Art[J]. Emerging microbes & infections, 2020:1-26.

不能作为排除依据，需要根据临床表现再次进行及时的复测或联合其他部位检测。病毒的检出时间与患者的病情与免疫状态有关，危重患者与免疫抑制患者的检出时间更长。

2. 其他实验室检测　与普通患者一样，淋巴细胞总数减少是妊娠期COVID-19患者早期特征性表现之一[29]，可出现在肺部影像学改变之前。有研究指出淋巴细胞进行性下降以及D-二聚体进行性升高与死亡结局相关[23]。危重患者中还常见转氨酶、肌酶、肌酐、肌钙蛋白等脏器损伤标志物的升高。

3. 影像学检测　影像学检查虽然不能代替分子生物学进行确诊，但可以用作COVID-19的辅助诊断，当前者暂时无法获得的时候更具重要价值。早期X线主要表现为肺外侧带斑片状渗出影，胸部CT表现为磨玻璃样影。当病变进展后可见大片气腔实变融合甚至"白肺"样表现。相较普通患者，孕产妇的肺实变表现更常见[30]。胸腔积液不常见，部分患者可出现肺动脉栓塞表现。在接受高水平机械通气支持的患者，还需要注意气胸的评估。

六、临床分型

我国新冠肺炎诊疗方案[31]将COVID-19成人患者分为四种临床类型（表27-5）。

表27-5　新冠肺炎临床分型

分　型	主　要　表　现
轻　型	临床症状轻微，影像学未见肺炎表现
普通型	具有发热、呼吸道等症状，影像学可见肺炎表现
重　型	符合以下任意一条： （1）出现气促，呼吸频率≥30次/分钟； （2）静息状态下，指氧饱和度≤93%； （3）动脉血氧分压（PaO_2）/吸入氧浓度（FiO_2）≤300 mmHg； 注：肺部影像学显示24～48小时内病灶明显进展>50%者按重型管理
危重型	符合以下情况之一者： （1）出现呼吸衰竭，且需要机械通气； （2）出现休克； （3）合并其他器官功能衰竭需ICU监护治疗

注：引自国家卫生健康委办公厅，国家中医药管理局办公室.新型冠状病毒肺炎诊疗方案（试行第七版）[EB/OL]，2020-03-03.

第三节·治 疗 措 施

虽然绝大多数RVI患者可自愈，但医护人员需要重视孕产妇这类高危人群可能迅速出现的病情进展以及严重并发症。在面对疑似或确诊患者时应仔细评估其疾病表现，有症状者收入医疗机构接受进一步的监护与治疗。

一、抗病毒药物

（一）流感病毒

抗流感病毒的药物有数类，其中最适合于孕产妇的是神经氨酸酶抑制剂。该类药物通过抑制已成熟的流感病毒脱离宿主细胞来阻止其在体内不断地扩散复制，从而降低病毒毒性与患者呼吸道症状的严重性。目前已上市的药物有奥司他韦、扎那米韦与帕拉米韦。首选奥司他韦口服75 mg，一日两次至少5天，当患者病情危重或是免疫低下状态时可延长至10天[13]。抗病毒的疗效与其启动时间有关，一般认为起病后48小时内应用效果最好。IDSA指南[13]建议所有因流感住院的患者无论其病程长短均应接受奥司他韦的治疗，并且不推荐使用超常规剂量用药。但是有研究认为妊娠状态可能影响该药的清除以及再分布，奥司他韦的有效活性成分浓度相较普通人群下降约30%，最好将每次口服剂量增加至105 mg[32]。扎那米韦吸入与帕拉米韦静脉注射虽在妊娠期并非禁用，但相关临床证据较少。

其他可用的药物还有RNA聚合酶抑制剂——巴洛沙韦，它可以选择性抑制病毒mRNA复制所需的关键酶。与奥司他韦相比，巴洛沙韦最大的优势是仅需单次给药即可，且对奥司他韦耐药病毒株仍具有良好活性。由于缺乏孕产妇应用研究数据，目前尚无法推荐，但值得进一步期待后续研究结果。血凝素抑制剂——阿比朵尔与金刚烷胺类药物分别因为缺乏循证医学证据与耐药性日益增高的原因未被推荐。

（二）高致病性冠状病毒

目前并没有被证明确切有效的针对性抗病毒药物。曾经有部分药物被认为可能有效，包括：① 瑞德西韦。一种具有广谱抗病毒效果的核苷类似物，体外试验证明其可以抑制SARS-CoV-2的合成[34]，但是否能让感染患者获益存在争议。对此，WHO并不建议在临床中常规使用瑞德西韦，而美国感染病学会则推荐危重患者可考虑给予该药物[35]。瑞德西韦在埃博拉病毒感染患者的救治中已证明其在妊娠期应用的安全性，目前的相关临床试验虽未纳入妊娠期患者，但仍值得通过进一步的研究来明确它的效果。② 羟氯喹。同为广谱抗病毒药物，还具有免疫调节作用。曾有研究显示它可以改善COVID-19患者的临床症状、影像学表现及病毒的清除[36]。但后续大规模对照研究发现该药与常规治疗相比并不能改变患者的临床结局[37, 38]。且由于该药具有高分布性，妊娠期患者应用时需要增加剂量来达到满意的血浆浓度，可能增加药物不良反应（如血压下降或是QT间期延长）的发生率[29]。此外，洛匹那韦/利托那韦联合IFN-β在体外试验中表现出优异的抗病毒活性，既往在孕妇中也有良好的应用经验，不过在COVID-19的临床对照研究中并未显示出阳性结果[39]。

二、其他药物

1. 抗生素 病毒性肺炎易继发或合并细菌及真菌感染，IDSA建议[13]流感患者出现下述情况时应当在寻找细菌感染证据的同时给予经验性抗生素治疗。① 疑似/确诊患者初始即表现有广泛性肺炎、呼吸衰竭、低血压与高热时。② 初始治疗（尤其抗病毒治疗）后情况进展恶化时。

拯救脓毒症运动COVID-19小组建议急性低氧性呼吸衰竭（acute hypoxemic respiratory failure, AHRF）接受机械通气的新冠肺炎患者应当接受经验性抗感染治疗[40]。对于RVI患者接受初始抗病毒治疗3～5天后效果不佳者应当积极寻找存在其他感染的证据，而利用降钙素原、G试验等标志物也有助于筛查出细菌、真菌感染患者，但要避免盲目广谱抗感染治疗且每日评估降阶梯治疗适应证。

2. 糖皮质激素　2015年曾有RCT研究提出，重症社区获得性肺炎患者中，应用甲基强的松龙组相较安慰剂组可以降低治疗失败率但不影响最终的死亡率，从而推荐将糖皮质激素作为联合治疗用药之一[41]。但近年来，关于激素在病毒性肺炎中的应用评价逐渐趋于保守。2019年的一项荟萃分析指出，流感患者接受糖皮质激素尤其大剂量应用与病死率以及院内感染的发生增加相关[42]。而SARS与MERS患者接受糖皮质激素也被证明与病毒负荷清除延缓相关[43, 44]，不少长程大剂量应用激素的患者还出现了严重的不良反应如髋关节坏死。目前的指南建议，除哮喘加重、肾上腺皮质功能不全或难治性休克的情况外，并不推荐常规给予糖皮质激素[13, 45]。但需要识别严重低氧性呼吸衰竭时的休克到底为血管麻痹状态的脓毒性休克，还是机械通气所导致的胸膜腔内压增高引起的回心血量减少所致。结合以上证据，现有指南不推荐将糖皮质激素常规用于COVID-19治疗。但也有专家根据治疗体会认为短期（不超过7天）小剂量甲强龙 [＜1 mg/（kg·d）] 应用可以让部分危重患者获益[46]。另有研究显示在接受机械通气治疗与氧疗的重症患者中给予地塞米松可以降低其28天病死率[47]。妊娠24～34周的COVID-19患者在终止妊娠前，仍建议给予倍他米松、地塞米松或是等效剂量的甲泼尼龙促胎肺成熟[29]。

3. 重组人ACE2蛋白（recombinant human ACE2, rhACE2）　既往动物实验证明ACE2基因敲除小鼠在病毒感染后容易并发严重的肺损伤，而在补充重组ACE2后症状有明显改善[48]。而ARDS患者应用rhACE2的研究除了证明其安全性之外，并未得出改善临床结局的结果[49]。从理论上来说，给予COVID-19患者rhACE2即可竞争性结合病毒，又可下调RAS活性，产生心肺保护作用[50]。目前正在进行一项关于COVID-19患者接受rhACE2治疗的临床试验，期待研究能够帮助我们寻找答案。

4. 退热药物　发热是RVI患者最常见的症状，妊娠早期高热可能引起胎儿神经管缺陷等发育异常，临近分娩前的发热也会增加母亲接受剖宫产或阴道助产的概率，所以给予退热药物治疗非常有意义。对乙酰氨基酚较为合适，除退热外还能缓解头疼等伴随症状。

5. 其他药物　其他具有免疫调节作用的药物包括单（多）克隆抗体、他汀类、大环内酯类、西罗莫司、萘普生、大剂量维生素C，在重症流感治疗领域已有相关探索，但对其进行推荐仍需要进一步的临床有效性以及安全性数据来支撑。

三、被动免疫

常用的被动免疫疗法包括输注恢复期血浆或是免疫球蛋白制剂（主要是高免疫球蛋白），它们可以中和病毒防止其进一步与未感染细胞结合，前者应用更为广泛。有荟萃分析显示在甲型（H1N1）感染以及SARS患者中，应用被动免疫治疗降低了患者的死亡率及病毒负荷，且给予越早效果越明显，但对MERS患者的效果未知[51]。我国新冠肺炎诊疗方案[31]推荐对于病情进展较快、重症、危重症患者中可考虑恢复期血浆输注。孕产妇接受恢复期血浆疗法的经验主要来自埃博拉病毒的治疗中，有相关RCT研究[52]显示治疗组与对照组最终结局无明显差异，但接受治疗的8名孕妇中6名存活且未见明显不良反应，这为重症COVID-19孕产妇接受恢复期血浆治疗提供了参考依据。

四、器官功能支持

当RVI进展成为多器官功能障碍时，除了药物治疗外，通常需要应用体外生命支持技术来降低患者死亡率。通常包括以下几种。

（一）呼吸支持

妊娠期患者出现严重低氧血症时应尽早纠正，如普通氧疗无法维持外周氧饱和度＞92%～96%，则需要更高级别的支持手段，包括无创机械通气、高流量氧疗，甚至是气管插管有创正压机械通气。

1. 无创机械通气　在治疗慢性阻塞性肺疾病急性加重、并发心源性肺水肿时，无创机械通气（non-invasive ventilation, NIV）的作用毋庸置疑。它可以避免气管插管以及有创机械通气所带来的各类并发症，并能够明确降低患者死亡率。在临床中，很多医师会优先给予低氧血症患者以 NIV 治疗，但其在急性低氧性呼吸衰竭（acute hypoxemic respiratory failure, AHRF）中的应用始终存在争议。一项对既往研究的二次分析显示，在806位因流感感染并发 AHRF 接受 NIV 治疗的患者中，56.8% 最终改为气管插管，SOFA 评分 ≥ 5 分者被认为更可能出现 NIV 治疗失败的结局[53]。在部分吸气需求较高而自主潮气量较大的患者中，应用 NIV 后可出现潮气量的巨大增加，这是由于跨肺压异常增加所致，如长时间存在这样的情况，可导致肺损伤的进一步加重。有研究显示，在中重度低氧血症患者中，NIV 治疗时呼出潮气量超过 9.5 mL/kg（预期体重）者失败率更高[54]，NIV 治疗失败的患者在插管后出现各类并发症的概率也更高[55]。所以在为无禁忌证（休克、意识改变）的患者实施 NIV 治疗时，应当在有经验的医护人员指导及监测下，如通气 1 小时后仍未改善且潮气量明显增加时，考虑及时气管插管行有创机械通气。

传统的 NIV 治疗通常经面罩实施，近年来头罩（图 27-1）的应用逐渐增多。头罩不容易发生皮肤受压、胃内容物反流、眼部刺激等面罩常见并发症，患者也可更方便进行语言交流及经口进食，且不影响咳嗽。头罩的应用还可以减少病毒的传播。有 RCT 研究比较了 ARDS 患者经不同介质（头罩与面罩）实施 NIV 对于预后的影响，发现头罩的使用与最终气管插管概率的下降有关，该组患者 90 天的死亡率也更低[56]。对于妊娠期 RVI 患者来说，由于受孕期激素水平与子宫增大的影响，食道括约肌压力下降伴随胃潴留增多，使用普通面罩反流发生率可能更高。经头罩 NIV 也许是更为合适的无创通气方法。

2. 高流量氧疗 经鼻高流量氧疗（high-flow nasal cannula, HFNC）通常作为 NIV 的替代方案，使用上的舒适与便捷让其更容易被患者接受。高流速气体所带来的 PEEP 样效应有利于维持肺泡的开放从而改善氧合。但是此效应可因患者张口呼吸而减弱。有研究比较了在 AHRF 患者（氧合指数 ≤ 300）中分别给予 HFNC、普通面罩吸氧或是经面罩 NIV 治疗对于预后的影响，发现虽然在气管插管率上没有显著差异，但是 HFNC 组患者 90 天的死

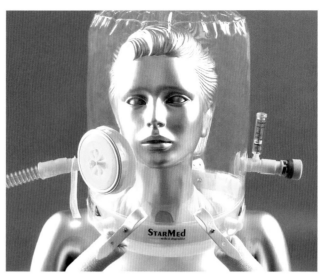

图 27-1 无创通气用头罩

亡率相对最低[57]。但是最新一项自身对照研究[58]提示，在中重度低氧血症（氧合指数 < 200）的患者中，HFNC 治疗组相比头罩治疗组，在改善氧合、减少吸气做功、缓解呼吸困难及降低呼吸频率上要略逊一筹，这种效应在主动吸气意愿强烈的患者中更为明显，说明 HFNC 可能并不适合这类患者。一项纳入了 25 名甲型（H1N1）感染的小型队列研究结果告诉我们，其中 20 人因不能维持氧合而需要接受 HFNC 治疗，9 人（45%）避免了气管插管的且没有发生院内获得性肺炎，但是病情程度较重以及出现循环衰竭的患者最终均给予了气管插管[59]。

3. 有创机械通气 当无创呼吸支持尝试无效时，应尽早建立人工气道行有创机械通气，这也是严重 ARDS 或 AHRF 时最理想的呼吸支持方式。机械通气应当配合肺保护性通气策略，包括小潮气量通气、肺平台压尽可能低于 30 ～ 35 cmH$_2$O 以及较高的 PEEP，有时甚至需要接受允许性高碳酸血症的发生。孕妇接受机械通气时需要同时兼顾母体与腹中胎儿的需求，通常认为 PaO$_2$ > 70 mmHg 以及 PaCO$_2$ 处于 28 ～ 32 mmHg 的水平对孕妇来说是合适的[29]，可在保持胎盘有效灌注的同时预防胎儿缺氧以及过度的酸（碱）血症的发生。

4. 俯卧位通气 俯卧位通气（prone position, PP）是常规机械通气无效时的挽救性手段。我国卫健委及 WHO 均建议将每日 12 ～ 16 小时的 PP 作为 COVID-19 合并严重 ARDS 患者的挽救性治

疗措施[31, 60]。妊娠通常被列为PP的禁忌证，但既往有文献介绍[61]一名妊娠31周的甲型流感孕妇并发严重ARDS时接受PP后好转的病例。对PP最大的担忧主要来自压迫腹中胎儿，可能会造成不良产科结局，但是有研究[62]显示在合适的条件下（图27-2），短期的PP并不造成正常孕妇或是子痫前期孕妇自身的血流动力学及胎儿出现明显异常，且舒适度可被接受。如果无法实施完全的俯卧位，侧卧位也能让患者受益。尤其在有循环衰竭风险的妊娠晚期患者中，侧卧位还能减轻子宫对下腔静脉的压迫，适当增加心脏前负荷，提高心输出量。此外，PP也可用于HFNC或NIV治疗时。

（二）血液净化治疗

AKI是严重RVI患者常见的肺外并发症之一，在甲型（H1N1）流感、MERS与COVID-19患者中报道较多。当AKI进展加重时，通常需要接受血液净化治疗。在各种血液净化技术中，连续性肾脏替代治疗（continuous renal replacement therapy, CRRT）在危重患者中应用最为广泛。目前，CRRT技术不仅用来作为肾脏功能的替代维护内环境平衡，还可用来降低体内过度生成的促炎（抗炎）因子水平，调节失衡的免疫状态，并可有效降低患者无法控制的高体温。此外，作为血液净化技术家族新成员的人工肝也被推荐用于重型、危重型COVID-19患者的救治。妊娠期并非血液净化的禁忌证，但近期面临分娩可能的患者，ICU医师需要联合产科、肾脏内科、麻醉科医师共同制定合适的治疗计划。

（三）体外膜氧合

体外膜氧合（extracorporeal membrane oxygenation, ECMO）技术同为挽救性治疗措施，适用于经积极机械通气等治疗仍无法维持血O_2和（或）CO_2水平，或是肺平台压始终≥35 cmH$_2$O的患者。针对出现顽固性低氧血症的MERS患者的研究显示，相较传统治疗，ECMO可以更好改善患者的氧合，降低其器官功能衰竭的发生率以及住院病死率[63]。据体外生命支持组织记录，1997～2017年间总共有280名围产期患者接受ECMO治疗，产妇存活率近年来不断上升，已接近70%，按不同模式或是不同支持原因分组间的死亡率也无明显差异[64]，充分证明ECMO在孕产妇中的作用同样值得信赖。

五、产科处理

1. 分娩　由于胎盘组织也表达ACE2，使得人们在担忧病毒感染对于胎儿造成不良影响之外，还担心是否存在母婴间垂直传播的可能性，但是现有的临床证据并不支持。对于COVID-19孕产妇，需要根据母亲病情及胎儿情况来决定分娩时机以及分娩方式，病毒感染本身并不是绝对标准。那些已出现肺炎但表现不严重的孕妇，应尽可能等待至妊娠32～34周后再终止妊娠，但需时刻警惕肺部情况进展导致的低氧血症所造成的危害。而病情严重已气管插管机械通气的孕妇，尤其当处于妊娠

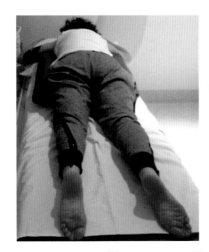
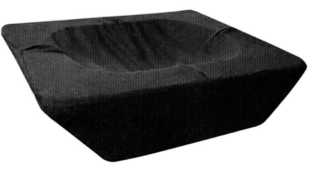

图27-2　BellyPillow®，一种特制的适用于孕妇俯卧位的枕头

28～32 周者，选择分娩时机是极具挑战性的，需同时兼顾孕产妇与胎儿的受益情况。理论上提前娩出胎儿有利于改善孕产妇呼吸系统顺应性，但如果孕产妇情况平稳或持续改善，也可以尝试在严密监护胎儿的情况下继续呼吸支持甚至是 ECMO 治疗，然后进一步等待胎儿发育完善再终止妊娠。剖宫产是危重患者紧急终止妊娠的最佳方式[29]。经阴道分娩的患者，配合合适的分娩镇痛有助于减少疼痛引起的不必要的氧耗增加，但在分娩过程中应当加强监护，备好充足的气道管理物品以面对发生呼吸状态恶化的紧急情况。分娩后，尽早结扎脐血管以及减少产妇与婴儿的皮肤接触有利于进一步降低交叉感染的风险。

2. 哺乳　母乳是新生儿获得母亲抗体和其他抗感染因子的重要途径。目前虽有报道在一名感染 SARS-CoV-2 的护士的母乳内发现了病毒的存在，但尚未有其他研究证实病毒可以通过乳汁传播[65]。同样也未有流感病毒经此途径传播的证据，所以对于病毒感染的产妇仍建议在病情允许的情况下进行母乳喂养。但为避免喂养时接触感染，可以辅助收集乳汁后交由健康的照护人员为新生儿喂养。

六、预防

（一）接种疫苗

接种病毒疫苗可以刺激机体产生针对性抗体，是预防和控制传染性疾病最有效也最经济的干预措施。基于 2009 年甲型 H1N1 流感大流行的教训，WHO、美国 CDC 与 ACOG 均建议所有妊娠期（无论处于何种妊娠时期）、产后或是备孕的女性在流感季节正规接种灭活流感疫苗[66]。对于孕产妇来说，接种疫苗不仅可以降低感染风险、住院概率及疾病严重程度，也有助于减少产科并发症如死产的发生率。即使在 HIV 感染孕妇中，流感疫苗的免疫原性也能赋予她们足够的保护能力来面对流感病毒的威胁。此外，母亲还可通过胎盘的传递或是哺乳将保护性抗病毒抗体传递给腹中胎儿或是婴儿。目前尚没有适用于小于 6 月龄新生儿的流感疫苗，所以产妇传递的抗体对于处于生命最脆弱阶段的新生儿来说非常重要。但是孕产妇与胎儿的各自受益程度与接种时间有关，妊娠早期接种对于孕妇来说更有利，而妊娠晚期接种更有利于胎儿或新生儿，如

何平衡需要医疗从业人员根据实际情况决定。

目前尚无针对高致病性冠状病毒的有效疫苗，但是 SARS-CoV-2 疫苗的研究正在如火如荼地开展。研究者围绕 S 蛋白这一重要抗原靶点，利用体外合成技术获得相关病毒基因序列片段，再制成信使 RNA 疫苗及腺病毒载体疫苗接种人体来获得针对性免疫能力。面对疫情所造成的紧迫性，目前我国已进入临床Ⅲ期试验，但是孕产妇并未纳入其中，仍需等待一段时间。

（二）感染控制措施

为了减少呼吸道病毒的传播，应当要求所有患者采取包括手卫生、呼吸系统卫生（如佩戴口罩）以及咳嗽礼仪在内的感染控制措施。出现症状的流感确诊或疑似患者临产时应当在单独房间内进行分娩，而 COVID-19 孕产妇则建议全程置于可阻断气溶胶传播的负压病房、产房或手术室内。治疗过程中也要注意减少医源性病毒扩散的风险，通常不建议给予患者药物雾化吸入疗法。同样，机械通气时最好也在呼吸机管路的呼出端添加过滤器来沉降病毒颗粒。始终存在 HFNC 的高气体流速是否会促进病毒经液滴扩散的担忧。有研究[67]显示，与普通面罩吸氧相比，在细菌性肺炎患者中应用 HFNC 并未增加空气或物体表面的细菌污染，从而无须额外的感控预防措施。但是否能将此结果应用至病毒性感染，需要进一步的研究。医护人员需要配备充分的个体防护设备（personal protective equipment, PPE），包括一次性全身防护套装、N95 口罩、护目镜或面屏。感染患者接受气管镜检查、气道开放等高危操作时需提升 PPE 级别以防止气溶胶的传播。

（三）化学预防

考虑到孕产妇一旦发生流感感染，可能带来巨大风险，美国 CDC 与 IDSA 均建议[13]，与明确流感患者有过近距离接触的妊娠期或产后 2 周的女性中，那些未接种、无法接种疫苗以及预期疫苗带来的保护效应可能不足者，应当在接触的 48 小时内接受抗病毒药物的化学预防。适合孕产妇的药物主要为每日口服奥司他韦 75 mg。化学预防期间出现流感样症状，则应立即就诊寻求医疗帮助。冠状病毒由于缺乏特异性抗病毒药物，所以并无相关推荐。

七、未来展望

感染性疾病一直以来威胁着包括孕产妇在内所有人的健康安全，过去人们主要关注细菌性感染，但甲型（H1N1）流感与高致病性冠状病毒的暴发流行让人们重新认识到病毒的巨大危害。由于病毒基因的易突变性导致抗病毒药物的研发进展颇为艰辛，在缺乏特异性药物的前提下，对严重感染患者进行有效的体外生命支持将会是以后很长一段时间的治疗方向。借鉴普通人群治疗经验，同时寻找并制定适合自身的医疗方案，依靠多学科的团队合作来保障孕产妇与胎儿的最大受益，是决定预后的关键所在。

（陶伟民）

参·考·文·献

[1] 中华人民共和国国家健康委员会. 流行性感冒诊疗方案（2018年版修订版）[J]. 中华临床感染病杂志，2019，（1）：1-5.

[2] (WHO) WHO. (2016). Fact sheet number 211, influenza(seasonal). Retrieved from https: //www.who.int/news-room/fact-sheets/detail/influenza-(seasonal)

[3] Callaghan WM, Creanga AA, Jamieson DJ. Pregnancy-Related Mortality Resulting From Influenza in the United States During the 2009−2010 Pandemic[J]. Obstetrics and gynecology, 2015, 126(3): 486−490.

[4] Bautista E, Chotpitayasunondh T, Gao Z, et al. Clinical aspects of pandemic 2009 influenza A (H1N1) virus infection[J]. The New England journal of medicine, 2010, 362(18): 1708−1719.

[5] Herold S, Becker C, Ridge KM, et al. Influenza virus-induced lung injury: pathogenesis and implications for treatment[J]. The European respiratory journal, 2015, 45(5): 1463−1478.

[6] Tolosa JM, Parsons KS, Hansbro PM, et al. The placental protein syncytin-1 impairs antiviral responses and exaggerates inflammatory responses to influenza[J]. PLoS one, 2015, 10(4): e0118629.

[7] Le Gars M, Kay AW, Bayless NL, et al. Increased Proinflammatory Responses of Monocytes and Plasmacytoid Dendritic Cells to Influenza A Virus Infection During Pregnancy[J]. The Journal of infectious diseases, 2016, 214(11): 1666−1671.

[8] Pavia AT. Is Parotitis One More Complication of Influenza? The Ongoing Challenge of Determining Causal Associations[J]. Clinical infectious diseases : an official publication of the Infectious Diseases Society of America, 2018, 67(4): 502−503.

[9] Klein EY, Monteforte B, Gupta A, et al. The frequency of influenza and bacterial coinfection: a systematic review and meta-analysis[J]. Influenza and other respiratory viruses, 2016, 10(5): 394−403.

[10] Bonmarin I, Belchior E, Bergounioux J, et al. Intensive care unit surveillance of influenza infection in France: the 2009/10 pandemic and the three subsequent seasons[J]. Euro surveillance: bulletin Europeen sur les maladies transmissibles = European communicable disease bulletin, 2015, 20(46).

[11] Kwong JC, Schwartz KL, Campitelli MA, et al. Acute Myocardial Infarction after Laboratory-Confirmed Influenza Infection[J]. The New England journal of medicine, 2018, 378(4): 345−353.

[12] Oboho IK, Reed C, Gargiullo P, et al. Benefit of Early Initiation of Influenza Antiviral Treatment to Pregnant Women Hospitalized With Laboratory-Confirmed Influenza[J]. The Journal of infectious diseases, 2016, 214(4): 507−515.

[13] Uyeki TM, Bernstein HH, Bradley JS, et al. Clinical Practice Guidelines by the Infectious Diseases Society of America: 2018 Update on Diagnosis, Treatment, Chemoprophylaxis, and Institutional Outbreak Management of Seasonal Influenzaa[J]. Clinical infectious diseases : an official publication of the Infectious Diseases Society of America, 2019, 68(6): 895−902.

[14] Cohen YZ DR. Influenza. In: Harrison's Principles of Internal Medicine, 19th ed: McGraw Hill Book Company, 2015.

[15] Geng TR, Han Y, Qiu ZF, et al. [Characteristics and prognostic value of peripheral blood T lymphocyte subsets in patients with severe influenza] [J]. Zhonghua nei ke za zhi, 2020, 59(3): 200−206.

[16] Hagau N, Slavcovici A, Gonganau DN, et al. Clinical aspects and cytokine response in severe H1N1 influenza A virus infection[J]. Critical care (London, England), 2010, 14(6): R203.

[17] Li W, Moore MJ, Vasilieva N, et al. Angiotensin-converting enzyme 2 is a functional receptor for the SARS coronavirus[J]. Nature, 2003, 426(6965): 450−454.

[18] Lan J, Ge J, Yu J, et al. Structure of the SARS−CoV−2 spike receptor-binding domain bound to the ACE2 receptor[J]. Nature, 2020, 581(7807):215−220.

[19] Jeffers SA, Tusell SM, Gillim-Ross L, et al. CD209L (L-SIGN) is a receptor for severe acute respiratory syndrome coronavirus[J]. Proceedings of the National Academy of Sciences of the United States of America, 2004, 101(44): 15748–15753.

[20] Raj VS, Mou H, Smits SL, et al. Dipeptidyl peptidase 4 is a functional receptor for the emerging human coronavirus-EMC[J]. Nature, 2013, 495(7440): 251–254.

[21] Wan Y, Shang J, Graham R, et al. Receptor Recognition by the Novel Coronavirus from Wuhan: an Analysis Based on Decade-Long Structural Studies of SARS Coronavirus[J]. Journal of virology, 2020, 94(7).

[22] Lin L, Lu L, Cao W, et al. Hypothesis for potential pathogenesis of SARS-CoV-2 infection--a review of immune changes in patients with viral pneumonia[J]. Emerging microbes & infections, 2020: 1–14.

[23] Wang D, Hu B, Hu C, et al. Clinical Characteristics of 138 Hospitalized Patients With 2019 Novel Coronavirus-Infected Pneumonia in Wuhan, China[J]. Jama, 2020.

[24] Yang X, Yu Y, Xu J, et al. Clinical course and outcomes of critically ill patients with SARS-CoV-2 pneumonia in Wuhan, China: a single-centered, retrospective, observational study[J]. The Lancet Respiratory medicine, 2020.

[25] Chen H, Guo J, Wang C, et al. Clinical characteristics and intrauterine vertical transmission potential of COVID-19 infection in nine pregnant women: a retrospective review of medical records[J]. Lancet (London, England), 2020, 395(10226): 809–815.

[26] Zhang L, Jiang Y, Wei M, et al. [Analysis of the pregnancy outcomes in pregnant women with COVID-19 in Hubei Province] [J]. Zhonghua fu chan ke za zhi, 2020, 55(3): 166–171.

[27] Di Mascio D, Khalil A, Saccone G, et al. Outcome of Coronavirus spectrum infections (SARS, MERS, COVID 1–19) during pregnancy: a systematic review and meta-analysis[J]. American journal of obstetrics & gynecology MFM, 2020: 100107.

[28] Wang W, Xu Y, Gao R, et al. Detection of SARS-CoV-2 in Different Types of Clinical Specimens[J]. Jama, 2020.

[29] Dashraath P, Jing Lin Jeslyn W, Mei Xian Karen L, et al. Coronavirus Disease 2019 (COVID-19) Pandemic and Pregnancy[J]. American journal of obstetrics and gynecology, 2020.

[30] Liu H, Liu F, Li J, et al. Clinical and CT imaging features of the COVID-19 pneumonia: Focus on pregnant women and children[J]. The Journal of infection, 2020, 80(5): e7-e13.

[31] 国家卫生健康委办公厅，国家中医药管理局办公室.（2020–03–03）. 新型冠状病毒肺炎诊疗方案（试行第七版）[EB/OL]. Retrieved from http://www.nhc.gov.cn/yzygj/s7653p/202003/46c9294a7dfe4cef80dc7f5912eb1989/files/ce3e6945832a438eaae415350a8ce964.pdf

[32] Pillai VC, Han K, Beigi RH, et al. Population pharmacokinetics of oseltamivir in non-pregnant and pregnant women[J]. British journal of clinical pharmacology, 2015, 80(5): 1042–1050.

[33] Hayden FG, Shindo N. Influenza virus polymerase inhibitors in clinical development[J]. Current opinion in infectious diseases, 2019, 32(2):176–186.

[34] Sheahan TP, Sims AC, Leist SR, et al. Comparative therapeutic efficacy of remdesivir and combination lopinavir, ritonavir, and interferon beta against MERS-CoV[J]. Nature communications, 2020, 11(1): 222.

[35] America（IDSA）IDSo. (2020). Infectious Diseases Society of America Guidelines on the Treatment and Management of Patients with COVID–19. Retrieved from https://www.idsociety.org/practice-guideline/covid-19-guideline-treatment-and-management/.

[36] Gao J, Tian Z, Yang X. Breakthrough: Chloroquine phosphate has shown apparent efficacy in treatment of COVID-19 associated pneumonia in clinical studies[J]. Bioscience trends, 2020, 14(1): 72–73.

[37] Self WH, Semler MW, Leither LM, et al. Effect of Hydroxychloroquine on Clinical Status at 14 Days in Hospitalized Patients With COVID–19: A Randomized Clinical Trial[J]. Jama, 2020, 324(21):2165–2176.

[38] Horby P, Mafham M, Linsell L, et al. Effect of Hydroxychloroquine in Hospitalized Patients with Covid–19[J]. The New England journal of medicine, 2020, 383(21):2030–2040.

[39] Baden LR, Rubin EJ. Covid–19 — The Search for Effective Therapy[J]. The New England journal of medicine, 2020.

[40] Alhazzani W, Moller MH, Arabi YM, et al. Surviving Sepsis Campaign: guidelines on the management of critically ill adults with Coronavirus Disease 2019 (COVID-19)[J]. Intensive care medicine, 2020.

[41] Torres A, Sibila O, Ferrer M, et al. Effect of Corticosteroids on Treatment Failure Among Hospitalized Patients With Severe Community-Acquired Pneumonia and High Inflammatory Response[J]. Journal of the American Medical Association, 313(7): 677.

[42] Lansbury LE, Rodrigo C, Leonardi-Bee J, et al. Corticosteroids as Adjunctive Therapy in the Treatment of Influenza: An Updated Cochrane Systematic Review and Meta-analysis[J]. Critical care medicine, 2019.

[43] Lee N, Allen Chan KC, Hui DS, et al. Effects of early corticosteroid treatment on plasma SARS-associated Coronavirus RNA concentrations in adult patients[J]. Journal of clinical virology : the official publication of the Pan American Society for Clinical Virology, 2004, 31(4): 304−309.

[44] Arabi YM, Mandourah Y, Al-Hameed F, et al. Corticosteroid Therapy for Critically Ill Patients with Middle East Respiratory Syndrome[J]. American journal of respiratory and critical care medicine, 2018, 197(6): 757−767.

[45] Pastores SM, Annane D, Rochwerg B. Guidelines for the diagnosis and management of critical illness-related corticosteroid insufficiency (CIRCI) in critically ill patients (Part II): Society of Critical Care Medicine (SCCM) and European Society of Intensive Care Medicine (ESICM) 2017[J]. Intensive care medicine, 2018, 44(4): 474−477.

[46] Zhou W, Liu Y, Tian D, et al. Potential benefits of precise corticosteroids therapy for severe 2019−nCoV pneumonia[J]. Signal transduction and targeted therapy, 2020, 5: 18.

[47] Horby P, Lim WS, Emberson JR, et al. Dexamethasone in Hospitalized Patients with Covid−19 — Preliminary Report[J]. The New England journal of medicine, 2020.

[48] Zou Z, Yan Y, Shu Y, et al. Angiotensin-converting enzyme 2 protects from lethal avian influenza A H5N1 infections[J]. Nature communications, 2014, 5: 3594.

[49] Khan A, Benthin C, Zeno B, et al. A pilot clinical trial of recombinant human angiotensin-converting enzyme 2 in acute respiratory distress syndrome[J]. Critical care (London, England), 2017, 21(1): 234.

[50] Zhang H, Penninger JM, Li Y, et al. Angiotensin-converting enzyme 2 (ACE2) as a SARS-CoV-2 receptor: molecular mechanisms and potential therapeutic target[J]. Intensive care medicine, 2020.

[51] Mair-Jenkins J, Saavedra-Campos M, Baillie JK, et al. The effectiveness of convalescent plasma and hyperimmune immunoglobulin for the treatment of severe acute respiratory infections of viral etiology: a systematic review and exploratory meta-analysis[J]. The Journal of infectious diseases, 2015, 211(1): 80−90.

[52] van Griensven J, Edwards T, de Lamballerie X, et al. Evaluation of Convalescent Plasma for Ebola Virus Disease in Guinea[J]. The New England journal of medicine, 2016, 374(1): 33−42.

[53] Rodriguez A, Ferri C, Martin-Loeches I, et al. Risk Factors for Noninvasive Ventilation Failure in Critically Ill Subjects With Confirmed Influenza Infection[J]. Respiratory care, 2017, 62(10): 1307−1315.

[54] Carteaux G, Millan-Guilarte T, De Prost N, et al. Failure of Noninvasive Ventilation for De Novo Acute Hypoxemic Respiratory Failure: Role of Tidal Volume[J]. Critical care medicine, 2016, 44(2): 282−290.

[55] Mosier JM, Sakles JC, Whitmore SP, et al. Failed noninvasive positive-pressure ventilation is associated with an increased risk of intubation-related complications[J]. Annals of intensive care, 2015, 5: 4.

[56] Patel BK, Wolfe KS, Pohlman AS, et al. Effect of Noninvasive Ventilation Delivered by Helmet vs Face Mask on the Rate of Endotracheal Intubation in Patients With Acute Respiratory Distress Syndrome: A Randomized Clinical Trial[J]. Jama, 2016, 315(22): 2435−2441.

[57] Luo MS, Huang GJ, Wu L. High flow nasal cannula compared with conventional oxygen therapy for acute hypoxemic respiratory failure[J]. Intensive care medicine, 2019, 45(8): 1167−1168.

[58] Grieco DL, Menga LS, Raggi V, et al. Physiological Comparison of High-Flow Nasal Cannula and Helmet Noninvasive Ventilation in Acute Hypoxemic Respiratory Failure[J]. American journal of respiratory and critical care medicine, 2020, 201(3): 303−312.

[59] Rello J, Perez M, Roca O, et al. High-flow nasal therapy in adults with severe acute respiratory infection: a cohort study in patients with 2009 influenza A/H1N1v[J]. Journal of critical care, 2012, 27(5): 434−439.

[60] WHO. Clinical management of severe acute respiratory infection (SARI) when COVID-19 disease is suspected: interim guidance, 13 March 2020[J]. 2020.

[61] Samanta S, Samanta S, Wig J, et al. How safe is the prone position in acute respiratory distress syndrome at late pregnancy?[J]. The American journal of emergency medicine, 2014, 32(6): 687.e681−683.

[62] Dennis AT, Hardy L, Leeton L. The prone position in healthy pregnant women and in women with preeclampsia - a pilot study[J]. BMC pregnancy and childbirth, 2018, 18(1): 445.

[63] Alshahrani MS, Sindi A, Alshamsi F, et al. Extracorporeal membrane oxygenation for severe Middle East respiratory syndrome

coronavirus[J]. Annals of intensive care, 2018, 8(1): 3.

[64] Ramanathan K, Tan CS, Rycus P, et al. Extracorporeal Membrane Oxygenation in Pregnancy: An Analysis of the Extracorporeal Life Support Organization Registry[J]. Critical care medicine, 2020.

[65] GroßR, Conzelmann C, Müller JA, et al. Detection of SARS-CoV-2 in human breastmilk[J]. Lancet (London, England), 2020.

[66] ACOG Committee Opinion No. 732: Influenza Vaccination During Pregnancy[J]. Obstetrics and gynecology, 2018, 131(4): e109−e114.

[67] Leung CCH, Joynt GM, Gomersall CD, et al. Comparison of high-flow nasal cannula versus oxygen face mask for environmental bacterial contamination in critically ill pneumonia patients: a randomized controlled crossover trial[J]. The Journal of hospital infection, 2019, 101(1): 84−87.

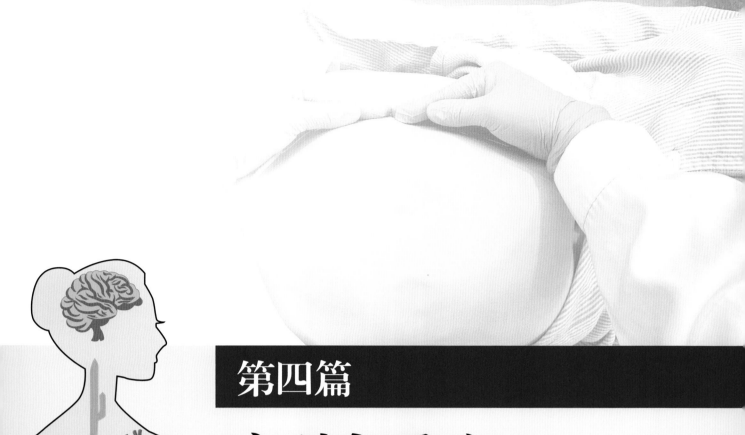

第四篇

产科危重症
病例解析

第二十八章
妊娠早期发生颅内静脉血栓

颅内静脉血栓形成（cerebral venous thrombosis, CVT）是一种以颅内静脉回流受阻，导致脑水肿甚至出血的脑血管疾病，其临床表现常不典型，通常包括头痛、癫痫发作、视神经乳头水肿等，主要依靠影像学检查确诊。CVT是导致妊娠期及产褥期卒中的重要原因之一，由于妊娠妇女引起CVT的相关危险因素较多，我们应对其给予足够的重视。

这里介绍一例妊娠剧吐的早孕患者，在住院治疗期间因CVT突发昏迷，后出现呼吸循环衰竭，虽然经过多学科联合全力抢救，仍发生不良结局。

【基本资料】

女性，33岁，身高158 cm，体重43 kg，BMI 17.2 kg/m²，因"停经8⁺⁴周，呕吐10天，加重3天"入院。外院超声提示：宫内妊娠，见心搏。患者就诊时进食少，进食后呕吐，非喷射状，晨间加重，伴随尿量减少，急诊以"妊娠剧吐"收治入院。

【疾病发展及处理】

患者入院后完善相关检查（表28-1），查体T：36.7℃，HR：110次/分钟，R：17次/分钟，BP：85/50 mmHg，精神萎靡，体型消瘦，皮肤弹性略差，呈脱水面貌。立即予以积极补液，补充维生素B1预防韦尼克脑病，中医科穴位敷贴降逆止呕，低分子肝素预防静脉血栓。

经过积极处理后，入院第二日晨患者呕吐症状明显缓解，血酮体转为阴性，尿酮体降至1+。当

表28-1　入院时主要检查结果

主要检查项目		结　果
血常规	WBC（×10⁹/L）	10.48
	N（%）	90.0
	Hb（g/L）	147
	Hct（%）	41.8
血生化	肌酐（μmol/L）	33
	血酮体	阳性
尿常规	尿酮体	＋＋＋＋
	尿蛋白	＋
	尿葡萄糖	＋＋＋
凝血功能	D-二聚体（mg/L）	4.08

日中午患者突然出现烦躁呻吟，呼之不应，呼吸循环尚稳定，立即保持呼吸道通畅，面罩吸氧，开放两路静脉，查心肌酶和B型钠尿肽（brain natriuretic peptide, BNP）未见明显异常，动脉血气分析提示代谢性酸中毒合并呼吸性酸中毒。发病10分钟后，患者仍未恢复意识，并出现呼吸抑制，立即予以气管插管机械通气，此时不能排除韦尼克脑病，予以维生素B1，100 mg肌注。查体：双侧瞳孔直径3 mm，等大，对光反射存在，压眶反射无，颈软，克氏征（Kernig sign）（－）、霍夫曼征（Hoffmann sign）（－），格拉斯哥昏迷评分（Glasgow coma score）4分，HR：90次/分钟，BP：90/67 mmHg，SpO₂：100%，予以桡动脉、颈内静脉穿刺置管，复测血气提示代谢性酸中毒伴低钾，代酸较前好转，补充钾离子纠正电解质紊乱；D-二聚体4.74 mg/L，纤维蛋白降解产物（FDP）：14.0 μg/mL；心肌酶及心

脏标志蛋白未见明显异常；心电图示窦性心律ST-T改变；心脏超声示左心室壁节段性运动异常，左心室收缩功能轻度减退（EF45%），重度二尖瓣反流，轻度三尖瓣反流；盆腹腔超声未见明显异常。随后患者出现循环抑制，血压降至71/40 mmHg，HR：92次/分钟，测CVP为7 cmH$_2$O，继续予以补液，并泵注去氧肾上腺素维持血压。多学科会诊后建议尽快完善头颅CT检查。在机械通气及严密监护下在放射科行头颅CT和肺部CTA，结果显示左侧小脑半球及蚓部出血伴脑干水肿，估计出血量15～20 mL，环池显示不清伴密度增高，天幕及小脑幕旁密度增高，考虑蛛网膜下腔出血（图28-1）；左下肺动脉2～3级分支内多枚充盈缺损，考虑肺动脉栓塞。遂予甘露醇125 mL静滴降颅压，并转神经外科治疗。

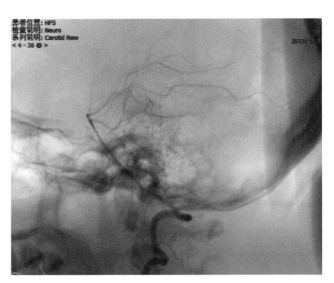

图28-2　数字减影脑血管造影（DSA）

注：显示大脑大静脉，直窦，左侧横窦乙状窦无显影，考虑大脑深部静脉及静脉窦闭塞。

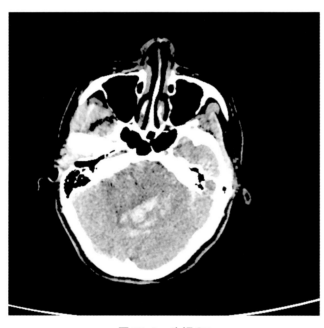

图28-1　头颅CT

注：左侧小脑半球及蚓部出血伴脑干水肿，环池显示不清伴密度增高，天幕及小脑幕旁密度增高。

【患者转归】

患者当晚在全麻下行数字减影脑血管造影（DSA），术中DSA示：大脑大静脉、直窦、左侧横窦乙状窦无显影，考虑大脑深部静脉及静脉窦闭塞（图28-2），CVT诊断明确。左侧横窦乙状窦微导管抽出大量血栓，直窦取栓困难，予以灌注溶栓。但大脑大静脉仍未显影。DSA后行脑室外引流术，测颅压大于30 cmH$_2$O。术后转神经外科ICU，继续机械通气、血管活性药维持血压等。虽经积极救治，患者仍于术后第三天出现心搏骤停，最终死亡。

【病例解析】

1. 临床表现与诊断　CVT多见于妊娠妇女、服用口服避孕药的女性以及<45岁的年轻人群[1]，约有2%妊娠期和产褥期卒中由CVT引起[2]。妊娠是CVT的相关危险因素，此例患者在妊娠早期发生了妊娠剧吐，造成的严重脱水也增加了CVT的风险。

CVT的临床表现常不典型，头痛最为常见，主要表现为严重的进行性、放射性头痛，同时还会发生眩晕、恶心、嗜睡甚至昏迷。约40%的患者发生癫痫发作。眼底检查可发现视神经乳头水肿。另外，由CVT受累血管部位的不同，也可能存在不同的局部神经系统症状。约75%的患者在围产期出现症状[3]。而此例患者在妊娠早期即出现了严重的临床表现，妊娠剧吐造成的严重呕吐也与颅内高压诱发的呕吐表现类似，可通过眼底检查加以鉴别。妊娠以及其他疾病容易掩盖CVT不典型的临床表现，大大增加了早期诊断和治疗的难度。

CVT无特殊的实验室检查，美国心脏协会/美国卒中协会（AHA/ASA）推荐行血细胞计数、生化组合、凝血功能等检查[4]；D-二聚体阴性通常可以排除血栓的可能，阳性预测值不高，需要进一步的检查。该患者入院时D-二聚体升高，不排除发生血栓的可能。腰椎穿刺不是常规的检查，80%的CVT患者可见脑脊液压力升高[1]。CVT诊断主要依靠影像学检查。虽然CT检查在临床上使用广泛，但对于CVT患者，CT检查通常为阴性，约30%可表现出血凝块或梗死迹象，绳索征、三角征、静脉窦高密度影为CVT患者CT表现的直接征象[1]。该患者头颅CT虽无血栓的直接征象，但有出血的影像学表现。磁共振成像（MRI）在疾病的不同时期有不同的影像学表现。急性期T1WI等信号、T2WI低信号；亚急性期T1WI和T2WI均呈高信号；慢性期T1WI等信号、T2WI高信号或等信号[1]。需注意的是尽管CT或MRI有助于CVT的初步评估，但阴性结果并不能排除诊断。因此，对于疑似CVT的患者，如果CT或MRI结果呈阴性，或者CT或MRI提示颅内静脉血栓形成，为明确病变范围，应行CT静脉造影（CTV）或磁共振静脉造影（MRV）检查。静脉造影技术可直接观察到静脉或静脉窦的阻塞征象[1]；MRV可见完全闭塞、不规则狭窄及存在边缘不光滑的低信号，或正常的高血流信号消失等；CTV更有利于诊断亚急性期或慢性期CVT；DSA可见静脉完全阻塞的"空窦现象"，此例患者在疾病发展后期DSA检查中，直接观察到大脑大静脉、直窦、左侧横窦乙状窦无显影的征象，且抽吸出较大量的血栓，CVT诊断明确。

2. 鉴别诊断　CVT可能导致的神经系统症状与妊娠期及产褥期其他的神经系统急症表现类似，可以通过：头痛的特征、症状随时间的演变、某些症状（如癫痫发作或视觉问题）的发作频率以及影像学检查加以鉴别[3]（表28-2）。

3. 治疗和处理　CVT主要的治疗手段是抗凝治疗。一旦通过影像学检查确诊CVT后，若无明确的禁忌，需立即开始使用肝素或低分子肝素进行正规的抗凝治疗[4]。值得注意的是，颅内出血并不是抗凝的禁忌证[5]。此例患者在入院早期，因存在可能发生血栓的危险因素，即开始皮下注射低分子肝素预防血栓。如果患者的神经系统症状得以控制或好转，可根据血栓形成的病因，考虑转为口服3～12个月或终身服用抗凝药物；若经治疗后仍出现非常严重的临床表现或神经功能迅速恶化时，需行血管内溶栓或去骨瓣减压等手术治疗[5]。此例患者疾病进展迅速，在发生昏迷后很快出现了呼吸循环的抑制，虽然患者是妊娠状态，但在危及生命的极端情况下，仍需考虑血管内溶栓和手术治疗以挽救生命。另外，在进行针对CVT的治疗之外，还需根据患者病情同时进行支持和对症治疗，以维持基本的呼吸、循环、内环境的稳定。详细的治疗措施及进展可参考本书第三篇第十三章"妊娠期神经系统急症"，在此不再赘述。

总之，孕产妇是CVT的高危人群，当出现急性、亚急性头痛，癫痫发作以及其他神经系统局灶体征时需警惕CVT的可能。通过影像学检查能早期发现血栓，判断疾病严重程度并明确并发症，对妊娠合并CVT患者的预后极为重要。

表28-2　妊娠相关CVT的鉴别诊断

项　目	可逆性后部脑病综合征	可逆性脑血管收缩综合征	颅内静脉血栓形成	子　痫
发病方式	快速（按小时计），常在产后发生	突然，常在产后发生	妊娠晚期或产后发生，常在数天内进展	产前、产中或产后
临床症状	早期癫痫发作，伴有木僵、视力减退或幻觉等症状；头痛表现为隐隐作痛	可有癫痫发作；多为霹雳样头痛；可有局灶性神经症状	常见进行性、弥漫性头痛；约40%的患者出现有癫痫发作；可能发展为局灶性神经症状	癫痫发作；频繁的视觉症状；腹痛；反射亢进；高血压和蛋白尿
时间演变	若血压得到控制，症状可在数天至数周内消失	动态变化：第一周常见头痛，第二周常见脑出血，第三周常见缺血性并发症	数日演变，可能发生非动脉性梗塞和出血	可从子痫前期逐渐或突然发生

（续表）

项 目	可逆性后部脑病综合征	可逆性脑血管收缩综合征	颅内静脉血栓形成	子 痫
脑脊液检查	通常正常，蛋白质可能略升高	通常正常（除非并发蛛网膜下腔出血），50%的患者出现有轻度的胞吞作用和蛋白质增加	80%的患者出现压力增加，35%～50%的患者出现蛋白质或细胞数略有增加	通常正常，除非并发出血
影像表现	约50%患者出现CT阳性；MRI常见顶枕叶区明显的T2WI和FLAIR异常；约15%患者出现脑出血	CT通常正常（若无蛛网膜下腔出血）；MRI显示20%的患者出现局部蛛网膜下腔出血；CTV、MRV常显示典型的颅内动脉串珠状收缩；DSA更敏感；可伴有颈动脉夹层；早期动脉造影可能为阴性	CT常为阴性；MRI可能显示非动脉性梗塞；出血多见；MRV显示管腔内血液流动空隙；尽管首选MRV，CTV也较为敏感	与可逆性后部脑病综合征类似，有些患者同时发生急性缺血性卒中或脑出血

注：CTV，CT静脉造影；CVT，颅内静脉血栓；MRV，磁共振静脉造影。引自 Edlow JA, Caplan LR, O'Brien K, et al. Diagnosis of acute neurological emergencies in pregnant and post-partum women[J]. The Lancet Neurology, 2013, 12(2): 175−185.

（方　昕）

参·考·文·献

[1] 颅内静脉和静脉窦血栓形成诊治的中国专家共识[J]. 中华内科杂志，2013，52（12）：1088−1091.

[2] James AH, Bushnell CD, Jamison MG, et al. Incidence and risk factors for stroke in pregnancy and the puerperium[J]. Obstet Gynecol, 2005, 106(3): 509−516.

[3] Edlow JA, Caplan LR, O'Brien K, et al. Diagnosis of acute neurological emergencies in pregnant and post-partum women[J]. The Lancet Neurology, 2013, 12(2): 175−185.

[4] Saposnik G, Barinagarrementeria F, Brown RD, Jr., et al. Diagnosis and management of cerebral venous thrombosis: a statement for healthcare professionals from the American Heart Association/American Stroke Association[J]. Stroke, 2011, 42(4): 1158−1192.

[5] Capecchi M, Abbattista M, Martinelli I. Cerebral venous sinus thrombosis[J]. J Thromb Haemost, 2018, 16(10): 1918−1931.

第二十九章
妊娠期急性肺血栓栓塞

静脉血栓栓塞性疾病（venous thromboembolism, VTE）是围产期导致孕产妇死亡的重要原因之一，妊娠相关VTE主要包括深静脉血栓（DVT）和肺血栓栓塞（PTE）。PTE的病理生理为来自静脉系统或右心的血栓阻塞肺动脉或其分支造成肺循环和呼吸功能障碍。孕产妇特有的高凝状态使得此类人群中发病风险比同龄非妊娠女性高4～5倍，而围产期的发病风险进一步增高到同龄非妊娠女性的20倍[1]。

这里介绍一例妊娠期突发急性肺栓塞的病例，该病例在发病早期得到了及时诊断，进行了抗凝和对症支持治疗，经过及时救治，患者血流动力学平稳，恢复良好。

【基本资料】

患者女性，30岁，身高163 cm，体重60 kg，BMI 22 kg/m²。因"孕2产0，妊娠23⁺³周，晕厥1次"急诊入院。产妇既往体健，无系统疾病史，无家族遗传史，妊娠13周开始在我院建卡定期产检。患者妊娠后，户外活动少。发病当日下午在家中静坐约4小时，起身走动时突发晕厥1次伴意识丧失约15秒，意识恢复后自觉胸闷，无恶心呕吐，无大小便失禁，无肢体震颤。

【疾病发展及处理】

患者入院后，神清，自觉胸闷，无呼吸困难、心悸、胸痛，无咳嗽、咳痰，无面部青紫及口唇发绀，回答切题。立即给予心电监护，开放

外周静脉，脉搏氧饱和度（SpO₂）91%，BP：123/82 mmHg，HR：98～120次/分钟，R：24次/分钟。心肺听诊（-），神经系统查体（-），动脉血气分析：PH，7.475；PCO₂，31.7 mmHg；PO₂，66.0 mmHg。患者无下肢肿痛，双侧下肢对称、无肿胀，皮温正常，腓肠肌压痛（-）。予患者鼻导管吸氧5 L/min，同时完善辅助检查。吸氧后复测动脉血气分析：PH，7.480；PCO₂，30.7 mmHg；PO₂，93.6 mmHg。其他实验室检查见表29-1。双下肢血管加压超声示右下肢腘静脉内血栓形成约31×7 mm。心脏超声示右心房、右心室明显增大，中度肺动脉高压（肺动

表29-1　入院时主要实验室检查

主要检查项目		结　果
血常规	HB（g/L）	127
	WBC（×10⁹/L）	6.94
	N（%）	69.6
	HCT（%）	36.3
	PLT（×10⁹/L）	128
凝血功能	PT（秒）	10.8
	APTT（秒）	25.6
	INR	0.93
	D-二聚体（mg/L）	9.23
尿常规		—
心肌酶谱	肌钙蛋白（ng/mL）	0.08
	肌红蛋白（ng/mL）	16
	肌酸激酶同功酶（ng/mL）	0.9
血生化	血葡萄糖（mmol/L）	5.3
	BNP（pg/mL）	39

脉收缩压 57 mmHg）伴中度三尖瓣反流，微量心包积液，左室射血分数（LVEF）67%。肺动脉CTA示双侧肺动脉主干及分支多发栓塞（图29-1）。立即给予低分子肝素 6 150 U 皮下注射，鼻导管吸氧 5 L/min，建立有创动脉血压监测，动脉血压：138/96 mmHg，HR：114次/分钟。床旁心电图示：窦性心动过速（119次/分钟），T波异常（图29-2）。

【患者转归】

患者当日转入重症监护病房（ICU），予吸氧、

制动、心电监护、胎心监测，低分子肝素 6 150 U，q12 h，皮下注射，继续每日抗凝治疗，血流动力学稳定，1天后氧合指数：356 mmHg，胸闷症状逐渐缓解，无心悸、呼吸困难、咳嗽咳痰等症状，D-二聚体持续下降，其余各项检查指标均趋于正常，治疗2周后，复查下肢血管加压超声未发现血栓；肺动脉CTA显示双侧肺动脉3～4级分支散在多发充盈缺损。患者顺利出院待产，嘱孕期那屈肝素每日 8 200 U 皮下注射至计划分娩前24小时，门诊随访凝血功能和D-二聚体，定期复查下肢血管超声。

【病例解析】

1. 临床表现与诊断 妊娠期DVT常见的临床表现包括：单侧肢体的红、肿、热、痛，严重时可能出现股白肿（反射性动脉痉挛、发冷、四肢苍白和心率下降），下腹部疼痛，以及直腿伸踝试验（Homans征）阳性等。对于初发症状和体征提示可能存在DVT的孕产妇，美国胸科医师学会推荐以下肢加压超声检查（CUS）作为首选的诊断方法[2]。急性PTE的临床表现较为复杂，突然出现的呼吸困难、胸痛、咳嗽、咯血等症状都提示有急性PTE的可能。血流动力学不稳定的急性PTE会出现：需要心肺复苏的心律失常，收缩压＜90 mmHg或血容量充足情况下仍然需要血管活性药物来维持血压≥90 mmHg以及终末器官灌注不

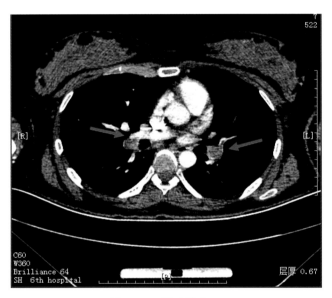

图29-1 肺动脉CTA

注：肺动脉CTA示双侧肺动脉主干及分支多发栓塞。

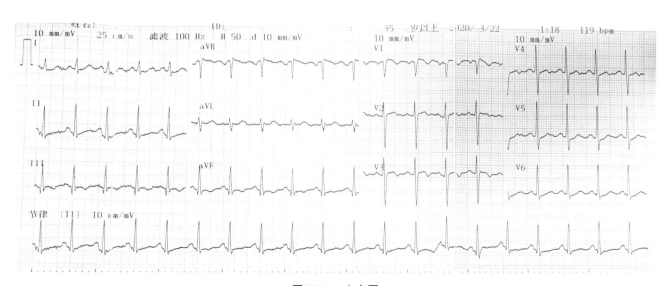

图29-2 心电图

注：窦性心动过速，V1导联Q波，AVR和V1导联ST段略抬高，有S₁QⅢTⅢ，提示右心负荷增加，右心室压力增高，右心室扩张。

足，呈现梗阻性休克状态或持续性低血压。但是本例患者并无下肢红肿热痛等表现，我们在临床中也发现不少DVT患者可能并无明显体征，这为临床诊断带来一定困难。

D-二聚体对急性PTE的诊断敏感性为92%～100%[3]，在临床上对于低危或中危的患者具有较高的阴性预测价值。若D-二聚体含量＜0.5 mg/L，可基本排除急性PTE。恶性肿瘤、炎症、出血、创伤、手术和坏死等情况均可引起D-二聚体水平升高，因此对诊断PTE的阳性预测价值较低，不能用于确诊[4]。但D-二聚体水平升高可能也有强烈的提示意义。该患者入院时的D-二聚体高达9.23 mg/L，在排除出血、感染等情况后，需要高度警惕VTE的可能。

2019年欧洲心脏病学会（ESC）与欧洲呼吸学会（ERS）共同发布的指南指出[5]：对于疑似高危肺栓塞患者，根据实际条件和临床情况，行床旁超声心动图或急诊CT肺动脉造影（CTPA）进行诊断，并应立即启动静脉普通肝素抗凝治疗。指南中对妊娠期和产后6周内疑似PTE的诊断和管理进行了更新，强调了早期抗凝的重要性，建议对于绝大多数没有血流动力学不稳定的疑似PTE孕产妇，应根据妊娠早期体重给予低分子肝素（LMWH）抗凝治疗，同时进行相应的影像学检查。

急性PTE常见心电图改变有：窦性心动过速、频发房性期前收缩、新出现的完全或不完全性右束支传导阻滞。$S_I Q_{III} T_{III}$一直以来被认为是较为典型的急性肺栓塞的心电图改变，即Ⅰ导联S波加深、Ⅲ导联出现Q波和T波倒置，多提示为肺动脉主干或左右主肺动脉的栓塞，但仅有约1/3的肺栓塞患者出现该心电图变化。胸前导联T波倒置在急性肺栓塞中最为常见，多见于V1～V4。本例患者也有类似的心电图异常变化。

本病例中，患者在妊娠后活动减少，发病当日久坐后起身走动时突发意识丧失，意识恢复后持续性胸闷，既往无心血管病史，需高度怀疑PTE的可能。辅助检查也发现下肢静脉内血栓形成、肺动脉多发栓塞、右心扩大、肺动脉压力增高以及典型心电图的改变，均支持急性PTE的诊断。

2. 鉴别诊断

（1）DVT的鉴别诊断：包括一系列可能导致下肢疼痛、肿胀的疾病，如肌肉劳损、淋巴水肿、浅表性血栓性静脉炎等，通过CUS检查不难鉴别。

（2）PTE的鉴别诊断

① 急性心肌梗死（AMI）：肺栓塞导致的胸痛与侵及胸膜有关，与冠心病、心肌梗死相比，以胸痛为钝痛，并伴有呼吸困难为特征。如果出现胸痛应首先做心电图检查，心电图是早期鉴别诊断的指标之一。对于心电图不典型胸痛患者，在胸痛3小时后，肌钙蛋白（TnI）对于AMI诊断的敏感性能达到100%；胸痛6小时后，TnI对于AMI诊断的特异度达85%，诊断价值高，TnI＞0.5 µg/L可以诊断为AMI。

② 肺炎、胸膜炎、气胸：肺炎在临床上可见明显发热、咳嗽、咯铁锈色痰，血白细胞显著增高，胸部X线可见到肺部炎性浸润阴影。胸膜炎在临床上多有夜间盗汗、低热、胸腔积液、胸膜粘连等表现。气胸时胸部X线可见肺脏被压缩阴影，以及患侧呼吸音减弱等特殊体征。

③ 主动脉夹层动脉瘤：患者常有高血压病史，胸部X线可见到上纵隔阴影增宽，主动脉变宽而延长，心电图常表现为左室高电压及左室劳损，偶见继发性ST-T改变。

3. 治疗和处理

（1）对症支持治疗：对于高度怀疑或明确诊断的急性PTE患者，应嘱卧床、监测生命体征及D-二聚体水平，予吸氧，维持生命体征平稳。根据患者的主要临床表现，予对症支持处理。当患者出现心悸、胸痛时，排除循环缺血状态后予止痛对症治疗；如果患者烦躁不安、惊恐甚至有濒死感时，可予镇静处理。

（2）抗凝治疗：美国胸科医师学会推荐妊娠期首选LMWH抗凝治疗。2019年ESC/ERS发布的指南指出，对于没有血流动力学不稳定的疑似肺栓塞患者，首选LMWH抗凝治疗；而对于疑似急性高危PTE患者，应立即启动静脉普通肝素（UFH）抗凝治疗，包括校正体重后的单次静脉注射。2018年ACOG推荐妊娠期抗凝治疗的药物、剂量和频次需要根据高危因素进行一定的调整。妊娠期急性发作的VTE或者血栓高危的孕产妇建议采用调整剂量（治疗性）抗凝方案。目前建议根据情况初始治疗3～6个月后可降低抗凝方案级别至中间剂量或预防性剂量，持续至产后6周[6]。2018年ESC同样建议妊娠期抗凝治疗应至少持续3个月并维持至分娩后6周[2]。妊娠期间LMWH应持续治疗至少至产后6周，并保证总的治疗周期达到3个月，有关妊娠期以及围产期治疗方案（表29-2）[7]。

有关妊娠其VTE的详细临床诊断、治疗措施及进展可以参考本书第三篇第二十三章"妊娠合并静脉血栓栓塞性疾病"。

表29-2　妊娠期及围产期抗凝治疗的建议

类　　别	初始治疗	维持治疗	分娩管理	围产期继续治疗
妊娠37周前发生的急性VTE	全剂量LMWH；每日1次或2次的给药	全剂量LMWH继续治疗；孕期改为每日2次给药	临产或计划分娩前24小时；停止使用LMWH	自然分娩后6～12小时或剖宫产术后12～24小时，考虑改用华法林；重新开始药物治疗
妊娠37周后发生的急性近端DVT或PTE	起始根据体重调整的全剂量的LMWH；每日1次或2次给药	孕期切换至根据APTT调整UFH静脉输注；考虑计划分娩	计划分娩前4～6小时降低输注速度，在分娩过程停止使用UFH	重新开始UFH输注；分娩后4～6小时，活跃出血停止后改用LMWH
围产期发生的急性VTE	起始用根据体重调整的全剂量的LMWH；每日1次或2次给药	哺乳期妇女改为华法林；经过与LMWH重叠治疗阶段后使INR水平维持在2.0～3.0		孕期持续抗凝治疗总时长达到3个月，至少至产后6周

注：VTE，静脉血栓栓塞症；DVT，深静脉血栓形成；PTE，肺动脉血栓栓塞；LMWH，低分子肝素；APTT，活化部分凝血活酶时间；UFH，普通肝素；INR，国际标准化比值。

（马蕊婧，徐振东）

参·考·文·献

[1] SULTAN AA, WEST J, TATA LJ, et al. Risk of first venous thromboembolism in and around pregnancy: a population-based cohort study[J]. Br J Haematol, 2012, 156(3): 366-373.

[2] BATES SM, GREER IA, MIDDELDORP S, et al. VTE, thrombophilia, antithrombotic therapy, and pregnancy: Antithrombotic Therapy and Prevention of Thrombosis, 9th ed: American College of Chest Physicians Evidence-Based Clinical Practice Guidelines[J]. Chest, 2012, 141(2 Suppl): e691S-e736S.

[3] CHAN WS. Diagnosis of venous thromboembolism in pregnancy[J]. Thromb Res, 2018, 163: 221-228.

[4] 中华医学会呼吸病学分会肺栓塞与肺血管病学组，中国医师协会呼吸医师分会肺栓塞与肺血管病工作委员会，全国肺栓塞与肺血管病防治协作组. 肺血栓栓塞症诊治与预防指南[J]. 中华医学杂志，2018，98（14）：1060-1087.

[5] KONSTANTINIDES SV, MEYER G, BECATTINI C, et al. 2019 ESC Guidelines for the diagnosis and management of acute pulmonary embolism developed in collaboration with the European Respiratory Society (ERS): The Task Force for the diagnosis and management of acute pulmonary embolism of the European Society of Cardiology (ESC)[J]. Eur Respir J, 2019, 54(3).

[6] ACOG Practice Bulletin No. 196: Thromboembolism in Pregnancy[J]. Obstet Gynecol, 2018, 132(1): e1-e17.

[7] 陈奕，朱燕. 妊娠期及产褥期静脉血栓栓塞症的诊断与治疗[J]. 中华妇产科杂志，2018，53（9）：635-639.

第三十章
妊娠合并急性血行播散型肺结核

肺结核是由结核分枝杆菌感染引起的慢性传染性疾病，是发生在肺组织、气管、支气管和胸膜的结核病变，具有治疗难度大、易复发等特点。血行播散型肺结核是一种危重结核病，由原发性肺结核发展而来，也可由其他结核干酪样病灶破溃引起。体外授精和胚胎移植技术（in vitro fertilization and embryo transfer, IVF-ET）是治疗不孕症的有效手段，近年来国内外陆续开展该技术用于不孕症的治疗，使用该技术后导致血行播散型结核病屡见报道，由于妊娠合并血行播散型结核病情凶险，易合并呼吸衰竭、结核性脑膜炎等全身各系统严重疾病，其妊娠结局多为自然流产及人工流产。

这里介绍一例行IVF-ET后双胎妊娠的产妇，发热4天合并低氧血症，低钾血症行剖宫取胎术及常规抗感染后症状未缓解，经肺CT检查提示急性血行播散型肺结核。

【基本资料】

女性，29岁，身高：158 cm，体重：56 kg，BMI：22.4 kg/m²。因"孕1产0，妊娠22⁺⁴周，双胎妊娠，发热4天"急诊入院。患者本次于外院行二代试管受孕，在当地医院产检，孕期反复阴道出血，三次住院保胎治疗。患者自4日前出现咳嗽，体温达38℃，于当地医院就诊，查阴道分泌物示解脲支原体感染，白细胞计数（WBC）：12×10⁹/L、中性粒细胞百分比（N%）：84%。予头孢曲松抗感染，硫酸镁保胎治疗，病情未见好转，医院建议引产，患者及家属拒绝，遂自行出院来我院急诊就诊。

【疾病发展及处理】

入院后患者体温38℃，听诊两肺底湿啰音，无腹痛、腹胀，无阴道流血、流液。双胎胎心率分别为160次/分钟、162次/分钟。盆腔超声、腹腔超声未发现明显异常，实验室检查见表30-1。考虑该患者为绒毛膜羊膜炎、脓毒症可能，予亚胺培南西司他丁钠抗感染。心电监护提示低氧、窦性心动过速，动脉血气显示低氧血症、呼吸性碱中毒、低钾血症。产科评估胎儿短期内无法通过阴道分娩，且该患者感染控制欠佳、内环境紊乱。经与患者及家属沟通后，选择剖宫取胎终止妊娠。于入院第二日晨7时行急诊剖宫产手术，娩出无活力两男婴，羊水量中等、呈茶色、质稀、无明显腥臭味，术后子宫收缩好，阴道流血少。终止妊娠后，患者因"脓毒症、低氧血症、低钾血症"转入重症监护病房（ICU）进一步治疗。

患者入ICU后查体，T：39.9℃，HR：115次/分钟，

表30-1 入院时主要异常检查结果

主要检查项目		结 果
血常规	WBC（×10⁹/L）	12.26
	Hb（g/L）	102
	N（%）	90.4
	CRP（mg/L）	91
降钙素原（ng/mL）		0.8
血钾（mmol/L）		2.8

R：25次/分钟，BP：110/60 mmHg，精神萎靡、气急，听诊双肺均可闻及少量湿啰音。实验室检查见表30-2。胸片示两肺多发渗出可能，心脏超声及盆腹腔B超未见明显异常。凝血功能、肝肾功能（白蛋白26.6 g/L）、pro-BNP及心肌酶谱均未见显著异常。予面罩吸氧（4 L/min），积极降温（吲哚美辛栓纳肛及物理降温）；万古霉素（1.0 g，每12小时1次）联合亚胺培南西司他丁钠（1.0 g，每6小时1次）抗感染治疗，晶体液联合白蛋白液体复苏，纠正低钾血症。为明确感染源，抗生素使用前行血培养、中段尿培养，并陆续完善胸部、腹部、盆腔CT检查，排除宫腔感染，同时监测PCT、CRP及血常规。

表30-2　转入ICU时主要异常检查结果

主要检查项目		结　果
血常规	WBC（×10^9/L）	12.68
	Hb（g/L）	97
	N（%）	89.6
	CRP（mg/L）	63
血气分析	pH	7.499
	PCO$_2$（mmHg）	32.8
	PO$_2$（mmHg）	106
	FiO$_2$（%）	41
	Lac（mmol/L）	1.2
	HCO$_3^-$（mmol/L）	25.5
	BE（mmol/L）	2.3
	Glu（mmol/L）	5.4
白蛋白（g/L）		26.6
降钙素原（ng/mL）		0.28
血钾（mmol/L）		3.2

患者入ICU第二日晨查体，T：36.3℃，精神可，主要实验室检查见表30-3。胸部CT示两肺多发感染病变（多发粟粒灶）伴胸腔积液，腹部及头颅CT未见异常（图30-1）。结合病史，肺结核诊断不能除外，立即将患者转至隔离病房，双下肢血管加压超声未见血栓形成；同时血标本送外院行结核Xpert检查及流感病毒检测以排除病毒感染。在原用药的基础上加用左氧氟沙星抗感染；继续监测体温，维持水电解质平衡、化痰抗炎等支持治疗。当日晚间，外送化验提示Xpert阳性，立即请公共卫生中心结核科会诊，急性血行播散型肺结核诊断成立，行HRZE方案（异烟肼、利福平、吡嗪酰胺、

表30-3　入ICU第二日主要异常检查结果

主要检查项目		结　果
血常规	WBC（×10^9/L）	10.03
	Hb（g/L）	91
	N（%）	89.4
	CRP（mg/L）	99
白蛋白（g/L）		24.9
降钙素原（ng/mL）		0.23

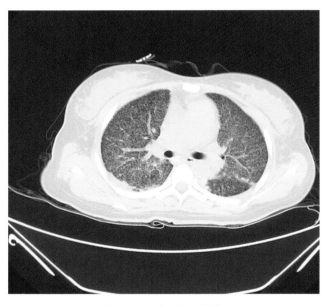

图30-1　胸部CT影像

注：两肺网格样改变伴多发感染病变（多发粟粒灶），胸腔积液。

乙胺丁醇）抗结核治疗，监测肝肾功能、血常规，腹腔引流液行结核菌涂片检测，转至公共卫生中心进一步治疗。

【患者转归】

次日晨，患者以"剖宫取胎术后、妊娠合并结核病、急性血行播散型肺结核"转至公共卫生中心进一步治疗。患者后期治疗期间并发急性结核性脑膜炎，经过积极对症处理后，情况逐渐好转，正规治疗2个月后顺利出院。

【病例解析】

1. 临床表现和诊断　咳嗽、咳痰≥2周，痰中

带血或咯血为肺结核的可疑症状。肺结核还可出现全身症状，如盗汗、疲乏、间断或持续午后低热、食欲不振、体重减轻等，女性患者可伴有月经失调或闭经。少数患者起病急骤，有中、高度发热，部分伴有不同程度的呼吸困难。患病早期肺部体征不明显，当病变累及范围较大时，局部叩诊呈浊音，听诊可闻及管状呼吸音，当合并感染或支气管扩张时，可闻及湿啰音。

肺结核的诊断是以病原学（包括细菌学、分子生物学）检查为主，结合流行病史、临床表现、胸部影像、相关的辅助检查及鉴别诊断等，进行综合分析做出诊断。以病原学、病理学结果作为确诊依据[1]。

随着分子诊断技术的快速发展，Xpert检测技术开始应用临床。Xpert是一种半巢式实时荧光定量PCR体外诊断技术，检测结核分枝杆菌的敏感性显著高于涂片镜检和固体培养，针对结核杆菌 *rpoB* 基因81bp利福平核心耐药区间设计引物、探针，可在2小时内诊断患者是否感染结核分枝杆菌及该菌是否对利福平耐药[2]。Boehme等[3]研究显示，Xpert诊断结核病的临床应用价值高于传统涂片镜检和固体培养，可作为结核病诊断的重要辅助手段。

当孕妇感染肺结核时，由于结核病的症状如疲劳、气短、出汗、乏力、咳嗽和轻微的发热，与生理妊娠有很大的相似度。多数孕妇顾忌放射线对胎儿的影响而拒绝胸部影像学检查，且妊娠合并肺结核的患者其痰检阳性率降低。以上这些因素的综合作用，导致妊娠合并肺结核的发现及诊断难度进一步增加。本例在早期诊断上亦有误区，倾向宫腔来源的感染。

该患者入院后表现为反复发作的上呼吸道感染症状，呈中、高度发热，伴有呼吸困难，低氧血症。查体听诊可闻及湿性啰音。胸部影像学检查表现为两肺均匀分布的大小、密度一致的粟粒影，与急性血行播散型肺结核胸部影像学表现一致。最后，分子生物学检查提示结核分枝杆菌核酸检测阳性，综合分析明确肺结核的诊断。

2. 鉴别诊断

（1）社区获得性肺炎：患者多起病急、有受凉史，伴发热、咳嗽、咳痰；实验室检查白细胞升高，胸片表现片状或斑片状浸润性阴影或间质性改变，伴或不伴胸腔积液；抗菌治疗后体温迅速下降，1～2周左右阴影有明显吸收。

（2）肺泡细胞癌：患者多无结核中毒症状，胸闷、气短症状明显，可以有较多泡沫样痰液，病灶多发生于双肺中下肺野，分布不均匀，痰中检查可查到癌细胞，经皮肺活检、经支气管镜肺活检常能确诊。

（3）肺含铁血黄素沉着症：患者常有反复咳嗽、咯血及缺铁性贫血症状，有过敏、二尖瓣狭窄、肺出血-肾炎综合征等病史，阴影中下肺野分布较多，患者痰巨噬细胞内发现含铁血黄素颗粒可助诊断，确诊通常依靠经皮肺活检或经支气管镜肺活检病理检查。

（4）弥漫性肺间质病：患者病史较长，进行性呼吸困难，部分患者有粉尘接触史，阴影以中下肺野、内中带较多，患者未并发感染时，多无发热，低氧血症明显，确诊通常需肺活检病理检查。

3. 治疗

包括早期、规律、全程、适量、联合五项原则。整个化疗方案分为强化和巩固两个阶段。多数肺结核患者采用不住院治疗，同样收到良好效果。在不住院条件下取得化学疗法的成功，关键在于对肺结核患者实施有效治疗管理，即目前推行的在医务人员直接面视下督导化疗（directly observed treatment short-course, DOTS），确保肺结核患者在全疗程中规律、联合、足量和不间断地实施规范化疗，减少耐药性的产生，最终获得治愈。

从目前国际上处理妊娠合并结核病的原则看，妊娠合并结核病不是终止妊娠的指征，一线抗结核药物除链霉素外在妊娠期间都是安全的，未见明确致畸报道，特别是在妊娠中晚期，对于药物敏感的结核病，抗结核治疗安全且疗效确切，是继续成功妊娠的关键[4]。

总之，IVF-ET妊娠后出现发热的患者要注意并发急性血行播散性肺结核、结核性脑膜炎等危重结核病的可能，还有胎儿宫内结核感染、自然流产等风险，需要多学科的共同管理，共同制定抗结核治疗方案，监测治疗效果及妊娠结局。

（周　瑶）

参·考·文·献

[1] 中华人民共和国国家卫生和计划生育委员会.肺结核诊断 [J]. 传染病信息，2017，30（6）：1-12.

[2] Steingart KR. Xpert MTB/RIF test for detection of pulmonary tuberculosis and rifampicin resistance[J]. Journal of Evidence-based Medicine, 2013, 6(1): 58.

[3] Boehme CC, Nicol MP, Nabeta P, et al. Feasibility, diagnostic accuracy, and effectiveness of decentralised use of the Xpert MTB/RIF test for diagnosis of tuberculosis and multidrug resistance: a multicentre implementation study[J]. Lancet, 2011, 377(9776): 1495−1505.

[4] Clark R. Treatment of Tuberculosis: Guidelines for National Programmes (4th Edition) [J]. Perspectives in Public Health, 2010, 130(5): 240.

第三十一章
妊娠期急性脂肪肝

妊娠期急性脂肪肝（acute fatty liver of pregnancy, AFLP）是一种临床上少见但危重的产科急症，起病急、病情凶险，严重危及母胎生命安全。其发病机制尚不明确，可能与线粒体脂肪酸氧化过程中的酶缺陷有关[1]。AFLP多发生在妊娠晚期，常有恶心呕吐、腹痛等非特异性的前驱症状，病情变化迅速，常出现肝、肾功能不全，凝血功能异常等多器官功能障碍，病情危重时可进展为肝性脑病甚至死亡。

这里介绍一例妊娠期急性脂肪肝病例，产程中发生严重的肝肾功能不全和凝血功能障碍，在分娩后，又多次经历凝血功能和肝肾功能的反复异常，经有效治疗后最终转危为安。

【基本资料】

女性，34岁，身高：160 cm，体重：64 kg，BMI：25 kg/m²。孕1产0，头位，妊娠39⁺²周。因阴道流液2小时至急诊就诊，查体无明显腹痛，胎心率正常，宫口开1 cm，羊水Ⅱ度，以"胎膜早破"收治入院。患者有妊娠糖尿病，孕期予饮食及运动控制血糖在正常范围。妊娠期间无皮肤瘙痒、蛋白尿及高血压等情况。患者既往体健，无病毒性肝炎以及其他系统病史，无家族传染病及遗传病史。

【疾病发展及处理】

患者入院后完善各项检查，查体，T：37℃，HR：76次/分钟，R：20次/分钟，BP：118/71 mmHg。

自觉不规则腹痛，胎心率监测有反应性，查宫口1 cm，患者要求阴道试产，即转入产房静滴催产素引产。此时查询入院化验结果发现该患者肝功能严重异常伴凝血功能障碍（表31-1）。

表31-1　入院时主要实验室检查结果

主要检查项目		结　果
血常规		基本正常
血生化	ALT（U/L）	316 ↑
	AST（U/L）	257 ↑
	总胆红素（μmol/L）	38.7 ↑
	直接胆红素（μmol/L）	31.7 ↑
	BUN（mmol/L）	8.2 ↑
	肌酐（μmol/L）	100 ↑
	尿酸（μmol/L）	437 ↑
	葡萄糖（mmol/L）	3.6 ↓
凝血功能	PT（秒）	15.6 ↑
	APTT（秒）	36.8
	Fg（g/L）	0.973 ↓

注：ALT，丙氨酸氨基转移酶；AST，门冬氨酸氨基转移酶；BUN，血尿素氮；PT，凝血酶原时间；APTT，活化部分凝血酶时间；Fg，纤维蛋白原。

追问病史，患者近几日胃稍纳差，略有乏力，无恶心呕吐等不适，查体心肺听诊无殊，肝区无压痛，扑翼样震颤阴性。立即行床旁超声检查，提示脂肪肝倾向。结合入院实验室检查，高度怀疑患者为妊娠期急性脂肪肝可能。复测血常规、生化、凝血、血气分析等检查，提示肝肾功能持续恶化，低凝状态（表31-2）。立即对患者开放两路静脉通路，予新鲜冰冻血浆600 mL，纤维蛋白原4 g，冷沉淀

表31-2　启动抢救时复测实验室检查结果

主要检查项目		结　果
血生化	ALT（U/L）	340 ↑
	AST（U/L）	276 ↑
	总胆红素（μmol/L）	44.7 ↑
	直接胆红素（μmol/L）	35.2 ↑
	血氨（μmol/L）	62
	BUN（mmol/L）	8.2 ↑
	肌酐（μmol/L）	111 ↑
	尿酸（μmol/L）	460 ↑
	葡萄糖（mmol/L）	4.4
凝血功能	PT（秒）	14.7
	APTT（秒）	32.8
	Fg（g/L）	1.145 ↓

10单位积极纠正凝血功能，拟纠正凝血功能障碍后尽快实施剖宫产术终止妊娠。

输注血制品期间患者生命体征平稳，无明显不适，半小时后宫口开至8 cm，胎心率正常，考虑产程进展顺利，再次更改分娩方式为阴道试产。近一小时后宫口开全，给予头孢曲松2.0 g预防感染，复测血常规、生化、凝血等检查，提示肝功能、凝血功能较前稍有好转（表31-3）；床旁TEG显示纤维蛋白功能不足，和实验室凝血结果相符。遂予产钳助产缩短第二产程，10分钟后胎儿娩出，体重3 360 g，Apgar评分9～10分。

表31-3　宫口开全后实验室检查结果

主要检查项目		结　果
血生化	ALT（U/L）	267 ↑
	AST（U/L）	217 ↑
	总胆红素（μmol/L）	41.6 ↑
	直接胆红素（μmol/L）	31.9 ↑
	血氨（μmol/L）	45
	BUN（mmol/L）	8.6 ↑
	肌酐（μmol/L）	113 ↑
	尿酸（μmol/L）	457 ↑
	葡萄糖（mmol/L）	6.1
凝血功能	PT（秒）	15.5 ↑
	APTT（秒）	36.2
	Fg（g/L）	1.857 ↓

胎盘娩出后，因宫缩乏力、侧切切口延裂出血活跃，对患者行软产道裂伤修补，并予卡贝缩宫素、卡前列素氨丁三醇、卡前列甲酯栓加强宫缩后出血渐止。患者生命体征始终较为平稳，维持心率在80～97次/分钟，血压（99～135）/（53～80）mmHg，脉搏氧饱和度99%。产后共累计出血1 600 mL，予输注红细胞悬液6单位纠正贫血，追加纤维蛋白原4 g，氨甲环酸1.0 g抗纤溶，奥美拉唑40 mg预防应激性溃疡，丁二磺酸腺苷蛋氨酸、复方甘草酸苷护肝，并严密监测血常规、肝肾功能、凝血功能等。

【患者转归】

待患者病情稳定后转入ICU，接受了乙型肝炎、丙型肝炎等病毒学检查，均为阴性。患者多学科会诊后支持"妊娠期急性脂肪肝"诊断，予丁二磺酸腺苷蛋氨酸、复方甘草酸苷、谷胱甘肽护肝，熊去氧胆酸降胆汁酸，乳果糖口服液降血氨治疗，肝功能虽有波动，但总体呈改善趋势。凝血功能反复异常，主要以纤维蛋白原下降为主，故予患者多次输注新鲜冰冻血浆、纤维蛋白原、维生素K改善凝血功能；肾功能一度异常，但最终好转；同时予头孢曲松、奥硝唑抗感染，感染指标持续好转；低分子肝素预防血栓；输注白蛋白，纠正低血糖、电解质紊乱以改善内环境。在ICU治疗5天后患者各检查指标明显改善，生命体征平稳，予转入普通病房，2天后顺利出院。产后42天随访母婴均无异常。

患者发病前至ICU治疗期间实验室检查变化趋势见图31-1和31-2。

【病例解析】

1. 临床表现与诊断　AFLP的临床表现常不典型，与其他妊娠期特有的肝脏疾病表现类似。可在疾病发展初期出现精神萎靡、厌食、易疲倦等表现，随后出现恶心呕吐、腹痛、多饮多尿等症状，随着疾病的进一步发展可出现肝肾功能衰竭导致的凝血功能障碍、低血糖、肝性脑病甚至死亡。其诊断主要采用Swansea标准[2]，满足其中6项或6项以上表现且排除其他疾病即可诊断为妊娠期急性脂肪肝：① 症状：呕吐、腹痛、多饮多尿、脑病；② 实验室检查：白细胞增多、转氨酶升高、血氨

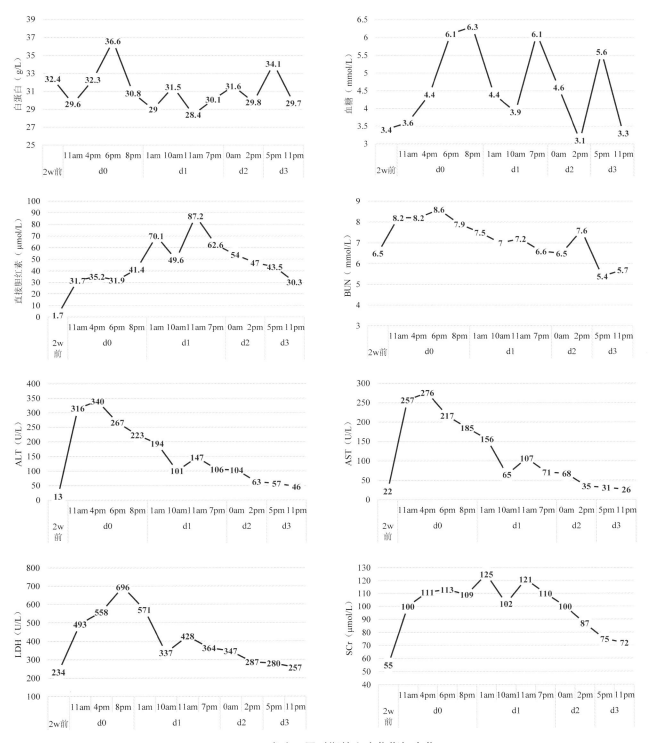

图31-1 发病不同时期的血生化指标变化

注：d0，发病当天；d1，发病第1天；d2，发病第2天；d3，发病第3天；BUN，血尿素氮；ALT，丙氨酸氨基转移酶；AST，门冬氨酸氨基转移酶；LDH，血清乳酸脱氢酶；SCr，血肌酐。

升高、胆红素升高、尿酸升高、低血糖、凝血功能障碍、肾功能损伤；③ 影像学检查：腹水，或超声提示肝脏回声明显增强；④ 病理学检查：肝脏活检提示微血管脂肪变性。

该例患者在疾病早期，曾有胃稍纳差的不典型表现，虽无明显的呕吐、腹痛等临床症状，但其实验室检查除血氨升高不符外，均满足Swansea标准。同时，该例患者的床旁超声也提示有脂肪肝趋势。

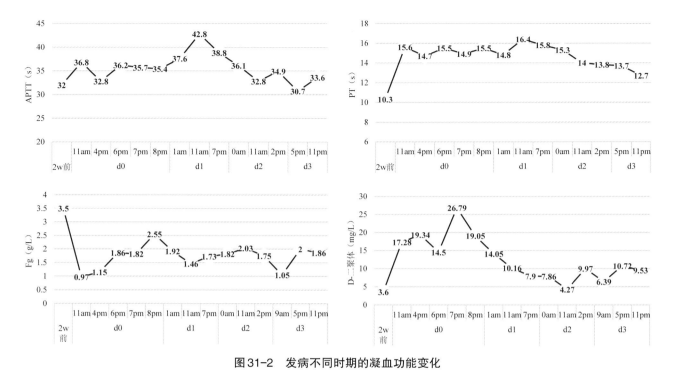

图31-2　发病不同时期的凝血功能变化

注：d0，发病当天；d1，发病第1天；d2，发病第2天；d3，发病第3天；APTT，活化部分凝血酶时间；PT，凝血酶原时间；Fg，纤维蛋白原。

2. 鉴别诊断　AFLP需要与其他好发于妊娠中晚期阶段的相关疾病加以鉴别，主要包括病毒性肝炎、子痫前期、HELLP综合征、妊娠期肝内胆汁淤积症等[3]。该患者出现了血糖降低，这是区别于其他妊娠期肝脏疾病的一个重要特征。另外，该患者起病急骤，无肝炎病史，病毒学检测均阴性；无高血压史，排除了子痫前期诊断；没有明显的血小板降低，无溶血表现，与HELLP综合征的特征不符；没有妊娠期肝内胆汁淤积症典型的皮肤瘙痒等症状，无胆汁酸的异常升高。

3. 治疗和处理　对于AFLP的早期诊断和治疗，积极终止妊娠和处理并发症对改善母婴预后至关重要。明确AFLP诊断后，需及时得到多学科联合以及个体化的治疗方案。产科方面需根据个体情况决定分娩时机和方式，保证快速而安全地娩出胎儿。患者肝功能严重异常同时，出现凝血功能障碍、肾功能不全、循环衰竭、内环境紊乱等，应得到有效的对症支持治疗。其方法包括使用护肝药物，持续的液体支持治疗，输注血制品纠正凝血功能障碍，补充电解质、纠正低血糖以改善内环境，应用抗生素预防感染等。另外，还需要持续地监测神经功能以及血流动力学，随访相应的实验室检查，以评估AFLP的发病进展。若是出现病情恶化或不稳定状态，其他治疗手段无效时最终可考虑进行肝移植[2]。详细的治疗和处理流程可参考本书第三篇第十七章"妊娠期肝脏疾病"。

（方　昕）

参・考・文・献

[1] Naoum EE, Leffert LR, Chitilian HV, et al. Acute Fatty Liver of Pregnancy: Pathophysiology, Anesthetic Implications, and Obstetrical Management[J]. Anesthesiology, 2019, 130(3): 446−461.

[2] Liu J, Ghaziani TT, Wolf JL. Acute Fatty Liver Disease of Pregnancy: Updates in Pathogenesis, Diagnosis, and Management[J]. Am J Gastroenterol, 2017, 112(6): 838−846.

[3] Garcia-Romero CS, Guzman C, Cervantes A, et al. Liver disease in pregnancy: Medical aspects and their implications for mother and child[J]. Ann Hepatol, 2019, 18(4): 553−562.

第三十二章
妊娠合并高脂血症性急性胰腺炎

妊娠合并急性胰腺炎（acute pancreatitis, AP）是一种严重影响母婴健康的危急重症，具有起病急、进展快、并发症多、病死率高等特点。国外报道的孕产妇AP的发生率为1/1 000～1/12 000，其中胆源性AP仍是主要的发病原因。但近年来随着生活水平的提高和饮食结构的改变，由高脂血症引起的妊娠期AP的发生率有明显升高的趋势，约占妊娠合并AP的56%[1]。妊娠合并高脂血症性AP为重症胰腺炎的主要原因，多发生于妊娠中晚期，母婴病死率可高达20%～50%。

这里介绍一例临床表现较为典型的妊娠合并高脂血症性AP病例，该产妇病情凶险且进展迅速，在腹部症状出现后不久即发生系列并发症，临床处理非常棘手。

【基本资料】

女性，30岁，身高173 cm，体重91 kg，BMI：30 kg/m²。孕1产0，头位，妊娠16⁺⁵周时查B超，提示脂肪肝趋势；妊娠26⁺⁵周时血脂检查示总胆固醇（6.31 mmol/L）、甘油三酯（9.31 mmol/L）均升高；妊娠晚期自诉进食较多且油腻。患者于妊娠33⁺⁵周因进食油腻食物后出现上腹疼痛、伴恶心呕吐，疼痛放射至后背，遂至我院急诊就诊。患者平素月经规律，此次自然受孕，孕期无高血压、水肿、蛋白尿，既往体健，无系统疾病史，母亲有高脂血症病史，否认其他家族传染病及遗传病史。

【疾病发展和处理】

患者入院时痛苦面容，呼吸急促，强迫右侧卧位，查体，T：36.6℃，HR：78次/分钟，RR：22次/分钟，BP：120/80 mmHg，心肺听诊无异常，腹隆，上腹部压痛明显、无反跳痛，胎心率：142次/分钟，胎动有，未及宫缩，查NST基线140次/分钟，有反应。阴道检查：宫颈未消，宫口未开。产科超声检查未提示异常。急查血淀粉酶（216 U/L↑），尿淀粉酶（1 678.2 U/L↑），总胆固醇（24.11 mmol/L↑），甘油三酯（17.75 mmol/L↑），钙（2.1 mmol/L↓），白细胞计数（WBC，15.34×10⁹/L↑），中性粒细胞百分比（83.4%↑）。此时上腹部超声检查仅发现胰尾显示不清，余未见异常。考虑AP可能，予以禁食、补液扩容，抗感染，奥美拉唑抑酸等对症处理，加强胎心率监测，并请消化科会诊。

此后患者病情持续进展，遂转入重症监护病房（ICU）。入院后9小时，再次复查上腹部超声检查提示胰腺形态饱满、肿大、增粗，胰周积液，胰腺声像图符合胰腺炎表现。核磁共振（MRI）提示胰腺饱满肿胀，周围渗出，胆囊饱满，肾前筋膜及左侧结肠旁沟渗液，结合临床考虑AP（图32-1）。患者心率增快达110次/分钟左右，呼吸急促38～46次/分钟，吸氧3 L/min的情况下脉氧饱和度维持在96%～99%，血压135/80 mmHg，疼痛NRS评分8～9分。再次复查血淀粉酶（665 U/L↑）、尿淀粉酶（7 389.7 U/L↑）、总胆固醇（24.06 mmol/L↑）、甘油三酯（24.17 mmol/L↑）

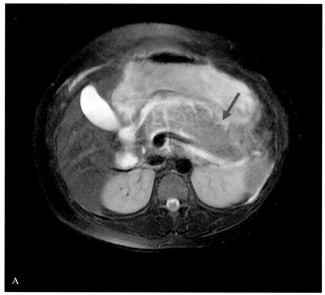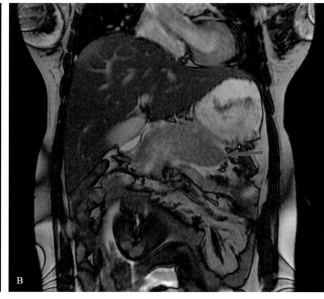

图 32-1　上腹部核磁共振图像

注：A、B 提示，胰腺饱满肿胀，周围渗出，胆囊饱满，胰腺体尾部及左侧肾前筋膜、左侧结肠旁沟积液明显，结合临床考虑急性胰腺炎（→饱满肿胀的胰腺）。

均进行性升高，血钙（1.9 mmol/L↓）进一步下降，各感染指标均较前升高：WBC（15.95×10⁹/L↑），中性粒细胞百分比（90.8%↑），C 反应蛋白（CRP，10.00 mg/L），降钙素原（PCT，0.075 ng/mL），红细胞比容（31%），肝肾功能未见明显异常，部分检验项目因脂血无法测出（图 32-2）。多学科会诊考虑"妊娠合并高脂血症性急性胰腺炎，重症胰腺炎待排，急性呼吸窘迫综合征（ARDS）？"，予禁食、胃肠减压、留置导尿、积极扩容加强液体复苏（静脉补液每天 3 000 mL）、哌拉西林/他唑巴坦钠加强抗感染治疗、生长抑素抑酶、乌司他丁抑制过度炎症反应，并转外院高危产科进一步治疗。

当日转入外院后，立即予以完善术前准备，全麻下对患者行急诊剖宫产术终止妊娠。术中进腹后见白色乳糜样积液，量约 100 mL，剖出一活女婴，体重 2 475 g，Apgar 评分 4～6～10 分。缝合子宫后，探查盆腹腔未见脓液渗出，留置胰尾部及盆腔负压引流管两根。术后转入外科监护室进一步治疗，予经鼻高流量吸氧治疗（流量 50 L/min，吸入氧浓度 60%），纠正低氧，同时予禁食、胃肠减压、静脉营养、抑酸、抑酶、降脂等治疗。术后复查甘油三酯仍持续性升高（最高峰达 106.8 mmol/L），引流液为暗红色乳糜样，故于术后第 1 天行血浆

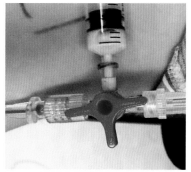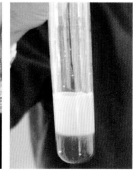

图 32-2　脂血（白色乳糜样血液）

置换。

【患者转归】

经四次血浆置换，腹腔穿刺引流及其他对症支持治疗后，患者血脂指标、血淀粉酶逐步下降至正常范围（图 32-3），腹部体征好转，于术后第 9 天转回病房，继续维持前述治疗。术后第 44 天，病情显著改善后顺利出院。

【病例解析】

1. 临床表现与诊断　"恶心、呕吐、上腹疼痛"为胰腺炎的三大症状，发病前部分患者有进食高脂

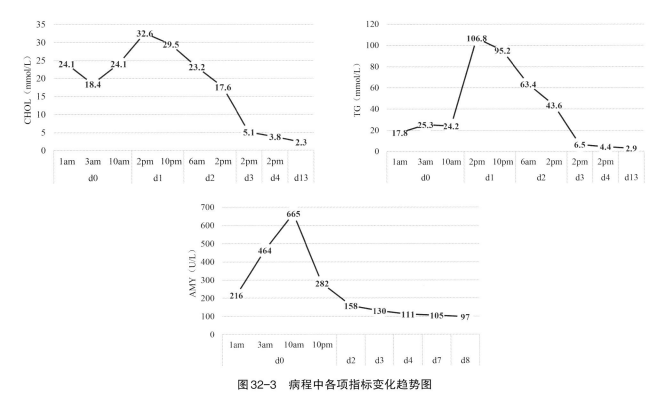

图32-3　病程中各项指标变化趋势图

注：CHOL，胆固醇；TG，甘油三酯；AMY，淀粉酶。

餐病史，呕吐后上腹疼痛并不缓解，疼痛部位在中上腹部偏左，可放射到腰背部、肩胛骨和肩部，还可有低热、心动过速、麻痹性肠梗阻、低氧血症等症状。妊娠合并高脂血症性AP在各个时期的临床表现都有所不同，也多不典型。轻症可仅有上腹部轻压痛，或疼痛不明显，仅表现为不规则宫缩痛。中、重度患者可存在明显腹部压痛，炎症渗出明显者常呈被迫弯腰屈膝位，肠鸣音减弱甚至消失。妊娠合并重症AP患者由于第三间隙液体的丢失及全身炎性反应，出现心率加快、体温升高、血压下降、呼吸急促等症状，最终导致低氧血症、水电解质酸碱失衡，影响胎儿的内环境稳态。

该例患者在妊娠晚期进食油腻餐食后即出现恶心、呕吐伴上腹部剧烈疼痛，且疼痛放射至后背，因强烈疼痛刺激致患者呈强迫屈曲体位，并随疾病发展出现心动过速、呼吸急促、低氧血症、电解质酸碱失衡等表现，临床表现较为典型。

目前妊娠合并高脂血症性AP的诊断仍以非孕人群AP的诊断标准及血脂水平为依据。2019年中华医学会消化病学分会胰腺疾病学组发布了最新《中国急性胰腺炎诊治指南》[2]，推荐意见指出完整的诊断应包括AP分类、病因和全身（局部）并发

症（证据质量：中；推荐等级：强）。

（1）诊断标准：① 急性、突发、持续、剧烈的上腹部疼痛，可向背部放射；② 血清淀粉酶和（或）脂肪酶活性至少高于正常上限值3倍；③ 增强CT或MRI呈AP典型影像学改变（胰腺水肿或胰周渗出积液）。临床上符合上述3项标准中的2项，即可诊断为AP。

（2）分类诊断：① 轻症AP（mild acute pancreatitis，MAP），符合AP诊断标准，不伴有器官功能衰竭及局部或全身并发症；② 中重症AP（moderately severe acute pancreatitis，MSAP），伴有一过性的器官衰竭（48小时内可以恢复），或伴有局部或全身并发症；③ 重症AP（severe acute pancreatitis，SAP），伴有持续（＞48小时）的器官功能衰竭，改良Marshall评分≥2分（表32-1）。

（3）病因诊断：胆源性AP、酒精性AP、高脂血症性AP等。当AP诊断明确，血清甘油三酯≥11.3 mmol/L，或血清甘油三酯在5.6～11.3 mmol/L，且血清呈乳糜样，排除其他引起AP的原因，如胆道结石、酒精、感染、外伤等，即可诊断为高脂血症性AP[3]。

（4）全身或局部并发症：全身并发症包括

表32-1　改良 Marshall 评分系统

评分指标	0分	1分	2分	3分	4分
呼吸（氧合指数，PaO_2/FiO_2）	> 400	301 ～ 400	201 ～ 300	101 ～ 200	< 101
循环（收缩压，mmHg）	> 90	< 90 且 补液能纠正	< 90 且 补液不能纠正	< 90 且 pH < 7.3	< 90 且 pH < 7.2
肾脏（Cr，μmol/L）	> 134	134 ～ 169	170 ～ 310	311 ～ 439	> 439

注：FiO_2，吸入氧气浓度；Cr，肌酐。

全身炎症反应综合征（systemic inflammatory response syndrome, SIRS）、器官功能衰竭、脓毒症、腹腔内高压（腹腔间隔室综合征）和胰性脑病。局部并发症见表32-2。

该患者符合 AP 诊断标准，同时伴有明确的局部并发症（急性胰周液体积聚），明确的全身并发症（即 SIRS：HR > 90次/分钟，WBC > 12×10⁹/L，R > 20次/分钟，PCO_2 < 32 mmHg），持续性呼吸功能衰竭（改良 Marshall 呼吸评分3分，轻度 ARDS：100 mmHg < PaO_2/FiO_2 ≤ 300 mmHg，> 48小时），可诊断为重症 AP。另外该患者血清甘油三酯一度高达108 mmol/L，达到了重度高脂血症的标准。综上所述，本例患者的完整诊断为：妊娠合并 AP（重症，高甘油三酯血症性），轻度 ARDS，全身炎症反应综合征，急性胰周液体积聚。

2. 鉴别诊断　依据明确的病史、典型的临床表现，结合实验室与影像学检查，作出妊娠合并 AP 的诊断并不困难。值得注意的是，部分表现不典型的患者往往上腹痛不明显，很多是因下腹痛或腰痛来院就诊，乳糜样腹水刺激子宫，可表现为子宫张力高或不规则宫缩，容易误诊为胎盘早剥及先兆临产。因此产科医师在接诊时，除了关注产科并发症外，还应注重体格检查，尤其是肺部听诊及肠鸣音的听诊，必要时可请相关科室会诊。

3. 治疗和处理　妊娠合并高脂血症性 AP 的治疗原则与非妊娠期高脂血症性 AP 基本相同。如为继发性高脂血症，还需积极治疗原发疾病，如控制血糖、纠正甲状腺功能减退等。但妊娠期必须兼顾药物和手术对胎儿的影响，应根据孕妇本身状况、胎儿成熟情况等，联合消化内科、产科、儿科、外科及重症医学科等多学科制定"个体化"治疗方案。常规治疗 MAP 以禁食、抑酸、抑酶及补液治疗为主，补液只要补充每天的生理需要量即可，一般不需要进行肠内营养。对于 MSAP 及 SAP 需要采取器官功能维护、应用抑制胰腺外分泌和胰酶的抑制剂、早期肠内营养、合理使用抗菌药物、处理局部及全身并发症、镇痛等措施。

表32-2　急性胰腺炎的局部并发症

并发症	临床特点
急性胰周液体积聚（APFC）	发生在病程早期，表现为胰腺内、胰周或胰腺远隔间隙液体积聚，信号均匀，缺乏完整包膜，可以单发或多发
急性坏死物积聚（ANC）	发生在病程早期，表现为液体内容物，但是包含混合的液体和坏死组织（胰腺实质或胰周组织坏死），MRI 或超声检查有助于与 APFC 鉴别
胰腺假性囊肿（PPC）	通常发生在起病4周以后，有完整非上皮性包膜包裹的液体积聚，内含胰腺分泌物、肉芽组织、纤维组织等
包裹性坏死（WON）	通常发生在起病4周以后，由坏死组织及加强的壁构成，是一种成熟的、包含胰腺和（或）胰周坏死组织、具有界限分明炎性包膜的囊实性结构
感染性胰腺坏死（IPN）	通常继发于 PPC 或 WON，内含脓液及坏死组织，CT 上的典型表现为"气泡征"，也包括无"气泡征"的感染

（1）器官功能的维护

① 早期液体复苏治疗：早期液体复苏目的是改善有效循环血容量和器官灌注不足，建议采用"目标导向治疗"策略[2]。具体补液措施可分为快速扩容和调整体内液体分布2个阶段，必要时使用血管活性药物（如去甲肾上腺素或多巴胺）维持血压。补液量应包括基础需要量和流入组织间隙的液体量。输液种类包括胶体（天然胶体如新鲜血浆、人血白蛋白）、0.9%NaCl溶液（生理盐水）和平衡液（乳酸林格氏液）。扩容时应注意晶体与胶体的比例（推荐初始比例为晶体：胶体=2∶1），并控制输液速度［在快速扩容阶段可达5～10 mL/（kg·h）］。早期液体复苏时需设立复苏终点，每隔4～6小时评估液体需求，避免补液过度。

② 呼吸机辅助通气：SAP发生急性肺损伤时应给予鼻导管、面罩吸氧或经鼻高流量吸氧治疗，维持氧饱和度在95%以上，并动态监测患者血气分析结果。当进展至ARDS时，应加强监护，及时采用呼吸机支持治疗。

③ 持续性肾脏替代治疗（CRRT）：治疗急性肾功能衰竭主要是支持治疗，稳定血流动力学参数，必要时行血液净化治疗。CRRT的指征是[2]：伴急性肾功能衰竭，或尿量≤0.5 mL/（kg·h）；早期伴2个或2个以上器官功能障碍；SIRS伴心动过速、呼吸急促，经一般处理效果不明显；伴严重水、电解质紊乱；伴胰性脑病等。CRRT控制SIRS的效果目前无强力的临床证据支持，因此需谨慎采用，应用时需控制CRRT的次数和持续时间。CRRT因需要留置大静脉置管，因此也有增加血源性感染的风险。

（2）降脂治疗

美国食品药物监督管理局（FDA）把他汀类降脂药物归于X类，而贝特类归于C类，故妊娠期一般不建议给予这两类降脂药物，终止妊娠后可考虑使用。孕妇一旦甘油三酯达到11.3 mmol/L，建议应给予紧急降血脂治疗，除了禁食水等传统治疗外，有条件的医疗机构应该在48小时内进行血浆置换，短时间将甘油三酯水平降至5.65 mmol/L以下[4]。

（3）产科处理

妊娠合并高脂血症性AP对母婴的危害极大。因此，选择是否终止妊娠，何时终止妊娠尤为关键。目前，对于终止妊娠的指征及时机仍存有争议，且在临床实践过程中个体差异大，难以有统一的标准。一般认为，当出现以下情况时应考虑立即终止妊娠：① 明显的流产或早产征象；② 胎儿宫内窘迫或死胎；③ 出现呼吸衰竭或多器官功能障碍；④ 出现腹腔间室综合征，腹压大于≥25 cmH$_2$O；⑤ 胎儿已经成熟，产后生存概率高[5]。终止妊娠一般选择剖宫产。

本病例发生于妊娠晚期，胎儿已趋于成熟，且病程中胎儿尚未发生宫内窘迫，因此在明确诊断后，产科医师选择及时终止妊娠，为下一步积极救治产妇创造了有利条件。胎儿娩出后，除了早期液体复苏、重要脏器功能维护等常规针对SAP的治疗外，救治关键应放在迅速控制血脂上。血浆置换可快速而安全地降低甘油三酯及乳糜微粒，改善症状和体征，且越早置换（发病48小时内）效果越好[6]。

（林　蓉，陶怡怡）

参·考·文·献

[1] Ewald N, Hardt PD, Kloer HU. Severe hypertriglyceridemia and pancreatitis: presentation and management[J]. Curr Opin Lipidol, 2009, 20(6): 497-504.

[2] 杜奕奇，陈其奎，李宏宇，等. 中国急性胰腺炎诊治指南（2019年，沈阳）[J]. 临床肝胆病杂志，2019，35（12）：2706-2711.

[3] 王春友，杨明.《急性胰腺炎诊治指南（2014）》解读——急性胰腺炎外科诊治现状与进展[J]. 中国实用外科杂志，2015，35（01）：8-10.

[4] Ross DD, Nakanishi T. Impact of breast cancer resistance protein on cancer treatment outcomes[J]. Methods Mol Biol, 2010, 596: 251-290.

[5] 常实，曾庆军，李劲东，等. 妊娠合并胰腺炎的临床诊断与治疗[J]. 中国普通外科杂志，2010，19（07）：805-808.

[6] Syed H, Bilusic M, Rhondla C, et al. Plasmapheresis in the treatment of hypertriglyceridemia-induced pancreatitis: A community hospital's experience[J]. J Clin Apher, 2010, 25(4): 229-234.

第三十三章
产科脓毒症相关性肾损伤

急性肾损伤（acute kidney injury, AKI）是危重患者常见的并发症，而脓毒症（sepsis）是导致其发生的重要原因之一，脓毒症相关性肾损伤（sepsis related AKI, Sr-AKI）约占重症监护病房（ICU）内所有发生AKI患者中的一半。近年来，孕产妇中AKI的发生率呈逐年下降趋势。虽然在不同国家地区受经济水平及医疗服务差异的影响，起病原因并不完全一致，但产科特异性因素仍是导致AKI的主要原因，包括感染性流产，妊娠剧吐及产科出血等。

本文对一例感染性早产患者的诊治经过入手，阐述孕产妇发生Sr-AKI的诊断及处理原则。

【基本资料】

女性，26岁，因"孕2产1，妊娠30^{+1}周，阴道流液半小时"来院就诊，既往有剖宫产史，平素体健。一天前来院产检时诉头晕，腰酸，无其他不适。超声检查提示：单胎头位、胎儿生长相当于妊娠30^{+4}周、胎儿脐血流指数正常。实验室检查提示白细胞、血肌酐（Scr，既往产检结果为51 μmol/L）水平明显升高，电解质紊乱，相关异常检查结果见表33-1。门诊医师考虑患者存在感染合并肾功能不全，建议收入院，但患者拒绝。此次就诊当日上午起患者自觉下腹阵痛，间隔5～6分钟，并出现阴道流液，遂再次至急诊就诊。

【疾病发展及处理】

患者入院时神志清晰，T：37℃，HR：86次/分

表33-1　末次产检时异常检查结果

主要异常检查		结　果
血常规	WBC（×10^9/L）	26.17
	N（%）	87.1
	Hb（g/L）	97
血生化	Scr（μmol/L）	122
	K$^+$（mmol/L）	3.1
	Na$^+$（mmol/L）	123
	CRP（mg/L）	＞160
尿常规	尿蛋白	＋＋＋
	红细胞	＋＋＋＋
	白细胞	＋＋＋
心电图	窦性心动过速，不完全右束支传导阻滞	

钟，BP：120/70 mmHg，R：26次/分钟，SpO$_2$100%。查体见胎头已露出阴道口外，紧急于急诊室顺产娩出一活婴，胎盘自然娩出，同时排出积血及血块约200 mL，其后收入产房进一步处理。予卡前列素氨丁三醇（欣母沛）促宫缩，氨甲环酸止血，头孢曲松钠（罗氏芬）联合奥硝唑抗感染。患者累计阴道出血约850 mL，宫缩逐渐正常。但血压逐渐下降至90/60 mmHg左右，HR上升至110次/分钟左右，意识较前稍淡漠，体温升高至37.8℃，实验室检查提示肌酐水平较前升高，伴随电解质紊乱、低蛋白血症及BNP明显升高，心脏超声检查提示左心室舒张功能降低（LVEF：64%），予以加强抗感染（头孢曲松联合莫西沙星）治疗，白蛋白联合晶体液行液体复苏后血压仍呈下降趋势，请ICU会诊后考虑为脓毒性休克，脓毒症相关性急性肾损伤，立即转入

ICU。

入ICU后患者神清，精神萎靡，T：38.6℃，HR：118次/分钟，BP：88/59 mmHg，RR：28次/分钟，SpO₂：100%。予以留置深静脉导管及桡动脉导管监测血流动力学指标（CVP、ABP），短暂液体复苏后血压未明显提升，遂加用去甲肾上腺素静脉泵入，最高剂量至0.44 μg/（kg·min）。抗感染药物调整为美罗培南，使用前留取血培养检查。之后患者体温逐渐升高，最高至39.7℃，再加用万古霉素抗感染治疗，冰毯物理降温，8小时后循环逐渐趋于平稳，MAP稳定维持于70 mmHg以上，HR降至100次/分钟，去甲肾上腺素用量减小至0.11 μg/（kg·min），小便量增多。患者本次住院（入院时、入ICU时、治疗后）相关实验室检查（表33-2）。

表33-2　住院期间相关实验室检查结果

检查项目	入院时	入ICU时	治疗后
白细胞（×10⁹/L）	21.08	19.4	15.76
中性粒细胞比例（%）	89.1	93.3	89.8
血红蛋白（g/L）	97	89	81
血肌酐（μmol/L）	188	171	154
血钾（mmol/L）	3.6	2.5	3.3
血钠（mmol/L）	121	129	134
白蛋白（g/L）	29	24	25
C反应蛋白（mg/L）	＞160	＞160	＞160
脑钠肽前体（ng/L）	1 867	2 075	1 799
降钙素原（ng/mL）	未检	0.55	1.14
纤维蛋白原（g/L）	6.29	5.1	6.29
D-二聚体（mg/L）	7.06	2.22	1.77
酸碱值	7.38	7.46	7.41
动脉氧分压（mmHg）	130	220	105
动脉二氧化碳分压（mmHg）	22	23	24
碳酸氢根（mmol/L）	13.1	16	15.4
碱剩余（mmol/L）	−12	−7.8	−9.2
动脉乳酸（mmol/L）	1.9	2.3	0.7

【患者转归】

根据危重孕产妇救治制度，患者经上级危重孕产妇抢救中心会诊后决定转院治疗。出院前生命体征为T：38.4℃，HR：105次/分钟，BP：102/56 mmHg，R：28次/分钟，SpO₂：100%。患者入ICU后至转院时（共11小时）补液量共计3 092 mL，饮水450 mL，小便量2 520 mL，阴道出血量54 mL，大便量28 mL。出院诊断为：感染性早产，产科脓毒症，脓毒性休克，急性肾损伤。转院后继续适当液体复苏及抗感染等保守治疗后病情平稳，10天后康复出院，出院前肾功能检查恢复正常。

【病例解析】

1. 临床表现及诊断　脓毒症是宿主对感染的（防御性）反应失调所造成的危及生命的器官功能障碍，而脓毒性休克则被定义为因持续的低血压需要应用血管活性药物来维持平均动脉压MAP≥65 mmHg，并且血乳酸水平＞2 mmol/L的脓毒症[1]。而根据KDIGO标准，AKI被定义为发生于48小时内的急剧肾功能下降，血清肌酐上升超过0.3 mg/dL（26.5 μmol/L）或Scr上升超过50%（达到基线的1.5倍），或是尿量减少[＜0.5 mL/（kg·h）]超过6小时。孕妇随着妊娠周的增加，其肾小球滤过率水平可逐渐上升从而出现超滤现象，所以妊娠晚期时Scr水平通常低于普通非孕人群，需加以注意。本例患者末次产检就诊时发现白细胞水平及中性粒细胞比例明显升高，此次急诊就诊出现胎膜早破及早产表现，随访PCT进行性升高，考虑早产为感染性因素引起。分娩后患者休克进行性加重，经液体复苏后改善不明显，需血管活性药物维持血压，且乳酸水平最高升至2.3 mmol/L，故产科脓毒症、脓毒性休克诊断明确。此外，患者肌酐水平较既往产检时上升1倍余，且前后两天Scr上升水平也超过26.5 μmol/L，除感染外无其他明显可引起AKI的诱因，所以脓毒症相关性急性肾损伤诊断亦非常明确。

2. 鉴别诊断　与非孕人群一样，孕产妇发生AKI的病因学也分为肾前性、肾性以及肾后性三种，其中肾前性最为多见，且多为妊娠相关疾病引起[2]。脓毒症不仅存在肾前性因素，同时存在肾性因素。除此之外，产科性出血、妊娠剧吐、心力衰竭也是常见的肾前性因素。而肾性因素中，主要为子痫前期、HELLP综合征、妊娠急性脂肪肝（AFLP）、羊水栓塞、血栓性微血管病如DIC、TTP（血栓性血小板减少性紫癜），HUS（溶血性尿毒症综合征）等。肾后性病因包括增大的子宫压迫输尿管或膀胱、手术或自然分娩时损伤泌尿系统。在病因之外，发病时机对于诊断也具有重要提示意义，妊娠早期的AKI通常继发于感染性流产或是妊娠剧吐，而妊娠晚期以及临近生产的AKI则可能由众多妊娠相关疾病如子痫前期等造成。需要与Sr-AKI进行鉴别诊断的常见妊娠期疾病见表33-3。

表33-3　需要与脓毒症性AKI鉴别的常见妊娠期疾病

	子痫前期/HELLP综合征	TTP-HUS	AFLP	APS
妊娠好发时期	＞20周	中期多见	晚期多见	全部
累及神经系统	0～＋＋＋	＋＋～＋＋＋	0	0～＋＋＋
血压＞140/90 mmHg	＋＋＋	0～＋＋＋	0～＋＋	0～＋＋＋
发热	0	＋＋～＋＋＋	0	＋＋
低血小板计数	0～＋＋＋	＋＋＋	＋＋～＋＋＋	0～＋
蛋白尿	＋～＋＋＋	＋～＋＋＋	＋	0～＋＋＋

注：0，不可能或不出现；1+，轻度或较低可能；2+，中度或中度可能；3+，严重或高度可能；TTP-HUS，血栓性血小板减少性紫癜-溶血性尿毒症综合征；AFLP，妊娠急性脂肪肝；APS，抗磷脂抗体综合征。引自 Vijayan M, Avendano M, Chinchilla KA, et al. Acute kidney injury in pregnancy[J]. Current opinion in critical care, 2019, 25(6): 580-590.

3. 治疗与处理　尽早识别Sr-AKI对于改善预后非常重要，因为其不仅可减少延误治疗所带来的死亡率上升，同时由于脓毒症的治疗中有些措施可能加重肾脏功能的损伤（如在不合适的液体治疗基础上应用血管活性药物，给予肾毒性的抗生素），早期识别可更谨慎更合理地进行治疗。Sr-AKI主要的治疗措施如下。

（1）维持有效灌注

通过合理的液体复苏与血管活性药物的应用，维持循环稳定，改善异常的血流动力学及微循环状态是脓毒症治疗的基石，同时也是纠正肾前性AKI因素的重要措施。晶体液是液体复苏的首选，羟乙基淀粉等人工胶体已被证明会增加脓毒症患者的AKI发生率以及连续性肾脏替代治疗（CRRT）需求，并导致病死率的增加，所以不再推荐应用于脓毒症患者。严重低蛋白血症是导致AKI的危险因素，虽然白蛋白并没有在脓毒症治疗中显示出更优的预后，但对于Sr-AKI患者，仍可以考虑给予白蛋白。脓毒性休克出现明显低血压时往往需要应用血管活性药物，目前首选药物为去甲肾上腺素，在保证循环容量充足的情况下，给予α受体效应明显的去甲肾上腺素对于肾功能的改善有利无害。而多巴胺并不能改善肾脏血流灌注，且容易引起心律失常，目前不推荐使用。

（2）连续性肾脏替代治疗（continuous renal replacement therapy, CRRT）

根据最新版拯救脓毒症运动指南建议[3]，Sr-AKI患者可以接受持续性或间歇性肾脏替代治疗，前者对于血流动力学不稳定患者的液体平衡更有优势，但治疗的指征不应当只是单纯因为血清肌酐上升或是少尿的出现。CRRT的机制主要为借助非选择性清除脓毒症相关性炎性介质来降低体内炎性反应的程度，但开展此项治疗的最佳时机、模式以及治疗剂量目前尚未达成共识，需要进一步研究加以说明。此外还需注意CRRT所带来诸如导管相关性感染以及凝血功能异常的风险。

（3）原发感染灶的处理

产科脓毒症常见感染往往由多种病原菌引起，所以初始抗感染方案必须考虑全面覆盖，但应当选用肾毒性较小的抗生素避免肾性AKI的发生。在决定是否终止妊娠时需仔细评估，应当在完善的院感措施保证下，抗生素应用后进行，并且尽可能清除可能的子宫内残存感染物。

　　该例患者在妊娠晚期出现感染表现，感染源可能为女性生殖系统来源，感染除导致早产外，还引起脓毒性休克及Sr-AKI的发生，并出现脑钠肽水平明显升高的脓毒症心肌抑制。但经晶体液联合白蛋白液体复苏及去甲肾上腺素维持血压后，循环逐渐稳定，肌酐水平不再上升，小便量逐渐增加，脑钠肽水平也开始下降。对于本例患者来说，及时识别Sr-AKI，并根据孕期循环改变特征所制定的限制性液体复苏策略，应当就是迅速逆转病情的关键所在。同时完善的抗感染措施以及必要的手术干预保证了残余感染灶的充分清除。

（陶伟民）

参·考·文·献

[1] Singer M, Deutschman CS, Seymour CW, et al. The Third International Consensus Definitions for Sepsis and Septic Shock (Sepsis-3)[J]. Jama, 2016, 315(8): 801−810.

[2] Vijayan M, Avendano M, Chinchilla KA, et al. Acute kidney injury in pregnancy[J]. Current opinion in critical care, 2019, 25(6): 580−590.

[3] Rhodes A, Evans LE, Alhazzani W, et al. Surviving Sepsis Campaign: International Guidelines for Management of Sepsis and Septic Shock: 2016[J]. Critical care medicine, 2017, 45(3): 486−552.

第三十四章
妊娠期甲状腺功能亢进症

甲状腺功能亢进，简称甲亢，是甲状腺腺体本身产生甲状腺激素过多，导致体内甲状腺激素水平过高，从而引起机体的神经、循环、消化等系统兴奋性增高和代谢亢进的内分泌疾病。Graves病是妊娠期甲状腺功能亢进症最常见的原因，其他不常见的原因包括毒性结节性甲状腺肿、毒性甲状腺腺瘤和甲状腺炎。由于妊娠期发生的一系列变化，妊娠合并甲亢在诊断和治疗上与非孕期有所不同。

这里介绍一例妊娠合并甲亢孕产妇，在妊娠晚期并发重度子痫前期、严重低钾血症和肝功能损伤，使诊断和处理更为棘手。

【基本资料】

女性，28岁，身高：155 cm，体重：47 kg，BMI：19.6 kg/m^2。主诉"孕1产0，妊娠31^{+1}周，尿蛋白异常半天"，门诊检查结果见表34-1，拟"妊娠期蛋白尿、妊娠合并肝损伤、低钾血症、羊水过少"收治入院。患者此次自然受孕，孕期门诊查甲状腺功能（表34-2），建议至内分泌科就诊，患者拒绝。患者既往体健，无其他系统病史。

【疾病发展及处理】

患者入院后完善各项检查，查体：神清，T：37 ℃，HR：135次/分钟，R：20次/分钟，BP：166/97 mmHg。凝血功能及血糖正常，血常规示Hb（105 g/L）下降；腹部超声示肝、胆、脾、胰未见异常，胸、腹腔无积液，胎儿大小约30周，羊

表34-1　门诊实验室检查结果

主要异常项目		结　果
尿蛋白		＋＋
生　化	钾（mmol/L）	2.2 ↓
	钠（mmol/L）	135 ↓
	氯（mmol/L）	84 ↓
	谷丙转氨酶（U/L）	80 ↑
	谷草转氨酶（U/L）	62 ↑
	尿酸（μmol/L）	555 ↑
	总胆红素（μmol/L）	57.4 ↑
	总胆汁酸（μmol/L）	57 ↑
腹部超声	羊水指数（mm）	45

水指数82 mm，胎盘下缘距内口45 mm。结合血压及蛋白尿，考虑患者为重度子痫前期合并低钾血症可能，予硫酸镁静滴解痉、拉贝洛尔口服降压、多烯磷脂酰胆碱胶囊护肝治疗；并行中心静脉、桡动脉穿刺置管，经中心静脉补钾，建立直接动脉压（ABP）监测血压。留置导尿管监测尿量，监测CVP，限制补液，维持出入量平衡。患者入院后持续心动过速，HR：135～145次/分钟，查pro-BNP及心肌损伤标志物正常，心脏超声未见明显异常，结合病史及孕期甲状腺功能异常，入院复查甲状腺功能（表34-2），考虑患者为重症甲状腺功能亢进，予丙硫氧嘧啶（PTU）口服治疗。因患者病情危重，拟"孕1产0，妊娠31^{+1}周，头位、重度子痫前期、重症甲亢、低钾血症、妊娠合并肝损伤、重度ICP、羊水过少"转入重症监护病房（ICU）进一步治疗。

表34-2　甲状腺功能检查结果

甲状腺功能	门　诊	入　院	ICU
TT$_4$（nmol/L）	358.7 ↑	>387.0	380.6 ↑
FT$_4$（pmol/L）	37.55 ↑	105.63 ↑	58.10 ↑
FT$_3$（pmol/L）	/	24.8 ↑	10.00 ↑
T$_3$（nmol/L）	/	8.03 ↑	4.55 ↑
TSH（mIU/L）	0.004 ↓	0.005 ↓	0.001 ↓
TPO-Ab（IU/mL）	>1 300.0	>1 300.0	>1 300.0
TG-Ab（IU/mL）	151.6 ↑	353.5 ↑	306.3 ↑
TR-Ab（IU/L）	20.3 ↑	16.8 ↑	13.83 ↑

注：TT$_4$，甲状腺素；FT$_4$，游离甲状腺素；FT$_3$，游离三碘甲状腺原氨酸；T$_3$，三碘甲状腺原氨酸；TSH，促甲状腺素；TPO-Ab，抗甲状腺过氧化物酶抗体；TG-Ab，甲状腺球蛋白抗体；TR-Ab，促甲状腺受体抗体。

在ICU内对患者静脉及口服补钾，监测血钾变化；继续护肝治疗，监测肝功能变化；镇静、降压、解痉等支持治疗；抗甲状腺药物治疗，监测心率，避免感染等诱因，防治甲状腺危象。同时密切监护胎儿情况。

ICU第一日晨，查体，T：36.7 ℃，ABP：120/67 mmHg，SpO$_2$：99%；RR：20次/分钟，HR：120次/分钟。胎心率监测提示胎心率：150次/分钟。实验室检查见表34-3，血气分析提示代谢性碱中毒，降钙素原、C反应蛋白、pro-BNP及心肌损伤标志物、白细胞计数等未见异常。电解质及肝功能较前有所改善，予继续补充白蛋白，并在输注后适当利尿。因患者持续HR120次/分钟，予美托洛尔（12.5 mg，每12小时1次）口服控制心率。Hb有下降趋势，提示体液浓缩状态已有恢复。当日晚22时，PLT水平较前下降明显，不能排除继发HELLP综合征可能，遂复查凝血功能、生化及血常规，结果提示PLT未进一步下降，转氨酶未有明显上升。夜间患者无明显不适主诉，HR维持在115～120次/分钟，ABP维持在（135～140）/（85～90）mmHg。

ICU第二日晨，患者24小时出入量呈轻度负平衡，血电解质、凝血功能正常，转氨酶未进一步上升。胆汁酸水平较前增高，加用熊去氧胆酸。Pro-BNP较前升高，但患者存在低蛋白血症、24小时尿蛋白定量（0.67 g升高），遂予白蛋白补充后利尿。考虑有提前终止妊娠可能，予地塞米松促胎肺成

表34-3　ICU内主要实验室检查结果

主要异常项目		结　果
血生化	钾（mmol/L）	2.9→3.1
	钠（mmol/L）	135 ↓
	氯（mmol/L）	84 ↓
	谷丙转氨酶（U/L）	58 ↑
	谷草转氨酶（U/L）	45 ↑
	总胆红素（μmol/L）	14.4 ↑
	总胆汁酸（μmol/L）	23 ↑
	白蛋白（g/L）	28.3 ↓
血常规	Hb（g/L）	95→88→85 ↓
	PLT（×10^9/L）	142→71.4→90 ↓

熟。ICU复查甲状腺功能、电解质（表34-2），较前明显改善。

【患者转归】

患者后期血压、心率控制稳定，甲状腺功能明显好转。后于36周行剖宫产术，母婴结局良好。

【病例解析】

1. 诊断和临床表现　妊娠期甲状腺毒症患病率为1%，其中临床甲亢占0.4%，亚临床甲亢占0.6%。Graves病占85%，包括妊娠前和新发Graves病，妊娠一过性甲状腺毒症（gestational transient thyrotoxicosis, GTT）占10%，甲状腺高功能腺瘤、结节性甲状腺肿、葡萄胎等仅占5%[1]。

患甲状腺毒症孕妇的病史和体格检查与未孕成年人甲状腺功能亢进是相同的。甲状腺功能亢进的临床症状可有心悸、出汗过多、畏热、焦虑、失眠、体重减轻和颤抖。体检结果可能包括心动过速，眼睑闭合延迟和凝视，发汗和反射亢进。

辅助检查：妊娠早期血清TSH＜0.1 mIU/L，提示可能存在甲状腺毒症，需详细询问病史、体格检查，测定FT₄、FT₃、TR-Ab和TPO-Ab明确病因[2]。妊娠期禁行¹³¹I摄取率和放射性核素扫描检查。

该患者有心动过速的临床表现，实验室甲状腺功能检查符合Graves病诊断标准。

2. 鉴别诊断 妊娠甲亢的诊断需排除妊娠一过性甲状腺毒症（gestational transient thyrotoxicosis, GTT），GTT发生在妊娠前半程，呈一过性，与hCG产生增多、过度刺激甲状腺激素产生有关。临床特点是8～10周发病，有心悸、焦虑、多汗等高代谢症状，血清FT₄和TT₄升高，血清TSH降低或者不能测及，甲状腺自身抗体阴性。GTT与妊娠剧吐相关，30%～60%妊娠剧吐者发生GTT。本例患者在妊娠晚期发病，无妊娠剧吐表现，且甲状腺抗体阳性，因此排除GTT。

甲状腺危象：合并甲亢的孕妇在手术、分娩、感染及各种应激情况下，有发生甲状腺危象的可能。表现为高热，体温达39℃以上，HR＞140次/分钟，脉压差增大，焦虑、烦躁、大汗淋漓，可伴恶心、呕吐、腹泻等消化道症状，且可能发生脱水、休克、心律失常及心力衰竭、肺水肿等。本例按照Burch甲状腺危象的诊断标准（详见本书第三篇第十九章"妊娠期重症甲状腺疾病"），未达到甲状腺危象的程度。

3. 治疗和处理

（1）解除危险因素：妊娠期发生甲状腺功能亢进的危险因素包括妊娠期高血压。此例中针对子痫前期的治疗有助于缓解该孕妇的甲亢症状。

（2）抗甲状腺药物：妊娠甲状腺功能亢进症状加重、FT₄或TT₄、T₃升高明显需要应用抗甲状腺药物（ATD），妊娠期前三月优先选择PTU，而甲巯咪唑（MMI）为二线选择，妊娠中晚期是否考虑将PTU改换为MMI未有建议。

妊娠期监测甲状腺功能亢进症控制的指标首选血清FT₄。控制目标是应用最小有效剂量的PTU或MMI，使血清FT₄接近或者轻度高于参考范围的上限。

（3）β受体阻滞剂：本例孕妇用β受体阻滞剂美托洛尔进行短期治疗，用于控制心率。但是，由于存在胎儿宫内生长迟缓的风险，应避免长期使用β受体阻滞剂治疗。

（4）手术治疗：甲状腺功能亢进很少需要行甲状腺切除术，当确有手术适应证时，应在妊娠中期进行。本例患者药物控制甲亢症状满意，无手术适应证。需要注意的是，妊娠期禁止使用放射性碘消融术。

（5）预防妊娠期甲状腺危象：甲状腺危象是甲状腺功能亢进的一种罕见并发症，可危及生命，如果不立即发现并积极治疗，死亡率高达10%～30%[3]。当慢性甲状腺功能亢进患者遇到导致失代偿的额外压力或诱发事件（如感染、子痫前期、分娩、手术或妊娠）时，可能会发生甲状腺危象。早期诊断并及早开始以抗甲状腺药物治疗为主的联合治疗是抢救成功的关键。妊娠前及妊娠早期开展甲状腺功能筛查是降低甲状腺疾病患者妊娠不良结局的重要手段。

（周　瑶）

参·考·文·献

[1]《妊娠和产后甲状腺疾病诊治指南》（第2版）编撰委员会，中华医学会内分泌学分会，中华医学会围产医学分会. 妊娠和产后甲状腺疾病诊治指南（第2版）[J]. 中华围产医学杂志，2019，22（8）：505-539.

[2] Alexander EK, Pearce EN, Brent GA, et al. 2017 Guidelines of the American Thyroid Association for the Diagnosis and Management of Thyroid Disease During Pregnancy and the Postpartum[J]. Thyroid, 2017, 27(3): 315-389.

[3] Wang HI, Yiang GT, Hsu CW, et al. Thyroid Storm in a Patient with Trauma- A Challenging Diagnosis for the Emergency Physician: Case Report and Literature Review[J]. J Emerg Med, 2017, 52(3): 292-298.

第三十五章
妊娠糖尿病并发酮症酸中毒

发生在妊娠期的糖尿病酮症酸中毒（diabetic ketoacidosis，DKA）是一种少见的产科危重症，对孕妇和胎儿有极大的危害，如治疗不及时，母儿死亡率及并发症发生率都显著升高。目前，随着产前检查的规范，妊娠期酮症酸中毒的发生率及其预后均有很大的改善，但与非妊娠期相比，妊娠合并DKA在血糖略有升高时即可发生，且病情进展快，诊断和治疗不及时，围产期新生儿死亡率高。

这里介绍一例妊娠期发生DKA合并严重内环境紊乱的病例。

【基本资料】

女性，34岁，体重：66 kg，身高：153 cm，BMI：28.2 kg/m²，因"妊娠20⁺³周，下腹不适2小时"就诊。近2日胃纳差，近12小时小便量多，大便如常，神清、精神可，睡眠佳。11年前因"胎儿窘破"行剖宫产娩出一女婴，后自然流产2次，余无特殊。无糖尿病、高血压等系统病史。近十年因"月经不调"一直就诊于中医院，考虑"多囊卵巢综合征"可能，先后予孕激素、中药口服诱发月经来潮。急诊拟"孕4产1，妊娠20⁺³周，双绒毛膜双羊膜囊双胎，先兆流产，瘢痕子宫，切盼儿（IVF-ET术后），多囊卵巢综合征？"收治入院。

【疾病发展及处理】

入院查体，T：36.5℃，HR：126次/分钟，R：20次/分钟，BP：127/81 mmHg。产前检查期间，阳性检查结果见表35-1。

表35-1　产前检查阳性结果

日期	尿酮	尿葡萄糖	甲状腺素（nmol/L）	促甲状腺素（mIU/L）
妊娠11周	+	−	194.8	0.350
妊娠16周	−	−	未测	未测
入院当天	−	+ + + +	未测	未测

入院后多次测量血压超过160/110 mmHg，后出现胎心停止，于入院第三天9：05～9：10经阴道娩出两死婴。10：25患者略烦躁，诉胸闷、口渴，呕吐一次，量300 mL。双肺听诊：双肺呼吸音清，呼吸急促，深快。患者生命体征、处理、辅助检查结果见表35-2，动脉血气分析结果见图35-1和表35-3。

截至16：30出入量小结：出量共3 560 mL，其中尿液3 250 mL，呕吐物300 mL，阴道出血10 mL；入量共6 694 mL，其中静脉晶体补液6 294 mL，饮水400 mL。

【患者转归】

患者病情逐渐平稳，于当日17时许转入ICU进一步观察。入ICU后予正规胰岛素（RI）、KCl泵注，亚胺培南西司他丁钠抗感染。监测血糖、血气。根据血气结果纠正电解质、调节内环境，2天后患者血酮体转阴，遂改胰岛素皮下注射，血糖

表35-2　抢救期间患者生命体征、处理、辅助检查结果

时　间	生命体征	处　理	检查结果
10:25 ~ 11:00	BP：141/95 mmHg HR：135次/分钟 SpO$_2$：99% R：20次/分钟 EKG：窦速，高耸T波	开放两路静脉 NS 500 mL + RI 20 U 静滴，滴速（16 U/h） NaHCO$_3$ 250 mL 静滴 快速补充平衡液1 000 mL	**动脉血气** pH：6.97 ↓ K$^+$：6.7 mmol/L ↑ Na$^+$：128 mmol/L ↓ 血糖：35 mmol/L ↑
11:00 ~ 12:00	神清、烦躁 BP：108/52 mmHg HR：124次/分钟	右侧桡动脉穿刺置管，有创血压监测 开放颈内静脉，生理盐水持续静滴 咪达唑仑1 mg静推，镇静	**动脉血气** pH：7.19 ↓ K$^+$：5.8 mmol/L ↑ Na$^+$：134 mmol/L ↓ 血糖：34 mmol/L ↑ **尿常规** 尿酮＋＋＋＋ 尿葡萄糖＋＋＋＋ **血常规** 白细胞：35.67×10^9/L ↑ 血酮体：阳性
12:00 ~ 13:00	略烦躁	再次咪达唑仑1 mg静推 5%GS 50 mL + RI 20 U 静脉泵注，泵速（10 U/h） 瑞咯啶*500 mL + 生理盐水250 mL维持静滴 亚胺培南西司他丁钠1 g + NS 100 mL静滴	**动脉血气** pH：7.21 ↓ K$^+$：4.4 mmol/L Na$^+$：138 mmol/L 血糖：22.1 mmol/L ↑
13:00 ~ 14:00	HR：110次/分钟 BP：121/66 mmHg SpO$_2$：100%	减慢补液 胰岛素泵速为6 U/h维持 钾2 g泵注，泵速（1 g/h）	**动脉血气** pH：7.29 ↓ K$^+$：3.9 mmol/L Na$^+$：140 mmol/L 血糖：17.5 mmol/L ↑
14:00 ~ 16:30	HR：116次/分钟 BP：115/86 mmHg SpO$_2$：100%	调整胰岛素用量为：5%GS 500 mL + RI 8U 静滴，滴速（2U/h）	**动脉血气** pH：7.26 ↓ K$^+$：3.9 mmol/L Na$^+$：137 mmol/L 血糖：13.9 mmol/L ↑

注：NS，生理盐水；RI，正规胰岛素；GS，葡萄糖溶液；NaHCO$_3$，碳酸氢钠溶液；*复方电解质注射液。

逐渐平稳。于一周后调整胰岛素用量为长效16 U（6：00 a.m.），短效早餐前4 U、中餐前6 U、晚餐前4 U，皮下注射。5天后患者尿糖、尿酮体均阴性，空腹血糖维持8.0 mmol/L左右，餐后血糖维持8.0 ~ 11.5 mmol/L。予出院，内分泌科随访。

【病例解析】

1. 临床表现　DKA早期临床表现为烦渴多饮、多尿、乏力、食欲减退、四肢无力、恶心、呕吐；组织灌注不足和代谢性酸中毒引起胎心异常和子宫收缩，表现为上腹部不适或腹痛；因渗透性利尿，患者可表现出不同程度的脱水，表现为心动过速、低血压，皮肤和黏膜干燥、皮肤充盈不良等。病情进一步进展可能会出现Kussmaul's呼吸或呼气中有水果味，到晚期可出现定向障碍、反应迟钝、脑水肿甚至昏迷。该患者主要是上腹不适就诊，有多尿表现，入院后不久就出现了胎心停止。

2. 诊断和鉴别诊断　如血清酮体升高或尿糖和酮体阳性伴血糖增高，血pH和（或）二氧化碳结合力降低，无论有无糖尿病病史，都可诊断为DKA。具体诊断标准[1]见表35-4。

本例患者血糖＞13.9 mmol/L，动脉血pH＜7.00，神志清醒，尽管无糖尿病病史，但根据临床表现判断，该患者糖尿病酮症酸中毒已到达中重度。

DKA应与高血糖高渗状态（hyperglycemic

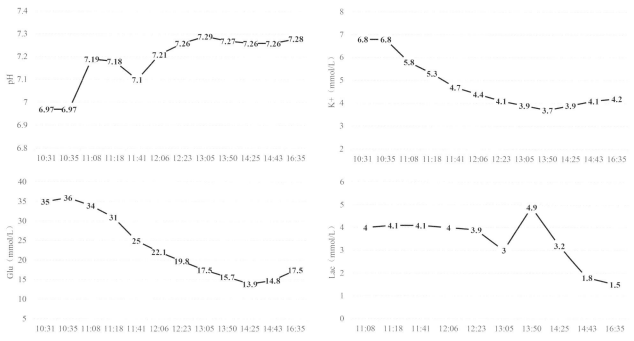

图35-1 部分动脉血气结果变化

注：Glu，血糖；Lac，乳酸。

表35-3 抢救期间动脉血气结果

血气	时间	pH	pCO$_2$	pO$_2$	ctHb	K$^+$	Na$^+$	Glu	Lac	BE
1	10:31	6.97	未测出	159	14.2	6.8	127	35	未测	未测
2	10:35	6.97	未测出	152	14.0	6.8	127	36	未测	未测
3	11:08	7.19	12.8	156	12.9	5.8	134	34	4.0	−23
4	11:18	7.18	15.7	152	12.5	5.3	134	31	4.1	−22
5	11:41	7.10	12.5	158	10.6	4.7	136	25	4.1	−25
6	12:06	7.21	13.7	165	10.5	4.4	138	22.1	4.0	−20
7	12:23	7.26	14.4	167	10.3	4.1	139	19.8	3.9	−18
8	13:05	7.29	15.2	166	9.7	3.9	140	17.5	3.0	−17
9	13:50	7.27	16.3	169	10.1	3.7	139	15.7	4.9	−17.4
10	14:25	7.26	15.9	163	10.2	3.9	137	13.9	3.2	−17.9
11	14:43	7.26	17.2	169	9.8	4.1	137	14.8	1.8	−17.3
12	16:35	7.28	18.1	162	9.7	4.2	134	17.5	1.5	−16.4

hyperosmolar status, HHS）、酒精性酮症酸中毒、乳酸性酸中毒鉴别（表35-5）。

3. 治疗原则 妊娠期急性DKA的治疗与非妊娠期患者相似，治疗如下。

（1）补液：尽快补液以恢复循环血容量和肾灌注。最初的补液首选生理盐水，建议至少开放两路静脉通路，本病例中建立了中心静脉通路，这为后期补液补钾等提供了便利。第1小时输入生理盐水

表35-4　糖尿病酮症酸中毒（DKA）的诊断标准[1]

DKA	血糖 (mmol/L)	动脉血 pH	血清 HCO₃⁻ (mmol/L)	尿酮体ᵃ	血清酮体ᵃ	血浆有效渗透压ᵇ	阴离子间隙ᶜ (mmol/L)	精神状态
轻度	＞13.9	7.25～7.30	15～18	阳性	阳性	可变	＞10	清醒
中度	＞13.9	7.00～7.25	10～15	阳性	阳性	可变	＞12	清醒/嗜睡
重度	＞13.9	＜7.00	＜10	阳性	阳性	可变	＞12	木僵/昏迷

注：ᵃ测定方法，硝普盐反应方法；ᵇ血浆有效渗透压的计算公式，$2×[（Na^+）+（K^+）]（mmoL/L）+$血糖（mmol/L）；ᶜ阴离子间隙的计算式，$[Na^+]−[Cl^−+HCO_3^−]（mmol/L）$。引自中华医学会糖尿病学分会. 中国2型糖尿病防治指南2017年版[J]. 中华糖尿病杂志，2018，10（1）.

表35-5　DKA与HHS、酒精性酮症酸中毒、乳酸性酸中毒的鉴别诊断

检查	DKA	HHS	酒精性酮症酸中毒	乳酸性酸中毒
血糖(mmol/L)	＞16.7	＞33.3	＜11.1	＜11.1
尿糖	阳性	阳性	阴性	阴性
阴离子间隙(mmol/L)	＞16	＜16	＞16	＞16
血酮/尿酮	阳性	阴性	阳性	阴性
血清渗透压(mmol/L)	＜320	＞320	＜320	＜320
碳酸氢盐(mmol/L)	＜15	＞20	＜15	＜15
pH	＜7.35	7.35～7.45	＜7.35	＜7.25
PCO₂(mmHg)	＜35	35～45	＜35	＜35
乳酸(mmol/L)	＜3.9	＜3.9	＜3.9	＞5.0
C肽(nmol/L)	＜0.2	＞0.5	＞0.5	＞0.5

可以达到1 000～2 000 mL，随后以250～500 mL/h输注生理盐水，并持续至血糖＜14 mmol/L，当血糖达标后开始给予5%葡萄糖溶液。补液过程中要注意个体间的差异，需做好血流动力学监测。

（2）胰岛素：可采用小剂量胰岛素连续静脉泵注0.1 U/（kg·h），但危重症患者，可首剂静脉注射胰岛素0.1 U/kg，随后以0.1 U/（kg·h）速度维持，要定时测定血糖，推荐留置动脉导管，方便监测血糖、血气、电解质。

（3）纠正电解质及酸碱平衡失调：该患者早期虽表现为高钾，但是随着补液、胰岛素和碳酸氢钠输注以及尿量增多，很快会出现低钾，因此血钾低于5 mmol/L即应开始静脉补钾，如有中心静脉，可以静脉泵注高浓度钾，1～1.5 g/h，注意动态监测血气电解质，及时调整补钾速度。要注意监测出入液体量，维护容量平衡。

（4）积极寻找和消除诱因，如感染等。该患者的诱因不明，主要是对症支持治疗，同时防止合并感染。

妊娠期酮症酸中毒具体治疗措施可以参见第三部分第二十章"妊娠合并糖尿病酮症酸中毒"的相关内容。

（邬其玮）

--------------------　参·考·文·献　--------------------

[1] 中华医学会糖尿病学分会. 中国2型糖尿病防治指南2017年版[J]. 中华糖尿病杂志，2018，10（1）.

第三十六章
严重产后出血伴心搏骤停

产后出血（postpartum hemorrhage, PPH）为妊娠相关的并发症，是导致孕产妇死亡的主要原因，也是我国孕产妇死亡的首要原因，严重威胁母胎安全。近年来，无论是发展中国家抑或是发达国家，PPH 的发生率总体呈上升趋势。但很多产科出血导致的死亡往往是可以避免的，早期识别、诊断、准确地估计失血量，及时正确的处理是救治的关键。

这里我们介绍一例阴道分娩后发生严重 PPH 导致呼吸心搏骤停的病例。突发的大量出血往往受到重视和早期处理，而缓慢、持续的少量出血和血肿容易被忽视。这则病例就是在阴道分娩后宫颈弥漫性渗血，早期对出血量估计严重不足，发生严重意外，所幸通过多学科合作，在产妇心搏骤停后及时和果断处理，该患者最终得到成功救治。

【基本资料】

女性，36 岁，身高：160 cm，体重：71.5 kg，BMI：28 kg/m²。因"孕3产1，妊娠40⁺¹周"入院，曾于 2008 年阴道分娩一活婴。

【疾病发展及处理】

患者于入院当日 16：45 胎膜自破，宫口开 1 cm，羊水清，17：45 查宫口开全，18：02 顺产一足月活婴，体重 3 415 g，1 min、5 min 的 Apgar 评分分别为 9 分、10 分。缝合撕裂的会阴伤口后常规按压宫底见阴道有持续性出血，多次检查胎盘胎膜完整，行软产道探查发现子宫下段收缩差，宫颈内口广泛糜烂渗血，予以宫缩药物加强宫缩。当时估计出血量约 500 mL。处理流程见表 36-1。

19：45 产科考虑羊水栓塞诊断不能排除，予氢化可的松 500 mg 静脉滴注，此时请麻醉科会诊，麻醉科医师到场后立即行中心静脉穿刺，并开放第三路静脉扩容。患者轻微烦躁，静推咪达唑仑 0.5 mg，舒芬太尼 5 μg。期间予加压输血，但患者阴道仍有持续性不凝血流出，累计阴道出血估计达 3 000 mL。

20：40 宫腔放置 Bakri 球囊，使用血管活性药物，并纠正酸中毒，补充电解质。放置 Bakri 球囊后，患者阴道仍有活动性不凝血流出。到 21：18 患者估计失血量约 5 000 mL，共输注红细胞悬液 8 U、冷沉淀 8 U，冰冻血浆 500 mL，晶体 2 000 mL，胶体 1 500 mL，输注纤维蛋白原 2 g。考虑产后大出血保守治疗失败，拟全身麻醉下行全子宫切除术。

21：19 麻醉诱导，诱导用药：舒芬太尼 5 μg、丙泊酚 50 mg（分两次推注：一次 20 mg，一次 30 mg）、司可林 100 mg。21：20 完成气管插管，听诊两侧呼吸音对称。3 分钟后患者 SpO₂ 骤降至 58%，测不到血压、心率，大动脉搏动消失，立即予心肺复苏，静脉推注肾上腺素、阿托品。并根据血气纠正酸中毒及电解质紊乱，冰帽降温保护脑功能。21：30 心电图示心室颤动，予 150 J 电除颤两次，患者恢复窦性心律，恢复自主循环后生命体征如下，BP：170/95 mmHg，HR：145 次/分钟，SpO₂：99%。

23：25 完成全子宫切除术，术毕估计患者总出

表36-1　患者当时的处理流程

时间	估计累计出血量	生命体征	产科处理	急救处理
19:00	800 mL	BP：101/63 mmHg HR：118次/分钟 SpO₂：97%	使用药物加强宫缩及扩容	
19:25			输注红细胞悬液4 U 冰冻血浆400 mL	PT：18.9秒 APTT：60.6秒↑ 凝血酶时间：39.6秒↑ 纤维蛋白原：0.240 g/L↓
19:45	2 000 mL	BP：96/57 mmHg HR：139次/分钟 SpO₂：98% 轻微烦躁	氢化可的松500 mg静脉滴注	中心静脉穿刺 开放第三路静脉扩容、加压输血 静推咪达唑仑0.5 mg，舒芬太尼5 μg
20:40	3 000 mL	BP：82/43 mmHg HR：143次/分钟 SpO₂：100%	宫腔放置Bakri球囊	使用血管活性药物：去氧肾上腺素、去甲肾上腺素 输注碳酸氢钠纠正酸中毒 补充电解质
21:18	5 000 mL		共输注：红细胞悬液8 U 冷沉淀8 U 冰冻血浆500 mL 晶体2 000 mL 胶体1 500 mL 纤维蛋白原2 g 拟行全子宫切除术	麻醉诱导：舒芬太尼+丙泊酚+司可林 明视下气管插管 听诊两侧呼吸音对称
21:23		SpO₂骤降至58% 血压、心率测不到 大动脉搏动消失		立即予以心肺复苏 静脉推注肾上腺素、阿托品 根据血气纠正酸中毒及电解质紊乱 冰帽降温保护脑功能
21:30		心电图示心室颤动		予150 J电除颤两次 恢复窦性心律
23:25	7 450 mL		完成全子宫切除术	术后转入ICU

血量为7 450 mL，APTT最长126.9秒↑，最低pH 7.003↓，BE：−23.3 mmol/L↓，最低血清钙测不出，血清钾：2.5 mmol/L↓。期间予输血、改善凝血功能、纠正内环境紊乱，头部冰帽物理降温等治疗。

【患者转归】

经过上述处理后，患者生命体征、凝血、内环境等情况明显改善，术后转至ICU，第二天拔除气管导管，后顺利出院，无神经系统并发症。

【病例解析】

1. 定义和诊断　国内外尚缺乏统一的PPH定义。世界卫生组织（WHO）定义PPH为胎儿娩出后24小时内阴道预计出血量（estimated blood loss, EBL）≥500 mL，严重PPH≥1 000 mL[1]。中华医学会妇产科分会将PPH定义为胎儿娩出后，阴道分娩者EBL≥500 mL、剖宫产分娩者EBL≥1 000 mL；严重产后出血是指胎儿娩出后24小时内EBL≥1 000 mL[2]；难治性产后出血是指经宫缩药物、持续性子宫按摩或者按压等保守治疗无法止血、需要外科手术、介入治疗甚至切除子宫的严重产后出血[3]。

对EBL的准确估计是PPH处理中关键的一环，错误估计可能会丧失救治的黄金时机。通常急性的、肉眼可见的大量失血容易被早期识别和诊断，而慢性渗血、血肿则不易早期察觉。本病例就是宫颈的弥漫性渗血，导致早期对失血量估计不足。当严重PPH发生呼吸心搏骤停时需要与羊水栓塞相鉴别，PPH导致的循环衰竭与EBL相符，且早期无凝血异常。该患者胎儿娩出后，发生了严重产后出血，EBL＞1 000 mL，符合WHO及中华医学会妇产科分会产后出血的诊断标准。且患者先出现产后出血，当时氧合及生命体征尚平稳，而当EBL逐渐增加后出现了循环衰竭和凝血异常，因此诊断考虑原发性的严重PPH。

2. 鉴别诊断 严重PPH需与羊水栓塞相鉴别，产妇羊水栓塞由于凝血功能异常会导致大量失血。但原发PPH早期无低氧血症，循环衰竭与EBL应相符，且早期无凝血异常。可通过是否早期有凝血功能异常（必须排除由于大量失血导致的凝血异常），失血量不可解释的循环衰竭及低氧血症来区分羊水栓塞和严重PPH。

3. 治疗

PPH治疗的关键是对高危患者的识别、出血早期的及时诊断和对出血量的准确估计，一旦诊断明确迅速开始治疗。能识别有高危产科出血因素的患者，提前做好大失血的准备；在出血早期能及时地诊断，从而及时地进行处理和复苏，是减少PPH产妇死亡的关键。对于严重PPH患者，一旦错失早期干预的机会，极有可能发展为低血压、低氧血症、酸中毒甚至死亡。本病例早期对于失血量的严重程度估计不足，错失了早期治疗的时机，导致后期救治被动。

对于PPH患者，目测估计失血量往往是偏低的，不能准确反映血容量的丢失。常用的失血量的估计方法如下。

（1）称重法：美国妇产科医师学会（ACOG）指南推荐对阴道分娩患者，使用会阴收集垫并称重以较为准确地评估出血量[4]。

（2）容积法：使用带有刻度的容器收集血液。

（3）休克指数（shock index, SI）法：SI即心率/收缩压。产科患者SI正常范围为0.7～0.9，大量研究证实SI＞0.9～1.0是产科患者低血容量的危险信号[5-7]，需要引起临床医师的关注。SI≥1.7是产科病人的红色警戒线，需要立即处理，即使在高级别医院，只要SI≥1.7，产妇也可能因为复苏不及时而死亡[5]。

本例患者在估计失血量500 mL时，SI=1.02，可见当时对EBL的估计是偏低的，在使用了血管活性药物去甲肾上腺素和去氧肾上腺素的情况下，该患者在全子宫切除前SI值达到了1.74（143/82）。SI与估计失血量的关系见表36-2。需注意，SI计算便捷，在快速评估时有一定的应用价值，但对于妊娠合并慢性高血压或子痫前期产妇，由于基础收缩压的升高会导致SI的数值偏低，掩盖出血的严重程度，SI在这些产妇中的应用受到一定限制。

表36-2 SI与估计失血量

SI	估计失血量（mL）	占总血容量的百分比（%）
＜0.9	＜500	＜20
1.0	1 000	20
1.5	1 500	30
2.0	≥2 500	≥50

注：引自中华医学会妇产科学分会产科学组.产后出血预防与处理指南（2014）[J].中华妇产科杂志，2014，49（9）：641-646.

（4）血红蛋白测定法：血红蛋白每下降10 g/L，出血量约为400～500 mL[2]。但在出血早期由于血液浓缩，血红蛋白值不能反映真实的出血情况，应动态观察血红蛋白变化。

产后出血应急处理方案包括：① 明确出血原因，产后出血的常见原因有宫缩乏力、软产道损伤、胎盘因素、凝血功能障碍，针对出血原因进行干预，源头上控制住出血；② 监测每个阶段重要的体征及出血情况并有专员记录；③ 确定应急团队的成员及他们在每个阶段的角色；④ 建立一个用于启动应急的沟通方案；⑤ 确定每个阶段人员所需的装备、药品或其他所需物资。在寻找出血原因的同时，应及时联系血库准备血液、开放粗大静脉通路，建立完善监护，动态监测动脉血气和各项实验室检查。根据检查结果进行容量复苏，包括成分输血，联合血管活性药物进行限制性液体复苏，目标是维持呼吸、循环、电解质及内环境稳定，注意保温，防止低血钙、低体温、酸中毒的发生。

4. 预防　相较于处理，对产后出血的识别和预防更为关键。

（1）产后出血需要多学科的合作，每个医院都应有大出血的应急预案，应建立产后出血应急团队，成员包括经验丰富的妇产科医师、麻醉医师、血库、药师、ICU医师、护理团队、放射介入科医师。

（2）医疗机构平时应准备好常用的急救药物，比如我院有大失血抢救药箱（内含纤维蛋白原6瓶；氨甲环酸5支；凝血酶原复合物2瓶；白蛋白2瓶和其他调整内环境药物），一旦启动大失血抢救流程，药房会马上送到。

（3）建立紧急大量输血方案（massive transfusion protocol, MTP），即按照预先制定好的血制品配比和投递顺序进行血制品的输注。产科大出血往往情况紧急，使用MTP输血策略可以加快血制品的输送。产科患者MTP通常的配置为FFP ∶ RBC ∶ PLT=1 ∶ 1 ∶ 1，但关于MTP的最佳比例仍存在争议。

（4）定期进行演练和培训，分析存在的问题，及时改进。ACOG指南推荐产后出血孕产妇安全管理共识要点（表36-3）。

对于明确有产后出血高危因素的患者（高危因素参见第三部分第二十一章"产后出血"），应充分评估，提前做好大出血的抢救准备。

表36-3　产后出血孕产妇安全管理共识要点

准备工作（针对每个医疗机构）
1. 抢救车：包括必需品、手册、子宫压迫球囊及压迫缝合的缝线等
2. 能够即刻获得所需药物（药品箱等）
3. 建立产后出血应急团队，发生产后出血时能即刻到位（如血库、高级职称妇科医师等其他支持）
4. 建立紧急发放血液制品及大输血方案（O型、Rh阴性血或未交叉配血者）
5. 机构定期演练培训及总结
识别和预防（针对每一例患者）
6. 评估出血风险（产前、入院或其他恰当的时候）
7. 测量累计出血量（正式、尽可能准确）
8. 积极处理第三产程（广泛应用）
应急处理（针对每次出血）
9. 机构标准化的、分阶段的产科出血紧急处理方案
10. 当有重大出血时，对患者、家属及医务人员的支持
报告和系统学习（针对每个机构）
11. 针对高风险患者，建议建立相关讨论会议，以总结成功和不足之处
12. 严重出血的多学科评审会，以便发现系统问题
13. 围产期质量改进委员会，监测结局和进展指标

注：引自 Main EK, Goffman D, Scavone BM, et al. National Partnership for Maternal Safety: Consensus Bundle on Obstetric Hemorrhage[J]. Obstet Gynecol, 2015, 126(1): 155-162.

（宋玉洁，沈富毅）

参·考·文·献

［1］WHO. WHO Recommendations for the Prevention and Treatment of Postpartum Haemorrhage Geneva, 2012.

［2］中华医学会妇产科学分会产科学组. 产后出血预防与处理指南（2014）[J]. 中华妇产科杂志，2014，49（9）：641-646.

［3］刘兴会，杨慧霞. 产后出血预防和处理措施评价 [J]. 中华围产医学杂志，2013，16（8）：449-451.

［4］Main EK, Goffman D, Scavone BM, et al. National Partnership for Maternal Safety: Consensus Bundle on Obstetric Hemorrhage[J]. Obstet Gynecol, 2015, 126(1): 155-162.

［5］Nathan HL, El Ayadi A, Hezelgrave NL, et al. Shock index: an effective predictor of outcome in postpartum haemorrhage?[J]. BJOG, 2015, 122(2): 268-275.

［6］Borovac-Pinheiro A, Pacagnella RC, Puzzi-Fernandes C, et al. Case-control study of shock index among women who did and did not receive blood transfusions due to postpartum hemorrhage[J]. Int J Gynaecol Obstet, 2018, 140(1): 93-97.

［7］Taylor D, Fleischer A, Meirowitz N, et al. Shock index and vital-sign reference ranges during the immediate postpartum period[J]. Int J Gynaecol Obstet, 2017, 137(2): 192-195.

第三十七章
经阴道分娩期间突发羊水栓塞

羊水栓塞（amniotic fluid embolism, AFE）是妊娠特有的、难以预测的、罕见的综合征，严重威胁母婴安全。目前AFE仍缺乏特异性的诊断标准，主要依靠临床表现进行排他性诊断。而AFE的临床表现具有多变性和复杂性，因此临床诊断和治疗上具有相当的挑战。近年来随着对AFE认识的提高以及生命支持技术的发展，AFE的死亡率在全球范围内总体呈下降趋势。但是其占死亡孕产妇中的比例仍然很高，仍是孕产妇最凶险的并发症之一。

这里介绍一例具有典型表现的AFE产妇，该病例在产程中突发呼吸、循环衰竭，后续出现明显凝血功能异常。经过多学科合作成功复苏后又出现了神经系统症状。

【基本资料】

女性，31岁，身高：161 cm，体重：74 kg，BMI：28.5 kg/m²。孕1产0，头位，妊娠38^{+1}周。因主诉："阵发性下腹痛2小时，少量见红"急诊入院。既往体健，无系统疾病史，无家族遗传史，孕期无高血压、水肿、蛋白尿。

【疾病发展和处理】

患者入产房后胎膜自破，羊水清，宫颈扩张2 cm，其间一阵强直宫缩，持续时间＞1分钟，患者自诉宫缩剧烈，伴有尿意，随后突发呼吸急促、发绀，随即呼之不应、意识丧失，5分钟内自主呼吸消失，心率（HR）降至30次/分钟，血压（BP）、血

氧饱和度（SpO₂）无法测及。麻醉医师迅速赶往现场，立即启动心肺复苏，多人轮流进行胸外心脏按压，气管插管，静脉推注肾上腺素、阿托品、氢化可的松、氨茶碱等药物，10分钟后产妇恢复窦性心律，HR：140次/分钟，扪及颈动脉搏动，BP：90/60 mmHg、SpO₂：97%。心肺复苏的同时，在床旁实施了紧急剖宫产，5分钟内手术娩出一活婴，其出生后1分钟、5分钟、10分钟的新生儿Apgar评分为1分、5分和7分。

关腹后发现产妇阴道大量出血伴切口处多发性渗血，出血量约为1 000 mL。遂转入手术室行子宫切除术，术野渗血明显，持续阴道出血，无尿，术中出血量为5 450 mL，血红蛋白（Hb）最低为50 g/L↓，血小板计数（PLT）进行性下降至＜50×10⁹/L↓，活化部分凝血活酶时间（APTT 144.9秒）升高、凝血酶原时间（PT，22.3秒）升高，凝血酶时间无法测得，低钾、低钙、低蛋白血症，动脉血气分析提示严重代谢性酸中毒。术中开放多路静脉扩容，泵注去甲肾上腺素等血管活性药物维持收缩压＞80 mmHg，积极纠正失血性休克、右心衰竭、弥散性血管内凝血（DIC）和肾衰竭。术中共输注红细胞悬液18 U、新鲜冰冻血浆22 U、冷沉淀20 U、纤维蛋白原4 g、单采血小板3 U和凝血酶原复合物600 U，并予罂粟碱、呋塞米、吗啡、甲泼尼龙、碳酸氢钠、氯化钙、抗生素等药物，积极改善内环境。

子宫切除术后1小时产妇血流动力学基本趋于稳定，BP维持在（90～120）/（40～80）mmHg，中心静脉压12～15 cmH₂O，尿量逐渐增多至100 mL/h，Hb水平升至85 g/L，PLT计数为80×10⁹/L，

凝血功能和电解质明显改善。但术中听诊发现产妇双肺湿啰音；无创心输出量监测结果提示血管外肺水（TFC）增多；胸部X线提示肺门扩大，双肺轻度渗出，肺水肿（图37-1）；心肌酶谱示肌酸激酶（CK）、肌酸激酶同工酶（CKMB）、肌钙蛋白、脑钠肽（BNP）水平升高。故停止输注血管活性药物，控制补液速度，分次予呋塞米和白蛋白，保持上身抬高30°体位，在镇痛、镇静下行间歇性正压通气及呼气末正压通气，予下肢充气加压预防深静脉血栓形成。

【患者转归】

手术当日患者转入ICU，术后第3天逐渐恢复意识，复查胸部X线示肺水肿改善，氧合指数为300 mmHg，拔除气管导管后予持续气道内正压通气（CAPA）及压力支持（PSA）无创通气。术后第4天产妇出现烦躁谵妄，表现为语言丰富、幻觉幻视，伴有攻击行为，头颅MRI检查示右侧颞、顶、枕叶皮层下和左侧顶叶皮层下均可见斑点片状异常信号影（图37-2），神经内科会诊考虑代谢性脑病、ICU综合征和静脉窦血栓可能。遂予奥氮平和大剂量B族维生素等治疗。术后1周产妇神清，行为合作，各系统检查基本正常。术后2周顺利出院，随访无神经系统并发症。

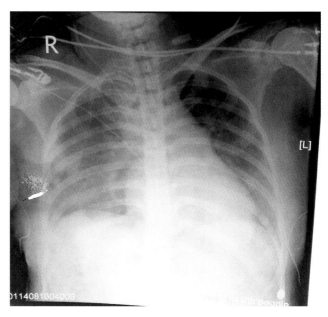

图37-1　床旁胸部X线

注：胸片显示肺门扩大，双肺渗出。

【病例解析】

1. 临床表现与诊断　AFE发病突然，病情凶险，绝大部分患者在胎儿娩出前2小时及胎盘娩出后半小时内发病[1, 2]。AFE最典型症状为低氧血症、低血压和凝血功能障碍。但AFE的临床表现具有多变性和不典型性。除上述典型三联征外，较为常

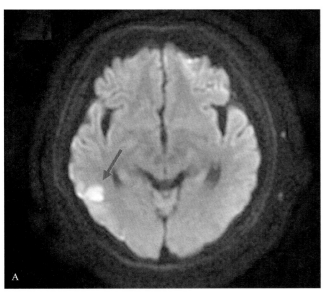
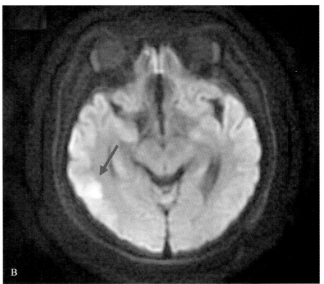

图37-2　头颅磁共振成像

注：A. 第一次行头颅MRI，显示右侧颞、顶、枕叶皮层下斑片状异常信号影，提示急性缺血和梗塞。B. 经治疗后再次行头颅MRI，右侧颞、枕叶交界区缺血病灶，较前次吸收好转。

见的临床表现还包括胎儿宫内窘迫（如果在分娩前发生）、急性肺水肿或急性呼吸窘迫综合征（acute respiratory distress syndrome, ARDS）、心搏骤停、发绀、呼吸困难、惊厥、子宫收缩乏力、支气管痉挛、一过性高血压、咳嗽、头痛、胸痛等。本例患者在产房中突发呼吸循环衰竭，并在后续疾病发展中出现明显凝血功能异常，发展成DIC，呈典型的"低氧血症、低血压和凝血功能障碍"三联征。

AFE目前仍缺乏特异性的诊断，也尚无国际统一的诊断标准。其主要的诊断方法是根据临床表现，依靠排除法进行诊断。本例患者在产房中突发呼吸循环衰竭，当时没有进行麻醉或分娩镇痛，且入院时无发热等表现，可排除脓毒性休克、麻醉意外。患者在发生呼吸循环衰竭前无明显出血表现，可排除产科出血导致的呼吸心搏骤停。该患者未用特殊药物，且有凝血功能异常，因此不考虑严重过敏反应。患者在分娩过程中发生了急性发作的呼吸骤停，低血压，并伴有迅速出现的凝血功能异常，符合AFE的临床表现。虽然目前尚无AFE的统一诊断标准，但也有学者支持使用客观的诊断标准来诊断AFE[3]。根据中华医学会2018版羊水栓塞临床诊断与处理专家共识的建议诊断标准[4]，以下5点全部符合可诊断为AFE：① 急性发生的低血压或心搏骤停；② 急性低氧血症：呼吸困难、发绀或呼吸停止；③ 凝血功能障碍：有血管内凝血因子消耗或纤溶亢进的实验室证据，或临床上表现为严重的出血，但无其他可以解释的原因；④ 上述症状发生在分娩、剖宫产术、刮宫术或是产后短时间内（多数发生在胎盘娩出后30分钟内）；⑤ 对于上述出现的症状和体征不能用其他疾病来解释。本例患者完全符合以上5点诊断标准。此外曾有报道，在抢救成功的AFE患者中，有61%的产妇和50%的婴儿存在神经系统后遗症[5]，本例患者在产后出现了神经系统症状，进一步支持AFE诊断。

2. 鉴别诊断 AFE是一项排他性诊断，需要迅速与肺栓塞、空气栓塞、低血容量性休克、子痫、局麻药中毒等疾病进行鉴别（表37-1）。

3. 治疗 因AFE的临床表现具有多样性和复杂性，因此没有标准的治疗方案，以对症治疗为主，维持患者的氧供、循环稳定，减轻右心负荷，针对其病理生理改变进行早期有效的处理。AFE的治疗需要产科、麻醉科、重症医学科、新生儿科、输血科多学科合作。

（1）高质量心肺复苏和完善监护：对发生呼吸心搏骤停的产妇，早期高质量心肺复苏至关重要。立即启动胸外按压，保持子宫左侧位，以减少子宫对主动脉及下腔静脉的压迫。在进行高质量心肺复苏的同时，尽可能完善血压、心电图、氧饱和度监测，开放粗大静脉。尽可能实施中心静脉穿刺和动脉实时血压监测、心脏超声检查，经胸超声心动图是识别右心衰简单可靠的方法[6]。注意及时复查各项检测指标和血气分析，维持电解质和内环境稳定。

（2）呼吸、循环支持：保持气道通畅，给氧方式包括面罩给氧或行气管插管术，目标是维持血氧饱和度＞90%，对于控制呼吸的患者注意避免过度通气或二氧化碳蓄积。循环不稳定者，在监护下适当扩容，输血、输液联合使用血管活性药物和正性肌力药物以维持心输出量和血压稳定，避免输注过量液体。推荐的血管活性药物和强心药物包括多巴胺、多巴酚丁胺、去甲肾上腺素或快速洋地黄制剂，以保证重要脏器的灌注和氧供。目前推荐使用

表37-1 AFE鉴别诊断

项 目	羊水栓塞	产科出血	感染性休克	麻醉意外	肺栓塞	严重过敏反应
低血压	+++	+++	+++	+++	++	+++
低氧血症	+++	+/-	+	+++	+++	+++
凝血功能障碍	+++	+	+	否	否	否
突然发生	是	否	否	是	是	是
发生之前是否有发热	否	否	否	否	否	否
可以确认的相关事件	无	产科出血	绒毛膜羊膜炎	麻醉药物使用	无	药物使用

升压药物维持血压而不是使用大量液体输注，在早期处理时应避免液体过负荷[6]。

AFE早期往往有右心衰竭表现，常用于治疗右心衰竭的药物有去甲肾上腺素。正性肌力药物如多巴酚丁胺和磷酸二酯酶抑制剂（米力农）既可以强心也可以扩张肺动脉。其他可选用的肺血管扩张药物包括：西地那非、吸入一氧化氮[7]、吸入或静脉注射前列环素[8]。常用于缓解右心功能不全的药物、其使用剂量和常见不良反应如下（表37-2）。在有条件实施体外膜氧合（ECMO）的机构，对于需要长时间心肺复苏或复苏后血流动力学不稳定的患者，可考虑使用ECMO进行救治。

表37-2　常用于处理急性右心衰竭的药物及推荐剂量

药　　物	剂　　量
去甲肾上腺素	0.05 ～ 3.3 μg/(kg·min)
多巴酚丁胺	2.5 ～ 5 μg/(kg·min)（通常避免＞5 mg/(kg·min)，更大剂量可能引起心动过速而影响右心室充盈从而限制心输出量）
米力农	0.25 ～ 0.75 μg/(kg·min)，最常见的副作用是全身性低血压
西地那非	20 mg，q8 h口服或经胃管注入
吸入一氧化氮	5 ～ 40 ppm每6小时，监测高铁血红蛋白，避免突然中断
吸入前列环素	10 ～ 50 ng/(kg·min)
静脉前列环素	经中心静脉给药，开始每分钟1 ～ 2 ng/kg，再滴定达到需要的效果。副作用包括全身性低血压、恶心、呕吐、头痛、下颚疼痛和腹泻

（3）凝血功能障碍的处理：根据凝血结果及时输注血制品，推荐使用1∶1∶1的红细胞悬液、新鲜冷冻血浆和血小板以进行容量复苏处理。输注冷沉淀或浓缩人纤维蛋白原以维持血清纤维蛋白原＞1.5 ～ 2.0 g/L。推荐早期使用抗纤溶药物氨甲环酸1 g静脉滴注或泵注。

（4）产科处理：若发生AFE时孕周≥23周，应立即进行手术助产的阴道分娩或急诊剖宫产，尽快娩出胎儿。除积极娩出胎儿外，一旦发现宫缩不佳，或终止妊娠后产妇的症状进一步恶化，都应及时进行干预，如放置子宫球囊或进行子宫填塞、修复外阴伤口、剖腹探查，必要时进行全子宫切除术以止血。

（5）预防多脏器功能衰竭及神经系统并发症：注意对心脏、肺、肾脏的保护。抢救成功的AFE产妇中超过半数的产妇及新生儿存在神经系统后遗症[5]，应注意随访，充分评估和观察产妇神经系统症状，以便及时处理。

在这例患者的救治中，对突发呼吸循环骤停的产妇，麻醉医师迅速赶至现场，进行高质量的心肺复苏、气管插管，使得患者能快速恢复自主循环。同时产科医师在床旁进行了即刻剖宫产。研究显示，孕产妇发生呼吸心搏骤停后5分钟内娩出新生儿，不仅可以改善母体循环、增加复苏成功率，同时可改善新生儿结局[9]，这些都为产妇成功救治奠定了良好的基础。AFE患者凝血功能和出血往往难以纠正，除大量输血、提高纤维蛋白原和使用抗纤溶药物外，必要时应进行全子宫切除。切除子宫不仅可缓解子宫对下腔静脉的压迫，改善心输出量，提高组织灌注；还可以避免羊水成分持续进入母体。此外子宫胎盘剥离面有许多开放血窦，切除子宫能减少出血的风险。切除子宫虽是艰难的选择，但有时是非常必要和最有效的阻断方法，本例患者在切除子宫后循环逐渐平稳。在成功复苏后，本例患者后续出现了神经系统并发症，表现为语言丰富、幻觉幻视，伴有攻击行为，予奥氮平和大剂量B族维生素等治疗后症状缓解，因此对于成功复苏的AFE患者，应重视后续神经系统的随访和处理。AFE急救流程图参见第三篇第二十二章"羊水栓塞"。

（宋玉洁）

————————————————————— 参·考·文·献 —————————————————————

[1] Tamura N, Farhana M, Oda T, et al. Amniotic fluid embolism: Pathophysiology from the perspective of pathology[J]. J Obstet Gynaecol Res, 2017, 43(4): 627–632.

[2] Society for Maternal-Fetal Medicine. Electronic address: pubs@smfm.org, Pacheco LD, Saade G, et al. Amniotic fluid embolism: diagnosis and management[J]. Am J Obstet Gynecol, 2016, 215(2): 16–24.

[3] Stafford IA, Moaddab A, Dildy GA, et al. Evaluation of proposed criteria for research reporting of amniotic fluid embolism[J]. Am J Obstet Gynecol, 2019, 220(3): 285–287.

[4] 中华医学会妇产科学分会产科学组. 羊水栓塞临床诊断与处理专家共识（2018）[J]. 中华妇产科杂志，2018，53（12）：831–835.

[5] Clark SL, Hankins GD, Dudley DA, et al. Amniotic fluid embolism: analysis of the national registry[J]. Am J Obstet Gynecol, 1995, 172(4 Pt 1): 1158–1167.

[6] Pacheco LD, Clark SL, Klassen M, et al. Amniotic fluid embolism: principles of early clinical management[J]. Am J Obstet Gynecol, 2019.

[7] McDonnell NJ, Chan BO, Frengley RW. Rapid reversal of critical haemodynamic compromise with nitric oxide in a parturient with amniotic fluid embolism[J]. Int J Obstet Anesth, 2007, 16(3): 269–273.

[8] Lahm T, McCaslin CA, Wozniak TC, et al. Medical and surgical treatment of acute right ventricular failure[J]. J Am Coll Cardiol, 2010, 56(18): 1435–1446.

[9] Jeejeebhoy FM, Zelop CM, Lipman S, et al. Cardiac Arrest in Pregnancy: A Scientific Statement From the American Heart Association[J]. Circulation, 2015, 132(18): 1747–1773.

第三十八章
胎盘早剥合并弥散性血管内凝血

胎盘早剥是病情危急的妊娠晚期出血原因之一，严重时可危及母胎生命，发病率约为0.6%～3.8%[1]。严重胎盘早剥时，子宫内压力增高，胎盘剥离处大量坏死绒毛和蜕膜组织释放组织凝血活酶进入母体循环，引起凝血功能障碍，极易发生弥散性血管内凝血（DIC）。因此，胎盘早剥应高度警惕凝血异常的可能。

这里介绍一例胎盘早剥合并DIC的病例，患者出现了严重的凝血因子消耗和纤溶系统激活，经多学科联合诊治，患者凝血功能逐渐改善，血流动力学稳定，恢复良好。

【基本资料】

患者女性，31岁，身高：158 cm，体重：60 kg，BMI：24 kg/m²。因"孕1产0，妊娠29⁺²周，不规则腹痛1日"急诊入院。患者既往体健，无系统疾病史，无家族遗传史，孕期无高血压、水肿、蛋白尿。妊娠13周开始在我院建卡并定期产检，唐氏筛查低危，大排畸筛查未见异常，OGTT正常。

【疾病发展及处理】

我院急诊B超提示：单胎头位；胎儿生长相当于29周；胎儿脐血流指数正常；胎盘增厚，回声不均；胎盘内血池可能。急诊MRI提示高度怀疑胎盘早剥（胎盘下血肿55×124 mm，图38-1），立即入手术室行急诊剖宫产，术前血常规、凝血功能、血生化结果未出。入手术室后行腰硬联合麻醉，6分钟后剖宫产手术娩出一活婴，出生后第1、5分钟的Apgar评分分别为6分、8分。术中见胎膜母体面暗红色血块及积血，总量约100 mL；宫腔渗血明显，子宫前后壁均有卒中，后壁较重（图38-2），胎盘母体面约7×6 cm暗红色压迹，面积约占母体面的1/3。术中予双侧子宫动脉上行支结扎后宫腔内渗血减少，产妇术中血流动力学平稳，手术顺利，术中出血400 mL。

患者术后留观于麻醉后恢复室，约30分钟后术前检查回报：纤维蛋白原（Fg）0.134 g/L（危急值），凝血酶原时间（PT）20.9秒，部分活化凝血活酶时间（APTT）49秒，凝血酶时间（TT）46.8秒，D-二聚体＞30 mg/L，纤维蛋白原降解产物（FDP）77.8 μg/mL；术前血红蛋白（Hb）115 g/L，血小板（PLT）91×10⁹/L；术前血生化检查基本正常。立即予氨甲环酸1 g静滴，开放多路静脉扩容，积极补充纤维蛋白原同时申请血液制品。即刻血栓弹力图（TEG）检测示：α角显著减小，K值测不出，MA显著降低，提示纤维蛋白原和血小板严重不足（图38-3A）。患者血红蛋白最低至70.2 g/L，血小板进行性下降至64×10⁹/L，表现为DIC。围手术期总出血量为880 mL，输血制品（红细胞悬液4单位，新鲜冰冻血浆800 mL，冷沉淀20单位，纤维蛋白原5.5 g，单采血小板1单位）。期间患者血流动力学平稳，BP：（92～136）/（46～70）mmHg，HR：62～86次/分钟，尿量725 mL。通过输注血制品，患者血红蛋白逐渐升至79 g/L，纤维蛋白原由0.134 g/L逐渐升至2.640 g/L，血常规和凝血指标动态变化（图38-4）。TEG的各项参数明显改

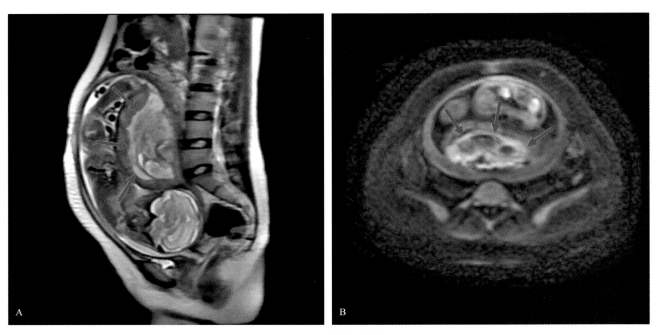

图38-1　磁共振成像

注：胎盘下血肿及胎盘剥离（箭头所指为胎盘剥离面血肿）。A. 矢状位，胎盘下血肿，将胎盘顶起。B. 轴位，子宫肌层和胎盘之间凸透镜样高信号区为血肿。

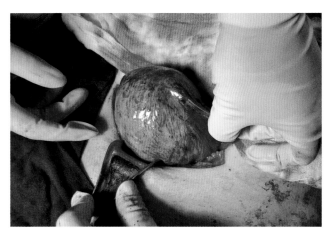

图38-2　术中见子宫前后壁、宫底均有紫蓝色淤斑，卒中可能

善（图38-3B，C），肝肾功能、心肌酶谱、血气分析各项指标均在正常范围。检查患者阴道出血减少并伴凝血块，子宫收缩好转，予转入ICU行进一步治疗。

【患者转归】

患者当日转入ICU后予抗感染、化痰、氨基酸、蔗糖铁等支持治疗，动态监测血常规、凝血和肝肾功能，血红蛋白、血小板无进一步下降，并逐

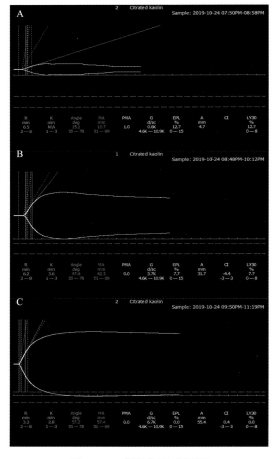

图38-3　病程中TEG图形

注：A. 第一次测定。B. 输注血制品过程中。C. 凝血改善后。

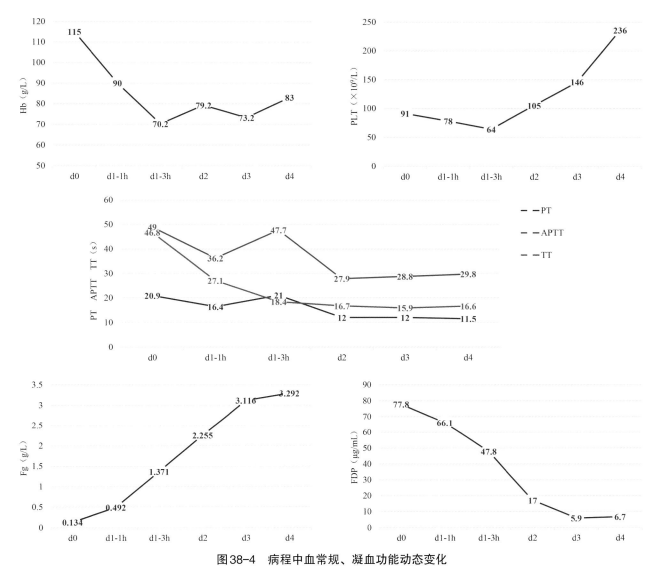

图38-4　病程中血常规、凝血功能动态变化

注：d0，术前；d1，术中；d2，术后第1日；d3，术后第2日；d4，术后第3日；Hb，血红蛋白；PLT，血小板；PT，凝血酶原时间；APTT，活化部分凝血活酶时间；TT，凝血酶时间；Fg，纤维蛋白原；FDP，纤维蛋白原降解产物。

渐回升至正常值，各项凝血指标基本正常，予术后第二天拔除硬膜外导管，患者于术后第9天顺利出院。

【病例解析】

1. 临床表现与诊断

（1）胎盘早剥的表现和诊断：胎盘早剥是妊娠晚期的一种严重并发症，可能导致胎儿宫内死亡、新生儿脑瘫和产科无法控制的出血[2]。胎盘早剥的典型症状是阴道出血、腹痛、血性羊水和胎心改变等，出血特征为陈旧性不凝血。绝大多数发生在妊娠34周后，胎盘早剥的严重程度往往与阴道出血量不符。临床上将胎盘早剥分为四级：① 0级为胎盘后有小凝血块，但无临床症状；② Ⅰ级有阴道出血，可有子宫压痛和子宫强直性收缩，产妇无休克，胎儿无窘迫；③ Ⅱ级可能有阴道出血，产妇无休克，胎儿有窘迫发生；④ Ⅲ级可能有外出血，子宫强直性收缩明显，触诊呈板状，持续性腹痛，产妇发生失血性休克，胎儿死亡，30%产妇有凝血功能指标异常。胎盘早剥和DIC同时存在时更容易导致严重出血，可能导致子宫切除或多器官功能衰竭甚至死亡[3]。超声检查是诊断胎盘早剥的首选方法，磁共振作为超声检查的重要验证、补充和更正手段，在临床胎盘早剥的诊断中有不可替代的作用。

（2）弥散性血管内凝血（DIC）的诊断：DIC是在许多基础疾病上，致病因素损伤微血管体系，导致凝血活化，全身微血管血栓形成、凝血因子大量消耗并继发纤溶亢进，引起以出血及微循环衰竭为特征的临床综合征。妊娠期DIC的发生率为0.03% ～ 0.35%[4]。DIC的实验室检查包括两方面：一是反映凝血因子消耗的证据，包括PT、APTT延长，纤维蛋白原浓度和血小板计数下降；二是反映纤溶系统活化的证据，包括纤维蛋白原降解产物（FDP）增多、D-二聚体升高及血浆鱼精蛋白副凝试验（3P试验）阳性。在DIC诊断中，基础疾病和临床表现是两个重要的部分，不可或缺，同时还需要结合实验室检查来综合评估。DIC可以根据中国弥散性血管内凝血诊断积分系统（CDSS）[5]进行评估（表38-1），要注意强化动态监测。

在这个病例中，患者通过术前超声、MRI以及术中直视确诊胎盘早剥，虽然在胎儿娩出后及整个围手术期没有发生严重产后出血，但根据CDSS积分系统评估为9分，符合2017版的诊断标准，考虑诊断为胎盘早剥合并DIC。

2. 鉴别诊断

（1）产后出血伴稀释性凝血功能障碍：重度产后出血可能导致稀释性凝血功能障碍，与DIC一样，凝血因子水平也可能降低，从而出现PT、

表38-1 中国弥散性血管内凝血诊断积分系统（CDSS）

积 分 项			分 数
存在导致DIC的原发病			2
临床表现	不能用原发病解释的严重或多发出血倾向		1
	不能用原发病解释的微循环障碍或休克		1
	广泛性皮肤、黏膜栓塞，局灶性缺血性坏死、脱落及溃疡形成，不明原因的肺、肾、脑等脏器功能衰竭		1
实验室检查	血小板计数	非恶性血液病	
		$\geq 100 \times 10^9/L$	0
		$80 \sim 100 \times 10^9/L$	1
		$< 80 \times 10^9/L$	2
		24 h内下降≥50%	1
		恶性血液病	
		$< 50 \times 10^9/L$	1
		24 h内下降≥50%	1
	D-二聚体	< 5 mg/L	0
		$5 \sim 9$ mg/L	2
		≥ 9 mg/L	3
	PT及APTT延长	PT延长＜3秒且APTT延长＜10秒	0
		PT延长≥3秒或APTT延长≥10秒	1
		PT延长≥6秒	2
	纤维蛋白原	≥ 1.0 g/L	0
		≤ 1.0 g/L	1

注：非恶性血液病每日计分一次，≥7分时可诊断为DIC；恶性血液病，临床表现第一项不参与评分，每日计分1次，≥6分时可诊断为DIC。

APTT延长。本例患者未出现严重的产后出血，故不考虑为稀释性凝血功能障碍。

（2）原发性血栓性微血管病变：主要包括血栓性血小板减少性紫癜（TTP）和溶血性尿毒症综合征（HUS），临床特征包括微血管病性溶血性贫血、血小板减少、精神神经症状、发热和肾脏受累等。这类疾病不会有明显的PT、APTT及Fg的异常，故可排除。

（3）原发性纤溶亢进：严重肝病、恶性肿瘤、感染、中暑、冻伤可引起纤溶酶原激活物抑制物活性减低，导致纤溶活性亢进、纤维蛋白原减少、其降解产物FDP明显增加，引起临床严重出血，但无血栓栓塞和微循环衰竭表现。原发性纤溶亢进时血小板计数正常，由于不是继发性纤溶亢进，故D-二聚体正常或轻度增高。本例中患者无相关病史，考虑为DIC引起的继发性纤溶亢进。

（4）抗磷脂综合征（APS）：临床表现包括血栓形成、习惯性流产、神经症状、肺高压症、皮肤表现等，实验室检查可发现相关自身抗体呈阳性。APS患者可能有D-二聚体升高，APTT也通常会延长，与DIC不同的是，APS患者PT和纤维蛋白原水平正常，且通常不会发生出血。与本例患者实验室检查不相符，故不考虑为APS。

（5）肝素诱导的血小板减少症（heparin-induced thrombocytopenia, HIT）：自身抗体在肝素存在下引起血小板活化。HIT在妊娠期间罕见，可表现为血小板减少、血栓形成或器官损伤，使用肝素可能导致出血。与DIC不同的是，HIT与肝素暴露有时间关系，HIT抗体检测呈阳性，没有凝血异常。本例患者无肝素使用史，不考虑为HIT。

3. 治疗和处理

（1）产科处理：胎盘早剥作为妊娠晚期的产科急症之一，产科应在监测产妇生命体征，积极纠正休克的同时，评估胎儿宫内情况，及时终止妊娠。严重的胎盘早剥常致胎儿死亡，且合并凝血功能异常。孕周≥32周的活胎，胎盘早剥Ⅱ级以上应尽快剖宫产以降低围产期新生儿死亡率。若严重胎盘早剥造成子宫胎盘卒中，给予子宫收缩剂后子宫收缩仍不佳，出血不能控制，应在输血补液的同时行全子宫切除术。

（2）麻醉准备：若患者准备行剖宫产，术前至少开放2路大口径静脉通路（≥18 G）并进行液体复苏治疗，有DIC表现者病情进展快，凝血功能异常者进行椎管内麻醉有引起硬膜外血肿的风险，建议首选全身麻醉。术中进行有创动脉血压和中心静脉压监测。

（3）DIC的治疗：密切监测产妇生命体征，对于有明显血小板或凝血因子减少且已进行病因治疗，仍有明显出血表现者应给予替代治疗，尽早纠正凝血功能障碍。使血红蛋白维持在100 g/L，血细胞比容＞30%，尿量＞30 mL/h。

1）新鲜冰冻血浆等血液制品：每次10～15 mL/kg，也可以使用冷沉淀，纤维蛋白原水平较低时可输入纤维蛋白原，首次剂量2.0～4.0 g，静脉滴注。24小时内可给予8.0～12.0 g，应使血浆纤维蛋白原≥2.0 g/L。

2）血小板悬液：未出血患者血小板计数＜20×10⁹/L，或存在活动性出血且血小板计数＜50×10⁹/L的DIC患者，需紧急输注血小板悬液。

3）FⅧ及凝血酶原复合物：偶在严重肝病合并DIC时考虑使用。

4）对症支持治疗：抗休克治疗，纠正水电解质及酸碱平衡紊乱。有明显纤溶亢进者可使用纤溶抑制药物治疗（如氨甲环酸）。脓毒性休克合并DIC，且已有效抗感染治疗及并发肾上腺皮质功能不全者可给予糖皮质激素。

（4）产后出血的处理：由于凝血功能障碍和子宫收缩乏力，胎盘早剥患者常发生产后出血。产后出血的详细治疗和进展可参考本书第三篇第二十一章"产后出血"。

（5）严重并发症的处理：强调多学科联合治疗，在DIC处理方面重点补充血容量及凝血因子，应在改善休克状态的同时及时终止妊娠，以阻止促凝血物质继续进入血管而发生消耗性凝血。对肾功能不全的处理，在改善休克后仍少尿者（尿量＜17 mL/h）则给予利尿剂（呋塞米、甘露醇等）处理。注意监测肾功能，维持电解质及酸碱平衡，必要时行血液透析治疗。

（马蕊婧）

━━━━━━━━━━━━━━━━━━━━━━━━━━━ 参·考·文·献 ━━━━━━━━━━━━━━━━━━━━━━━━━━━

[1] Ruiter L, Ravelli AC, De Graaf IM, et al. Incidence and recurrence rate of placental abruption: a longitudinal linked national cohort study in the Netherlands[J]. Am J Obstet Gynecol, 2015, 213(4): 571−578.

[2] Takeda J, Takeda S. Management of disseminated intravascular coagulation associated with placental abruption and measures to improve outcomes[J]. Obstet Gynecol Sci, 2019, 62(5): 299−306.

[3] Takeda S, Makino S, Takeda J, et al. Japanese Clinical Practice Guide for Critical Obstetrical Hemorrhage (2017 revision)[J]. J Obstet Gynaecol Res, 2017, 43(10): 1517−1521.

[4] Callaghan WM, Creanga AA, Kuklina EV. Severe maternal morbidity among delivery and postpartum hospitalizations in the United States[J]. Obstet Gynecol, 2012, 120(5): 1029−1036.

[5] 中华医学会血液学分会血栓与止血学组. 弥散性血管内凝血诊断中国专家共识（2017）[J]. 中华血液学杂志，2017，38（5）：361−363.

第三十九章
抗磷脂综合征合并脓毒性休克

抗磷脂综合征（antiphospholipid syndrome, APS）是以病理性妊娠、反复血栓形成和血小板减少为特征的自身免疫性疾病，实验室检查以持续性抗磷脂抗体阳性为表现。APS患者是血栓形成的高危人群，在感染、创伤及制动等"二次打击"下，极易发生严重的血栓事件。如何对APS患者的凝血状况进行评估和管理，在临床上是较为复杂的。

这里介绍一例APS妊娠妇女，在行利凡诺（乳酸依沙吖啶）引产术后发生脓毒性休克，经及时救治后，凝血检验结果又出现严重异常，此时是否应给予抗凝防止恶性血栓事件，临床医师的决断对患者的预后有重大的影响。

【基本资料】

女性，38岁，身高：163 cm，体重：49 kg，BMI：18.4 kg/m²。因"孕1产0，妊娠22⁺²周，死胎"入院。患者本次为试管移植后妊娠，在我院确诊早孕并定期产检。患者既往有多次流产史，2018年于外院确诊抗磷脂综合征（APS），口服醋酸泼尼松片、阿司匹林、硫酸羟氯喹治疗，行试管移植前已开始予低分子肝素预防性抗凝治疗。

【疾病发展和处理】

患者入院后完善相关实验室检查，未发现明显异常。行羊膜腔内注射利凡诺引产，后经阴道娩出一死胎，出血少，但胎盘胎膜有缺损，B超提示：宫腔内见混合性回声，大小23 mm×53 mm，边界

欠清晰，遂于静脉麻醉下行宫腔钳刮术。术后超声未见明显组织残留，予头孢拉定抗感染，速碧林（那屈肝素钙）抗凝治疗。术后第二天下午17时许，患者主诉寒战，测体温38.7℃，无咳嗽咳痰，精神可，心肺听诊无异常，子宫无压痛，阴道分泌物无异味。行咽拭子（甲型流感、乙型流感）病原体检测阴性。肺部CT示：右肺下叶散在斑点，未见渗出影。查血常规（22：30）示WBC：3.56×10⁹/L，N%：95.7%，Hb：94 g/L，Hct：27%，CRP：10.08 mg/L，抽血送培养，改用拜复乐（盐酸莫西沙星氯化钠注射液）抗感染治疗。到夜间24点左右，患者出现寒战、精神萎靡、纳差伴呕吐，复测体温达40.9℃，血压（BP）85/55 mmHg，心率（HR）119次/分钟，呼吸频率（RR）24次/分钟，SpO₂ 98%，神经系统查体（－），心肺听诊（－），子宫及双下肢无压痛，盆腹腔超声未见明显异常。予物理降温，行血气分析、血常规、凝血功能等检查（表39-1）。考虑患者发生脓毒性休克，予面罩吸氧（3 L/min）、有创动脉压力监测、泰能（亚胺培南/西司他丁钠）抗感染、充分液体复苏、纠正低蛋白血症、调整内环境、去甲肾上腺素0.2～0.8 μg/（kg·min）维持平均动脉压不低于65 mmHg，乌司他丁辅助抗炎，同时于下肢间歇加压泵预防血栓等支持治疗。密切监测生命体征及尿量变化。

经过积极救治，至术后第三日晨6点左右，患者体温降到了37.6℃，BP：113/83 mmHg，HR：82次/分钟，RR：18次/分钟，SpO₂：100%，动脉血气示Lac：1.5 mmol/L，停用去甲肾上腺素，维持出入量及内环境平衡，复查血常规、凝血等。当

表 39-1 实验室检查

主要异常项目		结 果
血常规	WBC（×10⁹/L）	8.37
	N（%）	96.8
	Hb（g/L）	89
	Hct（%）	25.6
	CRP（mg/L）	13.21
	PLT（×10⁹/L）	90
凝血功能	PT（秒）	13.8
	APTT（秒）	55.5
	INR	1.21
	D-二聚体（mg/L）	8.9
	Fg（g/L）	2.875
生化	白蛋白（g/L）	21.5
降钙素原（ng/ml）		5.13
血气分析	pH	7.43
	pCO₂（mmHg）	26.3
	Hb（g/dL）	8.9
	K⁺（mmol/L）	2.7
	Lac（mmol/L）	4.0

表 39-2 APTT 纠正试验

原始（未做任何处理）	加入 20 份正常血浆后立即检测			加入 20 份正常血浆温育后检测		
	秒	Rosner 指数	是否纠正	秒	Rosner 指数	是否纠正
59 秒	33.8	57.28	否	36.5	61.86	否
72.2 秒	36.2	50.13	否	40.7	56.37	否

注：Rosner 指数判断阈值为 11，即 < 11 为纠正，> 11 为未纠正。

日中午 12 时许，实验室报凝血结果，APTT 危急值 80.2 秒，立即复测，仍然高达 79.9 秒。遂采外周血做床旁血栓弹力图（TEG）检查（图 39-1），R 值和 K 值均显著延长，α 角减小，CI 显著减小，提示严重低凝表现。

此时是否应该输注新鲜冰冻血浆纠正凝血障碍？由于患者诊断 APS，接受过手术，又发生严重感染，为血栓事件的极高危患者，APTT 延长是否受到狼疮抗凝物质（LA）引起？于是联系实验室做了 APTT 的纠正试验，结果（表 39-2）证实，患者的 APTT 延长与 LA 相关。立即静脉注射丙种球蛋白（静注人免疫球蛋白），予醋酸泼尼松和硫酸羟氯喹口服，那屈肝素 0.5 mL（每 12 小时 1 次）皮下注射抗凝治疗，同时监测凝血功能。

晚 6 点复测凝血显示 APTT 为 52.4 秒，较前改善明显，复测 TEG（图 39-2），结果亦较前明显改善。D-二聚体为 4.83 mg/L，继续抗凝治疗。

【患者转归】

术后第 5 天患者血培养结果示革兰氏阴性杆菌感染，继续抗感染治疗 5 天后，患者各项检查指标趋于正常，各项凝血指标均在正常范围，D-二聚体持续下降。出院前分别行 CUS 和肺部 CTA 检查，均未发现血栓，顺利出院。

【病例解析】

1. 临床表现和诊断

（1）抗磷脂综合征（APS）：是以血栓形成和（或）病理性妊娠为主要临床特征、实验室检查为

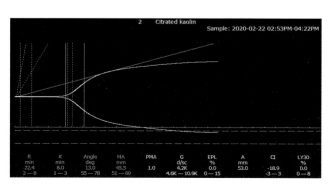

图 39-1 TEG 检测

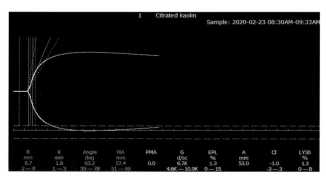

图 39-2 复测 TEG 检测

持续性抗磷脂抗体（aPL）阳性的疾病谱。最主要的抗磷脂抗体包括抗心磷脂抗体（aCL）、狼疮抗凝物（LA）和抗β2糖蛋白I抗体（β2GPI）等[1]。

该患者有反复流产史，测定相关抗体为阳性，在外院风湿免疫科确诊为APS，接受正规的药物治疗。APS的诊断较为明确。

（2）脓毒性休克（septic shock）：脓毒症的诊断目前应用脓毒症相关性器官衰竭评价（SOFA），根据感染并SOFA≥2分诊断脓毒症（参见本书第三篇第二十四章"产科脓毒症"）。如果按照快速SOFA（qSOFA）评分的话，患者的评分为2分（表39-3）。脓毒性休克是脓毒症的一种类型，伴有足以引起死亡率增加的持续循环和细胞代谢紊乱。诊断标准为充分液体复苏后仍需升压药物以维持平均动脉压≥65 mmHg且血乳酸＞2 mmol/L。

表39-3　qSOFA评分（快速SOFA评分）

项　　　目	得　分
呼吸频率≥22次/分钟	1分
意识改变（格拉斯哥评分≤13分）	1分
收缩压≤100 mmHg	1分

该患者有死胎以及清宫手术史，术后发生明显的高热、心动过速、低血压、呼吸频率快，实验室检查显示中性粒细胞增高，降钙素原和血乳酸均显著增加，大量液体复苏同时需要去甲肾上腺素维持血压，可以较明确诊断为脓毒性休克。

2. 鉴别诊断

（1）新型冠状病毒肺炎：该患者住院期间，正值2019年新型冠状病毒（正式名称SARS-CoV-2）疫情。WHO将SARS-CoV-2引发的疾病命名为COVID-19，所以需与之鉴别。COVID-19感染者常见体征为发热、咳嗽、气促和呼吸困难等。根据病史、流行病学资料、症状、体征，结合实验室病毒核酸检测及影像学分析，可以诊断COVID-19。确诊的依据是PCR核酸检测阳性。

但该患者无疫区接触史等相关流行病学特征，无肺部影像学异常，血液学检查未见淋巴细胞减少，有中性粒细胞和降钙素原增加，结合患者死胎以及清宫手术病史，血培养结果示革兰氏阴性杆菌感染，抗菌治疗有效。故不考虑病毒性感染。同时排除了甲型流感和乙型流感病毒感染可能。

（2）灾难性的抗磷脂综合征（Catastrophic antiphospholipid syndrome, CAPS）：CAPS是APS的一种特殊类型，其特征是短期内在各种器官系统（如大脑、肺、肾脏和皮肤等）迅速形成广泛的微血栓，导致多脏器功能衰竭，死亡率高达50%。而感染是CAPS最常见的诱发因素[2]。但是该患者未出现广泛的血栓和器官功能障碍，在积极治疗后，全身情况均好转。可以确定未发生CAPS。

3. 治疗和处理

（1）脓毒性休克的治疗

① 早期正确的识别：尽早明确病原体，由于病原体可能在首剂抗生素给予后的数分钟内被杀死，因此应当在开始抗感染治疗前进行包括血培养在内的必要的病原学检查。其余评估手段包括动脉血气分析与血乳酸、降钙素原（PCT）测定等，应当尽可能与治疗措施同步进行；

② 抗感染治疗：推荐在判断脓毒症后的1小时内应当启动合适的静脉抗生素治疗，怀疑生殖道感染时应联用大剂量广谱抗菌药，而哌拉西林/他唑巴坦或碳青霉烯类推荐应用于严重脓毒症和脓毒性休克患者。后续获得病原学及药敏结果和（或）临床症状体征充分改善后考虑降阶梯治疗；

③ 液体复苏：对于液体需求量，拯救脓毒症（SSC）指南建议脓毒症诊断后最初的3小时至少输注30 mL/kg的晶体液。但是最好结合相应的血流动力学监测做好评估；

④ 心血管活性药物：对于经过充分液体复苏或已经出现心源性肺水肿表现但仍然有低血压的脓毒性休克患者，SSC指南建议使用血管活性药物来维持目标平均动脉压值（MAP≥65 mmHg），首选去甲肾上腺素。

详细治疗措施及进展可以参见本书第三篇第十二章"产科脓毒症"。

（2）APS的治疗

APS的治疗有专门的规范，不在本书的讨论范围。一般来说，APS患者血栓一级预防的推荐方法为：① 存在感染、手术和创伤等血栓形成高危因素时强烈推荐使用低分子肝素；② aPL阳性患者推荐小剂量阿司匹林；③ 并发自身免疫性疾病的患者推荐羟氯喹。本例患者在APS基础上合并严重感染，担心发生CAPS，因此加用了丙种球蛋白，以结合体内部分抗体，减轻体内的炎症反应。

（3）凝血状态的判断及处理

APS是一种常见的易栓症（thrombophilia），该患者年龄为38岁，辅助生殖技术受孕，接受过清宫手术，发生脓毒症，按照RCOG的血栓评分，她是血栓形成的极高危患者。基于上述原因，该患者在积极抗感染基础上应尽早行抗凝治疗。但是在抗凝治疗前，凝血检查结果显示APTT和PT、INR等均延长，尤其APTT延长超过正常值1倍以上，最高达80.2秒。患者是否低凝状态？由于抗磷脂抗体中的狼疮抗凝物（LA）在凝血方面有一种相互矛盾的作用：在体内，其与磷脂蛋白的复合物可干扰血栓调节蛋白与凝血酶结合对蛋白C的活化，并与APC/PS复合物竞争磷脂表面，使活化蛋白C灭活FⅤa和FⅧa发生障碍而导致血液高凝状态，还能增加血小板聚集和抑制纤溶活性，故其与体内反复血栓形成有关；在体外，它们增加了磷脂依赖性凝血试验时间，使体外检测PT、APTT延长[3]。因此体外凝血检测患者虽然是低凝表现，但在体内却可能是高凝状态。为了鉴别是否由于LA干扰凝血检测，我们又做了血栓弹力图（TEG）检测。

TEG通过全血检查可实时检测凝血的起始、最大强度、纤溶等情况，较好地预测患者出血倾向，但TEG各参数可能也会受LA的影响，出现低凝表现，与体内真实情况不符合，正如本例患者的TEG结果一样。

因此如何评估该患者体内真实的凝血状况非常重要，涉及是否需要及时启动抗凝治疗。纠正试验，也称混合试验（mixing study），是通过将患者的血浆与正常人的混合血浆（20份）按照比例混合，37℃孵育1小时后，重新检测，观察APTT结果是否被纠正到正常范围附近[4]。如不能纠正，则认为体内有LA等抗凝物存在可能。该病例的APTT结果不能被纠正，结合病史可以推断该凝血结果受到LA的影响。由于患者无其他出血表现，故我们及时启动了低分子肝素的抗凝治疗。结果发现患者的凝血指标在显著改善，改善的原因可能与感染的控制、丙种免疫球蛋白中和抗体，激素抑制了体内的炎症反应等等有关。

总之，APS孕产妇发生感染可能会很快进展为脓毒性休克，如何正确评估感染后的凝血状态非常困难，常用的实验室凝血检测和床旁的黏弹性凝血功能监测（如TEG和ROTEM）均可能难以正确评估体内真实的凝血状况，应尽快结合一些凝血纠正试验等进行合理评估，决定何时启动抗凝治疗。

（周　瑶，徐振东）

参·考·文·献

[1] Arachchillage DRJ, Laffan M. Pathogenesis and management of antiphospholipid syndrome[J]. Br J Haematol, 2017, 178(2): 181-195.

[2] Rodriguez-Pinto I, Moitinho M, Santacreu I, et al. Catastrophic antiphospholipid syndrome (CAPS): Descriptive analysis of 500 patients from the International CAPS Registry[J]. Autoimmun Rev, 2016, 15(12): 1120-1124.

[3] Molhoek JE, De Groot PG, Urbanus RT. The Lupus Anticoagulant Paradox[J]. Semin Thromb Hemost, 2018, 44(5): 445-452.

[4] Kershaw G, Orellana D. Mixing tests: diagnostic aides in the investigation of prolonged prothrombin times and activated partial thromboplastin times[J]. Semin Thromb Hemost, 2013, 39(3): 283-290.

第四十章
妊娠剧吐合并再喂养综合征

妊娠期恶心呕吐是一种妊娠早期常见的不良反应，绝大部分孕产妇都会出现不同程度恶心、呕吐，因此孕产妇、家属甚至部分医护人员认为其是正常的妊娠反应，可能忽视妊娠期恶心呕吐的诊治。虽然多数恶心呕吐可以自愈或通过门诊治疗后缓解，但有少部分妊娠妇女会发展成妊娠剧吐（hyperemesis gravidarum, HG），严重影响其生活质量，甚至发生不良后果。

这里我们介绍一例在妊娠早期出现恶心、呕吐伴进食减少，发展至妊娠剧吐的病例，表现为体重的显著下降，少尿，严重电解质紊乱。在给予液体复苏后又出现了再喂养综合征，所幸通过严密的监测和积极处理，症状明显改善。

【基本资料】

患者女性，27岁，孕3产0，孕12^{+6}周，既往无慢性疾病史。患者在妊娠8^{+6}周时无诱因出现恶心、呕吐伴进食减少，无腹痛。入院当天患者呕吐10余次，呕吐物为胃内容物，偶含胆汁，进食明显减少，无腹痛，无阴道流血等不适。自妊娠以来患者体重下降10 kg，近一周来严重少尿，平均两天一次小便。门诊检查结果异常（表40-1）。盆腔超声检查提示：宫颈形态正常；单胎；胎儿生长相当于12周。因"停经12^{+6}周，恶心呕吐1月余，加重1天"收治入院。

患者入院后生命体征，T：37.4℃，HR：135次/分钟，BP：98/67 mmHg，R：20次/分钟。

表40-1　患者急诊就诊时主要检查结果

主要异常检查		结　果
血常规	WBC（×10⁹/L）	12.45
	N（%）	78.8
	Hb（g/L）	142.4
	Hct（%）	36.5
血生化	ALT（U/L）	331
	AST（U/L）	102
	尿酸（μmol/L）	580
	钾（mmol/L）	1.9
	钠（mmol/L）	126
	磷（mmol/L）	0.19
尿常规	尿酮体	＋＋＋＋
	尿胆原	＋＋＋＋
	白细胞	＋＋＋
	尿蛋白	＋
	尿胆红素	＋＋
血酮体		＋
血气分析	pH	7.5
	pCO₂（mmHg）	28.2
	血糖（mmol/L）	9.4

【疾病发展及处理】

初步诊断该患者为电解质紊乱、严重脱水。病房医师对患者完善相关检查，包括血常规、凝血功能、血型、乙肝抗原抗体、电解质生化、淀粉酶、血气分析、甲状腺功能、心肌酶谱等检查，并静滴5%GS+多烯磷脂酰胆碱行护肝治疗，平衡液

500 mL+KCl（1 g）、GNS 500 mL+KCl（2 g）补钾治疗。低分子肝素皮下注射抗凝，维生素B6（10 mg，q12 h）口服。次日考虑患者电解质失衡紊乱、严重脱水，转入ICU行进一步治疗，入ICU后留置深静脉导管，微泵静脉补钾，口服复合B族维生素，纠正电解质、内环境紊乱；静脉滴注乳酸钠林格氏液纠正脱水；使用下肢间歇加压充气、低分子肝素预防血栓相关性疾病；5%GS 250 mL+多烯磷脂酰胆碱注射剂、阿拓莫兰护肝治疗；密切监测患者生命体征、血气、血电解质变化。入ICU后的化验结果异常（表40-2）。

表40-2 患者入ICU时主要检查结果

主要异常检查		结 果
血常规	WBC（×10⁹/L）	16.44
	N（%）	82.4
	Hb（g/L）	131.4
	Hct（%）	34.4
血生化	ALT（U/L）	286
	AST（U/L）	97
	尿酸（μmol/L）	481
	钾（mmol/L）	2.3
	钠（mmol/L）	136
	磷（mmol/L）	0.06
尿常规	尿酮体	+
	尿胆原	+
	白细胞	+
	尿蛋白	−
	尿胆红素	−
血气分析	pH	7.472
	HCO₃⁻（mmHg）	22.7
	BE（mmol/L）	-0.9
	pCO₂（mmHg）	31.1
	Lac（mmol/L）	1.2

【患者转归】

患者血电解质提示严重低磷血症（0.06 mmol/L），立即予患者格列福斯、果糖二磷酸钠静脉输注纠正低磷状态，并根据血电解质情况继续补液纠正脱水及内环境紊乱，根据化验结果纠正电解质失衡。经过3天治疗后，患者呕吐症状明显改善，电解质呈正常水平，内环境明显好转，尿酮体转阴，主要检查结果改善（表40-3）。患者于3天后由ICU转回

表40-3 患者ICU治疗期间主要检查结果

主要异常检查		结 果
血常规	WBC（×10⁹/L）	5.81
	N（%）	52.6
	Hb（g/L）	106
	Hct（%）	30.1
血生化	ALT（U/L）	158
	AST（U/L）	104
	钾（mmol/L）	3.6
	钠（mmol/L）	141
	磷（mmol/L）	1.15
尿常规	尿酮体	−
	尿胆原	−
	白细胞	+
	尿蛋白	−
	尿胆红素	−
血气分析	pH	7.499
	HCO₃⁻（mmHg）	27.9

普通病房，并于2周后顺利出院，住院期间钙磷变化趋势（图40-1）。

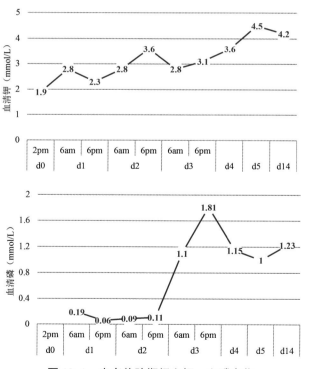

图40-1 患者住院期间血钾、血磷变化

【病例解析】

1. 临床表现与诊断 妊娠剧吐的临床症状主

要为妊娠后出现恶心、呕吐，几乎所有患者恶心、呕吐的发生都早于妊娠9周[1]，且其症状随着妊娠进展逐渐加重，出现持续性呕吐、无法进食，严重者出现神经系统改变如谵妄、嗜睡、意识障碍，甚至昏迷、死亡。临床体征主要包括摄入减少并伴随体重下降（较妊娠前基础体重下降＞5%）、皮肤干燥、眼球凹陷、黄疸、尿量减少等脱水症状和（或）伴有电解质紊乱，肝功能、甲状腺功能异常。

辅助检查可见尿酮体阳性、尿比重改变。由于严重脱水，血常规常有血液浓缩表现：血红蛋白、血细胞比容上升。血生化检查可有严重电解质紊乱：低钾、低钠、低氯血症[2]。部分患者可能会有转氨酶、血脂、淀粉酶的升高[3]。血气检查可表现为复杂的酸碱失衡紊乱。

妊娠剧吐是一项排他性诊断，中华医学会产科学组专家共识将其定义为：妊娠早期出现的严重持续的恶心、呕吐伴有脱水、酮症酸中毒，并需住院治疗[3]。本例患者在妊娠早期出现恶心呕吐，并逐渐加重至一天呕吐十余次，同时伴有体重下降、少尿等脱水表现。实验室检查提示血、尿酮体阳性并有明显电解质紊乱。且患者无其他引起恶心呕吐的原因，因此考虑诊断为妊娠剧吐。

妊娠剧吐会伴有特殊并发症如妊娠一过性甲状腺毒症、再喂养综合征、韦尼克脑病等。再喂养综合征是指经长期禁食、饥饿，再次给予喂养（经口食物摄入、肠内或肠外营养）后出现的以严重低磷血症为主要特征的与代谢异常相关的严重水-电解质紊乱、葡萄糖耐受性下降、维生素缺乏并由此引发的神经、呼吸、消化、循环系统并发症。目前对于再喂养综合征没有公认的定义或诊断标准，再喂养综合征是动态变化的，有些患者的症状不具备特异性，因此目前没有明确的诊断标准[4]，主要依靠临床表现进行诊断。其特征性临床表现为严重水电解质紊乱，包括低磷血症、低钾血症、低镁血症等。所有症状中最典型代谢症状为低磷血症。本例患者由于妊娠剧吐，较长一段时间无法进食，在入院给予含糖补液后出现了严重低磷血症（0.06 mmol/L），因此考虑诊断为妊娠剧吐合并再喂养综合征。

2. 鉴别诊断 HG是一项排他性的诊断，应仔细询问患者病史并排除其他可能导致恶心呕吐的疾病，特别注意与以下疾病进行鉴别。

（1）胃肠道感染：通常有腹泻症状，而妊娠剧吐患者通常不伴有腹泻。

（2）胰腺炎：可通过是否伴有腹痛，血、尿淀粉酶水平的变化与其进行协同诊断，胰腺炎患者通常血淀粉酶水平升高达正常值5～10倍。

（3）病毒性肝炎：也会出现恶心、呕吐等症状，但可通过肝炎病毒学、肝功能检查进行鉴别，病毒性肝炎患者会有肝炎病毒学阳性，转氨酶水平可升高达1 000 U/L以上。

（4）Addison病：由于肾上腺皮质激素分泌不足所致的一类全身性疾病，Addison病患者通常全身皮肤黏膜色素沉着、高血钾、高血钙，还可通过血、尿皮质醇水平与妊娠剧吐相鉴别。

（5）引起妊娠呕吐的其他可能原因（表40-4）。

3. 治疗与处理 对于已经发生恶心、呕吐的产妇应尽早诊断和识别，以便及时地进行规范化治疗以防孕妇病情的进展或恶化。治疗主要以加强监护、对症支持治疗为主，尽可能在对母婴风险最低的情况下，最大程度改善孕妇症状，防治相关并发症。对于这类患者应进行全面的评估以了解疾病严重程度，主要包括：呕吐的严重程度如呕吐频率、

表40-4 导致妊娠期恶心呕吐的可能原因

胃肠道系统	泌尿生殖系统	内分泌系统
胃肠炎	肾盂肾炎	酮症酸中毒
胃潴留	尿毒症	卟啉病
贲门痉挛	卵巢扭转	Addison病
胆道疾病	肾结石	甲状腺功能亢进
肝炎	子宫肌瘤	甲状旁腺功能亢进
肠梗阻		
消化性溃疡	**神经系统异常**	**其他原因**
胰腺炎	假性脑瘤	药物不耐受或药物中毒
阑尾炎	前庭病变	心理因素
	偏头痛	
	中枢神经系统肿瘤	**妊娠相关原因**
	淋巴细胞性垂体炎	妊娠急性脂肪肝
		子痫前期

体重下降的程度、酮体是否阳性、脱水严重程度（临床体征如皮肤弹性、眼球凹陷程度，以及实验室检查如血细胞比容、尿比重，生命体征如血压、心率等）。根据检查结果个性化地纠正脱水和内环境、电解质的紊乱，补充维生素和营养，必要时使用止吐药物。

对于HG的孕产妇，要特别警惕特殊并发症的发生，处理早期先不急于热卡的补充而是应先给予盐水、电解质和维生素。经口食物摄入，肠内、外营养都可能会导致再喂养综合征、韦尼克脑病的发生。在治疗期间应进行频繁全面的电解质的监测包括钠、钾、钙、镁、磷、氯等。妊娠剧吐患者由于长期低钾，细胞内钾离子也逐渐耗竭，因此这类患者的低钾血症通常非常顽固。本例患者就出现了严重的低钾，通过中心静脉微泵补钾后又出现血钾回落，这在妊娠剧吐的患者中较为常见，因此血钾正常的妊娠妇女仍应继续补钾3～5天。补钾期间应注意监测电解质和尿量。本例患者还并发了再喂养综合征，表现为严重的低磷血症，曾报道了妊娠剧吐合并再喂养综合征导致不良母婴结局甚至胎儿、孕妇死亡的多个病例[5-7]。在该患者的诊治中，通过及时监测和处理，低磷血症很快得到了纠正，保障了母婴安全。再喂养综合征的病理生理改变及妊娠剧吐的处理流程详见本书第三部分第二十五章"妊娠剧吐"。

4. 预防 妊娠期恶心、呕吐应以预防为主，怀孕前1个月补充维生素能够降低妊娠期恶心呕吐的发生率及其严重程度[8]。门诊医师也应提高对妊娠期恶心呕吐的认识，及早进行干预，保障母婴安全。

（宋玉洁）

参·考·文·献

[1] Dereli N, Tutal ZB, Babayigit M, et al. Effect of intraoperative esmolol infusion on anesthetic, analgesic requirements and postoperative nausea-vomitting in a group of laparoscopic cholecystectomy patients[J]. Rev Bras Anestesiol, 2015, 65(2): 141–146.

[2] Bottomley C, Bourne T. Management strategies for hyperemesis[J]. Best Pract Res Clin Obstet Gynaecol, 2009, 23(4): 549–564.

[3] 中华医学会妇产科学分会产科学组. 妊娠剧吐的诊断及临床处理专家共识（2015）[J]. 中华妇产科杂志，2015，50（11）：801–804.

[4] Crook MA. Refeeding syndrome: problems with definition and management[J]. Nutrition, 2014, 30(11–12): 1448–1455.

[5] Allison SP, Lobo DN. The death of Charlotte Bronte from hyperemesis gravidarum and refeeding syndrome: A new perspective[J]. Clin Nutr, 2020, 39(1): 304–305.

[6] Mayer KH, McGill AL. Second-Trimester Fetal Loss in a Patient With Hyperemesis Gravidarum Complicated by Refeeding Syndrome[J]. Obstet Gynecol, 2019.

[7] Kondo T, Nakamura M, Kawashima J, et al. Hyperemesis gravidarum followed by refeeding syndrome causes electrolyte abnormalities induced rhabdomyolysis and diabetes insipidus[J]. Endocr J, 2019, 66(3): 253–258.

[8] American College of Obstetricians and Gynecologists. Practice Bulletin No. 189: nausea and vomiting of pregnancy Obstet Gynecol, 2018: 15–30.

第四十一章
重度卵巢过度刺激综合征

卵巢过度刺激综合征（Ovarian hyperstimulation syndrome, OHSS）是使用促排卵药物后引起的一种医源性疾病。随着辅助生殖技术的进步及需求的增加，OHSS在临床上越来越常见。虽然OHSS是一种自限性疾病，但是严重的OHSS可以导致内环境严重紊乱，甚至发生深静脉血栓等，危及患者生命。来自美国的统计，2002～2011年共计有11 562例OHSS患者接受住院治疗，其中4.4%的患者出现危及生命的严重并发症[1]。因此临床上要注意评估OHSS患者的严重程度，必要时需收治入院，重度OHSS还需在ICU内接受监护和处理。这里介绍一例重度OHSS的患者，合并严重低蛋白血症、大量胸腹腔积液、呼吸困难、少尿等，在ICU治疗后，症状逐渐缓解。

【基本资料】

患者，女，30岁，身高160 cm，体重73 kg，已婚未育。因"促排卵治疗后腹胀7天、腹痛1天"急诊入院。患者既往体健，无系统疾病史，无家族遗传病史，平素月经不规则，结婚后因"不孕症"于辅助生殖中心接受"克罗米芬联合人绝经期促性腺激素（HMG）"促排卵治疗。一周后出现腹胀症状，进行性加重，伴胃纳差，腹痛1天。近1周内体重增加6.5 kg。急诊B超提示：双侧卵巢增大伴多个囊性结构，双侧胸腔积液，盆腹腔积液。

【疾病发展及处理】

入院查体，T：37.2 ℃，HR：115次/分钟，R：24次/分钟，BP：128/69 mmHg，疼痛评分4分。双下肺呼吸弱，腹部膨隆，移动性浊音阳性，腹围106 cm。会阴水肿，双下肢凹陷性水肿。血常规，WBC：18.82×10^9/L，Hb：157 g/L，HCT：53%；血生化显示白蛋白：29 g/L，D-二聚体：1.88 mg/L。胸片示：双侧胸腔积液（图41-1）。超声示：盆腹腔大量积液，双侧卵巢增大伴多个囊性结构。

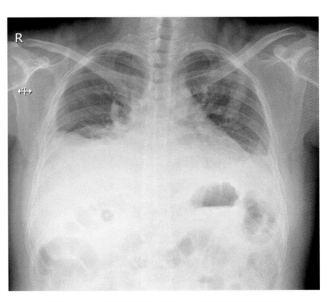

图41-1 双侧肋膈角消失，见肠管扩张积气

入院后胸闷气促症状加重，刺激性咳嗽，不能平卧，尿量减少，血钾增加（K^+：5.0 mmol/L），肌酐升高（SCr：130 μmol/L），遂转入ICU接受监护治疗。

1. 监护 每日（早晚2次）监测体重、腹围，记录24小时出入液量，监测Hb、HCT、白蛋白、电解质、肌酐和D-二聚体等的动态变化。每天超声记录胸水变化（图41-2）。

2. 治疗 行腹腔穿刺留置导管，每天引流腹水500～1 000 mL，减轻临床症状。予高蛋白饮食，

鼓励自行饮水（目标2 000 mL/d），白蛋白扩容，小剂量速尿利尿。鼓励下床活动，低分子肝素预防性抗凝（那屈肝素0.4 mL/d，皮下注射）。

3. 宣教 患者及家属较为焦虑，医务人员与患者交流沟通，告知该疾病为自限性疾病，在医院密

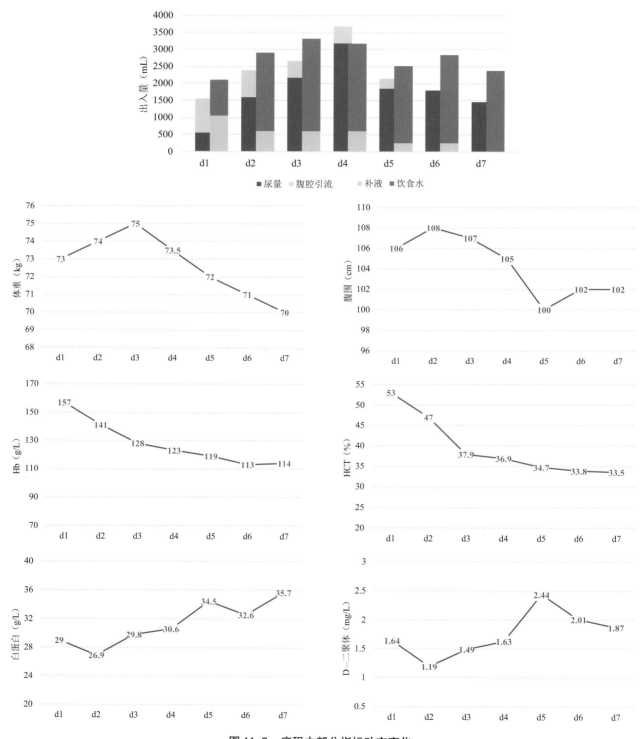

图41-2 病程中部分指标动态变化

注：d1～d7，入ICU的1～7天；Hb，血红蛋白；HCT，血细胞比容。

切监测和对症处理下会逐渐痊愈。

【患者转归】

经过7天的治疗，患者呼吸困难、腹胀等症状逐渐缓解，体重在入ICU的第4天开始逐渐下降，腹围逐渐缩小，于第5天拔除了引流管。第6天左右，患者的HCT和白蛋白水平等均在正常范围。第7天查下肢血管加压超声未见血栓形成，转回普通病房，2天后出院。

【病例解析】

1. 临床表现与诊断

（1）OHSS的临床表现：主要与血管通透性增加导致体液渗漏有关，根据临床表现和实验室检查结果，可以将OHSS分为轻度到危重4个等级（表41-1）[2]。大量液体丢失导致血管内血容量不足和血液高凝，可导致严重并发症的发生，如深静脉血

栓和肺栓塞的风险增加。胸腹腔积液和增大的卵巢限制膈肌运动，影响肺的通气功能。血容量减少和微血栓造成肾灌注减少，导致电解质紊乱和肾功能障碍。本例患者的临床表现接近重度，有呼吸困难，体重增加＞1 kg/24 h，少尿，大量胸腹水，血细胞比容53%，肌酐＞130 μmol/L，血钾为5 mmol/L，因此患者在ICU内接受进一步监护和治疗，有助于防范可能的风险。

（2）OHSS的临床诊断：接诊的医师应仔细询问病史，近来接受过促排卵治疗或应用过HCG的病史。要仔细观察临床表现以及体征，如腹胀、腹痛、体重快速增加和尿量减少等，结合影像学检查发现胸腹腔积液，诊断应该并不困难。因此本例患者从病史、临床表现和影像学检查方面均支持OHSS的诊断。

2. 鉴别诊断

OHSS的诊断很大一部分是基于临床表现，但表现又往往是非特异性的，故无特异的诊断方法。因此一旦患者出现腹痛、发热等还需与其他疾病进行鉴别，如盆腔感染、盆腔脓肿、阑

表41-1　OHSS程度分级

分级	临床表现	实验室结果
轻度	腹胀或腹部不适 轻度恶心呕吐 腹泻 卵巢增大	无显著异常
中度	腹部症状（包括腹胀、纳差、轻度恶心及呕吐） 卵巢增大，超声证实存在腹腔积液	血细胞比容＞41% 白细胞＞15×10⁹/L
重度	有轻到中度的腹部症状 临床证实存在腹水 胸腔积液 呼吸困难 少尿或无尿 顽固性恶心和（或）呕吐	血细胞比容＞55% 白细胞＞25×10⁹/L 肌酐清除率＜50 mL/min 肌酐＞141μmol/L 血钠＜135 mmol/L 血钾＞5 mmol/L 肝酶升高
危重	低血压或低中心静脉压 胸腔大量积液和（或）心包积液 体重增加＞1 kg/24 h 晕厥 严重腹痛 静脉栓塞、动脉血栓形成 无尿、急性肾功能衰竭 心律失常 成人呼吸窘迫综合征 脓毒血症	以上实验室指标进一步恶化

尾炎、卵巢扭转、卵巢囊肿破裂、取卵术后出血以及肠穿孔等。

3. 治疗和处理

（1）一般治疗：① 预防血液浓缩，建议每日液体入量约2～3 L，尽量鼓励口服补液；② 注意休息（避免绝对卧床），进食易消化食物；③ 避免剧烈活动或性生活以预防黄体破裂或卵巢蒂扭转。

（2）对症支持治疗：① 纠正低血容量和电解质酸碱平衡紊乱。静脉输注晶体溶液100～150 mL/h以增加尿量；当出现持续的低血容量时，给予白蛋白，在低血容量未纠正时，不应使用利尿剂；② 超声引导腹腔穿刺，并留置腹腔引流管引流腹水。每日引流量＜50 mL时可拔除引流管。如单次腹腔穿刺放液，一般腹腔穿刺液体量不超过3 000 mL；③ 伴随高凝状态和（或）长期卧床的OHSS患者，有发生血栓的风险，建议每日应用低分子肝素（如那屈肝素4 100 U/d）预防血栓发生；④ 出现肾衰竭、血栓形成、心包积液及急性呼吸窘迫综合征（ADRS）等危及生命的并发症，需早期发现，多学科联合处理。当并发症严重威胁生命时，应终止妊娠以缓解疾病的进程。

（3）监测指标：① 24小时总出入量（尿量需维持大于30 mL/h）、腹围、体重、引流量（腹腔留置引流管）；② 凝血功能、血常规、肝肾功能、电解质等，超声检查卵巢大小，是否合并腹腔或胸腔积液；③ 若已妊娠，注意监测血HCG水平及妊娠部位。

（4）建议向患者及其家属解释疾病及患者病情：① OHSS为自限性疾病；② 如发生妊娠，病程将延长——有可能仅需住院数天，也有可能需住院长达4周；如病情进展严重，可能需要进入ICU监测治疗；③ 若不发生严重并发症，OHSS不影响妊娠；④ 如果发生严重OHSS及并发症，必要时需终止妊娠以挽救患者生命。

（邬其玮，徐振东）

参·考·文·献

[1] Timmons D, Montrief T, Koyfman A, et al. Ovarian hyperstimulation syndrome: A review for emergency clinicians[J]. Am J Emerg Med, 2019, 37(8): 1577−1584.

[2] Practice committee of the american society for reproductive medicine. Prevention and treatment of moderate and severe ovarian hyperstimulation syndrome: a guideline[J]. Fertil Steril, 2016, 106(7): 1634−1647.

第四十二章
HELLP综合征

HELLP综合征（hemolysis, elevated liver enzymes, and low platelet syndrome, HELLP syndrome），是以溶血、转氨酶升高以及低血小板计数为特征的一组临床综合征。绝大部分发生于产前，多见于妊娠27～37周，部分可发生于分娩后的48小时内。有观点认为HELLP综合征是重度子痫前期的严重亚型之一，但10%～20%的患者并没有合并高血压和（或）蛋白尿。而且它的临床表现多变，且多为非特异性，这对及时诊断造成了一定的困难。本文由一例胎盘早剥患者的救治入手，逐步对隐藏在其背后的HELLP综合征的诊治过程进行介绍。

【基本资料】

患者，31岁，女性，因"孕3产1，妊娠30^{+4}周，产检发现高血压半天"入院，既往有乙肝病史（小三阳），平素体健。孕期正规产检，血压、尿蛋白检查等均正常。产检当日测血压为149/100 mmHg，尿蛋白（−），遂以"重度子痫前期可能"收治入院。入院当天检查结果中除前白蛋白略低于正常水平，D-二聚体为0.95 mg/L外，其余均正常。

【疾病发展及处理】

入院后予地塞米松促胎肺成熟（6 mg，q12 h，2天），拉贝洛尔（后加用硝苯地平）控制血压，硫酸镁解痉（15 g，qd，3天）、安定镇静等药物治疗。入院后3～10天患者胎儿生物物理评分结果多次为8分，胎心率监基测线平坦，建议终止妊娠

但均遭拒绝。妊娠31^{+2}周时血生化检查曾提示转氨酶升高（ALT：89 U/L），予还原性谷胱甘肽及多烯磷脂酰胆碱护肝治疗后好转。妊娠32^{+5}周时患者2次NST检查无反应，胎儿生物物理评分3分，考虑"胎儿宫内窘迫"行急诊剖宫产。术中见子宫色泽暗红伴表面紫蓝色卒中病灶，右侧阔韧带间隙广泛渗血表现，右侧输卵管肿胀发紫。打开宫腔后见胎盘剥离面积约7 cm×8 cm，剖宫分娩一活男婴，1分钟及5分钟Apgar评分分别为6分与7分，胎儿胎盘娩出后见宫腔内积血及血块共600 mL，周围组织有渗血表现。予以仔细缝合同时应用促宫缩、止血等药物，输红细胞2 U、血浆800 mL、冷沉淀10 U以及血小板1 U，术中总共出血1 000 mL，术后入PACU观察，平稳后于次日凌晨转ICU进一步诊治。手术前一天及当天的主要异常检查结果（图42-1）。

患者入ICU时生命体征为HR：76次/分钟，BP：156/110 mmHg，R：20次/分钟，SpO$_2$：100%。予尼卡地平静脉泵注联合拉贝洛尔口服控制血压，头孢曲松钠联合奥硝唑预防感染，缩宫素促进宫缩，硫酸镁（15 g，qd，2天）解痉，短效胰岛素联合50%GS泵注促钾离子转移入细胞内，再输血小板1 U纠正低血小板血症。术后第二天复查血常规提示Hb较前下降，阴道流血不多。为了解Hb下降原因，行胸腹腔超声检查但未见积液表现，另外送结合珠蛋白检查，同时输红细胞2 U纠正贫血。术后第三天起给予低分子肝素抗凝预防治疗，同时逐渐过渡至正常饮食，并积极下床功能锻炼。入住ICU期间相关实验室检查趋势图（图42-1）。

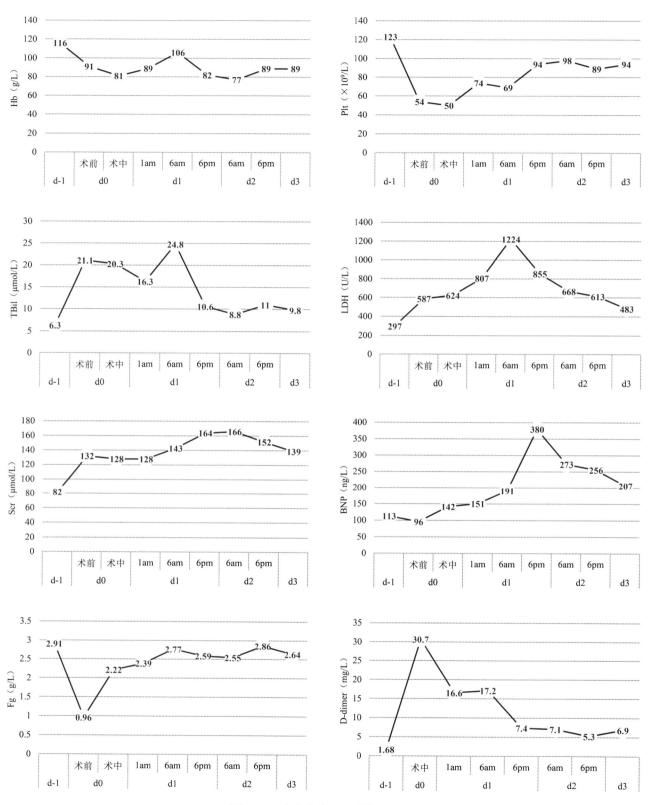

图42-1　病程中主要异常指标变化

注：d-1，术前一天；d0，手术当日；d1～d3，术后1～3天；Hb，血红蛋白；Plt，血小板；LDH，乳酸脱氢酶；TBil，总胆红素；Scr，肌酐；BNP，脑钠肽；Fg，纤维蛋白原；D-dimer，D-二聚体。

【患者转归】

患者其后血压逐渐平稳，Hb 及 Plt 未再有下降，LDH、肌酐水平等逐渐回落。于术后第 3 天下午转回普通病房继续治疗。术后第 5 天患者复查生化提示转氨酶明显上升（AST：181 U/L），但其余检查指标继续好转中，予以多烯磷脂酰胆碱护肝治疗。期间收到外送检查结果，结合珠蛋白：70 mg/L（参考值 500 ～ 1 500 mg/L），提示有溶血存在，故根据之前表现诊断为 HELLP 综合征，但未再给予特殊治疗。其后患者病情继续好转，随访肝功能及其他检查恢复正常，于术后 12 天痊愈出院。

【病例解析】

1. 临床表现与疾病诊断　HELLP 综合征目前多采用 Tennessee 标准进行诊断，即实验室检查提示存在：① 溶血表现（至少满足以下 2 条）：包括外周血涂片见破裂或锯齿样细胞；血清总胆红素 ≥ 20.52 mmol/L、血结合珠蛋白 ≤ 25 mg/dL 或乳酸脱氢酶 ≥ 600 U/L；与血液丢失不相关的严重贫血；② 转氨酶升高：门冬氨酸氨基转移酶 ≥ 70 U/L；③ 低血小板计数：血小板 < 100×10⁹/L。三项表现均符合者诊断为完全性 HELLP 综合征，如只符合 1 ～ 2 项则为部分性 HELLP 综合征，但后者往往会进展成为完全性。本例患者的三项溶血相关生化检查均满足标准，术前及术后的 Hb 下降程度也不能完全用血液丢失解释，故溶血的诊断非常明确。血小板水平最低为 54×10⁹/L，满足低血小板计数的诊断。转氨酶虽延迟数天后才超过 70 U/L（AST：150 U/L），考虑为部分性 HELLP 综合征进展为完全性。此外，HELLP 综合征可引起一系列孕产妇与胎儿的并发症，包括出血、DIC、胎盘早剥、胎儿宫内发育迟缓以及早产等。本例患者相关类似表现考虑可能由此引起或与此相关。

2. 鉴别诊断　需要与 HELLP 综合征进行鉴别诊断的疾病主要包括三种：妊娠急性脂肪肝（AFLP）、血栓性血小板减少性紫癜（TTP）以及溶血性尿毒症综合征（HUS）。有观点认为它们与 HELLP 综合征一样，病理生理改变的核心内容均是由于血管内皮细胞受损所导致的微血管病变，所以存在不少表现相近的地方。相互之间的鉴别诊断详见表 42-1。

此外，HELLP 综合征与重度子痫前期有着密切的联系，但与后者相比，HELLP 综合征患者的微血管病变与肝功能障碍更为显著，而高血压的程度却不相匹配。其他还需要鉴别诊断的包括妊娠期合并可引起腹痛的疾病如胃肠炎、肝炎、阑尾炎及胰腺炎等，主要通过病史询问、体格检查以及实验室/影像学检查来进行判断。

3. 治疗与处理　由于可导致孕产妇与胎儿的严重不良结局，所以 HELLP 综合征的患者最好在有丰富产科经验的医疗中心进行救治，病情恶化明显者建议收入 ICU 进行连续的器官功能监护与支持。除了合理控制血压以及补液支持外，重要的治疗措施主要包括如下。

（1）终止妊娠：由于缺乏特异性药物，终止妊娠便成为了 HELLP 综合征最有效的治疗措施。妊娠周期超过 34 周或是低于胎儿生存极限（通常为 26 周）的孕妇建议立即终止妊娠，其他需要即刻终止的情况包括：胎儿出现胎死宫内、胎盘早剥、胎心率明显异常，或是孕产妇出现肝脏出血、DIC、肺水肿、AKI，终止的同时需要尽可能平稳患者的病情。对于妊娠 26 ～ 34 周的患者，应当给予 48 小时促胎肺成熟治疗后再终止妊娠。虽然有观点认为在严密监护的情况下可进行超过 2 天以上的保守期待治疗，但主流意见还是建议不要超过 48 小时以免造成孕产妇病情的迅速进展恶化。

（2）硫酸镁：HELLP 综合征患者在诊断收治入院的初期，以及启动生产至产后 24 ～ 48 小时的时间段内，均需要接受硫酸镁治疗以预防子痫抽搐的发生。产前应用通常不超过 5 ～ 7 天，以免造成胎儿骨发育不良。由于 HELLP 综合征患者中合并 AKI 并不算少见，需要定期注意监测血镁水平以及药物不良反应。

（3）糖皮质激素：有研究发现糖皮质激素在降低新生儿并发症发生率以及死亡率之外，还具有其他有益的效应，包括提升母亲血小板水平，减轻溶血程度，改善肝功能，增加每小时尿量，降低循环中抗血管生成因子（如 sFlt-1 与可溶性 endoglin）以及炎性介质（如 IL-6）的水平。并且由于低血小板血症的缓解，椎管内麻醉与经阴道分娩的可能性也相应增加。不过研究并未发现接受糖皮质激素治疗的母亲死亡率以及新生儿围产期死亡率得到改

表 42-1　HELLP 综合征常见鉴别诊断

项　　目	AFLP	TTP	HUS	HELLP
好发时期	妊娠 30 ～ 38 周	全程可见	产后	妊娠 27 ～ 32 周
低 ADAMST13 活性	?	+ / + +	－	－ / +
贫血	+	+ +	+ +	+
乳酸脱氢酶升高	+ / + +	+ + 非常高	+ + 非常高	+ +
转氨酶升高	+ +	－ / +	－ / +	+ +
发热	+	+	－	－
头痛或视觉障碍	－ / +	+ +	－	+ +
高血压	－	+ / + +	+ +	+ +
黄疸	+	－	－	+
恶心与呕吐	+ +	－	+ +	+ +
蛋白尿	－	+ 并有血尿	+ +	+ +
血小板减少	+	+ +	+ +	+ +
V-W 因子	?	+ +	+ +	－
低血糖	+ +	－	－	－ / +

注:"+"代表存在及程度,"?"代表未知;AFLP,妊娠急性脂肪肝;TTP,血栓性血小板减少性紫癜;HUS,溶血性尿毒症综合征。

善[1],所以目前并不常规推荐。

（4）分娩途径与麻醉方式的选择：如患者的宫颈条件成熟,不合并臀位、胎儿状况不良这些剖宫产指征时,可以选择经阴道分娩而无须考虑妊娠周期的大小。对于宫颈条件不成熟的妊娠 30 ～ 32 周患者,剖宫产可能更为合适,尤其在已经出现胎儿受损的情况（生长受限、羊水过少）时。肝功能检查明显异常的患者在接受剖宫产时,需要注意适当探查肝脏有无包膜下血肿等潜在病变表现。患者麻醉方式的选择通常取决于患者的血小板水平以及凝血功能情况,当有明显异常时,考虑选用更为安全的全身麻醉。

（5）产后处理：由于在产后的 2 天内患者病情可能继续出现恶化,所以在这一阶段除了继续应用硫酸镁解痉外,ACOG 推荐至少每隔 12 小时随访相关检查一次[2],以便及时干预处理。本例患者在产后也出现了与活动性出血无关的 Hb 下降,如缺乏监测,则可能导致输血治疗的延误从而加重病情。

综合以上信息,HELLP 综合征的诊断依赖于特异性的实验室检查,而治疗主要为及时终止妊娠状态,这些需要医护人员对于疾病具有高度的警惕、细致地观察评估,以及果断的决策能力。

（陶伟民,陶怡怡）

参·考·文·献

[1] Wallace K, Harris S, Addison A, et al. HELLP Syndrome: Pathophysiology and Current Therapies[J]. Current pharmaceutical biotechnology, 2018, 19(10): 816–826.

[2] ACOG Practice Bulletin No. 202: Gestational Hypertension and Preeclampsia[J]. Obstetrics and gynecology, 2019, 133(1): e1–e25.